普通高等教育"十一五"国家级规划教材
全国高等医药院校药学类专业第五轮规划教材

药事管理学

第6版

（供药学类专业使用）

主　编　杨世民
副主编　方　宇　胡　明
编　者　（以姓氏笔画为序）
于培明（河南大学药学院）
王　怡（广东药科大学）
方　宇（西安交通大学药学院）
贡　庆（复旦大学药学院）
杨　勇（南京中医药大学）
杨世民（西安交通大学药学院）
李体茂（加拿大卫生部）
罗　刚（沈阳药科大学）
孟凡莉（杭州师范大学）
胡　明（四川大学华西药学院）
龚时薇（华中科技大学同济医学院）
宿　凌（暨南大学药学院）
解雪峰（安徽医科大学）

中国健康传媒集团
中国医药科技出版社

内容提要

本教材为“全国高等医药院校药学类专业第五轮规划教材”之一。在上版基础上增加了国家公布、修订的药事法规、政策的新内容。本教材以2019年8月新修订的《中华人民共和国药品管理法》为核心，以保证药品质量、保护和促进公众健康为重点，对药事组织、药品管理的法律法规、药品注册管理、医疗机构的药事管理、特殊管理的药品等内容进行了重点修订，更新了有关数据，增加了新的进展。对编写体例进行了必要的调整，每章前列有学习目标，正文中设计了知识链接、知识拓展和案例分析的模块。根据章节内容，在部分章节增加了“药师考点”“课堂讨论”“难点释疑”“课程实践”等模块，以适应教学和学生自学。本教材为书网融合教材，即纸质教材有机融合电子教材、教学配套资源（PPT、微课、视频、图片等）、题库系统、数字化教学服务（在线教学、在线作业、在线考试），使教学资源更加多样化、立体化。

本教材适用于本科药学类专业教学使用，也适用于药品监管及药品研制、生产、经营和使用的从业人员学习参考。

图书在版编目（CIP）数据

药事管理学 / 杨世民主编．— 6版．— 北京：中国医药科技出版社，2019.12

全国高等医药院校药学类专业第五轮规划教材

ISBN 978-7-5214-1489-9

Ⅰ.①药…　Ⅱ.①杨…　Ⅲ.①药政管理—管理学—医学院校—教材　Ⅳ.①R95

中国版本图书馆CIP数据核字（2019）第301049号

美术编辑　陈君杞

版式设计　友全图文

出版　**中国健康传媒集团** | 中国医药科技出版社

地址　北京市海淀区文慧园北路甲22号

邮编　100082

电话　发行：010-62227427　邮购：010-62236938

网址　www.cmstp.com

规格　889 × 1194 mm 1/16

印张　26 3/4

字数　598千字

初版　2002年8月第1版

版次　2019年12月第6版

印次　2022年5月第4次印刷

印刷　三河市万龙印装有限公司

经销　全国各地新华书店

书号　ISBN 978-7-5214-1489-9

定价　79.00 元

获取新书信息、投稿、为图书纠错，请扫码联系我们。

数字化教材编委会

主　编　方　宇　胡　明

编　者　（以姓氏笔画为序）

于培明（河南大学药学院）

王　怡（广东药科大学）

方　宇（西安交通大学药学院）

贡　庆（复旦大学药学院）

杨　勇（南京中医药大学）

杨世民（西安交通大学药学院）

李体茂（加拿大卫生部）

罗　刚（沈阳药科大学）

孟凡莉（杭州师范大学）

胡　明（四川大学华西药学院）

贾夏怡（广东药科大学）

龚时薇（华中科技大学同济医学院）

宿　凌（暨南大学药学院）

解雪峰（安徽医科大学）

常务编委会

出版说明

“全国高等医药院校药学类规划教材”，于20世纪90年代启动建设，是在教育部、国家药品监督管理局的领导和指导下，由中国医药科技出版社组织中国药科大学、沈阳药科大学、北京大学药学院、复旦大学药学院、四川大学华西药学院、广东药科大学等20余所院校和医疗单位的领导和权威专家成立教材常务委员会共同规划而成。

本套教材坚持“紧密结合药学类专业培养目标以及行业对人才的需求，借鉴国内外药学教育、教学的经验和成果”的编写思路，近30年来历经四轮编写修订，逐渐完善，形成了一套行业特色鲜明、课程门类齐全、学科系统优化、内容衔接合理的高质量精品教材，深受广大师生的欢迎，其中多数教材入选普通高等教育“十一五”“十二五”国家级规划教材，为药学本科教育和药学人才培养做出了积极贡献。

为进一步提升教材质量，紧跟学科发展，建设符合教育部相关教学标准和要求，以及可更好地服务于院校教学的教材，我们在广泛调研和充分论证的基础上，于2019年5月对第三轮和第四轮规划教材的品种进行整合修订，启动“全国高等医药院校药学类专业第五轮规划教材”的编写工作，本套教材共56门，主要供全国高等院校药学类、中药学类专业教学使用。

全国高等医药院校药学类专业第五轮规划教材，是在深入贯彻落实教育部高等教育教学改革精神，依据高等药学教育培养目标及满足新时期医药行业高素质技术型、复合型、创新型人才需求，紧密结合《中国药典》《药品生产质量管理规范》（GMP）、《药品经营质量管理规范》（GSP）等新版国家药品标准、法律法规和《国家执业药师资格考试大纲》进行编写，体现医药行业最新要求，更好地服务于各院校药学教学与人才培养的需要。

本套教材定位清晰、特色鲜明，主要体现在以下方面。

1.契合人才需求，体现行业要求 契合新时期药学人才需求的变化，以培养创新型、应用型人才并重为目标，适应医药行业要求，及时体现新版《中国药典》及新版GMP、新版GSP等国家标准、法规和规范以及新版《国家执业药师资格考试大纲》等行业最新要求。

2.充实完善内容，打造教材精品 专家们在上一轮教材基础上进一步优化、精炼和充实内容，坚持“三基、五性、三特定”，注重整套教材的系统科学性、学科的衔接性，精炼教材内容，突出重点，强调理论与实际需求相结合，进一步提升教材质量。

3.创新编写形式，便于学生学习 本轮教材设有“学习目标”“知识拓展”“重点小结”“复习题”等模块，以增强教材的可读性及学生学习的主动性，提升学习效率。

4.配套增值服务，丰富教学资源 本套教材为书网融合教材，即纸质教材有机融合数字教材，配套教学资源、题库系统、数字化教学服务，使教学资源更加多样化、立体化，满足信息化教学的需求。通过“一书一码”的强关联，为读者提供免费增值服务。按教材封底的提示激活教材后，读者可通过PC、手机阅读电子教材和配套课程资源（PPT、微课、视频、图片等），并可在线进行同步练习，实时反馈答案和解析。同时，读者也可以直接扫描书中二维码，阅读与教材内容关联的课程资源（“扫码学一学”，轻松学习PPT课件；“扫码看一看”，即可浏览微课、视频等教学资源；“扫码练一练”，随时做题检测学习效果），从而丰富学习体验，使学习更便捷。

编写出版本套高质量的全国本科药学类专业规划教材，得到了药学专家的精心指导，以及全国各有关院校领导和编者的大力支持，在此一并表示衷心感谢。希望本套教材的出版，能受到广大师生的欢迎，为促进我国药学类专业教育教学改革和人才培养做出积极贡献。希望广大师生在教学中积极使用本套教材，并提出宝贵意见，以便修订完善，共同打造精品教材。

中国医药科技出版社

2019年9月

前言

根据教育部颁发的《药学类专业教学质量国家标准》等相关文件,《药事管理学》(第6版)教材以四年学制的本科药学类专业人才教育为适用对象，契合新时期药学人才需求的变化，以培养创新型、应用型人才为目标，满足药学专业就业岗位的实际要求。

《药事管理学》(第5版)出版以来，我国药事管理法律法规更新较大，国务院发布了《关于改革药品医疗器械审评审批制度的意见》(国发〔2015〕44号)、《“十三五”国家药品安全规划》(国发〔2017〕12号)、《国家药监局 人力资源社会保障部关于印发执业药师职业资格制度规定和执业药师职业资格考试实施办法的通知》(国药监人〔2019〕12号)、《关于印发医疗机构处方审核规范的通知》(国卫办医发〔2018〕14号)、《关于加快药学服务高质量发展的意见》(国卫医发〔2018〕45号)、《关于印发国家基本药物目录(2018年版)的通知》(国卫药政发〔2018〕31号)、《国家药品监督管理局关于仿制药质量和疗效一致性评价有关事项的公告》(2018年第102号)、《国家药监局关于药品信息化追溯体系建设的指导意见》(国药监药管〔2018〕35号)，特别是2019年8月26日《中华人民共和国药品管理法》和2019年6月29日《中华人民共和国疫苗管理法》的颁布，对我国药品管理领域的助推改革，激励产业创新发展发挥着重要的作用。另外，2018年国务院机构改革，对与药品安全监管相关的部委局的职能配置进行了调整，国家药品监督管理局所属事业单位主要职责也有新的变化，因此,《药事管理学》教材亟需修订。

《药事管理学》(第6版)编写的总体原则是，以2019年8月新修订的《中华人民共和国药品管理法》为核心，以保证药品质量、保护和促进公众健康为重点，在继承第5版教材的基础上优化章节内容，并考虑与执业药师、药学卫生专业技术资格考试相衔接，增加了2015年8月本书第5版出版以来至2019年8月期间，国家公布、修订的药事法规、政策的新内容，反映本学科最新进展，以增加教材的新颖性、系统性和适用性。

《药事管理学》(第6版)对上版教材的修改内容主要体现在三个方面：

1.对上版教材的内容框架进行了适当调整。新增第十三章国际药事管理。删除第二章第三节国外药事管理体制和第五章第六节国外药品管理的法律法规。这两部分的内容移到第十三章，邀请加拿大卫生部李体茂处长重新编写相应内容。

2.依据新修订的法律法规，更新了有关章节的内容。对第二章药事组织、第五章药品管理的法律法规重新进行了编写；第六章药品注册管理一章调整了新药、仿制药定义，更新了化学药品分类，增加了药品上市许可人制度、仿制药一致性评价的内容；第三章药学技术人员管理部分更新了执业药师职业资格的新规定；第九章医疗机构药事管理部分更新了处方审核的内容，第十一章特殊管理的药品更新了疫苗管理的内容。

3.更新了药事管理有关数据，增加了药事管理领域新的进展。将《国家基本药物目录》的内容调整为2018年版《国家基本药物目录》；将兴奋剂目录调整为《2019年兴奋剂目录》的品种类别；将国家药品安全规划更新为“十三五”国家药品安全规划的内容；更新了我国药师、执业药师的有关数据以及药品生产企业、经营企业的数据。

4.本教材为书网融合教材，即纸质教材有机融合电子教材、教学配套资源（PPT、微课、视频、图片等）、题库系统、数字化教学服务（在线教学、在线作业、在线考试），使教学资源更加多样化、立体化。

本教材在编写过程中得到了全国高等医药院校药学类专业第五轮规划教材常务编委会、中国医药科技出版社和各编委院校领导的大力支持，在此表示衷心的感谢。在书稿完成过程中，贾夏怡同学帮助做了一些具体的工作，深表感谢。

由于我国药事法规建设正在逐步完善，有关法规修改变化较大，加之作者的知识水平有限，本教材内容难免有不足之处，恳请读者批评指正。

编　者

2019年9月

目 录

第一章　绪　论

扫码“学一学”

教学目标

本章介绍药事管理的概念，药事管理学科的形成与发展，学科的定义、性质、研究内容，药事管理学的基础理论、基本知识、基本技能及药事管理学的研究方法。旨在使同学们对药事管理学科的重要性及其主要内容有一初步的认识，为今后进一步学习该课程奠定基础。

学习要求

掌握：1．药事管理学的定义、性质

2．药事管理学的研究内容

3．药事管理学的基本知识、基本技能

熟悉：1．药事的概念和范围

2．药事管理的概念、特点、手段

3．药事管理学科的形成与发展

了解：1．药事管理学课程的教学要求、教学方法

2．药事管理学的研究方法

第一节　药学事业与药事管理

一、药学事业

（一）药学事业的概念

药学事业简称药事。“药事”一词早已存在并在药学文献中广泛使用。我国史书《册府元龟》中记载：“北齐门下省，统尚药局，有典御2人，侍御师4人，尚药监4人，总御药之事”。北周设有“主药”6人，主管药物事宜。由此可见，早在南北朝时代（420～589年），医药管理已有明确的分工，设有专职人员负责掌管药事工作。随着社会的发展，药事一词的含义也在变化。现代“药事”一词的概念是泛指一切与药有关的事项，是由药学若干部门（行业）构成的一个完整的体系。

（二）构成

药事包括药物研究、药品生产、药品经营、药品检验、药品价格、药品广告、药品使用、药品管理、药学教育等活动内容。

（三）职能

药事体系中各个部门和行业既相对独立，又密切联系，互相影响，互相促进。该体系的基本职能有三点：①培养药学人才；②为人们防治疾病，提供安全、有效、适当、经济的药品；③指导公众合理使用药品。

二、药事管理

（一）药事管理的概念

药事管理是指对药学事业的综合管理。它是人类管理活动的一部分，是运用管理科学的基本原理和研究方法，对药学事业各部分的活动进行研究，总结其管理活动规律，并用以指导药学事业健康发展的社会活动。药事管理有宏观与微观之分。宏观的药事管理是指国家对药品及药事的监督管理。微观的药事管理系指药事各部门内部的管理，包括人员管理、财务管理、物资设备管理、药品质量管理、技术管理、药学信息管理、药学服务管理等工作。

（二）药事管理工作的发展

随着社会的不断发展以及对药品管理工作的要求和重视，药事管理的范畴、方法、措施也在不断地发展变化，并日趋完善。概括药事管理工作，有以下4个方面的发展。

1. 管理范畴 从侧重于对药品经营、医院药房的管理扩大到对药品的研制、生产、流通、价格、广告、使用等环节的全面管理，从一个国家、地区的管理向国际化的趋势发展。如成立了国际药学联合会（Federation International Pharmaceutical，FIP），建立了世界卫生组织（World Health Organization, WHO），成立联合国麻醉药品委员会（United Nations Commission of Narcotic Drugs，CND）、国际麻醉品管制局（International Narcotic Control Board，INCB）等，缔结《麻醉药品单一公约》《精神药物公约》，制定、颁发药品生产质量管理规范与国际药典。

2. 管理体制 从早期的医药合一管理，演变为在某一机构中设置专人负责，发展为设置独立的药品管理机构，形成高效、统一的管理体制。如美国食品药品管理局（Food and Drug Administration，FDA）实行垂直领导体制，除总部外，下设芝加哥、纽约等6个区域办公室，21个地区办公室，以及130个检查部；各部门、机构之间分工明确，职责清晰，监督管理力度强。我国目前的体制是国家设立独立的国家食品药品监督管理总局，省级、市级、县级设立食品药品监督管理局。此外，各国还设置了专门的药品检验机构，专职负责药品的质量检验。

3. 管理的目的 从早期保证皇室、王公贵族药品供应、保管、安全使用，逐渐扩展到防治灾情、疫情及保障战争发生后的药品供应，以后又不断地完善，管理药品的目的发展为为人民群众预防、治疗、诊断疾病提供质量合格的药品，满足人们防病治病的要求，保障人体用药安全，维护人民身体健康和用药的合法权益。

4. 管理的方法 从经验管理向科学管理发展，如各个国家都组织编纂药典，颁布药品质量标准，规范药品生产、经营、研制、使用环节的管理，如制定实施GMP、GSP、GLP、GCP、GPP、GAP等规范；实施处方药与非处方药分类管理制度；从行政管理向法制管理发展，通过立法来管理药品、药师。如制定《药品法》《药事法》《药房法》《药师法》等，以规范人们的行为，明确法律责任，加大对违法案件的处罚。

（三）药事管理的特点

药事管理的特点表现在专业性、政策性、实践性三个方面。

1. 专业性 管理人员应掌握药学和社会科学的基础理论、专业知识和基本方法，运用管理学、法学、社会学、经济学的原理和方法研究药学事业各部门的活动，总结其管理规律，指导其健康发展。

2. 政策性 按照国家法律、政府法规和行政规章，行使国家权力对药学事业的管理，主管部门代表国家、政府对药品进行管理，需与不同的部门、人员打交道，处事要有政策、法律依据，公正、公平，科学严谨。

3. 实践性 药事管理离不开实践活动。药事管理的法规、管理办法、行政规章的制定来自于药品生产、经营、使用的实践，经过总结，升华而成，反过来用于指导实践工作，并接受实践的检验。对于不适应的部分，适时予以修订、完善，使药事管理工作不断改进、提高和发展。

（四）药事管理工作采用的手段

国家运用行政、法律、技术和媒体监督等手段，来实现对药事工作的监督管理。

1. 运用行政手段 依法行政，加强管理。国家主管部门采用严格审批等有效的管理措施，引导和规范药品生产、经营企业增强质量责任意识，完善药品质量管理制度。如履行审批，发放许可证、认证证书，审批新药、颁发新药证书，发给药品批准文号、药品包装材料注册证、新药临床批件、进口药品注册证、发布药品质量公告等。

2. 运用法律手段 制定和颁布法律、法规、规章，规范行为，明确责任，依法治药。通过严厉打击制假、售假行为，依法严惩违法者，增强对制假售假行为的威慑力，增强对药品生产经营企业的约束力。坚决查处违法案件，对触犯刑律的，必须依法予以严惩。

3. 运用先进技术手段 通过采用先进的质量检验仪器，运用新的检验方法，提高技术监督水平，以实现对药品质量的有效控制，提高监督管理效率。

4. 发挥媒体的监督作用 充分发挥舆论的力量，监督药品生产经营行为，强化人民群众的自我保护意识，维护用药者的合法利益，让假、劣药无处藏身。

知识链接

“十三五”国家药品安全规划提出的发展目标

2017年2月14日，国务院以国发〔2017〕12号文件印发了《“十三五”国家药品安全规划》。提出了“十三五”期间国家药品安全的发展目标。

到2020年，药品质量安全水平、药品安全治理能力、医药产业发展水平和人民群众满意度明显提升。

1．药品质量进一步提高。批准上市的新药以解决临床问题为导向，具有明显的疗效；批准上市的仿制药与原研药质量和疗效一致。分期分批对已上市的药品进行质量和疗效一致性评价。2018年底前，完成《国家基本药物目录（2012年版）》中2007年10月1日前批准上市的289个化学药品仿制药口服固体制剂的一致性评价；鼓励企业对其他已上市品种开展一致性评价。

2．药品医疗器械标准不断提升。制修订完成国家药品标准3050个和医疗器械标准500项。

3．审评审批体系逐步完善。药品医疗器械审评审批制度更加健全，权责更加明晰，流程更加顺畅，能力明显增强，实现按规定时限审评审批。

4．检查能力进一步提升。依托现有资源，使职业化检查员的数量、素质满足检查需要，加大检查频次。

5．监测评价水平进一步提高。药品不良反应和医疗器械不良事件报告体系以及以企业为主体的评价制度不断完善，监测评价能力达到国际先进水平，药品定期安全性更新报告评价率达到100%。

6. 检验检测和监管执法能力得到增强。药品医疗器械检验检测机构达到国家相应建设标准。实现各级监管队伍装备配备标准化。

7. 执业药师服务水平显著提高。每万人口执业药师数超过4人，所有零售药店主要管理者具备执业药师资格、营业时有执业药师指导合理用药。

药师考点

我国药品安全管理的目标任务

（1）总体目标　（2）规划指标

第二节　药事管理学科的形成与发展

一、药事管理学科的形成

19～20世纪初，药品研制开发工作有了较大的发展，药品生产的品种、数量增长较快，大量的新药上市，药品经营业日益发达。在这种情况下，如何保证药品的质量，规范新药的研制开发，规范药品的生产、经营活动，以及正确宣传医药知识，防止药物滥用，指导人们合理用药，就需要政府建立专门的管理组织，制定实施药品管理的法律来规范人们的行为；需要制定出药品标准，使生产、经营、使用的部门都能遵守，按照标准生产、供应、使用药品。在此情况下，亟需建立一门学科来研究药学事业管理活动中出现的问题，总结药品管理及药事各个部门活动的普遍规律和一般方法，用于指导药事活动及其管理工作，提高工作质量、效率。社会学、管理学、法学、经济学等社会科学的知识被引用到了药事活动和药品管理工作中，经过长期药事活动和药品管理实践经验的积累，药学与社会科学的交叉、渗透，药事管理学科（The discipline of pharmacy administration，Ph.A）应运而生了。

二、国外药事管理学课程的开设

（一）美国药事管理学类课程

1821年，美国费城药学院建立后，将药房业务管理列为药学教育课程。1910年，美国提出了设置商业药学课程。1916年，美国药学教员协会划分了6个教员组，其中有商业与法律组；1928年，该组更名为药学经济组；1951年更名为药事管理组。1951年后，药事管理学科有了很大发展。药学院校建立了教研室，配备了专职教师，开设了多门课程，如管理学（Management）、行为药学（Behavioral pharmacy）、药物流行病学（Pharmacoepidemiology）药品市场学（Pharmaceutical Marketing）、药学经济学（Pharmacoeconomics）、社会和行为科学（Social and Behavioral Science）、药学的社会与行为（Social and Behavioral Aspects of Pharmacy）、药学交流学（Communication of Pharmacy）、药品营销与药品政策（Pharmaceutical Marketing and Policy）、医院药房管理（Hospital Pharmacy Administration）、药品法规（Pharmacy Law and Regulation）、药学社会组织（Social Organization of Pharmacy）、社会调查方法（Methods of Sociological Inquiry）、药学信息服务

(Drug Information Services)、药事法与伦理(Pharmacy Jurisprudence and Ethics)。

20世纪50年代以后，Doctor of Pharmacy(Pharm. D)学位教育在美国快速发展，截止2014年度，全美有134所院校招收Pharm. D学生。在此过程中，药事管理学科在高等药学教育中的地位日益重要，药事管理学科被列入硕士、博士学位专业。2014~2015年度，美国招收药事管理专业研究生的有42所院校，其中39所招收硕士研究生，30所招收博士研究生。攻读该学科的硕士、博士研究生占全美药学研究生的8%左右。

知识链接

美国明尼苏达大学Pharm. D和Ph. D教育开设的药事管理类课程概况

明尼苏达大学(University of Minnesota) Doctor of Pharmacy(Pharm. D)教育在2014年美国U.S. News and World Report的排名中位列第三。该校Pharm. D教育在公共课程中开设社会学、心理学和经济学等课程；在专业课程中开设下列药事管理类课程：药学与卫生保健制度、药学实践管理、药事法规、药学伦理等。通过六年的Pharm. D教育，旨在培养具备全面知识和技能的药师，能够在药学实践中识别、解决和预防用药相关问题，为患者提供药学服务，改善药疗结果和提高患者生活质量。毕业后，学生具备专业实践、非患者服务或研究领域的其他知识与技能；通过创新的教育、管理和实践锻炼，成为在专业领域和卫生体系中的领导者；成为与药物治疗相关的公共卫生服务(如免疫、健康筛查、药品安全行动等)的提供者。

明尼苏达大学Doctor of Philosophy(Ph. D)教育设立社会与管理药学方向(Social and Administrative Pharmacy Track)。该方向将社会、心理、法律、历史和经济等社会与行为科学的不同专业理论知识应用于药学实践，揭示影响药物使用的各种因素，从社会层面研究药师、患者和其他卫生保健人员所处的体制和制度环境，从个人层面研究生物学、药学和社会行为科学在促进患者用药安全、合理和经济中的相互关系和作用。培养面向药品生产、经营和使用部门、药学协会、政府部门、教育机构的创新型人才。

(二)原苏联药事管理学类课程

原苏联药学教育中该学科称为药事组织(Pharmaceutical affairs Organization)，在1924年提出将药事组织学列为高、中等药学教育的必修专业课程。在中央及地方设有药事科学研究所、室(站)。20世纪50年代后，在全苏联药师进修学校，均设有药事组织专业，开设多门专业课程。

(三)加拿大药事管理学类课程

20世纪90年代，药学服务在加拿大兴起，为了减少药源性疾病和药物所致死亡，加拿大药学教育中引入了该类课程，称其为社会药学(Social Pharmacy)。目前，开设的课程有药房管理、药物经济学评价、药物利用、社会和管理药学、药物流行病学、药学商贸、自我药疗、交流和病人咨询等。

(四)英国等欧洲国家药事管理学类课程

英国等欧洲国家开设的药事管理学课程有药学体制、药品市场、药物利用、药物滥用、药事关系法规、药房管理。挪威奥斯陆大学药学院开设了药师在社区药房、医院药房和药学工业中的实践活动，瑞典乌普萨拉大学药学院开设的卫生政策和法规课程包括瑞典的卫生体制、药事法规发展史、药典、现行药事法规、药学体制和药学体制变化等课程。

三、我国药事管理学学科的形成与发展

（一）我国药事管理学科的形成

我国开设药事管理学课程始于20世纪30年代。当时，部分高等药学院系中开设了药物管理法及药学伦理、药房管理课程。1954年高教部颁布的药学教学计划中，将药事组织列为必修课程和生产实习内容。1956年药学院校正式成立了药事组织学教研室，开设药事组织学，最高达136学时，后改为54学时。1964～1983年间各高等药学院校停开此类课程。20世纪80年代后得到了恢复和发展。1980年，卫生部药政管理局举办了全国药政干部进修班，正式开设药事管理课程。1984年我国《药品管理法》颁布后，药事管理学科的发展再度引起广泛重视。从1985年秋季开始，原华西医科大学（现四川大学）给药学、药化专业学生开设了必修课程药事管理学。第二军医大学、原北京医科大学（现北京大学医学部）、原西安医科大学（现西安交通大学）也将该课列为必修课程。1987年，原国家教委将药事管理学列为药学专业的必修课程，并定为该专业的一门主要课程，制定了课程基本要求。1993年，吴蓬教授主编的《药事管理学》教材出版。1996年，杨世民教授主持承担了国家教育委员会面向21世纪教学内容和课程体系改革研究项目“药事管理学教学内容、方法、手段的改革”，对药事管理学科进行了系统地研究，发表了10余篇该学科教学内容、方法、手段改革的研究论文。

（二）我国药事管理学科的发展

药事管理学科在我国有了较大的发展，主要表现在以下8个方面。

1. 药事管理学课程建设得以加强 《药事管理学》被国家教育部门列为药学专业的主干课程，《药事管理与法规》被列为执业药师资格考试科目，从政策上保证了该学科的发展。截至2019年，各高等医药院校均将其列为必修课程，部分院校指导本科生进行药事管理毕业论文设计，在生产实习中也列入药事管理的内容。除药事管理课程外，一些高校还为本科生、研究生开设了药事管理学系列课程，如药品质量监督、医院药房管理、药品生产质量管理、药品经营质量管理、药品市场学、药品研发管理、药事法规、药学研究方法概论等。高等学校和教育行政管理部门也注重加强药事管理学课程建设，四川大学、西安交通大学、沈阳药科大学、安徽医科大学申请的药事管理学课程被评为省级精品课程。

2. 药事管理学教材建设有了较快的发展 供研究生、本科生、高职高专各层次药学生使用的药事管理教材已有20余种。2006年8月，人民卫生出版社出版了一套药事管理、医药市场营销专业的供全国高等学校使用的教材，包括：《医药市场营销学》《医院药事管理》《药物经济学》《药物信息应用》《国际医药贸易》《医药消费者行为学》。

3. 建立了一支专职的师资队伍 2017年《中国药学年鉴》统计，截至2016年底，全国设置涉药本科专业的普通高等学校为458所。包括药学、中药学、药物制剂、制药工程、药物化学、药物分析、药事管理、中药制剂、中药资源与开发等共15个专业。按照培养要求，各学校均开设了《药事管理学》或《药事管理与法规》课程，与此相适应，各校也建立了一支专职的师资队伍。

4. 药事管理学研究生培养工作得到加强 1982年，第二军医大学张紫洞教授开始招收药物情报方向的硕士研究生。1990年，国务院学位委员会学科评议组同意在药理、药剂等专业下招收药事管理学方向的硕士研究生。1992年华西医科大学吴蓬教授在药剂学专业下招收药事管理方向硕士研究生。

2019年，已有20余所高校招收培养药事管理学研究方向的硕士生，自2001年起，沈阳药科大学招收了药事管理方向的博士研究生。之后，中国药科大学、四川大学、北京大学、第二军医大学、西安交通大学等高校也在一级博士点下招收药事管理学博士生。

5. 设置药事管理本科专业 国家在本科专业目录中设置了药事管理专业（专业代码为：100810s），业务培养要求为：本专业学生主要学习药学、法学、行政学、管理学等社会科学的基本理论和基本知识，掌握现代社会科学基本理论和研究方法，精通药学专业知识，具有计划、协调、组织和决策方面的基本能力。2004年，中国药科大学率先招收药事管理专业的本科生，学制4年。2016年底，中国药科大学、沈阳药科大学、天津商业大学、南京中医药大学、广东药科大学、长春中医药大学、贵州医科大学、东南大学成贤学院、大连医科大学中山学院、南京中医药大学翰林学院、辽宁中医药大学吉林学院、辽宁何氏医学院、北京中医药大学等13所高校被批准招收药事管理专业本科学生。

6. 药事管理学术团体力量加强 1986年10月，中国药学会成立了药事管理分科学会，1992年后改称药事管理专业委员会，部分省级药学会也组建了药事管理专业委员会，一批药事管理干部、药学技术干部、药事管理学教师担任了专业委员会的学术职务，并以此吸引了大量的药事管理干部、药学技术人员和教师参加药事管理学科的活动。1994年11月，全国高等药学院校成立了药事管理学科发展协作组，2002年以后，药事管理专业委员会和高校药事管理学科发展协作组联合举办学术活动，至2014年，已召开了10余次学科交流会，并编印了论文集。1996年，中国医院管理协会成立了药事管理委员会，也开展了多次学科交流会，并承担了政府部门交办的工作。

7. 创办药事管理学杂志 《中国药事》杂志创刊于1987年，为我国第一个药事管理方面的学术期刊，其主管单位为国家食品药品监督管理局，主办单位为中国食品药品检定研究院。其他一些药学期刊开设有药事管理栏目，如《中国药房》《中国药学杂志》《中国医院》《中国医院药学杂志》《药学实践杂志》《临床合理用药杂志》《药物不良反应》《西北药学杂志》《中国药师》等，上述杂志的创刊和药事管理栏目的设立，对介绍国外药事管理的发展动向，探讨国内药事管理实践提供了平台。广大药事管理干部、教师充分利用这一学术窗口，进行药事管理实践和理论的研究、探讨，促进了药事管理工作和学科的发展。

8. 药事管理科研工作广泛、深入的开展 药事管理学教师和药品监督管理干部承担了国家教育部、国家药品监督管理局、国家卫生健康委员会研究课题以及国家自然科学基金、国家社科基金课题，研究内容涉及到药品监督管理法制化建设的研究，执业药师立法基础调研，执业药师考试内容、试题的研究，处方药与非处方药制度的分析研究，我国新药法律体系的研究，药学教育改革的研究，药师作用、地位的研究，药剂科科学管理方法的探讨，药物经济学研究，基本医疗保险用药管理研究，基本药物制度和国家药物政策，医院药物利用与合理用药的研究以及药品生产、经营质量管理的研究，取得了一批研究成果，不仅为政府部门制定法律、法规提供了参考依据，还对药事管理实践工作起到了很好的指导作用。

第三节　药事管理学的定义、性质及其研究内容

一、药事管理学的定义、性质

1. **定义**　是研究药事管理活动的基本规律和一般方法的应用学科。是药学科学的分支学科。该学科以药品质量管理为重点、解决公众用药问题为导向，应用社会学、法学、经济学、管理学与行为科学等多学科的理论与方法，对药品研制、生产、经营、使用、药品监督管理等活动或过程进行研究，总结其基本规律，指导药学事业健康发展。

2. **性质**

（1）药事管理学是一门交叉学科　药事管理学是药学与社会科学（管理学、社会学、法学、经济学）交叉渗透而形成的边缘学科。它涵盖了药学、管理学、社会学、法学、经济学、心理学等学科的理论和知识，是一门交叉学科。

（2）药事管理学是药学的一个分支学科　药事管理学是药学科学与药学实践的重要组成部分，运用社会科学的原理和方法研究现代药学事业各部门活动及其管理，探讨药学事业科学管理的规律，促进药学事业的发展，因而是药学科学的一个分支学科。

（3）药事管理学具有社会科学的性质　药事管理学主要探讨与药事有关的人们的行为和社会现象的系统知识，研究对象是药事活动中管理组织、管理对象的活动、行为规范以及他们之间的相互关系。因此，药事管理学具有社会科学的性质。

二、药事管理学的学科地位

药事管理学是药学科学的一个分支，该学科在药学科学中所处的地位日趋重要和突出，其重要性越来越受到人们的重视。主要表现在以下3个方面。

1. 教育部颁布的药学专业业务培养要求对学生应获得的知识与能力提出了6个方面，其中之一是要求学生获得“药事管理和药事法规的基本知识”。

2. 药学专业主要课程有16门，专业课6门，药事管理学为其中之一。

3. 国家人社部、国家药品监督管理局实施执业药师资格制度，药事管理与法规被列为三门必考科目之一。国家对药品生产、经营企业和医疗机构药剂科具有高级技术职称的专业人员执业药师资格认定时，药事管理与法规被列为唯一需要考核的内容。

国家教育行政管理部门、药品监督管理部门、人事行政管理部门把药事管理学的知识和技能作为培养合格药学人才及从事药学实践工作的必备知识与技能，充分体现了该学科在药学中的地位和重要性。

知识链接

2015年版执业药师资格考试大纲《药事管理与法规》科目内容

药事管理与法规是执业药师职责和执业活动必须具备的知识与能力，考核目的重在培养、指导和衡量准入人员的法律意识、责任意识、自律意识、服务意识，从而确保准入人员具有合法执业能力、高尚职业道德，并能够更好地保护患者基本权利、尊重患者隐私。考生应重点掌握药学实践中与合法执业直接相关的法律法规规定，并能够理解国家医药卫生政策的具体要求。

2015年《药事管理与法规》科目调整了考纲结构和体例，改变原来以药事管理相关知识+药事法规汇编两部分组成的体例为执业药师合法执业所需的知识和能力模块(主要内容为法律法规的规定、解释、说明)。该科目内容包括：执业药师与药品安全，医药卫生体制改革与国家基本药物制度，药品监督管理体制与法律体系，药品研制与药品生产管理，药品经营与使用管理，中药管理，特殊管理的药品管理，药品标准与药品质量监督检验，药品广告管理与消费者权益保护，药品安全法律责任，医疗器械、保健食品和化妆品的管理，医疗器械、保健食品和化妆品的管理。

药事管理学科发展35年的实践证明：药事管理学改变了药学生、药品研制、生产、经营、使用人员和药事管理干部的知识结构，增强其适应职业的能力，提高综合素质。学习药事管理学，将改变当前药学教育模式中重自然科学知识、技能，轻人文和社会科学知识的弊端；以及重智能素质培养，轻道德素质、心理素质培养的知识和技能的缺陷；培养学生进行有效的思维、表达交流思想、判断和鉴别价值的能力，使个人和社会的需要协调发展，成为认真负责、对社会有用的高级药学人才，并具备完成药学社会任务的能力。药事管理学知识强化了药品研制、生产、经营、使用人员依法研制、生产、经营、使用药品的质量意识和能力，促进了药事管理干部专业化发展，使其除具备行政管理的能力外，药事管理专业的知识和能力得到加强，并为科学管理和决策提供了理论依据，促进了中国药事行政管理的科学化、法制化、现代化。

应用药事管理学的知识，有助于制定和完善国家药物政策，建立适合中国国情的药事法规体系，加强药品监督，提高医药经济在全球化进程中的竞争力，保证药品质量，并合理地利用药物资源，合理用药，维护人民身体健康和用药的合法权益。

三、药事管理学科的研究内容

药事管理学是研究药学事业的活动和管理问题，该学科和其他药学学科一起，为社会提供安全、有效、稳定、经济的药品，提供药物的信息和药学服务，从而保障人体用药安全、维护人民身体健康和用药的合法权益。随着药学科学和药学实践的发展，药事管理学的研究内容也在不断完善。根据教学、科研和实践情况，药事管理学科的研究内容主要有以下9个方面。

(一)药品监督管理

研究药品的特殊性及其管理的内容、范围和方法，包括药品质量标准的制定，影响药品质量标准的工作标准和制度，国家药物政策、基本药物目录的制定，实施药品分类管理制度、药品不良反应监测报告制度、药品质量公告制度等，对上市药品进行再评价，提出整顿与淘汰的药品品种，并对药品质量监督、检验进行研究。

(二)药事管理组织

研究药事工作的组织方式、管理制度和管理方法，国家权力机关关于药事组织机构设置、职能配置及运行机制等方面的制度。药事管理学运用社会科学的理论，分析、比较、设计和建立完善的药事管理组织机构及制度，优化职能配备，减少行业、部门之间重叠的职责设置，提高管理水平。包括药品监督管理组织，药品行业管理组织，药学教育、科研机构及社会团体等组织机构。

（三）药品管理立法

药品管理的立法与执法，是该学科的一项重要内容。药品管理立法是涉及药品法律、法规和规章等法律文件的制定、认可、修订、补充和废除的活动。研究药品管理立法要根据社会和药学事业的发展，不断完善药事管理法规体系，对不适应社会需求的或过时的法律、法规、规章要适时修订，使药品管理进入法制化管理的轨道。

（四）药品注册管理

研究药品注册管理制度，包括新药注册管理和仿制药、进口药品、非处方药注册管理以及药品标准的管理。对新药的分类、药物临床前研究质量管理、临床研究质量管理及其申报、审批进行规范化、科学化的管理，制定实施GLP、GCP管理规范，建立公平、合理、高效的评审机制，提高上市药品在国际市场的竞争力。

（五）药品生产管理

研究国家对药品生产企业的管理和药品生产企业自身的管理，国家主管部门制定生产企业的准入制度和药品生产质量管理规范，对药品生产行为实施管理，指导企业的生产活动。药品生产管理也涉及到企业内部人员管理、财务管理、物资设备管理、药品质量管理、技术管理和药学信息管理等工作。

（六）药品经营管理

研究国家对药品经营企业的管理和药品经营企业自身的管理，国家主管部门制定经营企业的准入制度和药品经营质量管理规范，对药品经营行为实施管理，指导企业的经营活动。药品经营管理也涉及到企业内部人员管理、财务管理、物资设备管理、药品质量管理、技术管理和药学信息管理等工作。

（七）药品使用管理

研究的内容涉及国家对医疗机构药事的宏观管理和医疗机构自身的管理，包括组织机构，药学专业技术人员配置与管理，调剂和处方管理，制剂管理，药品供应与管理，药物临床应用管理等。

（八）医药知识产权保护

运用法律对药品知识产权进行保护，包括知识产权的性质、特征，专利制度、药品专利的类型、授予专利权的条件，运用专利法律对药品知识产权进行保护，涉及到药品的注册商标保护、专利保护、中药品种保护等内容。

（九）药学技术人员管理

研究药学技术人员管理的职责、权利、义务，应遵守职业道德规范。通过法律的手段对药学技术人员进行管理。

知识拓展

Pharmacy Administration

Pharmacy Administration is a dynamic field that applies approaches from management science, economics, and the social sciences, to issues in healthcare that relate to pharmacy, pharmacists, and pharmaceuticals. Research in pharmacy administration may be theoretical or applied research and is often interdisciplinary in nature, encouraging collaboration across the health sciences and other fields. Researchers in pharmacy administration may initiate studies of new or existing pharmaceutical products and services; pharmaceutical policy; medication compliance; rational drug use; drug distribution; socioeconomic and cultural issues related to drug use; evaluate health care intervention in terms of economic, humanistic and clinical outcomes; pharmacist-patient communications; and the role of pharmacist in managed care. As educators and researchers, a key role of scholars in pharmacy administration is to bridge the academic experience of professional program students with tools to confront and adapt to issues faced by pharmacists in practice. The dynamic nature of the health care system and the role of the pharmacist and pharmaceuticals are such that the definition and scope of pharmacy administration as a discipline will continue to evolve.

（来源：http://www.uic.edu/pharmacy/depts/Pharmacy_Administration/about/）

第四节 药事管理学的基础理论、基本知识、基本技能

一、基础理论

药事管理学是药学科学的一个分支学科，是一门综合性的应用学科，支撑该学科发展的基础理论来自于社会科学。

（一）管理学

管理学是研究管理活动及其基本规律和一般方法的科学。管理学的理论和方法对药事管理具有普遍指导意义，是药事管理学科的重要基础。在药事管理工作中，涉及到管理对象（药厂、药房、医药公司）、管理过程和管理方法等。管理的核心是对现实资源的有效整合，而实现这一整合的手段或方法是计划、组织、用人、指导和控制。在药事管理过程中运用管理学的原理、方法分析环境，探索以最少量的经费、时间、人力和物质的投入来实现组织目标，提高工作效率。

（二）法学

法学又称法律学、法律科学。是研究法律这一特定社会现象及其发展规律的科学。法学的理论、原则和基本知识直接指导着药事法规的建设以及法律的实施，药事法规的框架、制定程序、实施要求、法律责任都要遵循法学的原理。依法管药离不开法学。

（三）社会学

社会学以人类的社会生活及发展为研究对象，揭示存在于人类各历史阶段的各种社会形态的结构以及发展的过程和规律。药事管理是社会中有关药学活动的管理，国外有的国家将其称为社会药学或社会与管理药学。药事管理学的许多名词术语如功能、职业、社会群体、社会制度、社会任务等及研究药事管理学的方法如社会调查的方法等均来自社会学。

因此，社会学是药事管理学的重要理论基础之一，应用社会学的原理和方法来研究药事管理活动，必将促进药学事业的发展。

（四）经济学

经济学是研究社会物质资料的生产、交换、分配与消费等经济关系和经济活动规律及其应用的科学总称。由于药品的商品属性，药品的生产、经营与其他商品一样必须遵循经济规律，药物的研制、使用和价格管理都有经济承受能力与效益的问题。用经济学的原理和方法研究药学活动中的经济问题，解决以最少的人力、财力和物力取得最好的经济效益及优质药品，在药学服务中尤其重视药物经济学的研究，降低治疗成本，提高药物治疗质量。与药事管理关系密切的是工业经济学、商业经济学、市场经济学和保健经济学等。

（五）卫生管理学

卫生管理学研究卫生事业的计划、组织、控制的管理过程，研究预测、决策、用人、领导、指挥、协调等管理活动的一般规律。药事管理学是卫生管理学的重要分支，二者在学科方面有极为密切的关系，相辅相成、相互依存。卫生管理学的原理对药事管理学的发展起着重要的作用。

二、基本知识

药事管理学的基本知识主要有10个方面。

1. 我国药事组织体系及药品监督管理的组织机构、职责范围。

2. 药品管理法及其实施条例的立法目的，适用范围，主要内容，法律责任及其有关术语。

3. 药品监督管理和药品质量监督检验的基本知识，国家基本药物政策与基本药物目录，药品分类管理，药品不良反应报告与监测，药品召回管理的要点。

4. 药品注册管理分类，新药、仿制药、非处方药的申报与审批程序。

5.《我国药品生产质量管理规范》（GMP）《药品经营质量管理规范》（GSP）的基本思想、主要内容。

6. 医疗机构药事的任务，医疗机构药事管理的业务范围及其管理。

7. 特殊管理药品的范畴、特点，麻醉药品、精神药品、医疗用毒性药品的生产、经营、使用的管理要点；我国生产及使用的麻醉药品、精神药品、毒性药品的品种。

8. 药品信息管理的知识，药品标签、说明书的内容、格式、书写要求；药品广告内容的要求，不得发布广告的药品，药品广告的申报审批程序。

9. 药品知识产权保护的规定，药品专利保护、药品商标保护的知识。

10. 药学技术人员包括执业药师、临床药师的职责。药学职业道德的基本原则和具体内容。

三、基本技能

药事管理学的基本技能要求。具有自觉执行药事法规的能力，能综合运用药事管理的理论、方法、知识，运用药事法规分析解决实际问题。药事管理学有以下8种基本技能要求。

1．能够区分药品监督管理各部门的工作职责，并能在实际工作中加以选择和运用。

2．能按照药品生产、经营质量管理的相关规定整理药品生产、经营管理的各种资料；能按照GMP、GSP的要求从事药品生产、经营活动，解决实际问题。具有从事药品不良反应收集、整理、分析、报告的能力。

3．熟悉医疗机构药品管理的法律法规，能从事药品管理，处方审查、调剂，制剂，临床合理用药等活动，解决实际问题。

4．熟悉药品注册程序，学会初步整理申报资料，能按规定程序协助或参与药品注册的申报。

5．能正确运用药品广告审查标准分析案例；根据要求准备药品广告的申报材料并参与申报。

6．应用相关法律法规判断药品标签和说明书的合法性，识别假药和劣药。

7．运用医药知识产权保护的相关规定保护其医药智力劳动成果。

8．掌握调查研究的基本方法、技能，能设计调查表格，进行现场调研，具有召集座谈会、个别访谈的能力，能整理资料撰写调研报告。

第五节 药事管理学教学要求、教学方法

一、药事管理学教学要求

药事管理学的任务是使学生了解药事活动的基本规律，掌握药事管理的基本内容和基本方法，掌握我国药品管理的法律、法规，熟悉药品管理的体制及组织机构，具备药品研制、生产、经营、使用等环节管理和监督的能力，并能运用药事管理的理论和知识指导实践工作，分析解决实际问题。

通过该课程教学，学生应获得以下知识和能力：①药事管理学的基本知识和技能；②药品监督管理的知识；③药事组织及其职能；④执业药师资格考试有关药事法规的主要内容；⑤药品注册、药品专利管理的知识；⑥药品生产、经营、使用管理的知识；⑦从事药事管理工作的方法和技能；⑧药事管理科学研究的初步能力。

药事管理学毕业设计是对学生科研能力的初步训练。学生作药事管理毕业设计，应对其进行5个方面的基本训练：①学会查阅专业文献资料；②掌握调查研究的方法，能够设计研究方案；③掌握收集、整理、分析处理资料的方法和技能；④撰写药事管理学论文的能力；⑤具有本学科学术交流的技能。

二、药事管理学教学方法

1996年，原西安医科大学（现西安交通大学）主持了教育部药事管理学教学改革研究课题，系统研究了药事管理学的教学内容、方法和手段；1989～2010年发表教学研究论文18篇，总结了药事管理学课程开设、理论教学、毕业设计、师资队伍建设、研究生培养和实践环节教学等方面的建设成果。通过上述教学理论和实践探索，提出了“问题引导、案例分析、精讲多练、课外实践”的药事管理学教学方法。采用课堂讲授与实践教学相结合的

方式进行教学。课堂讲授可采用表格、流程框图、多媒体等直观教学的形式和学生参与的互动式教学，以提高课堂教学效果。该课程建议采用以下方法教学。

1. 采用以问题为中心的教学方法 该方法可发挥学生的主观能动性，提高学生的参与意识。首先由学生自学，教师提供一些练习题供学生学习，围绕此问题进行讨论，学生分成小组上讲台讲演，其他学生和教师进行评议，此法可收到较好的效果。如麻醉药品、精神药品和医疗用毒性药品的管理内容可采取该法进行教学。

2. 现场参观教学的方式 教师可带领学生到药品生产、经营、使用的第一线，边参观、边讲解，效果会更好一些。如药品生产管理、药品经营管理、医院药事管理的内容可采取此方法。GMP、GSP的各项规定，内容多且较抽象，大课讲授效果不理想，到制药厂去学习GMP则非常直观，不仅易懂，而且记忆也深刻。

3. 案例教学法 教师可事先布置1～2个药学实践中发生过的典型案例，将学生分成若干小组，在规定的时间内（1周左右）查阅有关资料，进行讨论，小组达成共识，并推选出一名发言代表阐明本组的观点，其他同学进行讨论、评议。如假药、劣药的案例分析，药品广告内容讨论等可采用此法。

4. 采用多媒体、慕课（MOOCs）教学 鼓励教师制作多媒体课件播放，看完某专题内容后，教师提供若干个练习，让学生结合多媒体的内容做练习，讨论分析。如药品市场管理，假药、劣药案例分析，药品注册管理，药品广告管理等内容可采用此方法。给出一段案例的情景画面让学生观看，结合练习题思考、讨论，得出正确的答案，此法可培养学生观察、综合分析问题和解决问题的能力。

将大规模的网络开放课程（慕课，MOOCs）引入本课程教学之中，根据规划教材的内容，建议有条件的学校将药事管理类课程建设成为学校及省级以上的资源共享课程，依托学校课程中心平台完成课程上线使之成为师生共享的课程资源。

三、对学生学习药事管理学课程的建议

学习药事管理学课程，除课堂认真听讲以外，还需要课后及时复习、总结、归纳，学生可将教师讲授内容整理为表格及框图，总结出要点；本课程涉及众多的药事法规，建议同学从法规的立法目的、适用范围、主要内容、法律责任、术语含义5个方面去学习记忆；学有余力的同学，除熟读教材外，还须多看一些参考书，并经常登陆有关专业网站；本课程文字描述多，建议同学多做练习题，并收集一些案例进行分析，以加深对学习内容的理解，同时进行自我测试和分析问题、解决问题的能力的训练。此外，学习该课程不能拘泥于学校之内，还应走出学校，尽可能去一些药品生产、经营、使用、检验、管理单位参观学习，调查研究，以丰富自己的知识。

四、教学学时

由于社会对药学生药事管理知识、能力的需要在不断增加；执业药师资格考试该学科被列为一个独立的科目，试题量相当于药学专业两门课程的题量之和；以及教育部将该课程作为药学专业的主干课程等原因，将该课程的教学定为48~54学时较为合适。

知识拓展

药事管理学科主要参考资料及网站

药事管理学（第5版）	杨世民主编	中国医药科技出版社	2015年
中国药事法规（第2版）	杨世民主编	化学工业出版社	2007年
药事管理学（第6版）	杨世民主编	人民卫生出版社	2016年
中国药事管理学科发展30年	杨世民主编	中国医药科技出版社	2014年
保护公众健康（美国食品药品百年监管历程）	［美］菲利普·希尔茨著 姚明威译	中国水利水电出版社	2006年
《中国药事》杂志	中国药品生物制品检定所主办（CN 11-2858/R）		
《中国药房》杂志	中国医院协会、中国药房杂志社主办（CN 50-1055/R）		
中国医药报	国家食品药品监督管理总局主管（CN 11-0140）		
医药经济报	CFDA南方医药经济研究所主办（CN 44-0098）		
健康报	中华人民共和国卫生健康委员会主管（CN 11-0010）		
www.nhc.gov.cn	中华人民共和国卫生健康委员会		
www.nmpa.gov.cn	国家药品监督管理局		

第六节　药事管理学的研究方法

药事管理学是药学和社会科学相互联系、交叉渗透形成的边缘学科。药事管理研究属于社会科学性质，主要是探讨与药事有关的人们的行为和社会现象的系统知识。药事管理研究虽然也具有自然科学研究的客观性、系统性、实证性、验证性及复制性等特征，但因研究对象以“人”与“社会”为主，故其研究环境与条件、研究结果的解释程度等，均与以“物”及“自然”为主的自然科学研究有所差别。该学科的研究方法具有多学科性，主要表现在：复制性低、因素复杂、间接测量、普遍性低、误差较大等几方面。

一、药事管理的研究方法

研究方法表明研究者主要是通过何种手段和途径得出研究结论的。研究方法可分为调查研究、实验研究、实地研究和文献研究4种。

1．调查研究　调查研究以研究样本（被调查者）回答问题的数据为基础辨析总体现状的研究方法，主要是通过问卷调查和访谈方式，直接从取自某个总体的样本处系统地收集资料的方法。

问卷调查又称为问卷法，问卷法要求回答或阅读问题并填写答案。问卷由封面信、指导语、问题及答案、编码等构成。问题和答案是问卷的主体，问卷中的问题从形式上可分为开放式和封闭式两类。开放式问题指不提供具体答案而由回答者自由填答的问题，封闭式问题是在提出问题时，给出若干答案，让调查者选择。从问题的内容来看，可归结为特征、行为和态度三方面的问题。特征问题是指用来测量被调查者基本情况的问题，如年龄、性别、职业、文化程度等；行为问题用来测量被调查者过去发生或现在进行的某些实际行为和事件；态度问题则是指那些被调查者对某一事物的看法、意愿、情感、认识等涉及主观因素的问题。

访谈法是研究者口头提出问题并当时记录答案。访谈一般是面对面，也可以采用电话访谈方式。访谈法的优点主要是可以得到问卷法难以得到的深入的资料。缺点是费时，成本大，样本数有限。访谈法需要设计访谈提纲，包括问题、提问次序以及可能提出的附加或试探性问题，研究者需要良好的公关和沟通技术，需要记录技术和访谈前的充分准备。

调查研究方法在药事管理研究中最为常用。如开展“假、劣药品违法案件的调查分析”“我国医药流通业现状与发展”等课题研究等均采用的是此方法。

2. 实地研究 是对自然状态下的研究对象进行直接观察，收集一段时间内若干变量的数据，是一种定性的研究方式。参与观察、个案研究都是重要的实地研究形式。其基本特征是研究者深入到所研究对象的生活环境中，通过参与观察和询问，去感受、感悟研究对象的行为方式及其在这些行为方式背后所蕴涵的内容。实地研究最主要的优点是它们的综合性，研究者通过直接观察研究对象可以获得许多形象信息供直觉判断，有些研究课题，靠定量分析往往不够或不合适，实地观察则可以发现用其他研究方式难以发现的问题。如“某三甲医院对抗菌药物合理使用的认知研究”“实施基本药物制度对某药品企业的影响”等课题研究均采用了此方法。

3. 实验研究 是一种经过精心设计，并在高度控制的条件下，通过操纵某些因素来研究变量之间因果关系的方式。它通过探讨经过处理的实验组与未接受处理的对照组比较分析，研究因果关系。它不仅可以根据原因去预测结果，而且还可以通过控制原因去发现预期的结果。根据实施场所的不同，实验研究可以分成两类：一种称为实验室实验，在人为建造的特定环境下进行，另一种称为现场实验，它一般在实际场所和自然行为条件下进行。

实验研究实施时要求提出假设，明确自变量、因变量、选定测量因变量的指标及测量方法，确定实验组、对照组的抽样方法和选定哪种实验设计。

实验研究在药事管理研究中经常用到，例如：“配备执业药师对药品零售企业销售业绩的影响”，选取300家销售品种、规模相当的药品零售企业，在同一时期中，150家企业配备了执业药师为消费者宣传合理用药知识，提供药学咨询服务，进行用药指导，而另150家企业没有配备执业药师，也没有为消费者提供药学咨询服务和用药指导。研究者对这300家企业的销售业绩和消费者的满意度进行比较，找出差异，分析在药品零售企业配备执业药师的重要性。

4. 文献研究 是一种不直接接触研究对象的研究方式。有人称其为无干扰研究。因为研究者不直接观察研究对象的行为，也不直接沟通，不引起研究对象的反应，不会干扰其行为。文献研究的研究数据和信息的来源主要是二手资料。文献研究可划分为内容分析，二次分析以及现存统计资料分析三种，内容分析是一种对文献内容进行客观、系统和定量描述的研究技术。二次分析是直接利用其他研究者所收集的原始资料数据进行新的分析或对数据加以深度开发。现有统计资料分析是对各种官方统计资料进行的分析研究。

“我国药事法规建设研究”“新中国成立以来我国高等药学教育事业的发展”等课题均采用了此方法研究。

药事管理的研究方法见图1–1。

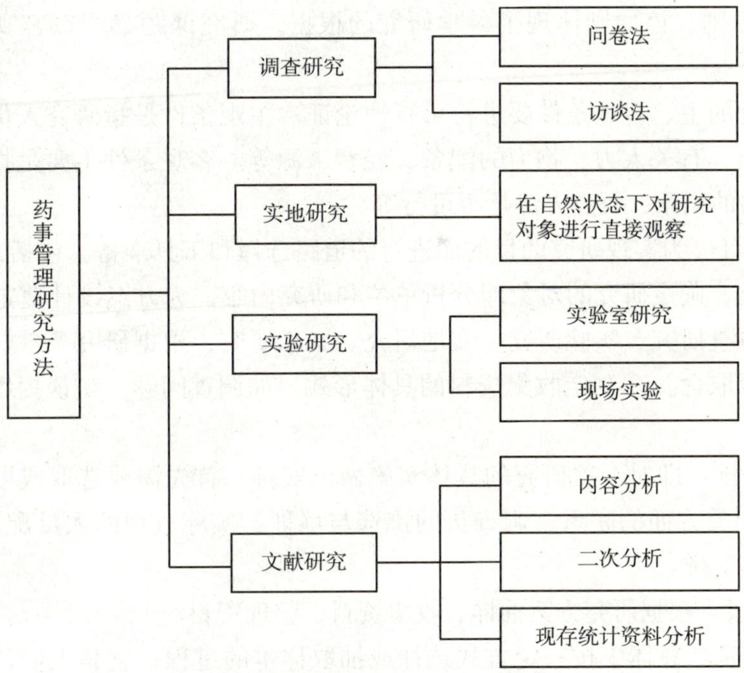

图1-1　药事管理的研究方法示意图

除上述研究方法外，药事管理研究过程中也常采用一些研究技术，研究技术（具体方法）指在研究过程中各个阶段收集资料分析资料的特定手段、技术以及操作规程。比如调查研究过程中的问卷法、访谈法、观察法、实验法、网上调查、抽样方法、测量方法以及资料分析方法统计分析技术和统计软件的应用技术、计算机应用技术等都是具体的研究技术。

二、药事管理调查研究的一般程序

调查研究的一般程序是指对实际问题进行调查、研究和解答的全过程，分为准备阶段、实施阶段和总结阶段三个步骤。

1. 准备阶段　准备阶段包括确定研究课题、研究设计以及具体安排步骤

（1）确定研究课题　进行一项调查研究首先必须确定研究课题，也即必须说明研究的对象是什么？为什么进行这样的研究？应根据社会的需要来选题。药事管理学研究选题要通过到药厂、医药公司、医院药剂科、药品检验所、药品监督管理部门及广大人群中去调查、了解药学各个领域工作的现状，发现问题，针对工作中存在的尚未解决的实际问题确定研究内容。

研究课题提出来后，必须对它加以评价。评价主要是说明课题研究的意义、价值、可行性以及研究条件等问题。

评价一个课题是否值得研究，可根据三个原则来衡量。

①需要性原则　该原则体现了科学研究的目的性。有两种需要，一是实际工作中发现的对加强药事管理，提高药品质量，提高服务质量，维护人民健康直接影响的问题，即社会实践的需要；另一种是出现一些事实与现有理论之间有矛盾的问题，即科学发展的需要。

②创造性原则　该原则体现了科学研究的价值，题目应是新颖的、创新的，国内外尚无人研究的。

③科学性原则　该原则体现了科学研究的根据，研究课题必须以客观事实和理论作依据。

对研究课题的主、客观条件要进行可行性论证。主观条件是指研究人员的数量、专业知识、各种技能，有关人力、物力的配备，经费来源等。客观条件主要是指科学发展的程序，各方面资料的积累，研究方法是否可行等。

（2）研究设计　为实现研究的目的而进行的道路选择和工具准备。包括3个方面：①研究课题的具体化，确定研究的对象即分析单位和研究内容，为方案设计奠定基础。②选择研究方式，如调查研究、实验研究、实地研究、文献研究，根据研究条件、内容、目的以及课题需要加以取舍。③制定收集资料的具体形式，如调查问卷、访谈提纲、抽样方案的设计等。

（3）组织安排　即对一项研究的具体实施做出安排。首先需要选取或勘探好调查实施的地点，并就相关方面的联系、调查员的挑选与培训、实施过程的人员配置、物质供应、日程等做出具体安排。

2. 实施阶段　根据研究方案抽样、收集资料、整理资料。

（1）抽样　是从总体中按一定方式选择或抽取样本的过程，它是人们从部分认识整体的关键环节，其基本作用是向人们提供一种实现由部分认识总体的途径和手段。在药品质量检验或监督检查时，常常用到抽样的方法。抽样方法分为概率抽样与非概率抽样两大类，前者是依据概率论的基本原理，按照随机原则进行的抽样，可以避免抽样过程中的人为影响，保证样本的代表性。非概率抽样则主要是依据研究者的主观意愿、判断或是否方便等因素来抽取对象，因而往往有较大的误差，难以保证样本的代表性。

（2）收集资料　选定具体方法收集有关资料，如采用问卷法收集资料。

（3）整理资料　资料的整理是统计分析的前提，其任务是对收集来的资料进行系统的科学加工，包括校对和简录。校对是对调查来的原始资料进行审查，看有无错误或遗漏，以便及时修正或补充。简录是对原始资料进行编码、登录和汇总，加以科学的分组，使材料系统化，为统计分析奠定基础。

3. 总结阶段　总结阶段是在全面占有调查资料的基础上，对资料进行系统分析、理论分析，进而写出研究报告。

（1）统计分析　统计分析包括叙述统计（描述统计）和推论统计（统计推断）。统计分析主要依据样本资料计算样本的统计值，找出这些数据的分布特征，计算出一些有代表性的统计数字，包括频数、累积频数、集中趋势、离散程度、相关分析、回归分析等。推论统计是在统计分析的基础上，利用数据所传递的信息，通过局部对全体的情形加以推断，包括区间估计、假设检验等内容。

（2）理论分析　是在对资料整理汇总统计分析的基础上进行思维加工，从感性认识上升到理性认识。此过程是各种科学认识方法的综合。

（3）撰写研究报告　研究报告是反映社会研究成果的一种书面报告，它以文字、图表等形式将研究的过程、方法和结果表现出来。其作用与目的是告诉有关读者，作者是如何研究此问题的，取得了哪些结果，这些结果对于认识和解决此问题有哪些理论意义和实际意义等，以便与他人进行交流。药事管理调查研究的一般程序见图1-2。

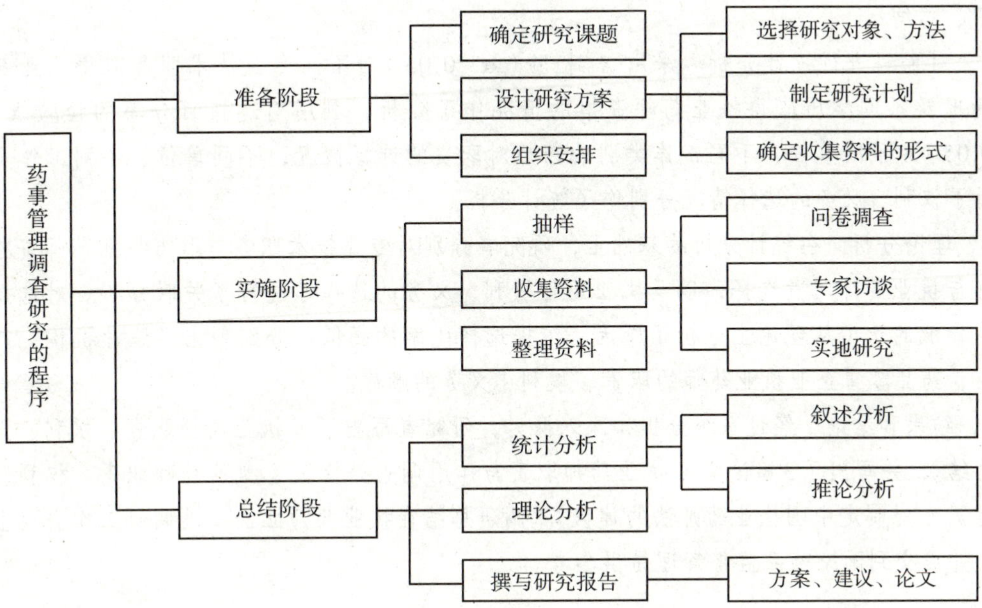

图1-2　药事管理调查研究的一般程序

案例分析

执业药师立法基础调研

一、选题

2000年11月～2001年8月，在国家药品监督管理局开展执业药师立法基础调研的过程中，西安交通大学药事管理教研室承担了执业药师职责、权利、义务的调研课题，目的是了解执业药师的职责，研讨执业药师的权利和义务，为起草执业药师法提供参考依据。

二、研究设计

本研究采用调查研究的方式进行，设计了“执业药师职责与作用”调研表。2000年10～12月在西安地区进行试调查，根据预调查的结果，对问卷调查表又进行了修改，确定以药品经营、使用单位为研究目标，以医疗机构药剂科、药品批发经营企业、药品零售经营企业的执业药师（或药师）作为分析对象，分别设计了医疗机构、药品批发企业、药品零售企业药师概况问卷调研表，并对调研表的发放、回收，问卷调查资料的审核、统计分析方法的选择进行了比较周密的设计和安排，对研究人员做了分工，拟定了具体进度。

三、调研实施

1．资料收集　从2000年12月至2001年8月，研究者选取了陕西、河北、四川、湖南、北京、上海、重庆、山东、海南、江苏、宁夏、青海、广东、辽宁等省区作为调研地区，发放问卷调查表；于2000年12月，2001年5月，2001年6月分别在西安、成都、重庆召开了三次专题座谈会，听取专家的意见。此阶段，共发出问卷调研表360份，其中医疗机构200份，药品批发企业100份，药品零售企业60份，收回问卷314份，回收率87.2％。

2．资料整理　问卷资料回收后，首先对回收的答卷进行了审核，对未填完等个别不合格的问卷予以剔除，由药事管理研究生、在药事管理教研室做毕业设计的本科生对原始资料进行编码、登记和汇总。

四、总结

1．对资料进行统计分析　采用χ^2检验（$\alpha=0.05$）对不同专业技术职务取得执业药师资格的情况及不同学历取得执业药师资格的情况作了分析，利用对选择百分率的检验χ^2检验（$\alpha=0.05$）对不同单位、不同工作类别的药师对职责的选择情况，不同单位、不同工作类别的药师对于权利、义务的选择情况分别作了统计分析。

2．理论分析　在统计分析的基础上，研究者分别对专业技术职务与取得执业药师资格，工作类别与执业药师职责选择，以及执业药师权利、义务的选择等进行了关联分析。对选择比率较高、较低的选项从理论上分析了原因。依据选择比率的高低，分别列出了医疗机构、药品批发企业、药品零售企业执业药师的职责、权利、义务的顺序。

3．结果和结论　经过系统分析和深入探讨，研究者写出了《执业药师职责、权利、义务的调研总结》，并写出了3篇论文《执业药师职责与作用调查分析》、《执业药师职责、权利、义务的探讨》、《对制定中国执业药师法的建议》。调研总结在执业药师立法基础调研工作会议上做了汇报，并提交到国家药品监督管理局供参考。

本章小结

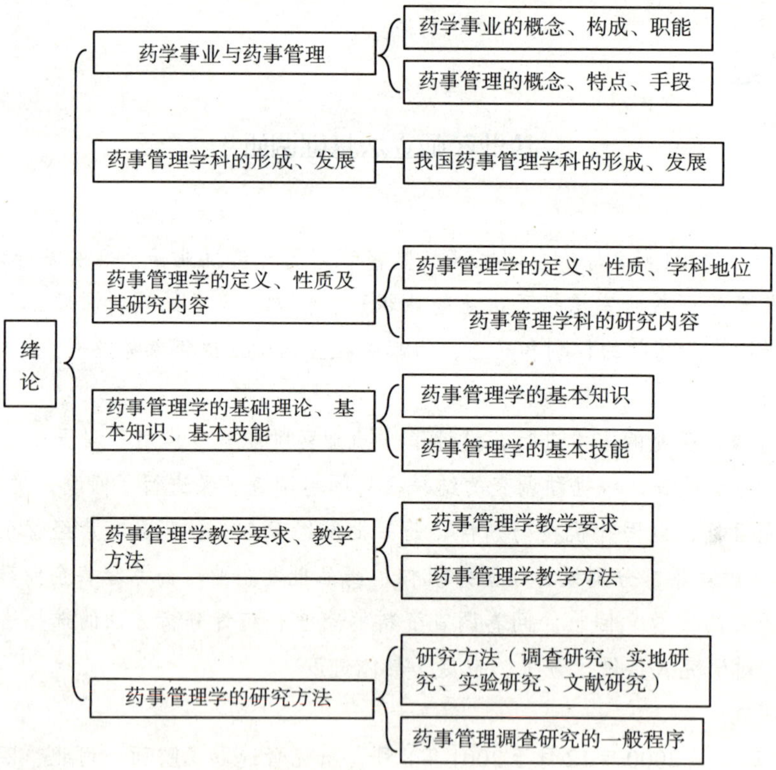

思考题

1．简述药事、药事管理的概念。

2．概述药事管理学的定义和性质。

3．简述药事管理工作的特点和采用的手段。

4．药事管理学的研究内容包括哪些方面？

5. 简述药事管理学的基本知识和技能。

6. 药学类专业的学生为什么要学习药事管理学课程?

课程实践

【实践名称】收集3年来（2017~2019年）我国药事管理工作的相关信息，编写药事管理简讯。

【实践目的】通过对我国药事管理工作相关动态信息的收集、分析、归纳与总结，编写一期药事管理简讯。

【实践内容】检索、查阅国家药品监督管理局、国家卫生健康委员会、《中国药事》《医药经济报》《中国医药报》《健康报》等相关网站、杂志及报刊，收集所需信息。

【实践安排】

1. 对获取的资料进行筛选，每人编写一期药事管理简讯，内容可包括：药事监管动态、医药动态、合理用药、基本药物制度进展、药事法规文件、药品不良反应、药品质量公报、产品召回、药监统计、违法广告、假劣、药查处、处方点评等内容。

2. 针对某一问题，如治理假药、劣药，加强药品广告管理，加强药品生产企业管理，加强药学技术人员管理，实施基本药物制度，抗菌药物合理应用等方面进行深入思考，谈谈自己的见解。

3. 独立完成一份不少于8000字的药事管理简讯。要求内容完整、准确，形式新颖。

【实践测试】老师根据提交的药事简讯的质量进行成绩的评定。

（杨世民）

扫码“练一练”

扫码"学一学"

第二章　药事组织

教学目标

本章介绍组织及药事组织的含义、类型，我国药品监督管理组织体系，药品监督管理行政机构、技术支撑机构的组成和主要职能以及药学教育、科研机构及学术团体。旨在使同学们对药事组织有初步的较全面的认识。

学习要求

掌握： 1．我国药品监督管理组织体系
2．国家药品监督管理部门主要职能

熟悉： 1．我国药事管理体制的发展与演变
2．国家药品监督检验机构主要职能
3．国家药品监督管理局内设机构

了解： 1．组织及药事组织的含义、类型
2．药学教育、科研机构及学术团体
3．药品监督管理其他相关部门

第一节　组织与药事组织概述

一、组织与药事组织的含义

"组织"一词，按希腊文Organon的原意是和谐、协调。随着社会的发展，组织的概念有了变化。目前认为，组织是指为了实现既定目标，按一定规则和程序而设置的多层次多岗位及具有相应人员隶属关系的权责角色结构。因此，药事组织可以理解成为了实现药学的工作任务，按一定规则和程序由药学从业者在分工合作基础上而形成的权责角色结构。

宽泛的讲，药事组织机构、体系、体制都可称为药事组织。宏观范畴上的药事组织即药事管理体制，是指一定社会制度下药事系统的组织方式、管理制度和管理方法；是关于药事工作的国家行政机关、企业和事业单位机构设置或开办、隶属关系和管理权限划分的制度；也是药事组织运行机制和工作制度。

二、组织的基本类型

在现代组织理论中，组织可以根据不同的标准化分为不同的类型，通常有以下几种。

（一）按组织的社会功能分类

以组织的社会功能为标准，可以将组织划分为经济组织、政治组织、文化组织、群众组织和宗教组织。例如，药品生产、经营企业属于典型的经济组织类型，这种组织是以药

品生产经营为核心，运用一切资源扩大组织的药品生产经营能力，满足人们用药维护生命健康的需求。

（二）按组织的人数分类

以组织的规模和复杂程度为标准，可将组织分为小型组织、中型组织、大型组织和巨型组织。例如中国药学会，现有注册会员8万多人，属于巨型组织类型。在这类组织中，任何个人都很难与其他成员作直接互动。所以中国药学会下设9个工作委员会，21个专业委员会，组织中的主要领导人需借助这些工作及专业委员会作为中间组织发挥作用，来加强与组织成员间的联系。

（三）按组织的产生依据分类

根据霍桑试验的结果，可以将组织分为正式组织与非正式组织两种。比如一家合法经营的制药企业属于正式组织，企业的工作目标、对其内部成员的职责范围和相互关系有明确的规章制度。而企业中自发组成的质量管理（QC）小组就属于非正式组织，是这家制药企业职工为满足心理需要而产生的交互行为，并由此形成的松散组织。非正式组织具有以下四个功能，即①非正式组织可以为成员提供满足感，有利于组织成员的团结；②可使组织成员产生强烈的归属感；③可提高组织成员的自尊心，缩短人们之间的距离；④通过其快速的信息沟通方式促进组织目标的实现。

三、我国药事组织的类型

在我国，药事组织形式的分类主要基于药事组织在药学事业中的社会任务以及药事组织中药学从业者的职业功能分为以下几种。

（一）药品生产经营组织

在我国称之为药品生产企业和药品经营企业，药品经营企业按经营方式可进一步分为药品批发企业和药品零售企业。药品生产经营组织在欧美很多国家被称为制药公司、社会药房，在日本称为制药株式会社和社会药局。各国名称虽然不同，但其主要功能都是生产药品和经销药品。

药品生产经营组织是经济组织，但由于药品生产企业和药品经营企业所生产经营的是特殊商品——药品，而药品的社会功能是防治疾病，保障人们的身体健康。因此，药品生产经营组织应将社会效益放在首位，这和其他经济组织将经济效益放在首位不同。当然，这并不意味着药品生产经营组织可以忽视其基本功能——经济的合理性，即投入与产出的合理性，以尽可能少的投入，获得尽可能多的产出。

（二）医疗机构药房组织

医疗机构药房组织的主要功能是通过给病人采购药品、调配处方、制备制剂、提供用药咨询服务等活动，以保证科学、合理用药。这类组织的基本特征是直接给病人供应药品和提供专业药学技术服务，重点是用药的质量及合理性。它是医疗机构不可分割的组成部分，属事业性组织。

医疗机构药房组织在药事组织中占有重要的地位和比重，在我国是药师人数最多的组织，是和医疗系统直接交叉的组织。医疗机构药房组织一般按医疗组织的分类来分类，其自身的组织机构比较复杂，将在第九章中详细阐述。

（三）药学教育组织

药学教育组织的主要功能是教育，是为维持和发展药学事业培养药师、药学家、药学工程师、药学企业家和药事管理干部的机构。药学教育组织是较典型的以价值为中心的模式维持组织，它的目标是双重的，即出药学人才和出药学研究成果。药学教育组织一般比较稳定，它的子系统基本上是按药学学科专业划分的。

（四）药品监督管理行政组织

药品监督管理行政组织是指政府机构中监督管理药品和药学企事业组织的行政机构，其功能和作用是代表国家，以法律授予的权力，对药品运行全过程的质量进行严格监督，保证向社会提供的药品是合格的，并依法处理违反药品管理法律法规的行为。

（五）药事社团组织

在药事兴起和形成过程中，药学行业协作组织发挥了统一行为规范、监督管理、对外联系、协调等作用。随着政府对药品和药事的法律加强控制以后，药事社团组织成为药学企事业组织与政府机构联系的纽带，发挥着协助政府管理药事的作用。

知识拓展

运用组织学基本理论讨论我国药事组织的类型

组织结构是表现组织各组成部分的排列顺序、空间位置、聚集状态、联系方式以及各要素之间的相互关系的一种模式。由于各组织所面临的内外部环境不同，对各要素及组织内各关系的处理也存在差异。因此，组织结构的类型具有多样化的特点，主要的组织类型如下。

1．直线型组织结构　所谓“直线”是指在这种结构中，职权从组织上层垂直“流向”组织的基层。这种类型的组织层次简单、指挥统一、权责明确，但其不适合业务复杂、规模较大的组织。

2．职能型组织结构　为了弥补直线型组织结构的缺陷，在组织中按照管理职能进行专业分工，即在上层管理者下面设置职能部门和人员，把相应的管理职责和权力交给这些职能部门，各职能部门在自己业务范围内向下级下达命令和指示，直接指挥下属。这种组织结构的管理分工较细，能充分发挥职能部门的专业管理作用；由于吸收专家参加管理，减轻了上层管理人员的负担，使其能集中精力决策重大问题。但由于实行了专业职能分工，易出现多头领导，容易造成管理混乱。

3．直线-职能型组织结构　这种组织结构结合了直线型组织结构及职能型组织结构的优点而形成的一种组织结构。这种组织中，既有上下垂直的直线职权关系，又有横向的职能职权关系。一般设置直接隶属于上级管理层次的下级管理层次；又设置隶属于最高管理层、执行职能职权的职能部门。这是目前广泛采用的组织结构类型。

4．矩阵型组织结构　矩阵型组织结构是按职能划分的纵向领导系统，同按项目划分的横向领导系统结合起来，形成的一个纵横交错的矩阵形式的组织结构。在这种组织结构中，横向系统的项目小组成员是根据任务的需要，从纵向系统的职能部门抽调出来的。任务完成后，组员又各自回到原职能部门。该结构灵活性强，纵向与横向联系较好。

此外，还有事业部型组织结构、联合分权型组织结构等。在实际工作中，这些类型的组织结构多以“复合体”的形式出现，而不是一种单纯的结构类型。

第二节　我国药事管理体制

药事管理体制属于宏观范畴的药事组织工作，它对发挥微观药事单位的功能作用有很大的指导和影响作用。药事管理体制可分解为药品质量监督管理体制、药品生产经营管理体制、药品使用管理体制、药学教育与科技管理体制四部分。随着我国社会体制、政治体制及经济体制的不断变化，药事管理体制也发生了巨大的变化，特别是1998年我国成立国家药品监督管理局以来，我国的药事管理体制得到了进一步的理顺。

一、我国药事管理体制的发展与演变

1949年10月新中国建立后，我国政府非常重视药品的监督管理工作，从起步阶段以行政、检验、技术管理为主逐步完善进入法制、科学、技术相结合的管理阶段。药品生产经营管理体制从无到有、从高度分散到相对集中的管理。药品使用管理也从无到有，并不断完善。药学教育和科技管理逐步向现代化管理发展。我国的药事管理体制在国家卫生和经济管理体制的制约下，与我国药学事业的发展规模和水平相同步，正逐步向法制化、规范化、科学化管理迈进。

我国药事管理体制的发展变化大体可分为以下三个阶段。

（一）1949～1956年新中国药事管理体制的建立

新中国建立后，人民政府为了加强我国的药事管理，于1949年便成立了中央人民政府卫生部和地方政府的卫生部门，并在其中设立药政管理部门，专门负责药品的监督管理工作。1950年接管了原设在上海的药品、食品检验局，建立了国家药品检验所，1954年各省设立药品检验部门，至1956年，全国的药品检验系统已基本形成。在此阶段，我国的药事管理体制已基本形成。管理的方式主要采用行政管理的手段。

（二）1957～1998年我国药事管理体制的调整变化时期

1958年商业部的中国医药公司更名为医药商贸局，而中国药材公司则改变了体制，由卫生部领导。1979年，国家成立了国家医药管理总局，将原分属于不同部门的医药公司、药材公司、医药工业公司及医疗器械公司划归其统一管理。1982年，国家医药管理总局更名为国家医药管理局，归国家经贸委领导。药政药检方面，随着我国制药工业的不断发展，药品的品种和数量急剧上升，药品监督管理的方式开始从行政手段向法制化方向发展。为了加强药品检验工作，1961年卫生部合并了药品检验所和生物制品检定所，成立了卫生部药品生物制品检定所，并对药政、药检机构的人员进行了充实。1984年9月20日中华人民共和国第六届全国人民代表大会常务委员会第七次会议审议通过了《中华人民共和国药品管理法》，我国的药品管理工作取得了突破性的进展。我国第一次以法律的形式规定了药品监督管理的权利和职责。

（三）1998年以来我国药事管理体制新的历史发展时期

1．药品集中统一监管体制正式建立　1998年，根据《国务院关于机构设置的通知》，党中央、国务院决定组建国家药品监督管理局，直属国务院领导。并于1998年4月16日挂牌成立，1998年8月19日正式运行。其职能由原属卫生部药政、药检职能，原国家医药管理局生产、流通监管职能，国家中医药管理局中药生产、流通监管职能及原分散在其他部门的药品监督管理职能组成。统一负责全国药品的研究、生产、流通、使用环节的行政监

督和技术监督。

2001年2月21日国家药品监督管理局、中央机构编制委员会办公室、中华人民共和国人事部以“国药监办〔2001〕93号”联合发文，对省级以下药品监督管理机构实行垂直管理。地（州、盟）、地级市药品监督管理局为省一级药品监督管理局的直属机构。其主要职责是，在上一级药品监督管理机构的领导下，负责本行政区域内药品监督管理工作，领导下属机构开展药品监督管理业务。县和较大城市所辖的区根据监管任务需要组建药品监督管理分局，为上级药品监督管理机构的派出机构。其职责是，在上级药品监督管理机构的领导下，负责本辖区内的药品监督管理工作。省和省以下药品监督管理机构所属的技术机构，由省一级药品监督管理局按照区域设置、重组联合、统筹规划、合理布局的原则统一确定。

2. 加强食品药品安全监管体制建设，组建国家食品药品监督管理局 2003年3月，第十届全国人大一次会议通过了《国务院机构改革方案》。根据该改革方案，国务院在原国家药品监督管理局的基础上组建国家食品药品监督管理局（State Food and Drug Administration，SFDA）。其为国务院的直属部门，除继续行使国家药品监督管理职能外，同时负责食品、保健品、化妆品安全管理的综合监督、组织协调和依法组织开展对重大事故查处、保健品的审批工作。

3. 理顺医疗管理和药品管理的关系，进一步强化食品药品安全监管 2008年3月，第十一届全国人大一次会议批准了国务院机构改革方案，根据《国务院关于部委管理的国家局设置的通知》（国发〔2008〕12号），设立国家食品药品监督管理局（副部级），为卫生部管理的国家局。2008年9月国务院常务会议审议通过《卫生部主要职责、内设机构和人员编制规定》。其中规定：部分调整卫生部与国家食品药品监督管理局的职责。将综合协调食品安全、组织查处食品安全重大事故的职责由国家食品药品监督管理局划入卫生部；将食品卫生许可，餐饮业、食堂等消费环节食品安全监管和保健食品、化妆品卫生监督管理职责由卫生部划给国家食品药品监督管理局；将卫生行业科技成果鉴定工作和多种产品的技术评估工作分别交给市场中介组织和事业单位承担。同时，增加卫生部组织制定食品安全标准、药品法典，建立国家基本药物制度的职责，强化卫生部对医疗服务、公立医疗机构的监管职责。此外，还调整了部分内设机构，即在卫生部原有内设司局的基础上，增设“医疗服务监管司”和“药物政策与基本药物制度司”。

4. 进一步完善统一权威的覆盖食品药品安全全过程监管的机制 2013年3月，为进一步提高食品药品监督管理水平，根据第十二届全国人民代表大会第一次会议批准的《国务院机构改革和职能转变方案》和《国务院关于机构设置的通知》（国发〔2013〕14号），设立正部级国家食品药品监督管理总局（China Food and Drug Administration，CFDA），为国务院直属机构。国家食品药品监督管理总局整合了食品安全办的职责、食品药品监管局的职责、质检总局的生产环节食品安全监督管理职责、工商总局的流通环节食品安全监督管理职责。实现了对生产、流通、消费环节的食品安全和药品的安全性、有效性实施统一监督管理等。

2013年4月10日，国务院印发《关于地方改革完善食品药品监督管理体制的指导意见》（国发〔2013〕18号），确保食品药品监管工作上下联动、协同推进，平稳运行、整体提升。地方食品药品监管体制改革，以保障人民群众食品药品安全为目标，以转变政府职能为核心，以整合监管职能和机构为重点，按照精简、统一、效能原则，减少监管环节、明确部门责任、优化资源配置，对生产、流通、消费环节的食品安全和药品的安全性、有效性实施统一监督管理，充实加强基层监管力量，进一步提高食品药品监督管理水平。

知识链接

FDA机构设置

FDA从职能上大致可分为3大部分：FDA局长办公室、6个产品中心和监管事务办公室。其中FDA局长办公室（Office of the Commissioner）主要负责管理整个FDA的事务，包括制定政策、法规、计划、行政管理、外联、风险管理等职能。6个产品中心依据产品分类不同，负责对美国所有食品、药品具体的审评、监管与研究工作。包括：生物制品评价与研究中心（Center for Biologics Evaluation and Research, CBER）、器械与放射学健康中心（Center for Devices and Radiological Health, CDRH）、药品审评与研究中心（Center for Drug Evaluation and Research, CDER）、食品安全与应用营养学中心（Center for Food Safety and Applied Nutrition, CFSAN）、兽药中心（Center for Veterinary Medicine, CVM）、国家毒理学研究中心（National Center for Toxicological Research, NCTR）。监管事务办公室（Office of Regulatory Affairs）是所有地区活动的领导办公室，它从宏观上对按地域划分的5大部分进行管理，评估、协调监管政策与执法目标的一致性，并向FDA局长提供建议。

FDA包括5个评审研究中心及其他各种分支机构，下设有10个大区办公室、22个地区办公室及135个地方站，在全国范围内行使药品监督管理工作。FDA的5个评审研究中心为药物研究评审中心、生物制品评审研究中心、医疗器械及放射卫生中心、食品安全及营养中心、兽医药中心，其中药物研究评审中心与生物制品评审研究中心负责药品的监督管理工作。FDA本部设8个办公室，即局长办公室、立法事物办公室、法令条例事务办公室、卫生事务办公室、政策协调办公室、管理办公室、计划评价办公室、公务办公室。总部及大区大办公室均设有检验室，直接进行药品的监督检验工作。

二、我国药品监督管理组织体系

国家药品监督管理局负责制定药品、医疗器械和化妆品监管制度，负责药品、医疗器械和化妆品研制环节的许可、检查和处罚。省级药品监督管理部门负责药品、医疗器械、化妆品生产环节的许可、检查和处罚，以及药品批发许可、零售连锁总部许可、互联网销售第三方平台备案及检查和处罚。市县两级市场监督管理部门负责药品零售、医疗器械经营的许可、检查和处罚，以及化妆品经营和药品、医疗器械使用环节质量的检查和处罚。

我国目前的药品监督管理组织体系基本框架见示意图2-1。

（一）药品监督管理行政机构

1. 国家药品监督管理局　根据第十三届全国人民代表大会第一次会议批准的《国务院机构改革方案》和《国务院关于机构设置的通知》（国发〔2018〕6号）《国务院关于部委管理的国家局设置的通知》（国发〔2018〕7号），设立副部级国家药品监督管理局（National Medical Products Administration，NMPA），是国家市场监督管理总局管理的国家局。

（1）国家药品监督管理局的职能转变

① 深入推进简政放权：减少具体行政审批事项，逐步将药品和医疗器械广告、药物临床试验机构、进口非特殊用途化妆品等审批事项取消或者改为备案。对化妆品新原料实行分类管理，高风险的实行许可管理，低风险的实行备案管理。

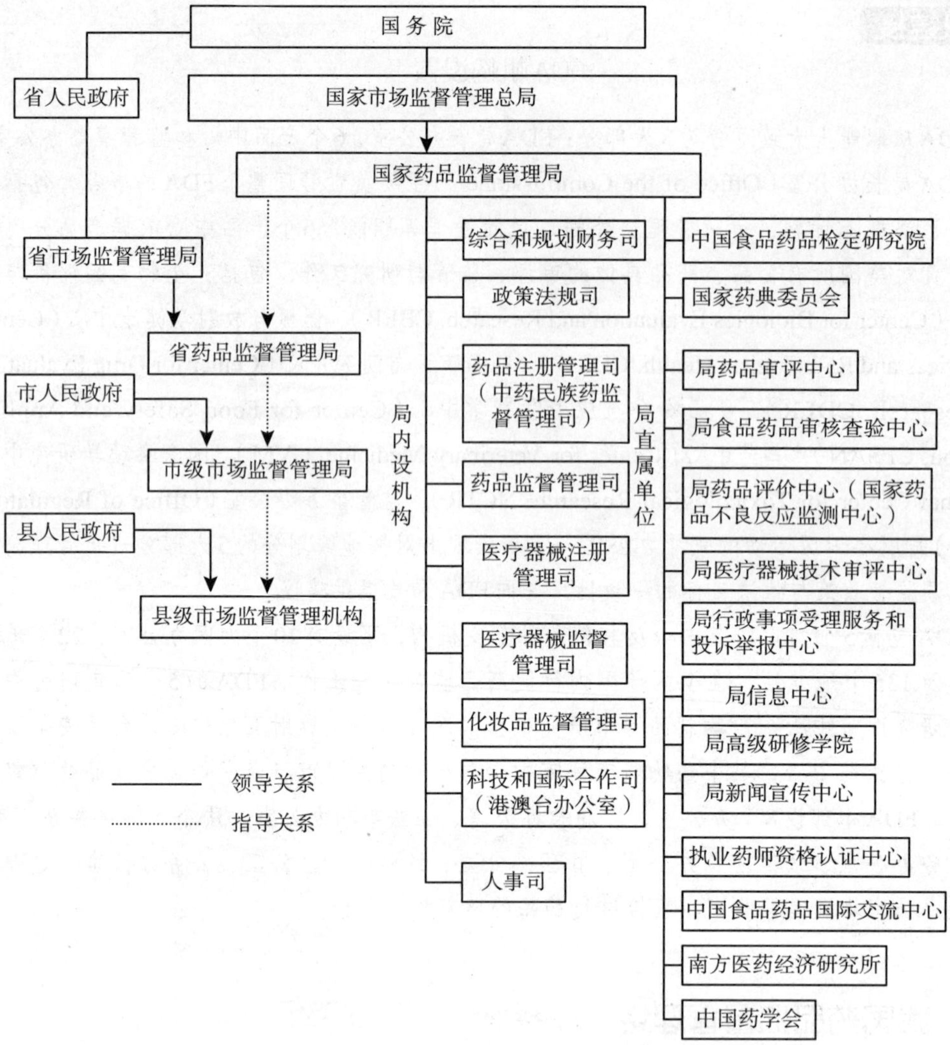

图2-1　我国药品监督管理组织体系示意图

② 强化事中事后监管：完善药品、医疗器械全生命周期管理制度,强化全过程质量安全风险管理，创新监管方式,加强信用监管，全面落实“双随机、一公开”和“互联网+监管”,提高监管效能，满足新时代公众用药用械需求。

③ 有效提升服务水平：加快创新药品、医疗器械审评审批,建立上市许可持有人制度,推进电子化审评审批,优化流程、提高效率，营造激励创新、保护合法权益环境。及时发布药品注册申请信息，引导申请人有序研发和申报。

④ 全面落实监管责任：按照“最严谨的标准、最严格的监管、最严厉的处罚、最严肃的问责”要求，完善药品、医疗器械和化妆品审评、检查、检验、监测等体系，提升监管队伍职业化水平。加快仿制药质量和疗效一致性评价，推进追溯体系建设，落实企业主体责任，防范系统性、区域性风险，保障药品、医疗器械安全有效。

（2）国家药品监督管理局主要职能简介　国家药品监督管理局贯彻落实党中央关于药品监督管理工作的方针政策和决策部署，在履行职责过程中坚持和加强党对药品监督管理工作的集中统一领导。主要职责是：

① 负责药品（含中药、民族药，下同）、医疗器械和化妆品安全监督管理。拟订监督管理政策规划，组织起草法律法规草案，拟订部门规章，并监督实施。研究拟订鼓励药品、

医疗器械和化妆品新技术新产品的管理与服务政策。

② 负责药品、医疗器械和化妆品标准管理。组织制定、公布国家药典等药品、医疗器械标准，组织拟订化妆品标准，组织制定分类管理制度，并监督实施。参与制定国家基本药物目录，配合实施国家基本药物制度。

③ 负责药品、医疗器械和化妆品注册管理。制定注册管理制度，严格上市审评审批，完善审评审批服务便利化措施，并组织实施。

④ 负责药品、医疗器械和化妆品质量管理。制定研制质量管理规范并监督实施。制定生产质量管理规范并依职责监督实施。制定经营、使用质量管理规范并指导实施。

⑤ 负责药品、医疗器械和化妆品上市后风险管理。组织开展药品不良反应、医疗器械不良事件和化妆品不良反应的监测、评价和处置工作。依法承担药品、医疗器械和化妆品安全应急管理工作。

⑥ 负责执业药师资格准入管理。制定执业药师资格准入制度，指导监督执业药师注册工作。

⑦ 负责组织指导药品、医疗器械和化妆品监督检查。制定检查制度，依法查处药品、医疗器械和化妆品注册环节的违法行为，依职责组织指导查处生产环节的违法行为。

⑧ 负责药品、医疗器械和化妆品监督管理领域对外交流与合作，参与相关国际监管规则和标准的制定。

⑨ 负责指导省、自治区、直辖市药品监督管理部门工作。

⑩ 完成党中央、国务院交办的其他任务。

（3）国家药品监督管理局有关药品安全监管的主要内设机构职责简介　见表2-1。

表2-1　国家药品监督管理局有关药品安全监管的主要内设机构职责简介

序号	内设机构	主要工作职责
1	政策法规司	研究药品、医疗器械和化妆品监督管理重大政策。组织起草法律法规及部门规章草案,承担规范性文件的合法性审查工作。承担执法监督、行政复议、行政应诉工作。承担行政执法与刑事司法衔接管理工作。承担普法宣传工作
2	药品注册管理司（中药民族药监督管理司）	组织拟订并监督实施国家药典等药品标准、技术指导原则，拟订并实施药品注册管理制度。监督实施药物非临床研究和临床试验质量管理规范、中药饮片炮制规范,实施中药品种保护制度。承担组织实施分类管理制度、检查研制现场、查处相关违法行为工作。参与制定国家基本药物目录，配合实施国家基本药物制度
3	药品监督管理司	组织拟订并依职责监督实施药品生产质量管理规范,组织拟订并指导实施经营、使用质量管理规范。承担组织指导生产现场检查、组织查处重大违法行为工作。组织质量抽查检验，定期发布质量公告。组织开展不良反应监测并依法处置。承担放射性药品、麻醉药品、毒性药品及精神药品、药品类易制毒化学品监督管理工作
4	科技和国际合作司（港澳台办公室）	组织研究实施药品、医疗器械和化妆品审评、检查、检验的科学工具和方法,研究拟订鼓励新技术新产品的管理与服务政策。拟订并监督实施实验室建设标准和管理规范、检验检测机构资质认定条件和检验规范。组织实施重大科技项目。组织开展国际交流与合作，以及与港澳台地区的交流与合作。协调参与国际监管规则和标准的制定
5	人事司	承担机关和直属单位的干部人事、机构编制、劳动工资和教育工作，指导相关人才队伍建设工作。承担执业药师资格管理工作

2. 省级药品监督管理部门　省级药品监督管理局主要职责如下。

（1）负责药品（含中药、民族药，下同）、医疗器械和化妆品安全监督管理。贯彻执行国家药品、医疗器械和化妆品安全监督管理的法律法规规章，组织起草相关地方性法规和省政府规章草案及政策规划并监督实施。研究拟订鼓励药品、医疗器械和化妆品新技术新产品的管理与服务政策。

（2）负责药品、医疗器械和化妆品标准管理。监督实施药品、医疗器械、化妆品标准和分类管理制度，颁布实施地方中药炮制规范，配合有关部门实施国家基本药物制度。

（3）负责药品、医疗器械和化妆品注册管理。按权限负责药品、医疗器械和化妆品注册并监督检查，组织实施执业药师注册工作。负责药品、医疗器械和化妆品生产环节的行政许可、备案，负责药品批发许可、零售连锁总部许可、互联网销售第三方平台备案。

（4）负责药品、医疗器械和化妆品质量管理。监督实施药品研制、生产、经营质量管理规范，监督实施医疗器械研制、生产质量管理规范，监督实施化妆品生产卫生标准和技术规范。

（5）负责药品、医疗器械和化妆品上市后风险管理。组织开展药品不良反应、医疗器械不良事件和化妆品不良反应的监测、评价和处置工作，依法承担药品、医疗器械和化妆品安全应急管理工作。

（6）负责组织实施药品、医疗器械和化妆品监督检查。制定检查制度，依法查处药品、医疗器械和化妆品生产及药品批发、药品销售连锁总部环节以及互联网销售第三方平台备案环节违法行为，监督实施问题产品召回和处置制度。依职责组织指导查处其他环节的违法行为。

（7）完成省委、省政府交办的其他任务。

（二）药品监督管理技术支撑机构

1. 国家药品监督管理局直属单位 国家药品监督管理局下设有中国食品药品检定研究院（国家药品监督管理局医疗器械标准管理中心，中国药品检验总所）、国家药典委员会、国家药品监督管理局药品审评中心、国家药品监督管理局食品药品审核查验中心、国家药品监督管理局药品评价中心（国家药品不良反应监测中心）、国家药品监督管理局医疗器械技术审评中心、国家药品监督管理局行政事项受理服务和投诉举报中心、国家药品监督管理局机关服务中心（国家药品监督管理局机关服务局）、国家药品监督管理局信息中心（中国食品药品监管数据中心）、国家药品监督管理局高级研修学院（国家药品监督管理局安全应急演练中心）、国家药品监督管理局执业药师资格认证中心、国家药品监督管理局新闻宣传中心、中国食品药品国际交流中心、国家药品监督管理局南方医药经济研究所、国家药品监督管理局一四六仓库、中国药学会、中国健康传媒集团。

2. 国家药品监督管理局直属事业单位简介

（1）国家药典委员会 国家药典委员会（Chinese Pharmacopoeia Commission）原名卫生部药典委员会。1950年卫生部聘请了49名委员组成了第一届中国药典编纂委员会，是我国最早成立的标准化机构，是负责制定和修订国家药品标准的技术委员会，是国家药品标准化管理的法定机构。1998年9月，原隶属于卫生部的药典委员会划归国家药品监督管理局，并更名为国家药典委员会。药典委员会的常设办事机构实行秘书长负责制，下设办公室、人事处、业务综合处、药品信息处、中药标准处、化学药品标准处、生物制品标准处等处室，以及卫标发展中心、《中国药品标准》杂志社等分支机构。

国家药典委员会的主要职责包括：组织编制与修订《中华人民共和国药典》（以下简称《中国药典》）及其增补本。组织制定与修订国家药品标准以及药用辅料、直接接触药品的包装材料和容器的技术要求与质量标准。参与《中国药典》和国家药品标准执行情况的评估。负责《中国药典》和国家药品标准的宣传培训与技术咨询。参与拟订药品、药用辅料、直接接触药品包装材料和容器标准的管理制度，建立和完善药品标准管理体系及相关工作机制。组织开展药品标准化战略、药品标准管理政策和技术法规研究，承担药品医学临床信息的分析评估工作。开展药品标准相关国际交流与合作，参与国际药品标准适用性认证合作活动和国际药品标准制修订工作等。

知识拓展

国家药典委员会沿革

1949年11月，卫生部召集在京有关医药专家研讨编纂药典问题。

1950年1月，卫生部调药学专家孟目的教授负责组建中国药典编纂委员会和干事会，筹划编制新中国药典。

1950年4月，成立了第一届中国药典编纂委员会，卫生部部长李德全任主任委员。

1952年底，第一部《中国药典》1953年版由卫生部编印发行。

1955年，成立第二届药典委员会，聘请委员49人，通讯委员68人。

1957年，成立第三届药典委员会，聘请委员80人，药学专家汤腾汉教授为这届委员会主任委员。

1965年1月26日，卫生部公布《中国药典》1963年版，并发出通知和施行办法。

1972年4月28日，国务院批复卫生部“同意恢复药典委员会，四部（卫生部、燃料化学工业部、商业部、解放军总后卫生部）参加，卫生部牵头”。

1979年10月4日，卫生部颁布《中国药典》1977年版，自1980年1月1日起执行。

1979年，由卫生部聘请委员112人组建第四届药典委员会，卫生部部长钱信忠兼任主任委员。

1985年9月，《中国药典》1985年版出版，1986年4月1日起执行。1986年，卫生部组建第五届药典委员会，由卫生部崔月犁部长兼任主任委员，常设办事机构改为秘书长制。

1988年10月，第一部英文版《中国药典》1985年版正式出版。

1990年12月3日，卫生部颁布《中国药典》1990年版，自1991年7月1日起执行。

1991年，组建第六届药典委员会，由卫生部陈敏章部长兼任主任委员。

1994年11月29日，卫生部批准颁布《中国药典》1995年版，自1996年4月1日起执行。

1996年5月，经卫生部批准，第七届药典委员会成立，卫生部陈敏章部长兼任主任委员。

2000年1月，《中国药典》2000年版出版发行，2000年7月1日起正式执行。

2002年10月，经国家食品药品监督管理局批准，第八届药典委员会成立。

2005年1月，《中国药典》2005年版出版发行，2005年7月1日起正式执行。

2007年11月，经国家食品药品监督管理局批准，第九届药典委员会成立。

2009年10月，《中国药典》2010年版出版发行。

2010年12月，根据《药品管理法》及《药典委员会章程》有关规定，第十届药典委员会成立。

2015年7月，《中国药典》2015年版出版发行。

2018年1月，第十一届药典委员会成立。

（2）国家药品监督管理局药品审评中心（Center for Drug Evaluation，CDE） 国家药品监督管理局药品审评中心是国家药品监督管理局药品注册技术审评机构，为药品注册提供技术支持。其主要职责包括：负责药物临床试验、药品上市许可申请的受理和技术审评。负责仿制药质量和疗效一致性评价的技术审评。承担再生医学与组织工程等新兴医疗产品涉及药品的技术审评。参与拟订药品注册管理相关法律法规和规范性文件，组织拟订药品审评规范和技术指导原则并组织实施。协调药品审评相关检查、检验等工作。开展药品审评相关理论、技术、发展趋势及法律问题研究。组织开展相关业务咨询服务及学术交流，开展药品审评相关的国际（地区）交流与合作。承担国家局国际人用药品注册技术协调会议（ICH）相关技术工作等。

（3）国家药品监督管理局药品评价中心（Center for Drug Reevaluation，CDR） 药品评价中心是国家药品监督管理局直属事业单位。国家药品不良反应监测中心（National Center for ADR Monitoring）设在药品评价中心。

国家药品监督管理局药品评价中心内设办公室、综合业务处、化学药品监测和评价一部、化学药品监测和评价二部（生物制品监测与评价部）、中药监测和评价部、医疗器械监测和评价一部、医疗器械监测和评价二部、化妆品监测和评价部共8个处室。其主要职责有：组织制定修订药品不良反应、医疗器械不良事件、化妆品不良反应监测与上市后安全性评价以及药物滥用监测的技术标准和规范。组织开展药品不良反应、医疗器械不良事件、化妆品不良反应、药物滥用监测工作。开展药品、医疗器械、化妆品的上市后安全性评价工作。指导地方相关监测与上市后安全性评价工作。组织开展相关监测与上市后安全性评价的方法研究、技术咨询和国际（地区）交流合作。参与拟订、调整国家基本药物目录。参与拟订、调整非处方药目录等。

（4）国家药品监督管理局食品药品审核查验中心（Center for Food and Drug Inspection，CFDI） 国家药品监督管理局食品药品审核查验中心为国家药品监督管理局所属公益二类事业单位（保留正局级）。主要职责有：组织制定修订药品、医疗器械、化妆品检查制度规范和技术文件；承担药物临床试验、非临床研究机构资格认定（认证）和研制现场检查；承担药品注册现场检查；承担药品生产环节的有因检查；承担药品境外检查；承担医疗器械临床试验监督抽查和生产环节的有因检查；承担医疗器械境外检查。承担化妆品研制、生产环节的有因检查；承担化妆品境外检查；承担国家级检查员考核、使用等管理工作；开展检查理论、技术和发展趋势研究、学术交流及技术咨询；承担药品、医疗器械、化妆品检查的国际（地区）交流与合作；承担市场监管总局委托的食品检查工作等。

3. 国家药品监督检验机构职能 药品监督检验机构是执行国家对药品质量监督、检查的法定的专业检验机构。药品监督检验机构不同于药品生产、经营、使用单位的药检部门，它是代表国家对药品进行监督检验，检验结果具有法定效力。1998年6月，国务院办公厅下发了国家药品监督管理局的“三定”方案，药品检验的职能由原卫生部移交给国家药品监督管理局，原隶属于卫生部的中国药品生物制品检定所于1998年9月正式受国家药品监督管理局领导，各省、地市及县级药品检验机构也归属同级药品监督管理部门领导。2013年国家食品药品监督管理总局成立后，各级药品检验机构归属同级食品药品监督管理部门领导。2015年原国家食品药品监管总局印发《关于加强食品药品检验检测体系建设的指导意见》（食药监科［2015］11号），确定了“到2020年，建立完善以国家级检验检测机构为龙头，省级检验检测机构为骨干，市、县级检验检测机构为基础，科学、公正、权威、高效的食品药品检验检测体系，充分发挥第三方检验检测机构的作用，使检验检测能力基本满足食品药品监管和产业发展需要”的总体目标。目前我国的药品监督检验机构共分四级，即中国食品药品检定研究院、省（自治区、直辖市）级药品检验所、市（州、盟）级药品检验所和县级药品检验所。

（1）中国食品药品检定研究院（National Institutes for Food and Drug Control）　中国食品药品检定研究院的前身是1950年成立的中央人民政府卫生部药物食品检验所和生物制品检定所。1961年，两所合并为卫生部药品生物制品检定所。1998年，由原卫生部成建制划转为国家药品监督管理局直属事业单位。2010年，更名为中国食品药品检定研究院，加挂原国家食品药品监督管理局医疗器械标准管理中心的牌子，对外使用“中国药品检验总所”的名称。2018年，根据中央编办关于国家药品监督管理局所属事业单位机构编制的批复，中国食品药品检定研究院（国家药品监督管理局医疗器械标准管理中心，中国药品检验总所）为国家药品监督管理局所属公益二类事业单位（保留正局级），简称中检院。

中检院是国家检验药品生物制品质量的法定机构和最高技术仲裁机构，是世界卫生组织指定的“世界卫生组织药品质量保证中心”“国家病毒性肝炎研究中心”“国家抗生素细菌耐药性监测中心”及国家指定的“中国医学细菌保藏管理中心”“中国药品生物制品标准化研究中心”“国家实验动物质量检测中心”“国家啮齿类实验动物种子中心”和“国家新药安全评价中心”。

（2）中国食品药品检定研究院职能　主要职责包括：承担食品、药品、医疗器械、化妆品及有关药用辅料、包装材料与容器（以下统称为食品药品）的检验检测工作。组织开展药品、医疗器械、化妆品抽验和质量分析工作。负责相关复验、技术仲裁。组织开展进口药品注册检验以及上市后有关数据收集分析等工作。承担药品、医疗器械、化妆品质量标准、技术规范、技术要求、检验检测方法的制修订以及技术复核工作。组织开展检验检测新技术新方法新标准研究。承担相关产品严重不良反应、严重不良事件原因的实验研究工作。负责医疗器械标准管理相关工作。承担生物制品批签发相关工作。承担化妆品安全技术评价工作。组织开展有关国家标准物质的规划、计划、研究、制备、标定、分发和管理工作。负责生产用菌毒种、细胞株的检定工作。承担医用标准菌毒种、细胞株的收集、鉴定、保存、分发和管理工作。承担实验动物饲育、保种、供应和实验动物及相关产品的质量检测工作。承担食品药品检验检测机构实验室间比对以及能力验证、考核与评价等技术工作。负责研究生教育培养工作。组织开展对食品药品相关单位质量检验检测工作的培训和技术指导。开展食品药品检验检测国际（地区）交流与合作等。

4. 地方药品监督检验机构职能　省级药品监督管理局设置药品检验机构，市级和县级药品检验机构根据工作需要设置。作为省药品监督管理局的直属事业单位，省级药品检验所的主要职能是：依法承担药品、食品、化妆品、保健食品的检验；负责全省药品检验的技术仲裁；承担药品、食品、化妆品、保健食品标准的起草、修订、技术审核；开展药品、食品、化妆品、保健食品的检验方法、质量标准、安全性、有效性相关的科研工作；负责对全省市级食品药品检验机构的业务指导；负责对全省药品、食品、化妆品、保健食品质检人员的技术指导和业务培训；负责全省抽验计划的起草和组织实施；承担药品、食品、化妆品、保健食品的技术咨询服务；承担国家和省下达的相关任务等。

（三）药品管理工作相关部门

1. 国家市场监督管理部门　国家、省级市场监督管理部门管理同级药品监督管理部门。市县两级市场监督管理部门负责药品零售、医疗器械经营的许可、检查和处罚，以及化妆品经营和药品、医疗器械使用环节质量的检查和处罚。市场监督管理部门负责相关市场主体登记注册和营业执照核发，查处准入、生产、经营、交易中的有关违法行为，实施反垄断执法，价格监督检查和反不正当竞争，负责药品、保健食品、医疗器械、特殊医学用途配方食品广告审查和监督处罚。

2. **国家卫生健康行政部门** 完善国家基本药物制度，组织拟订国家药物政策和基本药物目录。开展药品使用监测、临床综合评价和短缺药品预警。提出药品价格政策和国家基本药物目录内药品生产鼓励扶持政策的建议。国家药品监督管理局会同国家卫生健康委员会组织国家药典委员会并制定国家药典，建立重大药品不良反应和医疗器械不良事件相互通报机制和联合处置机制。

3. **国家中医药管理部门** 拟订中医药和民族医药事业发展的战略、规划、政策和相关标准，负责指导中药及民族药的发掘、整理、总结和提高，负责中药资源普查，促进中药资源的保护、开发和合理利用。

4. **国家医疗保障管理部门** 拟订医疗保险、生育保险、医疗救助等医疗保障制度的政策、规划、标准并组织实施，监督管理相关医疗保障基金，完善国家异地就医管理和费用结算平台，组织制定和调整药品、医疗服务价格和收费标准，制定药品和医用耗材的招标采购政策并监督实施，监督管理纳入医保范围内的医疗机构相关服务行为和医疗费用等。

5. **国家发展和改革宏观调控部门** 国家发改委负责监测和管理药品宏观经济。

6. **人力资源与社会保障部门** 拟订人力资源和社会保障事业发展政策、规划。统筹建立覆盖城乡的多层次社会保障体系。牵头推进深化职称制度改革，拟订专业技术人员管理等政策。完善职业资格制度，健全职业技能多元化评价政策。

7. **工业和信息化管理部门** 负责拟定和实施生物制药产业的规划、政策和标准；承担医药行业管理工作；负责中药材生产扶持项目管理和国家药品储备管理工作。同时配合药监部门加强对互联网药品广告的整治。

8. **网信办** 配合相关部门进一步加强互联网药品信息管理，大力整治网上虚假违法违规信息，严厉查处发布虚假违法违规药品信息的网站平台，加强网络内容建设。

9. **商务管理部门** 负责药品流通行业的管理，负责研究拟定药品流通行业发展的规划、政策和相关标准，推进药品流通行业结构调整，指导药品流通企业改革，推动现代药品流通方式的发展。

10. **海关** 负责药品进出口口岸的设置；药品进口与出口的监管、统计与分析。

11. **公安部门** 负责涉药刑事案件的受理和立案侦查；协同药监部门打击违法制售假、劣药品以及有关麻醉药品、精神药品生产、销售、使用中的违法犯罪行为。

三、药学教育、科研机构及学术团体

药学教育组织和药物科研组织均属于药学事业性组织，而药学学术团体则包括中国药学会及经政府批准成立的各种协会。这些组织都是药事组织的重要组成部分。

（一）药学教育组织

现代药学教育在我国已有100余年的发展历史，目前，我国的药学教育主要由高等药学教育、中等药学教育和药学继续教育三部分组成，已基本形成了多类型、多层次、多种办学形式的教育体系。据2012年底统计，全国设置药学类及其相关专业的普通高等学校共

703所，其中，本科院校371所（含部队医药院校4所），医药高等专科学校46所，高等职业技术学院286所。党的"十五"大后，国家制定了《面向21世纪教育振兴行动计划》，该计划指出，高等院校应不断深化改革，建立教育新体制的基本框架，培养造就一批高水平的具有创新能力的人才，以主动适应经济社会的发展。1999年，为贯彻、落实该计划，体现学科优势互补、资源共享的原则，全国多数医科大学及医学院与综合性大学合并，如原北京医科大学并入北京大学、上海医科大学并入复旦大学、华西医科大学并入四川大学、山东医科大学并入山东大学、西安医科大学并入西安交通大学、同济医科大学并入华中科技大学、白求恩医科大学并入吉林大学、湖南医科大学并入中南大学、协和医科大学并入清华大学、中山医科大学并入中山大学等，同时北京大学药学院从2001年起开始招收六年制本硕连读学生。这必将促进我国药学教育事业的发展，为实现教育体制改革奠定坚实的基础。

根据教育部2012年9月公布的《普通高等学校本科专业目录（2012年）》，我国药学与中药学类的专业设置的情况为：药学类专业包括药学、药物制剂、临床药学、药事管理、药物分析、药物化学及海洋药学等专业；中药学类专业包括中药学、中药资源与开发、藏药学、蒙药学、中药制药及中草药栽培与鉴定等专业。

（二）药物科研机构

我国的药物科研机构共分两类，即独立的药物研究院所和附设在高等药学院校、大型制药企业、大型医院中的药物研究所（室）。除大型制药企业设立的药物科研机构外，其他分别隶属于中国科学院、医科院、中医研究院、军事医学科学院等国家和地方科学院系统，以及中央和地方政府有关主管部门。自国家开展科技体制改革以来，药物科研机构的事业性经费逐渐减少、自主权不断扩大，药物科研机构处于从事业性组织向企业化过渡阶段。

根据全国科技规划，国家政府有关部门制定了医药科技的发展规划和计划，通过资金管理，保证重大医药科研课题，进行宏观调控。为了适应社会主义市场经济体制的需要，医药科研机构应加强医药产品和技术创新的研究，建立多渠道、多元化的科技投资机制，使科技成果尽快转化为生产力，推动医药经济的发展。

（三）药学学术团体

1．中国药学会　中国药学会（Chinese Pharmaceutical Association，CPA）成立于1907年，是中国最早成立的学术团体之一，是由全国药学科学技术工作者自愿组成依法登记成立的学术性、公益性、非营利性的法人社会团体，是中国科协的组成部分，是党和政府联系我国药学科学技术工作者的桥梁和纽带，是国家推动药学科学技术和民族医药事业健康发展，为公共健康服务的重要力量。中国药学会是国际药学联合会和亚洲药物化学联合会成员。现有注册会员8万多人，高级会员3000余人，团体会员53个。学会下设9个工作委员会，21个专业委员会，主办20种学术期刊。

中国药学会的办事机构为秘书处。工作委员会有：学术工作委员会、组织工作委员会、国际交流工作委员会、继续教育工作委员会、科普工作委员会、编辑出版工作委员会、青年工作委员会、财务与基金工作委员会、科技开发与医药信息工作委员会。

中国药学会根据药学发展的需要设立的专业委员会有：中药和天然药物、药剂、药物化学、抗生素、药物分析、生化与生物技术药物、制药工程、医院药学、老年药学、海洋药物、药事管理、药学史、军事药学、药物流行病学、应用药理、药物经济学、药物安全评价研究、临床药物评价与研究、医药知识产权研究、生物药品与质量研究和药物检测质量管理专业委员会。

目前中国药学会主办的刊物有：药学学报、中国药学杂志、中国临床药理学杂志、中国中药杂志、药物分析杂志、中国医院药学杂志、中国新药与临床杂志、中国海洋药物杂志、中国现代应用药学杂志、中国药物化学杂志、中国药学（英文版）、中国新药杂志、药物生物技术、中国临床药学杂志、中草药、中文科技资料目录·中草药、国外医药·植物药分册、药物流行病学杂志、中国天然药物、今日药学、国际药学研究杂志等。

中国药学会的主要任务是开展药学科学技术的国内外学术交流；编辑出版、发行药学学术期刊、书籍；发展同世界各国及地区药学相关团体、药学科学技术工作者的友好交往与合作；举荐、表彰、奖励在科学技术活动中取得优异成绩的药学科学技术工作者；开展对会员和药学科学技术工作者的继续教育培训；普及推广药学以及相关学科的科学技术知识；反映药学科学技术工作者的意见和要求，维护药学科学技术工作者的合法权益；接受政府委托，承办与药学发展及药品监督管理等有关事项，组织药学科学技术工作者参与国家有关项目的科学论证和科学技术咨询；开展医药产品展示、提供医药技术服务与推广科研成果转化等活动；举办为会员服务的事业和活动；依法兴办符合本会业务范围的事业与企业单位。

2. 药学协会 我国的药学协会目前主要包括中国医药企业管理协会、中国非处方药物协会、中国化学制药工业协会、中国医药商业协会、中国中药协会、中国医药教育协会、中国药师协会等，其主要开展的工作和作用见表2-2。

表2-2 我国主要的药学协会简介

序号	协会名称	成立时间	成员组成	主要任务
1	中国医药企业管理协会（Chinese Pharmaceutical Enterprises Association，CPEA）	1985年	医药行业企业事业单位和医药经营管理工作者、专家学者	从医药经济发展的角度调查研究、发布交流、推广应用现代企业管理理论及实践经验；沟通企业与政府间的联系，做好政府委托的工作；引导企业家（经营管理者）增强法制意识，学法、守法，积极支持企业依法维护和规范自身行为，维护企业自身合法权益；组织交流国内外医药企业先进经验和管理创新成果；组织会员同有关的国际组织及国内外社会团体开展友好交往与合作等
2	中国非处方药物协会（China Nonprescription Medicines Association，CNMA）	1988年	非处方药（OTC）相关领域的生产企业、分销企业，研究、教育机构及媒体等单位	沟通会员单位与政府有关部门的联系，提出有关非处方药生产、经营管理方面的政策法规建议；向会员单位提供咨询、培训和信息等各项服务；向广大消费者宣传普及自我药疗理念和知识；开展国际交流与合作等
3	中国化学制药工业协会（China Pharmaceutical Industry Association，CPIA）	1988年	从事（化学）药品生产的多种经济类型的骨干企业（集团）、省市医药行业协会、医药研究及设计单位和大中专院校等	向政府部门提出有利于我国制药工业发展的政策建议；利用多种渠道和方式为会员单位提供有价值的经济、技术、政策等国内外信息，开展咨询服务；组织技术经济交流，引导绿色生产和节能减排等
4	中国医药商业协会（China Association of Pharmaceutical Commerce，CAPC）	1989年	药品流通行业及相关领域内的企事业单位	协助政府实施行业管理，维护会员单位的合法权益，维护公平竞争与市场秩序，推动医药流通体制改革，推动医药行业健康发展。协会的宗旨是为政府、行业和企业服务，促进医药经济和医药产业健康、稳定、可持续发展

续表

序号	协会名称	成立时间	成员组成	主要任务
5	中国中药协会（China Association of Traditional Chinese Medicine）	2000年	中药工业企业、商业企业、科研单位、大专院校以及相关企事业单位、社会团体和个人	参与相关法律法规、产业政策和行业发展规划的研究制定，参与制修订行业标准；开展新技术、新工艺、新装备、新型原辅材料和新产品的鉴定、推广及转让等相关工作；组织人才、技术、管理、法规等培训和行业交流活动，帮助会员企业提高素质、增强创新能力、改善经营管理；建设公共服务平台，开展国内外经济技术交流与合作，弘扬中药文化，推动中医中药走向世界等
6	中国医药教育协会（China Medicine Education Association，CMEA）	1992年	从事医药教育与培训的高等院校、高中等职业技术学校、医疗机构、医药科研单位、医药企业等有关单位和人员	全面贯彻国家医药教育、药品监管、医药卫生工作方针和政策、法规，坚持以人为本的科学发展观，组织会员单位不断创新，共同发展医药教育事业，提高医药从业人员的素质，为实现医药现代化服务
7	中国药师协会（China Pharmacists Association，CPA）	2003年	具有药学专业技术职务或执业资格的药学技术人员及相关单位会员	致力于加强药师队伍建设与管理，维护药师的合法权益；增强药师的法律、道德和专业素质，提高药师的执业能力；保证药品质量和药学服务质量，促进公众合理用药，保障人民身体健康
8	中国医院协会药事管理委员会（Pharmacy Administration Commission of Chinese Hospital Association)	1994年	全国性医院药学部门及其药师和医疗机构药事管理工作者	国家卫生行政部门联系医疗机构药学部门及其药师和医院药事管理工作者的纽带，是其加强医院药事管理工作的助手。医疗机构药师、药事管理以及其他与本专业委员会有关的药学工作者都是本专业委员会的基本服务对象，全国各级各类医疗机构药学部门是本专业委员的基层活动单位
9	中华医学会临床药学分会（Clinical Pharmacy Commission of Chinese Medical Association)	2011年	中国医学科学技术工作者	促进我国临床药学专业的学术交流，人才培养，规范合理用药，保障医疗安全等方面发挥积极的推动作用
10	中国药品监督管理研究会（China Society for Drug Regulation）	2013年	从事和关心药品监督管理事业的单位、个人及相关企业	致力于协助政府监管部门系统研究药品监管政策，规划药品监管事业发展方向;积极开展理论研究，为我国药品质量安全监管提供理论和智力支持，在开展政策研究、学术探讨、培训交流和产业发展等方面将发挥政府的助手和桥梁作用，努力成为我国药品监管政策决策层的第三方智库;加强与行业协会、科研院校和专家、学者的联系，整合现有专家资源，开展药品监管的理论、技术、方法的研究和交流，搭建国内外合作交流平台;加强对药品质量安全和行业健康发展的支持，促进我国医药产业建立自主发展、自主运行、自我管理、自我约束的机制

本章小结

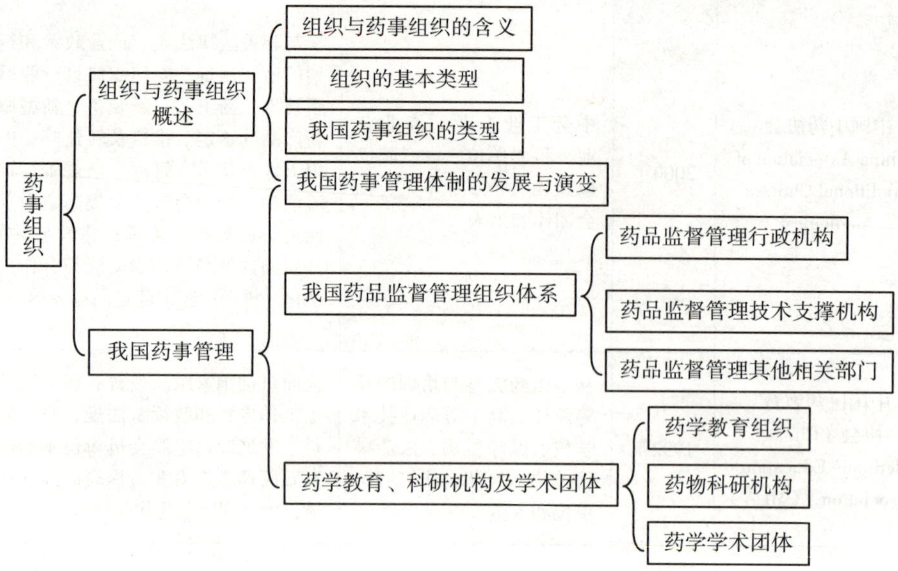

思考题

1. 我国药事管理体制的发展变化经历有哪些启示？
2. 国家药品监督管理局的职能有哪些？
3. 简述国家药典委员会的工作职责。
4. 简述我国药品检验机构的设置、中国食品药品检定研究院的任务。
5. 请简要介绍我国的药学学术团体。

扫码“练一练”

（罗　刚）

第三章　药学技术人员管理

扫码“学一学”

教学目标

本章介绍药学技术人员的概念、类型和不同领域药学技术人员的功能和职责，国际及我国药学技术人员管理制度的建立和发展，我国执业药师、临床药师的概念和管理，以及药学技术人员职业道德规范。旨在使学生了解药学职业的特点，身为药师、执业药师、临床药师或其他药学技术人员的职责要求和管理规定，为未来在不同药学岗位从事相应工作奠定基础。

学习要求

掌握： 1．执业药师、临床药师的定义

2．执业药师考试、注册、继续教育管理规定

3．执业药师、临床药师的配备规定

4．执业药师的职责

熟悉： 1．药学技术人员的类型

2．各领域药学技术人员的功能

3．临床药师的主要职责

4．中国执业药师职业道德准则以及适用指导

了解： 1．药学技术人员、药师的概念

2．我国执业药师和临床药师的发展和管理现状

3．临床药师规范化培训的形式和内容

4．药学人员职业道德规范

课堂讨论

在我们的工作和生活领域中，经常会听到、看到关于药学人员的以下称呼：“药师”“药剂师”“执业药师”“从业药师”“驻店药师”“临床药师”“中药师”“西药师”“专科药师”“主管药师”“主任药师”“药士”“药剂员”……。请查阅文献和网络资源，进行以下讨论：

1．就你自己的理解，这些称呼分别是指什么意思？它们之间的联系和区别是什么？

2．请在学习完本章之后，再来看这些称呼，对它们做出定义，并概括它们分别应具有什么资质？

第一节　药学技术人员概述

一、药学技术人员相关概念

（一）药学技术人员

药学技术人员（Pharmaceutical professionals）是指受过系统的药学专业培训，取得药学

专业技术资格，从事药学专业工作的技术人员。药学是关系人们身体健康和生命安全的重要职业，只有通过专门化的训练或教育掌握药学专业知识和技能，依法取得资格的药学技术人员才能从事相应的药学专业工作。我国《药品管理法》规定，开办药品生产、经营企业，必须具有依法经过资格认定的药学技术人员；医疗机构必须配备依法经过资格认定的药学技术人员，非药学技术人员不得直接从事药剂技术工作。

（二）药师

药师是药学技术人员的主体。我国《辞海》中药师（Pharmacist）的定义是指“受过高等药学教育或在医疗预防机构、药事机构和制药企业从事药品调剂、制备、检定和生产等工作并经相关部门审查合格的高级药学人员。”在美、英、日等很多国家，药师或药剂师必须是受过高等药学教育，通过药师资格考试，取得药师执照并经过注册的药学技术人员。如英国的《药品法》中规定，药师是指领有执照，可从事调剂或独立开业的人。美国《标准州药房法》中规定，药师系指州药房理事会正式发给执照并准予从事药房工作的个人。日本的《药剂师法》没有对药师或药剂师作出定义，但规定，欲成为药剂师者，必须得到卫生劳动大臣颁发的许可（执照）；许可自厚生省大臣在药剂师名册上登记（即注册）之时起生效；药剂师主要从事调剂、提供医药品或其他药学服务的工作。

在我国，早在唐代译著的《大宝积经》就有“药师”的描述，“药师”这一称谓流传至今指代较为广泛，如传统上“药师”常被用于对专长于药的人的尊称，而没有特定的资格限定。建国以后，随着专业技术领域职称资格制度的实施，药师被界定为取得初级专业技术职务以上的药学技术人员。1993年职业资格制度在我国开始实施，随着1994年《执业药师资格制度暂行规定》的发布，我国开始实行执业药师资格制度，只有经全国统一考试合格，取得执业药师资格并经注册登记，才可以执业药师的身份执业，从而对药师做了与国际接轨的职业准入规定。

二、药学技术人员的类型

（一）根据专业技术职务资格分类

专业技术职务资格，即通常所说的职称，是我国一直以来对专业技术人员任职资格进行考核和评定的主要方式。我国从1986年起实行专业技术职务聘任制度，目前设置的专业技术职务共29个系列，各系列一般分高、中、初三级。其中医疗卫生系统的药学技术人员主要属于卫生技术人员系列，可按职称分为主任（中）药师、副主任（中）药师、主管（中）药师、药师和药士；而在药学教育、科研机构以及药品生产、经营领域的药学技术人员，可按高教系列（教授、副教授、讲师、助教）、科研系列（研究员、副研究员、助理研究员、研究实习员）、工程系列（教授级高级工程师、高级工程师、助理工程师、技术员）、或实验系列（高级实验师、实验师、助理实验师、实验员）评定。专业技术职务资格反映了专业技术人员的专业技术水平和能力等级，是其具有从事某一职业所必备的学识与技能证明，也是社会对专业技术人员业务、能力和水平的评价和认可，因此很多药学技术人员岗位的任职资格是以相应的专业技术职务资格为依据的。但专业技术职务资格并不是对药学技术人员职业准入控制的必备条件，也并非所有药学技术人员都须取得专业技术职务资格评定。

（二）根据职业准入资格分类

在欧、美国家，通过考试取得药师执照是获得药师职业资格的准入条件。在我国，

1994年和1995年原人事部、原劳动部先后印发了《职业资格证书规定》和《职业资格证书制度暂行办法》，提出实行专业人员职业资格制度，这是我国人事管理制度的一项重大改革，根据该制度，我国专业技术人员资格从职称或等级评定逐渐向职业资格制度转移。职业资格是对从事某一职业所必须的学术、技术、能力的基本要求，是对职业的准入控制。职业资格包括从业资格和执业资格，根据职业资格制度的有关规定，1994年起，我国开始实行执业药师资格制度。但由于我国职业资格制度实施较晚，药学技术人员学历构成水平总体偏低，药学实践各领域对药学技术人员需求状况复杂，执业药师数量总体仍偏少，因此尚不能实现以取得执业药师资格与否作为药学职业准入条件。根据取得职业资格与否，我国药学技术人员可分为执业药师、从业药师、以及其他药学技术人员。

1. **执业药师**　执业资格指政府对某些责任较大，社会通用性强、关系公共利益的行业实行准入控制，是依法独立开业或从事某一特定专业的学识、技术、能力的必备标准。药学作为关系公共利益和承担人们健康责任的重要职业，实行执业药师资格制度，必须符合相关条件并通过全国统一考试方可取得执业药师资格，经注册后以执业药师身份执业，其性质类似于美、英等国的“药师”资格。详见本章第二节。

2. **从业药师**　从业资格是指从事某一专业（工种）资格的起点标准，通过学历认定或考试取得，供用人单位参考。在我国执业药师资格制度起步阶段，由于执业药师的人数远不能满足社会需求，2001年7月至2004年6月，作为一种过渡性的政策措施,原国家药品监督管理局在药品经营企业实行从业药师资格认定工作，以弥补执业药师数量的不足。药品经营企业中具备一定条件的药学技术人员可通过药事管理与法规知识培训和考试考核获得从业药师资格认定，从业药师在一定时期内被赋予执业药师的功能和职责，发挥执业药师的作用。

3. **其他药学技术人员**　由于我国药学领域尚未全面实行职业资格制度，加之执业药师数量尚不能满足需求，很多岗位从事药学工作的人员并没有或不需要取得职业资格。但在一些关键的技术岗位，根据我国药事法律法规的规定，需要具备一定学历、专业技术职务资格或依法经资格认定的药学技术人员方可从事相应药学技术工作；即使一般的药学工作岗位，从业人员也需要具有学历、培训和实践经验等方面的适当资质。如《药品管理法实施条例》中规定，经营处方药、甲类非处方药的药品零售企业，应当配备执业药师或者其他依法经资格认定的药学技术人员；医疗机构审核和调配处方的药剂人员必须是依法经资格认定的药学技术人员。《处方管理办法》中规定，取得药学专业技术职务任职资格的人员方可从事处方调剂工作；具有药师以上专业技术职务任职资格的人员负责处方审核、评估、核对、发药以及安全用药指导，药士从事处方调配工作。《药品生产质量管理规范》《药品经营质量管理规范》中，对不同岗位人员的资质要求均做了规定，详见本书第七章、第八章。

课堂讨论

请翻阅本书第七章药品生产管理、第八章药品经营管理以及《药品生产质量管理规范》（GMP）、《药品经营质量管理规范》（GSP）法律规章的内容，讨论以下问题：

1. 药品生产企业中的药学人员包括哪些？他们的职责分别什么？根据GMP的规定，他们应分别具有什么资质？

2．药品批发企业、药品零售企业中的药学人员包括哪些？他们的职责分别什么？根据GSP的规定，他们应分别具有什么资质？

3．作为药学本科毕业生，如果毕业以后去药品生产企业、药品批发企业、或药品零售企业的话，可以从事哪些工作？

（三）根据工作领域和岗位分类

根据药学工作领域的不同，药学技术人员可以分为生产领域、流通领域、医疗卫生领域、科研机构、教育机构、管理部门药学技术人员。目前在欧、美等国家，药师主要集中在社会药房和医院药房。据2005年统计，在美国共有210 300名注册药师，其中90%以上药师分布于美国近5万余家独立或连锁社区药房及约5千家医院药房；约3%的药师分布于制药工业部门，分别从事医药市场和营销、新药研究与开发、药品生产和质量控制，以及生产管理或企业管理活动；约1%的药师工作在教育及政府部门。我国药学技术人员在各领域均有分布，但不同学历、资格的技术人员在各领域的分布各有侧重。其中拥有药学专业技术职务资格的药学人员主要分布在以医疗卫生机构为主的事业单位，据《2018年我国卫生健康事业发展统计公报》数据，2018年我国医疗卫生机构共有药学技术人员46.8万人。截止2018年底，全国取得执业药师的人数共103万人。而执业药师则主要分布在药品经营企业，据国家执业药师培训中心统计，截止2019年7月底，全国执业药师注册人数为503155人，每万人口执业药师人数为3.6人。注册于药品零售企业的执业药师452947人，占注册总数的90.0%。另外，大量具有药学或相关专业学历的药学技术人员在药品生产企业从事药品生产管理、质量管理和具体药品生产、检验等工作，或在经营领域从事药品质量管理、经营管理、销售工作。

在各个具体的工作领域，药学技术人员根据其承担的任务和履行的职责不同，又有不同的职位或岗位划分。如药品生产企业中的企业负责人、质量管理负责人、生产管理负责人、质量受权人、质量管理部门负责人、质量管理人员、具体生产人员、检验人员等；药品经营企业中的企业负责人、质量负责人、质量管理部门负责人、质量管理人员、采购人员、验收养护人员、处方审查调配人员、销售人员及其他从事药品经营的人员等；医疗机构药学部门的药学部门主任、调剂制剂等科室的负责人、调剂药师、临床药师、制剂人员、采购人员、药库管理人员等。

知识拓展

美国药学实践领域的药学技术人员

美国的医疗卫生机构和社会药房领域有三类药学技术人员：药师（Pharmacists），药剂员（Pharmacy Technicians）和专科药师（Pharmacy Specialists）。

药师：一般只有获得临床药学博士（Pharm.D）学位，经过药师资格考试并经过认证和注册的药学人员，才可担任药师，药师分布于医院药房、社会药房及其它任何保健组织中，承担着以病人为中心的各项药学服务工作。药师的认证和准入标准、规定由美国卫生保健系统药师协会（American Society of Health-System Pharmacists，ASHP）制定。

药剂员：药剂员是在注册药师的指导和监督下，从事一些不需要药师的专业判断能力的药学工作，如调剂、配制等的人。药剂员广泛分布于社会药房、医院、军队、家庭护理中心、长期护理中心、邮件服务机构、管理卫生保健机构及教学/培训机构。药剂员一般应年满18周岁以上，高中或同等学历毕业，通过药剂员教育委员会（Pharmacy Technician Educators Council, PTEC）的教育和培训，获得药剂员认证理事会（Pharmacy Technician Certification Board, PTCB）给予的资格认证，并经ASHP药剂员培训计划审核通过，方可从业，且应对其指导药师负责。

专科药师：获得Pharm.D学位的药师，经过申请和批准，接受临床药学的某一专门领域一至二年住院药师的专门化训练（Pharmacy Residencies），可成为该领域的专科药师。专门化训练分两个阶段进行，每阶段为期1年，即PGY1（postgraduate year 1）和PGY2，ASHP负责每个阶段培训项目和认证标准的制定。在PGY1阶段，有（医院）药房培训项目［Pharmacy Residency Program（PGY1）］、社会药房培训项目［Community Pharmacy Residency（PGY1），由ASHP和APhA共同负责］，和管理保健药学［Managed Care Pharmacy（PGY1），由ASHP和AMCP共同负责］三种类型；PGY2阶段没有社会药房培训项目。Pharmacy Specialist的专攻领域包括药物流行病学、临床药物动力学、癌症药学、老年药学、疼痛药学、TPN与Enteral Feeding、加护病症药学、器官移植药学、药品不良反应、药学数据处理与分析及药物经济学等。

三、药学技术人员的功能和作用

不同领域和岗位药学技术人员的资格要求不同，所承担的功能也不同。但无论处于何种药学工作岗位，药学技术人员的根本职责都是一样的，即：保证所提供药品和药学服务的质量。药学技术人员通过发挥不同的领域和岗位的职责和功能，履行其根本职责。

（一）医疗机构药学技术人员的功能

医疗机构药学技术人员，尤其是医疗机构药师，是连接病人、医师和药物的纽带，是确保通过合理用药达到最佳的病人保健（Patient Care）的关键因素。医疗机构药师必须熟练掌握有关药品和药品使用的知识和技能，因此一般需要具备药学高等教育专业学历以及一定的实践经验。医疗机构药学技术人员的基本功能包括作为一般医院药学人员如调剂药师等所提供的传统药学服务功能，以及作为临床药师的临床药学服务功能。

1. 传统药学服务功能

（1）调配处方　根据医生处方配备发药是医疗机构药师传统的日常工作之一，也是保证病人使用到合理、安全、有效的药品的关键环节。有关内容将在第十一章详细介绍。

（2）提供药物信息　包括向医疗专业人员提供有关药学专业知识和技术方面的知识和信息，以及向病人提供药物使用咨询或指导。

（3）管理药品　通过药房管理、采购管理、库存管理、调制剂检验等工作，为医疗机构选择合适的药品，适当地储存药品，并进行药品质量检查与控制，特殊药品的监管，以及药品使用的统计和经济分析等。

2. 临床药学服务功能

（1）提供药学保健　药学保健（Pharmaceutical Care）是20世纪90年代中期出现的临床药学服务的新概念，已在美、加、英等很多国家得到广泛开展，并取得世界药学领域的普遍认可。药学保健的核心，是药师以病人为中心开展实践活动，通过实现病人药物治疗方面的各种需要，对病人负责。

（2）开展药物治疗监测。

（3）开展药物利用评价。

（4）进行药物不良反应与药物相互作用监测等。

（二）药品零售企业药学技术人员的功能

药品零售企业，又称社会药房、社区药房或零售药店，是医疗机构药房的必要补充，是消费者购药的主要场所之一，具有直接面向社区和消费者，分布广泛，经营范围多样，经营品种有限，经营带有商业性等特点。根据我国《药品经营质量管理规范》的规定，药品零售企业应当按照国家有关规定配备执业药师，负责处方审核，指导合理用药；并按规定配备质量管理、验收、采购人员、营业员等。药品零售企业药学技术人员的主要功能包括以下几个方面。

1. **分类销售调配药品** 根据有关法规以及消费者的意愿销售非处方药，根据医师处方调配处方药。

2. **进行用药指导** 向消费者提供用药方面的信息和指导，保证其合理使用药品，是社会药房药师的重要职责。

3. **管理药品** 按照有关法律法规的规定购进、保管、销售合格药品，制定和执行相应制度，并做好相关记录等。

4. **提供临床药学服务及相关卫生保健服务** 一些国家，如美国，半数以上的药师在社区药房工作，在调配分发药品之外，他们还向患者或公众提供一定临床药学服务及相关卫生保健服务。我国的社会药房也在逐渐开展一些卫生保健服务工作，如测量血压、血糖，进行健康宣传等。

知识拓展

The "Eight Star Pharmacist"

Based on the concept of the "seven-star pharmacist" which was introduced by WHO and taken up by FIP in 2000 in its policy statement on Good Pharmacy Education Practice, a new function of the pharmacist as a researcher was added by WHO in it' s handbook *Developing Pharmacy Practice: A focus on patient care* in 2006. The roles of the "Eight-Star" Pharmacist are described below and include the following functions:

Care giver: the pharmacy graduate calls upon his/her expertise as a medication expert to provide high quality caring services.

Decision maker: Pharmacy graduates will be able to utilize the principles of scientific inquiry, thinking analytically, clearly and critically, while solving problems and making decisions during daily practice and while conducting practice-related research..

Communicator: the pharmacy graduate will be able to effectively use and respond to written, verbal and non-verbal communications from diverse audiences and for varied purposes.

Leader: the pharmacy graduate is obligated to assume a leadership position in the overall welfare of the community.

Manager: the pharmacy graduate effectively and creatively manages resources（human, physical, fiscal, time）and information with the goal of assuring access and availability of pharmaceuticals and pharmaceutical care services, thus optimizing patient care.

Life-long learner: the pharmacy graduate must possess the concepts and principles of and a commitment to lifelong learning as a means of fulfilling and advancing their practice and professional role in society.

Teacher: the pharmacy graduate has a responsibility to assist with the education and training of future generations of pharmacists.

Researcher: The pharmacist must be able to use the evidence base（e.g., scientific, pharmacy practice, health system）effectively in order to advise on the rational use of medicines in the health care team. By sharing and documenting experiences, the pharmacist can also contribute to the evidence base with the goal of optimizing patient care and outcomes. As a researcher, the pharmacist is able to increase the accessibility of unbiased health and medicines-related information to the public and other health care professionals.

（来源：World Health Organization. Developing Pharmacy Practice: A focus on patient care. Handbook-2006 edition.）

（三）药品批发企业及其它流通领域的药学技术人员功能

药品批发企业是构建药品流通渠道，沟通药品供应和需求的主要环节；也是保持药品流通渠道规范有序，保证药品质量，杜绝假、劣药品进入市场的关键环节。药品批发企业药学技术人员的主要功能是按照《药品经营质量管理规范》的规定，合理购进、储运、销售药品，保证药品在流通过程中的质量。同时，药品批发企业以及药品生产企业市场和销售部门的药学人员，还承担着与医疗专业人员沟通、交流，传递药品信息的功能。

（四）药品生产企业药学技术人员功能

我国《药品生产质量管理规范》规定了药品生产企业各岗位药学技术人员的资质要求和职责，总的来说，药品生产企业药学技术人员的主要任务是与生产部门其它专业的人员协作，保证和提高药品质量。

1. **质量保证（Quality Assurance）** 按照《药品管理法》《药品生产质量管理规范》及相关法律规定，制定药品生产操作规程及其他质量制度及文件，并严格实施，保证生产合格药品。

2. **质量控制（Quality Control）** 依据药品标准，检验原料、中间品、半成品、成品，杜绝不合格产品流入下道工序，甚至进入药品市场。

3. **药品市场分析与供应** 依据市场需求，制定生产和市场计划，保证供应足够药品。

4. **药品上市后质量跟踪与报告** 追踪药品上市后使用信息，及时、妥善处理不良药品事件。

（五）科研部门药学技术人员功能

科研部门药学技术人员主要是指医药科研机构、高等医药院校以及药品生产企业新药研发部门中从事新产品、新工艺研究开发工作的技术人员。科研部门药学技术人员仅占药学技术人员群体的极少数，但却是推动医药科技水平进步主要力量。科研部门的药学技术人员通常具有较高的学历，如药学硕士、博士等，他们与其他领域专业科技人员合作，承担药物研究开发的主要任务。

1. 分析新产品开发方向和前景。
2. 设计、筛选和制备新产品。
3. 通过临床前和临床研究，确定新产品质量，尤其是有效性和安全性。
4. 研究确定新药质量标准。
5. 根据新药管理要求获得新产品的批准，并确保新产品正式生产的质量。

四、药学技术人员管理法规和制度

（一）国际药师法规的制定和发展

药学技术人员（药师）的职业活动直接关系到人们的健康和社会的安全，很多国家通过立法对药师的准入资格、知识技能、职责权利、继续教育等进行严格的规定，形成了药师法。

医药分业前，药品的调配、使用和指导权主要在医师手里，药师（药商、调剂师）地位低下，作用较小，因此没有单独针对药师的法规。公元1224年，欧洲药学以法律形式从医学中分离出来，为药师职业的独立奠定了基础。随着药学技术的发展和药品数量的增多，药师地位和重要性日渐提高，对药师的要求也越来越严格，如13世纪法国Parisian法规中提出，药剂师必须通过考试才能开业。

1407年，意大利修订颁布《热那亚药师法》（The Pharmacist Code of Genoa），规定药师必须获得管理当局的执业许可证才能从事药房工作，并对药房、药师工作提出要求。这是近代以来最完整的药师法，也是现代药师法的雏形。此后，意大利其他城市、法国、英国等国家相继在一些相关法规中规定了对药师所受教育、技术和经验，以及考试等方面的具体要求。

1725年，德国提出了药师考试的学科标准，当时的普鲁士政府规定药师必须通过正规的专业学术考试。随后德、法、英等国相继建立高等药学学校。药师的学历条件逐渐成为《药师法》对药师资格规定的主要内容之一。

19世纪以后，欧美国家药事管理体制相继建立。在各国药事管理当局和药学各领域专业人员的共同努力下，逐渐形成了以《药品法》和《药师法》或《药房法》为核心的药事法规体系。《药品法》及相关法律法规管理药品质量，控制药品使用；《药师法》或《药房法》规范药学人员职业行为，明确药学工作职责标准。随着各国医药卫生事业的发展，《药品法》体系和《药师法》体系在不断的修订中日渐完善。

目前世界上各国的《药师法》主要有三种形式，一种是由国家最高立法机关颁布的《药师法》，如日本的《药剂师法》；另一种是由国家或州立法机关制定颁布的《药房法》，如英国的《药房法》和美国各州的《州药房法》；还有一种，主要以行政法规或规章的形式出现，如我国目前实施的《执业药师资格制度暂行规定》。大多数国家药师法的管理对象是药品使用领域的药师，即医疗机构药师和社会药房药师。

知识链接

美国的《药房法》和药师管理体制

在美国，药师及药房的实践由全美药事管理委员会协会（The National association of Boards of Pharmacy, NABP）、各州药房理事会和美国药学会（American Pharmaceutical Association，APhA）三个部门监督和管理。其中NABP负责全国执业药师的考试、注册等的有关管理工作；各州药房理事会通过制定和实施《州药房法》，负责州内药师执业许可和管理的具体工作；APhA根据药学事业的发展需要，制定药师的各种药学实践指导原则，明确药师具体职责。

由于美国实行联邦制，《州药房法》只在本州范围内有效。为便于对药师在不同州的流动和就业的管理，NABP制定了《标准州药房法》（MSPPA），统一全国药师执业的基本要求，各州以《标准州药房法》为蓝本制定和修订本州的药房法。《标准州药房法》中对药师规定的主要内容有以下几点：

1．药师的定义和要求　药师是取得国家执照从事药学实践的人。药师必须取得执照，经过注册才能从事药房实践工作。

2．药师管理部门　州药房理事会负责药师申请者的考试，药师执照的变更、换新，药师的继续教育，以及建立和加强药师执业标准、药师实践技能要求等事项。

3．药师的执照申请　符合下列条件者，可以申请药师执照：①达到规定年龄（如宾夕法尼亚州规定21岁以上）；②品德良好；③从药房理事会认可的药学院校毕业并取得药学专业学位；④完成药房理事会规定的实习年限；或能证明自己具有相应的实践经验；⑤通过药房理事会的考试；⑥按药房理事会要求交费并提交书面申请书。

4．执照的变更　当药师到另一个州从事药房工作时，须变更执照。具备本州对药师执照要求的资格，从事药师工作或实习至少一年，并经以前所在州药房理事会证明其执照未被暂停、吊销、作废或受到其它限制者，可申请变更执照：

5．药师的继续教育和执照的更新　一般每年药师执照需认定一次。每隔一定周期，或某些情况下，可申请更换执照。更换执照前，必须有接受足够继续教育的证明。

6．药师职责　《标准州药房法》中规定，药师的药房实践包括：①从病人最大利益出发，解释、调配和评价医生开具的处方药处方；②参与药品及设备的选择、药品的管理、药物方案的评价及药品或与药品有关的研究；③为病人提供咨询以及其他药学保健所需的服务；④安全、适当地储备药品及设备并进行适当记录；⑤负责药品的混合或贴签工作。药师的具体职责标准由美国药学会制定。

7．处罚　对被证明不具备药师能力或经验的，或以欺骗方法获得执照的药师，以及违反州药房法或其他法律的，支持或唆使无药师执照的人从事药学工作的药师，药房理事会可暂停、吊销、废止或限制其药师执照。

（二）我国药学技术人员管理制度的建立与发展

我国医药分业很晚，20世纪以前，有关药品的事务隶属于医务管理范畴，没有独立的药事法令。19世纪末叶，随着西方世界科学技术、社会文化在我国的逐渐渗入，药师才作为一个独立的职业崭露头角。

1911年辛亥革命后，国民党政府采用欧美和日本管理体制，制定了一些药政管理法规。1929年，国民党政府颁布了《药师暂行条例》，对药师资格、认证程序、业务范围、违法处罚等作了具体规定，这一条例成为我国历史上第一个关于药师的专门法规。1943年9月30日，国民党政府颁布了《药师法》，对药师的资格、职责和教育作了更全面的规定。现在我国台湾地区的《药师法》就是在这一法规基础上，多次修改而成的。

1949年新中国成立后，开始构建新的药事管理体制。1951～1952年间，经政务院批准，卫生部颁布了《药师暂行条例》，作为对药学人员监督管理的主要法规。60年代后，我国借鉴苏联等国经验，结合我国情况制定和颁布了一系列有关医药卫生人员的行政法规和规章，如《医生、药剂士、助产士、护士、牙科技士暂行条例》《综合医院药剂科工作制度和各级人员职责》《医院工作制度与工作人员职责》《卫生技术人员职称及晋升条例（试行）》《医院工作人员职责》等，对药学人员，尤其是医疗卫生系统的药学人员的资格、职称、职责等作了具体规定。

1984年第一部《中华人民共和国药品管理法》颁布，其中明确规定在药品生产、经营、使用部门必须配备药学人员，并对药学人员条件作了规定。随后相继颁布的《药品生产质量管理规范》《药品经营质量管理规范》《医院药剂管理办法》等行政规章中，详细规定了不同岗位药学人员的专业、学历、技能的要求及职责。

1986年，卫生部在《卫生技术人员职务试行条例》中，卫生技术职务分为医、药、护、技4类，其中中药、西药人员按技术职务等级分为主任药师、副主任药师、主管药师、药师和药士。1990年我国启动实施专业技术资格考试制度，以完善专业技术职务聘任制度。医疗机构药学人员作为卫生系列技术人员之一，被纳入全国卫生专业技术资格考试和评定范围。

1993年，中共中央发布《关于建立社会主义市场经济若干问题的决定》，提出要在我国实行职业资格证书制度。1994年2月12日，我国劳动部、人事部联合发文颁布《职业资格证书规定》，规定了职业和岗位的工作人员须实行资格制度。依据《药品管理法》和《职业资格证书规定》有关条款，1994年3月15日，国家人事部和国家医药管理局联合颁布了《执业药师资格制度暂行规定》，随后国家医药管理局先后颁发了《执业药师资格考试实施办法》、《执业药师资格认定办法》等文件。1995年我国开始实施执业药师资格考试与注册，我国药师管理走向与国际接轨的执业资格道路。1999年，人事部和国家药品监督管理局修订颁布了《执业药师资格制度暂行规定》，进一步明确了执业药师的管理范围，随后国家药品监督管理局相继修订颁布了《执业药师资格考试实施办法》《执业药师注册管理暂行办法》《执业药师继续教育管理暂行办法》等。而在专业技术职务资格制度方面，2000年卫生部印发《关于加强卫生专业技术职务评聘工作的通知》中提出，逐步推行卫生专业技术资格考试制度。卫生系列医、药、护、技各专业的中、初级专业技术资格逐步实行以考代评和与执业准入制度并轨的考试制度，高级专业技术资格采取考试和评审结合的办法取得。

2001年和2002年分别修订颁布的《药品管理法》《药品管理法实施条例》进一步明确了各领域药学技术人员以及执业药师的配备要求。根据《药品管理法》《药品管理法实施条例》，2010年修订发布的《药品生产质量管理规范》、2013年修订发布的《药品经营质量管理规范》中对药品生产、经营各岗位药学技术人员资质要求、职责作了具体规定；2002年暂行发布、2011年正式发布的《医疗机构药事管理规定》，2007年发布的《处方管理办法》，2012年发布的《抗菌药物临床应用管理办法》《医疗机构从业人员行为规范》中对医疗机构药学专业技术人员、药师、临床药师的配备、资质、职责以及行为规范作了具体规定。

通过法律法规的不断建立和完善，我国药学技术人员管理制度已逐渐构建起来，形成了以学历和专业技术资格为基础，执业准入资格与依法认定资格相补充的药学技术人员管理体系。

第二节　执业药师

一、执业药师的概念与性质

（一）执业药师的概念

《执业药师职业资格制度规定》（2019年修订）第三条 规定：执业药师是指经全国统一考试合格，取得《中华人民共和国执业药师职业资格证书》（以下简称《执业药师职业资格证书》）并经注册，在药品生产、经营、使用和其他需要提供药学服务的单位中执业的药学技术人员。执业药师英文译为：Licensed Pharmacist。

（二）我国执业药师制度的性质

执业药师资格制度是我国实施职业资格制度的重要内容，是国家对药学这一关系人们身体健康、社会公共利益的职业和从事这一职业的技术人员实行的一种职业准入控制。《执业药师资格制度暂行规定》指出，国家实行执业药师资格制度，纳入全国专业技术人员执业资格制度统一规划的范围。并规定，凡从事药品生产、经营、使用的单位均应配备相应的执业药师，并以此作为开办药品生产、经营、使用单位的必备条件之一。为充分发挥执业药师的作用，提高合理用药水平，保障公众安全用药并与国际接轨，近年来我国执业药师的执业范围逐渐集中在药品经营和使用领域，尤其是社会零售药店。

二、执业药师资格的获得

1．执业药师职业资格实行全国统一大纲、统一命题、统一组织的考试制度。

2．执业药师职业资格考试分为药学、中药学两个专业类别。

3．管理部门　国家药监局负责组织拟定考试科目和考试大纲、建立试题库、组织命审题工作，提出考试合格标准建议。人力资源社会保障部负责组织审定考试科目、考试大纲，会同国家药监局对考试工作进行监督、指导并确定合格标准。

4．报考条件　凡中华人民共和国公民和获准在我国境内就业的外籍人员，具备以下条件之一者，均可申请参加执业药师职业资格考试：

（1）取得药学类、中药学类专业大专学历，在药学或中药学岗位工作满5年；

（2）取得药学类、中药学类专业大学本科学历或学士学位，在药学或中药学岗位工作满3年；

（3）取得药学类、中药学类专业第二学士学位、研究生班毕业或硕士学位，在药学或中药学岗位工作满1年；

（4）取得药学类、中药学类专业博士学位；

（5）取得药学类、中药学类相关专业相应学历或学位的人员，在药学或中药学岗位工作的年限相应增加1年。

6．考试科目　药学类考试科目为：药学专业知识（一）、药学专业知识（二）、药事管理与法规、药学综合知识与技能四个科目。中药学类考试科目为：中药学专业知识（一）、中药学专业知识（二）、药事管理与法规、中药学综合知识与技能四个科目。

7．考试日期　执业药师职业资格考试日期原则上为每年10月。

执业药师职业资格考试合格者，由各省、自治区、直辖市人力资源社会保障部门颁发《执业药师职业资格证书》。该证书由人力资源社会保障部统一印制，国家药监局与人力资源社会保障部用印，在全国范围内有效。

三、执业药师的注册管理

（一）注册管理制度

为规范我国药师的执业行为，保证良好、有序的执业环境，执业药师资格实行注册制度。具有《执业药师资格证书》的人员，须向注册机构申请注册并取得《执业药师注册证》后，方可以执业药师身份按注册的执业类别（药学类、中药学类、药学与中药学类）、执业范围（生产、经营或使用）从事相应的执业活动。

（二）注册管理部门

国家药品监督管理局为全国执业药师资格注册管理机构，各省级食品药品监督管理部门为本辖区执业药师注册机构。

（三）申请注册的条件和程序

1．申请注册条件　申请注册者，必须同时具备以下条件：①取得《执业药师职业资格证书》；②遵纪守法，遵守药师职业道德，无不良信息记录；③身体健康，能坚持在执业药师岗位工作；④经所在单位考核同意。

对不具有完全民事行为能力，或受刑事处罚后不满2年，受取消执业药师执业资格处分不满2年，以及国家规定不宜从事执业药师业务的其他情形的，不予注册。

2．注册程序　根据国家药品监督管理局2008年印发的《关于执业药师注册管理暂行办法的补充意见》，从2008年起，全国执业药师申请注册先在网上申报。申请注册的人员登录“执业药师注册网络服务”，根据自己的需要选择首次注册、再次注册、变更注册和注销注册，按照网上的要求填写个人信息（含继续教育学分）申报并打印出所申报的申请表。其中首次申请注册的人员，打印“执业药师首次注册申请表”并盖红章，并提交《执业药师资格证书》、身份证明复印件、健康体检证明、执业单位证明、执业单位合法开业的证明复印件并盖红章等资料。网上申报后，应在15天之内带相关资料到省局指定注册点进行注册。

省级药品监督管理部门在收到申请之日起30个工作日内，对符合条件者予以注册；对不符合条件者书面通知申请人并说明理由，不予注册。经批准注册者，由各省级食品药品监督管理部门在《执业药师资格证书》中的注册情况栏内加盖注册专用印章，并发给国家食品药品监督管理总局统一印制的《执业药师注册证》。其中执业范围为药品经营的，注册机构须在《执业药师注册证》上注明药品经营（批发）或药品经营（零售）。在药品零售连锁公司总部或门店注册的，须在《执业药师注册证》上注明药品经营（零售）。

执业药师注册有效期为5年。

（四）延续注册、变更注册和注销注册

1. 延续注册　执业药师注册有效期满三十日前，执证者在网上申报后，打印延续注册申请表，到原执业注册机构申请办理延续注册手续，并提交《执业药师资格证书》和《执业药师注册证》、执业单位考核资料、《执业药师继续教育登记证书》、健康体检证明等资料。再次注册的执业药师，须每年完成继续教育必修、选修、自修内容15学分。

2. 变更注册　执业药师变更注执业地区、执业单位或执业范围时，须持网上填报打印的"执业药师变更注册登记表"到原执业药师注册机构办理变更注册手续。变更执业地区的，须向新执业地区的执业药师注册机构重新申请注册，新执业地区注册机构收回原《执业药师注册证》，并发给新的《执业药师注册证》。

3. 注销注册　执业药师注册后，死亡或宣告失踪，或出现受刑事处罚、被吊销《执业药师资格证书》、受开除行政处分、或因健康或其它原因不能从事执业药师业务的，予以注销注册。执业药师持有的《执业药师注册证》有效期满未办理再次注册手续的，注册机构按照《行政许可法》相关规定办理注销注册手续。

注册机构须将首次注册、延续注册、变更注册、注销注册许可决定在执业药师注册服务平台或办公场所、电子政务网上公告。

四、执业药师的职责

（一）执业药师执业的基本准则

执业药师应当遵守执业标准和业务规范，以保障和促进公众用药安全有效为基本准则。

（二）执业药师在各领域的具体职责

1. 依法、执法责任　执业药师必须严格执行《药品管理法》及国家有关药品研究、生产、经营、使用的各项法规及政策。执业药师对违反《药品管理法》及有关法规的行为或决定，有责任提出劝告、制止、拒绝执行并向上级报告。

2. 药品质量监督责任　执业药师在执业范围内负责对药品质量的监督管理，参与制定、实施药品全面质量管理及对本单位违反规定的处理。

3. 监督、指导合理用药责任　执业药师负责处方的审核及监督调配，提供用药咨询与信息，指导合理用药，开展治疗药物的监督及药品疗效的评价等临床药学工作。

知识链接

我国药事法律法规中关于执业药师的配备和职责的规定

法律法规	法条	规定内容
药品经营许可证管理办法	第4条	按照《药品管理法》第14条规定，开办药品批发企业，应符合省、自治区、直辖市药品批发企业合理布局的要求，并符合以下设置标准： …… （三）具有与经营规模相适应的一定数量的执业药师。质量管理负责人具有大学以上学历，且必须是执业药师；

法律法规	法条	规定内容
	第5条	开办药品零售企业，应符合当地常住人口数量、地域、交通状况和实际需要的要求，符合方便群众购药的原则，并符合以下设置规定： …… （二）具有依法经过资格认定的药学技术人员； 经营处方药、甲类非处方药的药品零售企业，必须配有执业药师或者其他依法经过资格认定的药学技术人员。质量负责人应有一年以上（含一年）药品经营质量管理工作经验。 经营乙类非处方药的药品零售企业，以及农村乡镇以下地区设立药品零售企业的，应当按照《药品管理法实施条例》第15条的规定配备业务人员，有条件的应当配备执业药师。企业营业时间，以上人员应当在岗。 ……
药品经营质量管理规范	第20条	（药品批发企业）企业质量负责人应当具有大学本科以上学历、执业药师资格和3年以上药品经营质量管理工作经历，在质量管理工作中具备正确判断和保障实施的能力。
药品流通监督管理办法	第21条	（药品批发企业）企业质量管理部门负责人应当具有执业药师资格和3年以上药品经营质量管理工作经历，能独立解决经营过程中的质量问题。
	第128条	(药品零售企业)企业法定代表人或者企业负责人应当具备执业药师资格。 企业应当按照国家有关规定配备执业药师，负责处方审核，指导合理用药。
药品流通监督管理办法	第18条	经营处方药和甲类非处方药的药品零售企业，执业药师或者其他依法经资格认定的药学技术人员不在岗时，应当挂牌告知，并停止销售处方药和甲类非处方药。
	第38条	违反本办法第十八条第二款规定，药品零售企业在执业药师或者其他依法经过资格认定的药学技术人员不在岗时销售处方药或者甲类非处方药的，责令限期改正，给予警告；逾期不改正的，处以一千元以下的罚款。

五、执业药师的继续教育

接受继续教育是执业药师的义务和权利。为保证执业药师依法执业能力，不断提高业务水平，保持高水平的职业道德，正确履行其职责，取得《执业药师资格证书》的人员每年须自觉参加继续教育，并完成规定的学分。

（一）执业药师继续教育管理机构

根据2013年国家食品药品监督管理总局“三定”方案，原国家食品药品监督管理局的执业药师继续教育管理职责取消。目前我国执业药师继续教育管理工作由中国药师协会（原中国执业药师协会）、国家药品监督管理局执业药师资格认证中心以及省级执业药师协会（药师协会）负责。中国药师协会开展药师队伍建设研究，加强药师继续教育管理，组织开展相关培训工作，国家药品监督管理局执业药师资格认证中心承担执业药师资格考试、注册、继续教育等专业技术业务组织工作。

（二）执业药师继续教育的形式和手段

执业药师继续教育实行学分制和登记制度。具有执业药师资格的人员由省级食品药品监督管理部门发放国家药品监督管理总局统一印制的《执业药师继续教育登记证书》。执业药师继续教育的内容主要包括有关法律法规、职业道德和药学、中药学及相关专业知识与技能，分为必修、选修和自修三类。具有执业药师资格的人员每年参加执业药师继续教育获取的学分不得少于15学分，注册期5年内累计不得少于75学分。其中必修和选修内容每年不得少于10学分，自修内容学习可累计获取学分。

执业药师继续教育施教机构根据相关法律法规、《全国执业药师继续教育指导大纲》要求和本地区执业药师队伍现状及培训需求，自主确定执业药师继续教育年度必修内容、选修内容，科学设置执业药师继续教育的培训课程。执业药师继续教育的形式和手段可根据实际灵活多样，可采取网络教育、远程教育、短期培训、学术会议、函授、刊授、广播、视像媒体技术、业余学习等多种形式。自修的形式可以灵活多样，如参加研讨会、学术会，阅读专业期刊，培训，学历教育，讲学，自学，研究性工作计划、报告或总结，调研或考察报告等。

六、违反有关规定的处罚

根据《执业药师职业资格制度规定》，违反执业药师制度的有关规定，将受到以下处罚：

1．对未按规定配备执业药师的单位，由所在地县级以上负责药品监督管理的部门责令限期配备，并按照相关法律法规给予处罚。

2．对以不正当手段取得《执业药师职业资格证书》的，按照国家专业技术人员资格考试违纪违规行为处理规定处理；构成犯罪的，依法追究刑事责任。

3．以欺骗、贿赂等不正当手段取得《执业药师注册证》的，由发证部门撤销《执业药师注册证》，三年内不予执业药师注册；构成犯罪的，依法追究刑事责任。

严禁《执业药师注册证》挂靠，持证人注册单位与实际工作单位不符的，由发证部门撤销《执业药师注册证》，并作为个人不良信息由负责药品监督管理的部门记入全国执业药师注册管理信息系统。买卖、租借《执业药师注册证》的单位，按照相关法律法规给予处罚。

4．执业药师在执业期间违反《中华人民共和国药品管理法》及其他法律法规构成犯罪的，由司法机关依法追究责任。

七、我国执业药师现状和发展趋势

自实施执业药师资格制度以来，我国执业药师队伍已从1994年的1800余人，增加到2018年的103万人。截止2019年9月底，注册人员为509333人。目前我国执业药师的培训、考试、注册、继续教育工作体系基本建立，以中国药师协会和国家药品监督管理局执业药师资格认证中心为核心，由药品科研、生产、经营、使用、管理部门及高等医药院校的专家、教授队伍和各省级药品监督管理部门、执业药师继续和教育机构等组成的执业药师组织管理体系也基本健全。2003年2月22日，中国执业药师协会（China Licensed Pharmacist Association，CLPA）的成立，成为我国执业药师发展的一个重要里程碑。中国执业药师协会在协助政府相关部门进行执业药师的管理，组织药师继续教育与相关活动，进行药师服务与交流，维护药师合法权力与权益方面发挥了重要作用。2014年5月，中国执业药师协会更名为中国药师协会（Chinese Pharmacist Association）。

社会对执业药师也日渐重视，执业药师作为药品生产、经营、使用领域保证药品质量的关键人员成为越来越多的人的共识。2009年3月17日《中共中央 国务院关于深化医药卫生体制改革的意见》中明确提出，规范药品临床使用，发挥执业药师指导合理用药与药品质量管理方面的作用。《在医药卫生体制改革近期重点实施方案》（2009～2011年）中进一步明确，要完善执业药师制度，零售药店必须按规定配备执业药师为患者提供购药咨询和指导。2012年1月12日国务院印发《国家药品安全“十二五”规划》，明确要求：“新开办零售药店均配备执业药师，2015年零售药店和医院药房全部实现营业时有执业药师指导合理用药”；“完善药品使用环节的质量管理制度，加强医疗机构和零售药店药品质量管理，发挥执业药师的用药指导作用，规范医生处方行为，切实减少不合理用药”。总的来说，我国执业药师资格制度体系已初步建立，执业药师工作的良好社会环境和氛围日趋浓厚，与国际接轨的执业药师管理制度将逐渐建立和完善。

第三节 临床药师

一、临床药师的概念及在我国的发展

随着人们对合理用药的日益关注和临床药学工作在我国深入开展，临床药师作为我国药学技术人员的一种新的职业岗位，逐渐引起人们的重视。顾名思义，临床药师（Clinical Pharmacist）是指从事“临床”工作的药师。我国《医疗机构药事管理规定》（2011年发布）中，将临床药师定义为：以系统药学专业知识为基础，并具有一定医学和相关专业基础知识与技能，直接参与临床用药，促进药物合理应用和保护患者用药安全的药学专业技术人员。

临床药师这一职业是伴随着临床药学的兴起和发展而逐渐明晰和发展起来的。随着临床药学工作和研究内容在医疗机构、社会药房、药物研发、药物政策等各个领域的扩展和深入，临床药师的工作领域和深度也越来越广。在美、英等国家，临床药师主要分布于包括医疗机构和社会药房在内的各种卫生保健场所，如美国临床药学协会（American College of Clinical Pharmacy, ACCP）将临床药师定义为向所有卫生保健场所的患者提供药学服务（不仅是临床服务）的卫生专业人员。欧洲临床药学协会（European Society of Clinical Pharmacy, ESCP）也明确指出，临床药师服务于医疗机构、社区药房、诊所、护理站、家庭护理中心以及其它药物被处方和使用的场所，其作用是促进药品及相关器械的合理、适当的使用。

我国由于历史及社会经济状况的原因，药学事业发展初期的重心一直以药物的研发、生产和流通为主，医疗机构药学工作也是以传统的调配分发药品为主，临床药学的概念虽早在20世纪60年代即开始引入中国，并陆续开展了一些理论探讨和实践探索，但发展一直较为缓慢。进入21世纪后，随着人们对合理用药的关注，医疗机构药学服务的重心逐渐向提供药学保健服务转移。2002年1月21日，原卫生部与国家中医药管理局联合颁布的《医疗机构药事管理暂行规定》提出：“药学部门要建立以病人为中心的药学管理工作模式，开展以合理用药为核心的临床药学工作，参与临床疾病诊断、治疗，提供药学技术服务，提高医疗质量”，并要求医疗机构“逐步建立临床药师制”。2011年，原卫生部、国家中医药管理局和总后勤部卫生部联合颁布的《医疗机构药事管理规定》中，进一步明确：“医疗机构应当配备临床药师，临床药师应当全职参与临床药物治疗工作，对患者进行用药教育，指导患者安全用药”。

为适应对临床药学人才的需要，推动临床药师培养工作的落实，原卫生部科教司于2005年5月在北京召开临床药师培养工作研讨会，明确开展临床药师在职培训试点工作，2005年11月，原卫生部批准了第一批19家临床药师培训试点基地正式开展临床药师培训工

作。至2014年12月，我国已在27个省、区、市建立了153个临床药师培训基地，确定了抗感染药物等14个专业的培训大纲和培训模式，并建立了13个临床药师师资培训基地，先后培养了574名带教临床药师，对来自全国各医疗机构的3238名临床药师学员进行了系统培训，目前这些临床药师已开始在其所在的医疗机构参与临床治疗工作，为医师、护师和患者提供药学服务。

为充分发挥药师作用，促进临床合理用药，逐步建立医师、药师和护师共同为患者服务的医疗团队，2007年12月，原卫生部发布《关于开展临床药师制的工作试点的通知》，并在17个省市的44家医院中开展试点，通过试点，探索临床药师岗位设置、准入标准、工作模式、岗位责任和管理制度。至2010年4月全国第一阶段44家试点医院的试点工作结束，在2年的试点工作中，临床药师在新型的医疗团队中发挥了药学专业特长，为医疗质量的持续改进提供了有力、有效的技术支持，并为逐步完善临床药师制建设奠定了基础。

随着我国医疗机构中的临床药师队伍的逐渐发展壮大，临床药师的功能和作用已逐渐得到卫生专业人员及患者的认可，即：作为临床医疗治疗团队成员之一，通过临床实践，发挥药学专业技术人员在药物治疗过程中的作用，规范医疗机构和医务人员用药行为，在临床用药实践中发现、解决、预防潜在的或实际存在的用药问题，与医师、护师共同保护患者用药权益，促进药物合理使用。

二、我国法律法规中对临床药师配备的要求

我国《医疗机构药事管理规定》中规定，医疗机构应当根据本机构性质、任务、规模配备适当数量临床药师，三级医院临床药师不少于5名，二级医院临床药师不少于3名。《抗菌药物临床应用管理办法》中规定，二级以上医院应当配备抗菌药物等相关专业的临床药师。另外，在抗菌药物分级管理中，特殊使用级抗菌药物会诊人员中，应包括具有高级专业技术职务任职资格的抗菌药物专业临床药师。

2013年我国共有三级医院1624家，二级医院6466家，按规定要求计算，我国共需临床药师2.75万人以上，卫生行政管理部门、药学院校以及医疗机构将通过开展通过医疗机构在职药学人员的临床药师培训和药学专业毕业后规范化培训，培养所需的临床药师。

三、临床药师的资格要求和规范化培训

（一）临床药师的资格要求

由于临床药师是直接面向临床和患者提供专业药学服务，因此对学历和专业水平要求很高。在美国，医疗机构和社会药房实践领域的药师参加药师资格考试获取执照的前提条件是具备临床药学博士（Pharm.D）学位并有相应的实践经验；而在某些具体专业领域从事专科服务的临床药师（Clinical Specialist），除一般的药学实践经验和资格外，还需有相应的专科实习经验（Residence 或 Fellowship）。我国《医疗机构药事管理规定》中规定，临床药师应当具有高等学校临床药学专业或者药学专业本科毕业以上学历，并应当经过规范化培训。

（二）临床药师规范化培训

目前我国临床药师规范化培训主要的两种形式。一种是2005年以来原卫生部组织具有临床药师培训资格的医疗机构开展的临床药师培训试点工作，另一种是医疗机构根据1999

年卫生部印发的《医院药师规范化培训大纲》(试行)组织的药师规范化培训中的临床药师专科培训。

1. 国家卫生行政部门临床药师培训 为适应医疗机构开展临床药学工作、逐步建立临床药师制的需要，推动与规范临床药学人才培养工作，自2005年起，卫生部开始进行临床药师培训试点工作。2009年，在总结试点经验的基础上，临床药师培训在全国正式开展。2013年，卫生部印发了《卫生部临床药师培训基地管理办法(试行)》，以规范临床药师培训工作，提高培训质量，加速临床应用型药学专业技术人才的培养。

(1)组织管理 国家卫生行政部门委托中国医院协会药事管理专业委员会组织开展临床药师培训，并成立了中国医院协会临床药师工作专家委员会、临床药师培训专家指导委员会，负责临床药师各专业培训大纲的拟定，临床药师培训考核等工作。临床药师培训由获得临床药师培训基地资格的医疗机构开展，每年进行春季、秋季两次招生。

(2)培养对象和招生条件 三级医院培养以专科用药为主的专科临床药师，二级医疗机构培养以2～3类专科用药为主的临床药师，脱产岗位培训时间为1年。县级以及县级以下医疗机构培养以感染性疾病治疗用药为主的临床药师，脱产岗位培训时间为6～12个月。参加临床药师培训的药师由各医疗机构选派报名，并应符合以下条件：①高等医药院校临床药学专业或者西药药学专业全日制本科毕业以上学历，在医疗机构药学部门工作2年以上；②具有良好的职业道德和业务素质，热爱临床药师工作，年龄不超过40周岁，身心健康，能坚持正常的学习和临床实践工作；③招收县及县级以下医疗机构的药师，应具有高等医药院校西药药学专业专科毕业以上学历，年龄不超过45周岁，身心健康，能坚持正常的学习和临床实践工作；④学员结业后，选送医疗机构应确保其专职从事临床药师工作。

(3)培训目标 通过岗位培训，使学员初步具备独立胜任临床药师工作的能力，在思想认识和业务能力上达到如下目标：①对临床药师制体系建设的认识及其基本理念有较深刻的理解，具有临床药师的基本素质、职业道德和专业技术服务能力；②初步掌握参加临床药物治疗工作的内容、方式方法与沟通技能，知晓作为临床药师应学习掌握的基础理论和基本技能以及临床实践路径；③培养树立临床药学思维，并初步掌握专科临床药师药学查房、药学监护、审核评估处方或者用药医嘱、药历书写、案例分析、规范记录和资料整理知识与技能；④初步具有参与临床会诊、疑难疾病与危重患者救治，以及能协同医师确定和选择最佳的药物治疗方案的能力；⑤具有发现、解决、预防潜在的或者实际存在的用药问题能力，并能陈述其理由；⑥初步掌握相关信息与知识更新的技能，有提供药物信息和用药教育的能力；⑦县级以及县级以下医疗机构临床药师经过6～12个月的临床用药实践培训，使学员初步掌握临床药师参与临床药物治疗的基础知识与基本技能。熟悉抗感染药物基础理论、基本知识以及临床应用技能，并具有参与常见慢性病药物治疗工作管理的基本能力。

(4)培训专业设置 临床药师培训专业按药物和临床专科混合分类设置，目前共有14个，包括抗感染药物、抗肿瘤药物、小儿用药、肾内科、呼吸内科、消化内科、心血管内科、神经内科、内分泌科、ICU、器官移植、肠外肠内营养、抗凝治疗，以及县级医院抗感染药物专业(培训时间为6个月)。

(5)培训模式和内容 培训采取以参加临床药物治疗实践为主，理论学习为辅的脱产岗位培训模式，采取以临床药师为主、临床医师为辅的带教模式，并逐步过渡到临床药师独立带教。具体内容包括临床问诊、查房、病例讨论、药物遴选应用、药学查房和监护、书写药历等。所有培训科目以药物临床用药实践技能为中心，培训模块包括综合素质培训、临床知识与技能培训、药物知识与临床用药实践技能培训、沟通与交流技能培训、专业理论知识培训等。

（6）结业与考核　学员按规定完成临床药师岗位培训计划，并经结业考试、考核及作业评估合格者，由中国医院协会和培训基地医院联合颁发由国家卫生计生委医政医管局监制的《临床药师岗位培训证书》。

2. **医疗机构药师规范化培训**　早在1999年，为进一步完善我国毕业后医学教育制度，提高医院药师的培养质量，原卫生部科教司印发《医院药师规范化培训大纲》（试行），由各地卫生行政部门、部属各高等学校和部直属医院结合当地实际情况制定具体实施细则，组织试行。

（1）培训对象　医疗机构药师规范化培训的对象为高等医药院校药学专业本科毕业，从事医院药学工作的药师，药学专业硕士研究生毕业后从事医院药学工作，可参加相应年度的培训。

（2）培训方法　培训分为两个阶段：第一阶段为三年，第二阶段为二年。第一阶段在医院药学部（药剂科）下属二级科（室）轮转为主，为基础专业培训，实行二级科（室）领导负责与上级药师指导相结合的培训方法；第二阶段进行定向专业培训，实行科室领导与专人指导相结合的培训方法。完成第一阶段培训项目和内容后，进行考试和考核，成绩合格者进入第二阶段培训。

（3）培训目标和内容　第一阶段（第1年至第3年）为二级科（室）的基础专业培训，培训目的是使医院药师掌握调剂、制剂、药品检定、临床药学和临床药理的基础理论、基本知识、基本技能和《药品管理法》及有关药事管理法规。包括调剂、药品供应12～14个月，制剂5～6个月，药品检定4～6个月，临床药学、临床药理10～14个月。第二阶段（第4年至第5年）是定向专业培训，培训目的是进一步提高药学实践工作能力，达到主管药师的基本标准，并参加一部分实验研究、新药评价工作，逐步发展个人的专业方向。临床药学是第二阶段定向专业培训重要内容之一。

（4）实施状况　医院药师规范化培训是培养医院药学人才，发展临床药学，促进临床合理用药的重要措施，同时也是完善我国毕业后医学教育制度的重要组成部分。但由于我国幅员广大、各地区的药学教育水平和医院药学部门的技术条件有着较大的差异，目前，仅部分地区和医疗机构，如北京地区医疗机构、四川大学华西医院等在常规开展医院药师规范化培训及临床药师专项规范化培训工作。

四、临床药师工作内容和职责

根据我国《医疗机构药事管理规定》《抗菌药物临床应用管理办法》中的规定，医疗机构应当建立由医师、临床药师和护士组成的临床治疗团队，开展临床合理用药工作；临床药师应当全职参与临床药物治疗工作，对患者进行用药教育，指导患者安全用药。在抗菌药物临床应用中，临床药师负责对本机构抗菌药物临床应用提供技术支持，指导患者合理使用抗菌药物，参与抗菌药物临床应用管理工作。

一般来说，除承担作为医疗机构药师应承担的一般性药学专业技术工作外，临床药师的工作内容和职责还包括以下方面：

1. 参与临床药物治疗，进行个体化药物治疗方案的设计与实施，开展药学查房，为患者提供药学专业技术服务。

2. 参加查房、会诊、病例讨论和疑难、危重患者的医疗救治，协同医师做好药物使用遴选，对临床药物治疗提出意见或调整建议，与医师共同对药物治疗负责。

3. 开展抗菌药物临床应用监测，实施处方点评与超常预警，促进药物合理使用。

4. 掌握与临床用药相关的药物信息，提供用药信息与药学咨询服务，向公众宣传合理用药知识。

5. 结合临床药物治疗实践，进行药学临床应用研究；开展药物利用评价和药物临床应用研究等。

知识拓展

国际协会组织对临床药师功能、作用和职责概述

一、美国临床药学协会对临床药师功能的界定

美国临床药学协会将临床药师在卫生服务体系中的功能，归纳为三个方面，即药物治疗专家功能、药物信息来源功能，以及治疗结果评价和建议功能。

1. 药物治疗专家功能　临床药师是向卫生保健体系提供其独特的知识和技能的药物治疗专家，其专业作用是确保和促进药物治疗的合理性，避免不适当的药物治疗决策以及由此产生的医药意外事件。

2. 药物信息的主要来源功能　临床药师能够提供客观、循证的治疗信息和治疗决策建议，是关于如何最佳地使用药物的科学、有效的信息和建议的主要来源。

3. 治疗结果评价和建议功能　临床药师的日常工作中需要经常就药物治疗的评价结果与患者和卫生专业人员协商，因此可以说是治疗评价和建议者。

二、欧洲临床药学协会对临床药师作用的界定

根据临床药师介入药学活动的时机，欧洲临床药学协会将临床药师在促进药物正确使用中的作用分为三个不同的层次：

1. 处方前的作用　临床药师可影响和实施药物相关政策，如药物上市决策、国家和地方处方集（基本药物）的选择、处方制度和治疗原则的实施等。也可通过参与伦理委员会、研究监察、以及制备和分发研究中新药等工作，在新药临床试验中发挥作用。临床药师还可为医疗决策者提供药物信息。

2. 处方中的作用　在处方过程中，临床药师可通过与医师的协商，促使其选择正确的药物治疗方案；通过对处方和药历的评价，监督、发现和预防有害的药物相互作用、不良反应以及给药错误；并对需要进行治疗监测的药物观察和调整用药剂量。

3. 处方后的作用　在处方后，临床药师发挥着与患者交流和教育的重要作用。临床药师可促进患者配合治疗，监测治疗反应，检查和提高患者的依从性。并通过药物利用评价、产出分析、药物经济学研究等，确保所提供药物治疗效益和风险信息的连续性。

三、欧洲临床药学协会对临床药师的活动内容和工作职责的界定

欧洲临床药学协会将临床药师的基本活动归纳为以下十个方面：

1. 提供咨询　分析治疗方案，就药物治疗的正确性向卫生专业人员提供建议，向包括医疗机构和社会药房在内的患者提供药学监护。

2．选择药物　与医疗机构的决策部门、医师及其它实践人员一起，制定医疗机构的处方集或药品集。

3．药物信息　收集药物治疗信息并评价有关文献，向卫生专业人员和患者提供药学信息服务。

4．配制药物　根据适合特定患者需要的标准，配制药物或制剂。

5．药物利用研究和分析　采用科学规范的方法，收集药物治疗及其成本、患者产出等方面的资料，开展药物利用研究、药物流行病学研究、产出分析、药物警戒研究等工作。

6．药动学研究及治疗药物监测　研究药物的动力学特征，以及给药剂量的最优化。

7．临床试验　计划、评估和参与临床试验。

8．药物经济学研究　利用临床试验结果和产出分析结果进行治疗方案的成本-效果评价。

9．调配发药　研究并完善药物调配和分发系统，以保证给药的高安全性，减少药物差错和意外事件。

10．教育和培训　开展药师及其他卫生专业人员的毕业前及毕业后教育和培训。

第四节　药学技术人员的职业道德规范

药学人员所从事的是与人类健康和生命安全息息相关的职业，作为药学人员，一方面需要遵循各种药事法规对其职业行为的规定，另一方面，也需要遵守药学人员职业道德规范的约束。药师法与药师职业长期发展过程中形成的药师职业道德规范，发挥着保障人们用药安全有效，公众和药学人员本人的合法权益，维护药师职业荣誉的重要作用。

一、药学职业道德的含义

职业是由于社会分工而形成的具有特定专业知识和技能、专门职责和道德规范的工作。道德是依靠社会舆论、传统习惯、教育和人的信念力量调整人与人、个人与社会之间关系的一种特殊的行为规范。职业道德是特定社会伦理思想和社会期望在职业行为中的具体体现，是调整职业人员与社会之间关系的行为准则和规范。

药学职业道德是药学在漫长的发展过程中逐渐形成的调节药学人员与病人、社会、其他专业人员及药学人员自身之间关系，处理药学实践工作中各种矛盾的一种特殊的行为准则与规范。药学职业道德规范是药学职业人员在药学实践中所要遵守的标准和准则，它包括药学职业人员在职业活动中处理各种关系、矛盾的行为准则，和评价药学职业人员职业行为好坏的标准。药学人员职业道德水平的高低，往往直接关系人民用药安全有效和身体健康。

二、药学人员职业道德规范的一般准则

药学人员职业道德准则，是药学职业长期发展过程中形成的，所有药学人员的共同行为准则，是指导药学人员与病人和公众之间关系的准则。一般来说，药学人员的职业道德包括四个方面的基本内容。

1．**对病人和公众的责任**　作为药师，应当将病人和公众的健康、安全放在首位，为病人提供最佳的药品和药学服务，同时尊重、关怀病人，保持病人的信任。

2．**对自身的责任**　药师应掌握最新的专业技术、知识和信息，并及时应用到专业实践中。

3．**对药学职业的责任**　药师应以自己最大的能力和才智，维护和提高药学职业的荣誉和人们对本职业的信任。

4. 对其他卫生专业人员的责任 药师应尊重同行及其他卫生专业人员的价值和能力，善于与其交流、互相协作，共同为病人和公众提供最好的药学保健。

三、国际药学联合会的《药学道德准则》

2004年9月，国际药学联合会（International Pharmaceutical Federation，FIP）在新奥尔良举行会议，批准发布了发布药师道德准则的职业标准（FIP statement of professional standards——codes of ethics for pharmacists），指出药师是卫生专业人员中的药学专家；药师的责任是帮助人们维护良好的健康状况，避免患病，在给予适当药物的情况下，促进合理用药，帮助病人获得药物的最佳治疗效果；药师的作用还在不断的延伸。《药师道德准则的职业标准》中明确提出了构成药师的作用和责任的药师基本义务，使各国药师协会通过制定自己的职业道德准则，指导药师与病人、与其他卫生职业的人员、与社会的关系，具体如下。

1. 在每个国家，药师协会应该制定药师道德准则，规定其职业义务，并制定措施保证药师遵守准则。

2. 在各国制定的药师道德准则中，药师的义务应包括：

（1）合理、公平的分配现有的卫生资源；

（2）保证服务对象的安全、健康和最大利益，并以诚相待；

（3）与其他卫生工作人员合作，确保向病人和社会提供可能的最佳卫生保健质量；

（4）鼓励并尊重病人参与决定所用药品的权利；

（5）承认和尊重文化差异、病人信仰和价值，尤其在其可能影响到病人对治疗的态度时；

（6）尊重和保护在提供专业服务中获得信息的保密性，保证病人的个人资料不外泄，除非有病人的知情同意或在例外的情况下：

（7）行为要符合职业标准和科学原则；

（8）诚实、正直地与其他卫生专业人员协作，包括药学同行，不做出任何可能损坏职业名誉或破坏公众对本职业信任的事情；

（9）通过继续教育，保证知识和技术的更新；

（10）在提供专业服务和药品时，遵守法律、认可的实践条例和标准，仅从有信誉的来源购买药品，确保药品供应链的可靠；

（11）确保所委托的协助人员具备能有效充分地承担该工作的能力；

（12）保证向病人，其他公众和卫生工作人员提供正确、客观的信息，并确保其理解；

（13）以礼貌、尊重的态度对待寻求服务的人；

（14）在与个人道德信仰发生冲突或药房停业时，保证继续提供专业服务。在发生劳动纠纷时，也要尽力保证人们能继续获得药学相关服务。

四、美国药学会的“药师职业道德规范”

为规范药师的职业道德和行为，英、美等很多国家通过药学会或药师协会制定了药师的职业道德准则，或者要求药师通过誓言保证良好的职业实践。早在1848年，美国费城药学院就制定了美国第一个关于药师的职业道德规范。1952年美国药学会成立时，采纳了这一规范作为全美药师必须遵照执行的职业准则之一。美国药师职业道德规范详细而具体，包括以下主要内容：

1．药师首先必须考虑的是维护病人的健康和安全。作为一个卫生人员，药剂师应奉献自己的全部才智给每一个病人。

2．药师决不允许调制、推销、分发质量差、没有达到法定标准要求、缺乏疗效的药物、医疗器械或辅助品给病人。

3．药师应努力完善和扩大自己的专业知识，并应有效地运用这些知识，使自己的专业判断力达到最佳水平。

4．药师有义务遵守法律，维护其职业的高尚品质和荣誉，接受本职业道德规范。药剂师决不从事任何可能败坏职业荣誉的活动，同时毫无畏惧，不偏袒地揭露本行业中非法的、不道德的行为。

5．药师在任何时候都只能为自己的服务索取公正合理的报酬。药剂师决不能同意或参与同别的卫生人员或他人利用自己职业进行私下的钱财和别的剥削性行为。

6．药师必须严守专业记录中的个人秘密，除非因病人切身利益的需要或法律命令，不得在未获患者同意前公开这些记录给任何人。

7．药师决不能同意在下述条件下工作：可能妨碍或损害自己正常专业判断力和技能从而使自己服务质量下降或使自己进行不道德行为的工作。

8．药师应尽力向病人提供专业的、真实、准确、全面的信息。药剂师应避免在专业服务的性质、费用和价值方面欺骗病人。

9．药师应加入以发展药学事业为目标的组织。药剂师应为这些组织的工作贡献才能和财力。

为适应20世纪90年代以后药学事业发展的新形势，1993年，美国药学会颁布了全新的《药师职业道德规范》，新规范中淡化了药师在调剂制剂方面的职责和要求，进一步强调了药师与病人的契约关系和对社会的责任。

1983年美国药学院协会制定《药师誓言》，药师以宣誓的形式明确自身责任，建立职业道德信念。

知识链接

美国药学院校协会《药师誓言》

此时此刻，我庄严宣誓，加入药学职业，将我的职业生涯奉献给为人类服务。我将以减轻人类痛苦，维护社会安宁为首任。我将以我的知识和经验，尽我最大能力，为公众和其他卫生专业人员服务。

在我的药学职业生涯中，我将尽最大努力与发展同步，保持专业能力。我将遵守药学实践的法律法规，并促进其实施。我将保持道德和伦理操行的最高标准。

我已充分认识公众赋予我的信任和责任，谨此自愿立誓。

（美国药学院校协会1983年制定）

五、我国药师的职业道德规范

我国古代就有“遵古炮炙”“童叟无欺”等谚语，20世纪30年代《广济医刊》曾发表“药师信条”。其中关于药师的能力要求、行为规则、职业操守等的要求仍值得现代药学技术人员借鉴与遵守。

在继承和发扬我国悠久的优良医药道德传统的基础上，我国医药行业协会或执业药师协会着手制定我国执业药师职业道德准则，并通过协会作用，监督各领域药学职业人员遵守规范。

知识拓展

广济医刊药师信条

（1935年《广济医刊》）

技术须迅速而精密以利业务的发展
动作须活泼而谨慎以免忙中的错误
施行仁术以尽慈善之义务
依照药典以重病民之生命
制造调配确实以增新医之声誉
清洁整齐弗怠以释外人之疑虑
不许冒充医师以清职业之界限
不许诽谤他人以丧自己之人格
非礼之心勿存养成规矩的态度
非义之利勿取养成正当的行为
勿卖假药须清白的辨别
勿买仇货须切实的觉悟
弗配害人之处方本良心而尽天职
弗售毒杀之药品恃药律以保民生
遵守旧道德以除一切之不正
遵守新生活以除一切之恶习
疑事切弗自专以减过失
余暇多看书报以广知识
凡事须亲自操作以免隔阂之弊
每日摘记要以免穷思之苦

（一）药师的宗旨、承诺、誓言、职业道德

2005年10月，在中国药学会第七届药师周大会上，800余名与会药师进行了庄严宣誓，确立了药师宗旨、承诺、誓言、职业道德。

药师的宗旨、承诺、誓言、职业道德

药师的宗旨：药师以人为本，全力维护人民健康。

药师的承诺：关爱人民健康，药师在您身边。

药师的誓言：实事求是，忠实于科学；全心全意，服务于社会；忠于职守，献身于药学；尽职尽责，承诺于人民

药师的职业道德：以人为本，一视同仁；尊重病人，保护权益；廉洁自律，诚实守信；崇

尚科学，开拓创新。

（二）《中国执业药师道德准则》其及适用指导

2006年10月18日，中国执业药师协会在中国执业药师论坛（CLPF）第六届年会上发布了我国首个《中国执业药师道德准则》。2009年6月，中国执业药师协会修订发布了《中国执业药师道德准则》。2007年3月13日，中国执业药师协会发布了《中国执业药师职业道德准则适用指导》。2009年6月，中国执业药师协会修订发布了《中国执业药师职业道德准则适用指导》。《适用指导》共七章，48条，适用于中国境内的执业药师，包括依法暂时代为履行执业药师职责的其他药学技术人员，对中国执业药师的职业道德准则的具体适用作了规定：

1. 救死扶伤，不辱使命　执业药师应当以维护患者和公众的生命安全和健康利益为最高行为准则，以自己的专业知识、技能和良知，尽心尽职尽责为患者及公众服务；应当以救死扶伤，实行人道主义为己任，时刻为患者着想，竭尽全力为患者解除病痛；在患者和公众生命安全存在危险的紧急情况下，为了患者及公众的利益，执业药师应当提供必要的药学服务和救助措施。执业药师应当树立敬业精神，遵守职业道德，全面履行自己的职责，为患者及公众提供高质量的药品和药学服务。

2. 尊重患者，平等对待　执业药师应当按规定着装，佩戴全国统一的执业药师徽记和标明其姓名和执业药师称谓等内容的胸卡，同时，《执业药师注册证》应当悬挂在所执业的药店或药房中醒目、易见的地方；应当言语、举止文明礼貌，热心、耐心、平等对待患者，不得有任何歧视性或其他不道德的行为；应当尊重患者隐私，对在执业过程中知晓的患者隐私，不得无故泄漏；在执业过程中，除非确有正当合法的理由，执业药师不得拒绝为患者调配处方、提供药品或药学服务。执业药师应当满足患者的用药咨询需求，提供专业、真实、准确、全面的药学信息，不得在药学专业服务的项目、内容、费用等方面欺骗患者。

3. 依法执业，质量第一　执业药师应当遵守药品管理法律、法规，恪守中国执业药师职业道德准则，依法独立执业，认真履行职责，科学指导用药，确保药品质量和药学服务质量，保证公众用药安全、有效、经济；应当按规定进行注册，参加继续教育，并依法执行药学服务业务；执业药师应当在合法的药品零售企业、医疗机构从事合法的药学技术业务活动，不得在执业场所以外从事经营性药品零售业务。

执业药师不得将自己的《执业药师资格证书》《执业药师注册证》、徽记、胸卡交于其他人或机构使用；不得在药品零售企业、医疗机构只挂名而不现场执业；不得同意或授意他人使用自己的名义向公众推销药品或提供药学服务。执业药师应当在职在岗，不得同时在两个或两个以上执业范围和执业地区执业。暂时离开执业场所并没有其他执业药师替代时，应当有执业药师暂时离开、暂停关键药学服务业务的告示。

执业药师应当了解药品的性质、功能与主治和适应证、作用机制、不良反应、禁忌、药物相互作用、储藏条件及注意事项；应当向患者准确解释药品说明书，注重对药品使用禁忌、不良反应、注意事项和使用方法的解释说明，并详尽回答患者的用药疑问；应当客观地告知患者使用药品可能出现的不良反应，不得夸大药品的疗效，也不得故意对可能出现的用药风险做不恰当的表述或做虚假承诺。

执业药师应当凭医师处方调配、销售处方药，应对医师处方进行审核，确认处方的合法性与合理性，并签字后依据处方正确调配、销售药品。对处方不得擅自超越法律授权更改或代用。对有配伍、使用禁忌或超剂量的处方，应当拒绝调配、销售，必要时，经处方医师更正或者重新签字，方可调配、销售。

执业药师应当对患者正确使用处方药、选购和使用甲类非处方药提供用药指导；对于患者提出的乙类非处方药选择、使用等问题，以及其他有关药品和健康方面的问题，应当给予热情、耐心、准确、完整地解答。对于病因不明或用药后可能掩盖病情、延误治疗或加重病情的患者，执业药师应向其提出寻求医师诊断、治疗的建议。对于儿童、孕妇、老人等特殊人群使用的药品，或者具有禁忌、严重不良反应或服用不当可能影响疗效甚至危及患者健康和生命安全的药品，在交付药品时，执业药师应当要求患者严格按照药品使用说明书的规定使用药品并给予明确的口头提醒。对于国家特殊管理的药品，执业药师应当自觉严格遵守相关法律、法规的规定。

执业药师应当管理所执业机构的药品质量和药学服务质量，依法组织制定、修订并监督实施能够有效保证药品质量和药学服务质量的管理规章和制度。应当依法购进、贮藏药品，保证药品购进渠道、储藏条件合法，保证购进、储藏药品的质量。应当谨慎保管配药记录，保证其不丢失或毁损，便于查阅。应当关注药品不良反应并注意收集药品不良反应信息，自觉严格执行药品不良反应报告制度。

执业药师不得调配、推销、分发质量不合格、不符合购进药品验收规定或过期、回收的药品给患者。不应当接受自己不能办理的药学业务，但在紧急情况下为了患者及公众的利益必须提供的药学服务和救助措施除外。因执业过错给所在执业单位造成损失的，应当依法承担相应的责任。应当恪守独立执业、履行职责的原则，拒绝任何明显危害患者生命安全或身体健康、违反法律或社会伦理道德的购药要求。

执业药师应当指导、监督和管理其药学技术助理或药学实习生的处方药调配、销售或服务过程，对药学服务质量负责。对于不正确的处方药调配、销售或服务，执业药师应予以纠正。

4. 进德修业，珍视声誉 执业药师应当积极参加执业药师自律组织举办的有益于职业发展的活动，珍视和维护职业声誉，模范遵守社会公德，提高职业道德水准。应当积极主动接受继续教育，不断完善和扩充专业知识，关注与执业活动相关的法律法规的变化，以不断提高执业水平。应当积极参加社会公益活动，深入社区和乡村为城乡居民提供广泛的药品和药学服务，大力宣传和普及安全用药知识和保健知识。

执业药师应当遵守行业竞争规范，公平竞争，自觉维护执业秩序，维护执业药师职业的荣誉和社会形象。不得有下列行为：①以贬低同行的专业能力和水平等方式招揽业务；②以提供或承诺提供回扣等方式承揽业务；③利用新闻媒介或其他手段提供虚假信息或夸大自己的专业能力；④在名片或胸卡上印有各种学术、学历、职称、社会职务以及所获荣誉等；⑤私自收取回扣、礼物等不正当收入。

执业药师不得并抵制采用有奖销售、附赠药品或礼品销售等销售方式向公众促销药品，干扰、误导购药者的购药行为。不得以牟取自身利益或所在执业单位及其他单位的利益为目的，利用自己的职业声誉和影响以任何形式向公众进行误导性或欺骗性的药品及药学、医疗服务宣传和推荐。在执业过程中执业药师不得饮酒，在面对面提供药学服务的过程中不得有吸烟、饮食及其他与所提供药学服务无关的行为。

执业药师应当对涉及药学领域内任何成员的不道德或不诚实的行为以及败坏职业荣誉的行为进行揭露和抵制。不得与药品生产、经营企业及其业务人员、医疗机构及其医师、护理人员等执业相关人员共谋不合法利益，不得利用执业药师身份开展或参与不合法的商业活动。

5. 尊重同仁，密切合作　执业药师应当尊重同行，同业互助，公平竞争，共同提高执业水平，不应诋毁、损害其他执业药师的威信和声誉。应当加强与医护人员、患者之间的联系，保持良好的沟通、交流与合作，积极参与用药方案的制订、修订过程，提供专业、负责的药学支持。应当与医护人员相互理解，以诚相待，密切配合，建立和谐的工作关系。发生责任事故时应分清自己的责任，不得相互推诿。

（三）医疗机构药学技术人员行为规范

为规范医疗机构从业人员行为，2012年6月26日，原卫生部、国家食品药品监督管理局、国家中药管理局联合印发《医疗机构从业人员行为规范》。其中，药学技术人员行为规范包括：

1. 严格执行药品管理法律法规，科学指导合理用药，保障用药安全、有效。

2. 认真履行处方调剂职责，坚持查对制度，按照操作规程调剂处方药品，不对处方所列药品擅自更改或代用。

3. 严格履行处方合法性和用药适宜性审核职责。对用药不适宜的处方，及时告知处方医师确认或者重新开具；对严重不合理用药或者用药错误的，拒绝调剂。

4. 协同医师做好药物使用遴选和患者用药适应证、使用禁忌、不良反应、注意事项和使用方法的解释说明，详尽解答用药疑问。

5. 严格执行药品采购、验收、保管、供应等各项制度规定，不私自销售、使用非正常途径采购的药品，不违规为商业目的统方。

6. 加强药品不良反应监测，自觉执行药品不良反应报告制度。

案例分析

2011年12月6日上午11点多，在南京市某区一家药店上班的营业员C小姐，接待了一位30多岁的男顾客，其3岁大的孩子因受凉咳嗽得很厉害来买药，他声明小孩有哮喘病史，并请她帮忙推荐一种治咳嗽的药。C小姐根据经验，将一瓶治疗咳嗽效果较好的乙酰半胱氨酸颗粒剂卖给了该男士。

晚上7点多，C小姐再次接待了一名为孩子购买治咳嗽药的家长，于是她又拿了一瓶上午销售的乙酰半胱氨酸颗粒。因为这名家长对该药品有疑虑，C小姐拿出该药品的说明书仔细阅读后，准备给这名家长解释一番。这时，C小姐发现，该药品说明上清楚地写着：哮喘病人禁用，否则可能导致呼吸道痉挛甚至窒息。

由于C小姐没有上午购药的男士的联系方式，情急之下，她拨打了110向警方求助。接警民警紧急展开寻找，最终，通过购买人医保卡的信息，历经2小时周折终于联系到购药的男士。接到电话时，该男士已打开药瓶，正准备给孩子喂药。

请根据以上案例，讨论以下问题：

1. 乙酰半胱氨酸颗粒属于什么药品？其销售应遵守什么规定？

2. C小姐作为药店营业员及向患者推荐用药的药学人员，应具有什么资质？

3. C小姐在销售过程中，犯了哪些错误？如果你是药店药师，应该如何做？

本章小结

- 药学技术人员管理
  - 药学技术人员概述
    - 药学技术人员概念
    - 药学技术人员类型
    - 药学技术人员的功能和作用
    - 药学技术人员管理法规与制度
  - 执业药师
    - 执业药师的定义和性质
    - 执业药师资格的获得
    - 执业药师注册管理
    - 执业药师的职责
    - 执业药师继续教育
    - 违反有关规定的处罚
  - 临床药师
    - 临床药师的定义
    - 临床药师的配备规定
    - 临床药师的资格要求
    - 临床药师规范化培训
    - 临床药师的职责
  - 药学技术人员职业道德
    - 药学职业道德的定义
    - 药学职业道德规范的一般原则
    - 《中国执业药师道德准则》其及适用指导
    - 医疗机构药学技术人员行为规范

思考题

1. 简述药师、执业药师、临床药师的定义，比较三个概念的异同。
2. 简述药学技术人员按专业技术职务资格、职业准入资格、工作领域和岗位分类的主要类型。
3. 简述医疗机构、社会药店、药品生产企业、药学科研机构药学技术人员的主要功能。
4. 简述我国取得执业药师资格的条件，执业药师的执业条件、注册条件和审批程序。
5. 简述我国药品经营领域配备执业药师的要求。
6. 简述执业药师的主要职责。
7. 简述我国医疗机构配备临床药师的要求。
8. 比较我国执业药师资格制度与美国、日本药师制度的异同。

扫码“练一练”

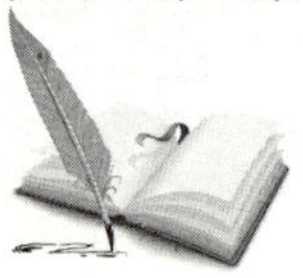

（胡　明）

第四章　药品监督管理

扫码“学一学”

教学目标

本章介绍药品及其相关概念，药品质量监督管理及药品质量监督检验的主要内容，并详细介绍国家基本药物制度、药品不良反应报告与监测管理、处方药与非处方药分类管理制度、药品召回管理及中药监督管理的具体内容。通过上述内容的学习，使同学们认识和了解国家药品监督管理的主要制度和政策。

学习要求

掌握：1．药品及新药、首次在中国销售的药品、基本药物等相关概念
2．药品质量监督检验的性质和基本类型
3．国家基本药物的遴选原则和国家基本药物目录的构成
4．药品不良反应报告与处置的基本要求
5．处方药与非处方药分类管理的基本要求
6．药品召回的含义和分级
7．野生药材物种分级及主要品种

熟悉：1．药品质量的概念和特征
2．国家基本药物生产、流通、使用、价格等方面的基本要求
3．药品不良反应的有关概念和分类
4．《中药材生产质量管理规范（试行）》的法律框架

了解：药品质量监督管理的概念和特点

第一节　药品的定义与概念

一、药品的定义

《中华人民共和国药品管理法》中关于药品（Drugs）的定义是：“药品，是指用于预防、治疗、诊断人的疾病，有目的地调节人的生理机能并规定有适应症或者功能主治、用法和用量的物质，包括中药、化学药和生物制品等。

二、药品的分类

（一）新药、首次在中国销售的药品及上市药品

1．新药　新药（New drugs）是指未曾在中国境内外上市销售的药品。

2．首次在中国销售的药品　首次在中国销售的药品是指国内或者国外药品生产企业第一次在中国销售的药品，包括不同药品生产企业生产的相同品种。

3. **上市药品** 是指经国务院药品监督管理部门审查批准，并发给药品生产（或试生产）批准文号或者进口药品注册证书的药品。

（二）基本药物

1977年世界卫生组织（WHO）在第615号技术报告中正式提出了基本药物的概念：基本药物是能满足大部分人口卫生保健需要的药物。WHO最初将基本药物概念推荐给一些比较落后、药品生产能力低的国家，使它们能够按照国家卫生需要，以有限的资源购买并合理使用质量和疗效都有保障的基本药物。

1985年，WHO在内罗毕会议上扩展了基本药物的概念，基本药物不仅是能够满足大多数人口卫生保健需要的药物，国家除保证生产和供应外，还应高度重视合理用药，即基本药物还必须与合理用药相结合。并推荐把基本药物的遴选同处方集和标准治疗指南的制定相结合。

2002年，WHO为了更精确地表述基本药物，将基本药物从Essential drugs改为Essential medicines，并进一步定义为：基本药物是满足人们重点卫生保健需要的药物。基本药物的选择要考虑到公共卫生实用性、效率和安全方面的依据以及相对的成本效益。在运转良好的卫生系统中，应当能随时获取足够数量、适当剂型、质量有保证并具有充分信息的基本药物，其价格能够被个人和社会接受。

我国卫生部等9部门于2009年发布的《关于建立国家基本药物制度的实施意见》中指出，基本药物是适应基本医疗卫生需求，剂型适宜，价格合理，能够保障供应，公众可公平获得的药品。

（三）基本医疗保险用药

为了保障城镇职工基本医疗保险用药，合理控制药品费用，规范基本医疗保险用药范围管理，国务院有关部门组织制定并发布《基本医疗保险药品目录》（以下简称《药品目录》）。确定《药品目录》中药品品种时要考虑临床治疗的基本需要，也要考虑地区间的经济差异和用药习惯，中西药并重。

国家《药品目录》的组织制定工作，要由国务院人力资源和社会保障部门会同相关部门组成国家《药品目录》评审领导小组，负责评审《药品目录》及每年新增补和删除的药品，审核《药品目录》遴选专家组和专家咨询小组成员名单，以及《药品目录》评审和实施过程中的协调工作。领导小组下设办公室，负责组织制定国家基本医疗保险药品目录的具体工作。

领导小组办公室要在全国范围内选择专业技术水平较高的临床医学和药学专家，组成药品遴选专家组，负责遴选药品。纳入《药品目录》的药品应符合“临床必需、安全有效、价格合理、使用方便，市场能保证供应”的原则，并具备下列条件之一：

（1）《中华人民共和国药典》（现行版）收载的药品；

（2）符合国家药品监督管理部门颁发标准的药品；

（3）国家药品监督管理部门批准正式进口的药品。

《药品目录》所列药品包括西药、中成药、中药饮片。西药和中成药列基本医疗保险基金准予支付的药品目录，药品名称采用通用名，并标明剂型。中药饮片列基本医疗保险基金不予支付的药品目录，药品名称采用药典名。

《药品目录》分为“甲类目录”和“乙类目录”。纳入“甲类目录”的药品是临床必需、使用广泛、疗效好，同类药品中价格低的药品。“乙类目录”的药品是可供临床治疗选择使用，疗效好，同类药品中比“甲类目录”药品价格略高药品。“甲类目录”由国家统一制定，各地不得调整。“乙类目录”由国家制定，各省、自治区、直辖市可根据当地经济水平、医疗需求和用药习惯，适当进行调整，增加和减少的品种数之和不得超过国家制定的“乙类目录”药品总数的15%。

国家《药品目录》原则上每两年调整一次，各省、自治区、直辖市《药品目录》进行相应调整。国家《药品目录》的新药增补工作每年进行一次，各地不得自行进行新药增补。增补进入国家“乙类目录”的药品，各省、自治区、直辖市可根据实际情况，确定是否进入当地的“乙类目录”。

2019年8月19日，国家医疗保障局正式发布了新版《国家基本医疗保险、工伤保险和生育保险药品目录》。新版药品目录共有2643个药品，于2020年1月1日起正式实施。

知识拓展

《基本药物目录》和《基本医疗保险药品目录》的区别

《国家基本药物目录》与《基本医疗保险药品目录》的主要区别有以下几个方面：

1．二者的作用不同。《国家基本药物目录》主要用于指导临床医师合理选择用药品种，通过引导药品生产企业的生产方向，保证基本药物的市场供应。而《基本医疗保险药品目录》的主要作用是为了控制基本医疗保险支付药品费用的范围，是社会保险经办机构支付参保人员药品费用的依据。其目的是为了保障参保人员的基本医疗需求，保证医疗保险基金的收支平衡。

2．制定的依据不同。《国家基本药物目录》主要考虑药品临床使用的合理性和安全性，以及全社会的基本用药水平。《基本医疗保险药品目录》在考虑参保人员用药安全和疗效的同时，重点要依据基本医疗保险基金的承受能力。

3．应用范围不同。《国家基本药物目录》适应全社会所有人群，而《基本医疗保险药品目录》适用于基本医疗保险的参保人员。

4．执行效力不同。《国家基本药物目录》对临床医生用药起指导作用，主要通过对社会宣传和医生培训，引导自觉使用目录；而《基本医疗保险药品目录》在社会保险经办机构支付费用时执行。

（四）处方药与非处方药

1. 处方药 处方药（Prescription drugs）是指“凭执业医师和执业助理医师的处方方可购买、调配和使用的药品”。英国一般把处方药称为Prescription-only Medicine，即POM；美国则称为Legend Drugs。

2. 非处方药 非处方药（Nonprescription drugs，Over-the-counter drugs，即OTC drugs）是指“由国务院药品监督管理部门公布的，不需要凭执业医师和执业助理医师处方，消费者可以自行判断、购买和使用的药品”。

英国的非处方药分为两大类，一类是必须在注册药房卖的，称Pharmacy Medicine，即P类药品；另一类可在任何商店卖的，称General Sales List Medicines，GSL medicines。美国常称为OTC drugs。

(五)特殊管理的药品

《药品管理法》第一百一十二条规定，“国务院对麻醉药品、精神药品、医疗用毒性药品、放射性药品、药品类易制毒化学品等有其他特殊管理规定的，依照其规定。”具体管理规定详见本书第十一章。

三、药品的特殊性

药品具有商品的一般属性，通过流通渠道进入消费领域。在药品生产和流通过程中，基本经济规律起着主导作用，按经济规律的沉浮变化。但是药品又是极为特殊的商品，人们不能完全按照一般商品的经济规律来对待药品，必须对药品的各个环节进行严格控制，才能保障药品的安全、有效以及合理地为人类服务。

药品作为特殊商品，其特殊性表现在以下四个方面：

1. **药品的专属性** 药品的专属性表现在对症治疗，患什么病用什么药。处方药必须在医生的检查、诊断、指导下合理使用。非处方药必须根据病情，患者自我判断、自我治疗，合理选择药品，按照药品说明书、标签的说明使用。药品不像一般商品可以互相替代。

2. **药品的两重性** 药品的两重性是指药品有防病治病的一面，也具有不良反应的另一面。管理有方，用之得当，可以治病救人，造福人类；若失之管理，使用不当，则可致病，危害人体健康，甚至危及生命。

3. **药品质量的重要性** 药品是治病救人的物质，只有符合法定质量标准的合格药品才能保证疗效。因此，药品只能是合格品，不能像其他商品一样可分为一级品、二级品、等外品和次品。药品的真伪须由专业人员依照法定的药品标准和测试方法进行鉴别，一般来说，患者不具备鉴别药品的能力。

4. **药品的时限性** 人们只有防病治病时才需要用药，但药品生产、经营部门平时就应有适当储备。只能药等病，不能病等药。有些药品虽然需用量很少、有效期短，宁可报废，也要有所储备；有些药品即使无利可图，也必须保证生产。

第二节 药品质量监督管理

一、药品质量

(一)药品质量的概念

我国国家标准GB/T 19000-2008(等同于国际标准ISO 9001:2008)对质量的定义是：一组固有特性满足要求的程度。定义中特性是指事物所特有的性质，固有特性是事物本来就有的，它是通过产品、过程或体系设计和开发及其后之实现过程形成的属性。满足要求就是应满足明示的(如明确规定的)、通常隐含的(如组织的惯例、一般习惯)或必须履行的(如法律法规、行业规则)的需要和期望。

据此，可以对药品质量定义为：药品质量是指药品满足规定要求和需要的特征总和。

(二)药品的质量特征

药品的质量特征是指药品与满足预防、治疗、诊断人的疾病，有目的地调节人的生理机能的要求有关的固有特征。药品的质量特征包括有效性、安全性、稳定性、均一性、经济性等方面。

1. 有效性 药品的有效性是指在规定的适应证或者功能主治、用法和用量的条件下，药品能满足预防、治疗、诊断人的疾病，有目的地调节人的生理机能的要求。有效性是药品的基本特征，若对防治疾病没有效，则不能成为药品。但必须在一定前提条件下，即按照规定的适应证或者功能主治和用法、用量使用。有效程度的表示方法，在我国采用“痊愈”、“显效”、“有效”以区别之；在国外有的采用“完全缓解”、“部分缓解”、“稳定”等来区别。

2. 安全性 药品的安全性，是指按规定的适应证和用法、用量使用药品后，人体产生毒副反应的程度。大多数药品均有不同程度的毒副反应，因此，只有在衡量有效性大于毒副反应，或可解除、缓解毒副作用的情况下才使用某种药品。假如某物质对防治疾病有效，但对人体有致癌、致畸、致突变等严重损害，甚至致人死亡，则不能作为药品使用。安全性也是药品的基本特征。

3. 稳定性 药品的稳定性，是指药品在规定的条件下保持其有效性和安全性的能力。这里所指的规定条件一般是指规定的有效期内，以及生产、贮存、运输和使用的要求。假如某物质不稳定，极易变质，即使具有防治、诊断疾病的有效性和安全性，也不能作为商品药。因此，稳定性是药品的重要特征。

4. 均一性 药品的均一性，是指药物制剂的每一单位产品都符合有效性、安全性的规定要求。药物制剂的单位产品，如一片药、一支注射剂、一粒胶囊、一瓶糖浆等。原料药品的单位产品，如一箱药、一袋药、一桶药等。由于人们用药剂量一般与药品的单位产品有密切关系，特别是有效成分在单位产品中含量很少的药品，若不均一，则可能等于未用药，或用量过大而中毒、甚至致死。因此，均一性也是药品的重要特征。

5. 经济性 药品的经济性，是指药品在生产流通过程中形成的价格水平。若价格过高，超过了人们的承受能力，则不能作为商品在市场上流通，因而限制了其使用。因此，药品的经济性对药品价值的实现、患者用药以及企业的生存发展均有较大影响。

二、药品质量监督管理

药品质量监督管理是指：对确定或达到药品质量的全部职能和活动的监督管理，包括药品质量政策的制定，以及对药品从研制至使用全过程的质量保证和质量控制的组织、实施的监督管理。

根据世界各国对药品质量监督管理的实践分析，药品质量监督管理的含义包括了以下几点：①药品质量监督管理是政府为了保证和控制药品质量所进行的监督管理活动；②国家通过制定、颁布药品管理法律、行政法规，强制推行对药品质量的监督管理；③世界各国通过立法授权（或最高当局授权）政府的药品监督管理部门行使药品质量监督管理的职权。

具体来说药品质量监督管理是药品监督管理部门，根据法律授予的职权，依据法定的药品标准、法律、行政法规、制度和政策，对本国研制、生产、销售、使用的药品质量（包括进出口药品质量），以及影响药品质量的工作质量、保证体系的质量所进行的监督管理。

（一）药品质量监督管理的性质和特点

药品质量监督管理是国家行使监督管理企业事业单位职能的体现。它的性质是由管理的二重性所决定的，即具有社会属性和自然属性。其社会属性反映了一定社会形态中统治者的要求，受到生产关系和经济基础的制约；其自然属性反映了社会协作劳动本身的要求和生产力水平。

药品质量监督管理的特点：

1. 药品质量监督管理是国家以法律和行政手段对企业、事业单位行使管理职能，它充分体现了党和政府保护人民身体健康、发展医药卫生事业的方针。因此，它具有预防性、完善性、促进性、情报性和教育性等特点。

2. 我国的药品质量监督管理具有全面质量管理的特点，是以提高药品质量为目的，实行专业监督与群众监督相结合的特点。

（二）我国药品质量监督管理的原则

1. 以社会效益为最高原则 药品是防病治病的物质基础，保证人民用药安全有效，是药品质量监督管理的宗旨，也是药品生产、经营活动的目的，必须以社会效益为最高准则。

2. 质量第一的原则 药品的特殊性决定了必须最大限度地保证药品质量，质量问题不是水平问题，而是一个严肃的原则问题。为了最大限度的实现保证作用，就必须实行全面的监督管理。

3. 法制化与科学化的高度统一的原则 药品质量监督管理的社会职责，决定了药品管理工作必须立法。而药品质量监督管理工作对药品安全和有效提供最大限度的保证，必须依靠科学的管理方法和现代先进科学技术的应用。从一定意义上讲，《药品管理法》是把药品的严格、科学的监督管理手段，赋予法定的性质。

4. 专业性监督管理与群众性监督管理相结合的原则 国家为加强对药品监督管理，设立了药品监督管理部门，实行了专业的药品监督管理。在药品生产企业、经营企业和医疗机构设立药品质检室，开展自检活动。同时，对广大人民群众开展药品质量监督管理的宣传，对药品质量实行群众性监督。

三、药品质量监督检验

药品质量监督检验是药品质量监督管理的重要组成部分，质量监督必须采用检验手段，检验的目的是为了监督。如果检验技术不可靠，检验数据不真实，必然造成质量监督工作的失误和不公正。因此必须加强药品质量监督检验的管理。

（一）药品质量监督检验的性质

国家为了进行对药品质量的监督必须采用监督检验，这种监督检验与药品生产检验、药品验收检验的性质不同。药品监督检验具有第三方检验的公正性，因为它不涉及买卖双方的经济利益，不以营利为目的，具有公正立场；药品监督检验是代表国家对研制、生产、经营、使用的药品质量进行的检验，具有比生产检验或验收检验更高的权威性；药品监督检验是根据国家的法律规定进行的检验，在法律上具有更强的仲裁性。

（二）药品质量监督检验机构

根据《药品管理法》及其他有关规定，药品检验所是执行国家对药品监督检验的法定性专业机构。国家依法设置的药品检验所分为四级：①中国食品药品检定研究院；②省、自治区、直辖市药品检验所；③地、市、自治州、盟药品检验所；④县、市、旗药品检验所。

各级药品检验所受同级药品监督管理主管部门领导，享受同级药品监督管理主管部门所属直属事业单位的待遇，业务技术受上一级药品检验所指导。

（三）药品质量监督检验的类型

药品质量监督检验根据其目的和处理方法不同，可以分为抽查检验、注册检验、指定检验和复验等类型。

1. **抽查检验**　简称抽验，是国家依法对生产、经营和使用的药品质量进行有目的的调查和检查的过程，是药品监督管理部门通过技术方法对药品质量合格与否做出判断的一种重要手段。《药品管理法》第一百条规定，药品监督管理部门根据监督管理的需要，可以对药品质量进行抽查检验。

根据《药品质量抽查检验管理办法》（国药监药管〔2019〕34号），抽查检验根据监管目的分为监督抽验和评价抽验。监督抽验是指药品监督管理部门根据监管需要对质量可疑药品进行的抽查检验，评价抽验是指药品监督管理部门为评价某类或一定区域药品质量状况而开展的抽查检验。

药品监督管理部门设置或者确定的药品检验机构，承担药品质量抽查检验所需验任务。

2. **注册检验**　药品注册检验包括样品检验和药品标准复核。样品检验是指药品检验所按照申请人申报或者国家药品监督管理部门核定的药品标准对样品进行的检验。药品标准复核是指药品检验所对申报的药品标准中检验方法的可行性、科学性、设定的项目和指标能否控制药品质量等进行的实验室检验和审核工作；其目的是为了证明原检验数据和结果的可靠性和真实性，以确保药品的质量。

药品注册检验由中国食品药品检定研究院或者省级药品检验所承担。进口药品的注册检验由中国食品药品检定研究院组织实施。

3. **指定检验**　是指国家法律或国家药品监督管理部门规定某些药品在销售前或者进口时，必须经过指定药品检验机构检验，检验合格的，才准予销售的强制性药品检验。《药品管理法》第六十八条规定下列药品在销售前或者进口时，应当指定药品检验机构进行检验，未经检验或检验不合格的，不得销售或者进口：①首次在中国境内销售的药品；②国务院药品监督管理部门规定的生物制品；③国务院规定的其他药品。对于这些药品，虽然已经取得药品生产批准证明文件，并经药品生产企业检验合格，但是，如果在销售前没有经过药品检验机构对其药品实施检验，仍然会认定该销售行为是违法行为。

4. **复验**　药品抽验当事人对药品检验机构的药品检验结果有异议，按照法律法规的规定向相关的药品检验机构提出的复核检验。如果当事人对药品检验所的检验结果有异议的，可以自收到药品检验结果之日起7日内提出复验申请，逾期不再受理复验。复验的样品必须是原药品检验机构的同一样品的留样，除此之外的同品种、同批次的产品不得作为复检的样品。

复验申请应向原药品检验机构或者上一级药品监督管理部门设置或者确定的药品检验机构申请，也可以直接向中国食品药品检定研究院提出，其他药品检验所不得受理复验申请。复验机构出具的复验结论为最终检验结论。

（四）信息公开

国家药监局于2019年8月印发《药品质量抽查检验管理办法》（国药监药管〔2019〕34号），该《办法》规定，组织药品质量抽查检验的国务院药品监督管理部门和省级药品监督管理部门应当按照有关规定公开药品质量抽查检验结果。药品质量抽查检验结果公开内容应当包括抽查检验药品的品名、检品来源、标示生产企业、生产批号、药品规格、检验机构、检验依据、检验结果、不符合规定项目等。有证据证实药品质量不符合规定原因的，可以适当方式备注说明。

药品质量抽查检验结果公开不当的，应当自确认公开内容不当之日起5个工作日内，在原公开范围内予以更正。对可能产生重大影响的药品质量抽查检验信息，组织抽查检验的药品监督管理部门应当进行评估研判，并按照《中华人民共和国政府信息公开条例》等有关规定执行。

第三节　国家基本药物制度

国家基本药物制度是对基本药物的遴选、生产、流通、使用、定价、报销、监测评价等环节实施有效管理的制度，与公共卫生、医疗服务、医疗保障体系相衔接。基本药物制度是全球化的概念，是政府为满足人民群众的重点卫生保健需要，合理利用有限的医药卫生资源，保障人民群众用药安全、有效、合理而推行的国家药物政策。基本药物制度涉及药品的生产、供应和使用的每一个环节，是国家药物政策的核心内容。

1975年，WHO提出制订并推行基本药物，并作为药品政策的战略任务，向其成员国发出倡导，旨在使其成员国，特别是发展中国家大部分人口得到基本药物供应。最初WHO提出基本药物，是为了解决贫困和发展中国家的药品供应问题，使它们能够按照国家卫生需要，以有限的费用、合理的价格购买、使用质量和疗效都有保障的基本药物。至1999年底，全世界已有156个国家（占WHO成员国的80%以上）实施了基本药物制度。基本药物概念的内涵也随着各国基本药物行动计划的实践得到了不断发展和延伸。基本药物制度是全球化的概念，是政府为满足人民群众的重点卫生保健需要，合理利用有限的医药卫生资源，保障人民群众用药安全、有效、合理而推行的国家药物政策。基本药物制度涉及药品的生产、供应和使用的每一个环节，是国家药物政策的核心内容。为了帮助各国达到这个目标，WHO已成立了基本药物行动专署、药品管理和政策处等管理机构负责与基本药物相关的事项。

一、我国基本药物工作的发展概况

1979年4月，我国政府积极响应并参与WHO基本药物行动计划，在原卫生部、原国家医药管理总局的组织下成立了“国家基本药物遴选小组”，开始着手国家基本药物的制定工作。1991年9月，我国被指定为基本药物行动委员会西太区代表，任期从1992年1月至1994年12月。1992年，为配合公费医疗和医疗保障制度改革，我国成立了由原卫生部、财政部、原国家医药管理局、国家中医药管理局、解放军总后卫生部领导组成的“国家基本药物领导小组”，组织领导国家基本药物遴选和推行工作。1992年2月，原卫生部发布《制定国家基本药物工作方案》（卫药发〔1992〕第11号），明确国家基本药物系指从我国目前临床应用的各类药物中经过科学评价而遴选出的在同类药品中具有代表性的药品，其特点是疗效肯定、不良反应小、质量稳定、价格合理、使用方便等；列入基本药物目录的品种，国家要按需求保证生产和供应，并在此范围内制定公费医疗报销药品目录；要求国家基本药物应包括预防、诊断、治疗各类疾病的药物，品种数约占现有上市品种数的40%~50%，随着药物的发展和防病治病的需要，不断补充和修订。1997年，中共中央《关于卫生改革与发展的决定》提出“国家建立基本药物制度”。2007年，党的十七大报告提出“建立国家基本药物制度，保证群众基本用药”的要求。

2009年8月18日，我国正式启动国家基本药物制度工作，以保障群众基本用药，减轻群众基本用药费用。《关于建立国家基本药物制度的实施意见》《国家基本药物目录管理办法（暂行）》和《国家基本药物目录（基层医疗卫生机构配备使用部分）》（2009版）同时发布，这标志着我国建立国家基本药物制度工作正式实施。《实施意见》提出的目标为到2011年，初步建立国家基本药物制度；到2020年，全面实施规范的、覆盖城乡的国家基本药物制度。2018年9月19日，国务院办公厅发布了《关于完善国家基本药物制度的意见》（国办发〔2018〕88号），《意见》提出，新一轮医改以来，国家基本药物制度的建立和实施，对健全药品供应保障体系、保障群众基本用药、减轻患者用药负担发挥了重要作用。同时，也还存在不完全适应临床基本用药需求、缺乏使用激励机制、仿制品种与原研品种质量疗效存在差距、保障供应机制不健全等问题。《意见》从基本药物的遴选、生产、流通、使用、支付、监测等环节，明确了相关要求和政策措施。

二、我国国家基本药物制度政策框架及主要内容

国家基本药物工作委员会负责协调解决制定和实施国家基本药物制度过程中各个环节的相关政策问题，确定国家基本药物制度框架，确定国家基本药物目录遴选和调整的原则、范围、程序和工作方案，审核国家基本药物目录。委员会由国家卫健委、国家发展和改革委员会、工业和信息化部、监察部、财政部、人力资源和社会保障部、商务部、国家药品监督管理局、国家中医药管理局等部门组成。办公室设在卫健委，承担国家基本药物工作委员会的日常工作。

（一）国家基本药物目录的管理

1. 国家基本药物目录的遴选原则和要求　在充分考虑我国现阶段基本国情和基本医疗保障制度保障能力的基础上，国家基本药物遴选原则为：①防治必需；②安全有效；③价格合理；④使用方便；⑤中西药并重；⑥基本保障；⑦临床首选；⑧基层能够配备。参照国际经验，合理确定我国基本药物品种（剂型）和数量。

国家基本药物目录的制定应当与基本公共卫生服务体系、基本医疗服务体系、基本医疗保障体系相衔接。国务院办公厅《关于完善国家基本药物制度的意见》（国办发〔2018〕88号）指出，基本药物的遴选，应以满足疾病防治基本用药需求为导向，根据我国疾病谱和用药特点，充分考虑现阶段基本国情和保障能力，坚持科学、公开、公平、公正的原则，以诊疗规范、临床诊疗指南和专家共识为依据，中西药并重，遴选适当数量的基本药物品种，满足常见病、慢性病、应急抢救等主要临床需求，兼顾儿童等特殊人群和公共卫生防治用药需求。强化循证决策，突出药品临床价值；同时支持中医药事业发展，鼓励医药行业研发创新。

> **药师考点**
>
> 基本药物遴选原则和范围

下列药品不纳入国家基本药物目录遴选范围：①含有国家濒危野生动植物药材的；②主要用于滋补保健作用，易滥用的；③非临床治疗首选的；④因严重不良反应，国家食

品药品监督管理部门明确规定暂停生产、销售或使用的；⑤违背国家法律、法规，或不符合伦理要求的；⑥国家基本药物工作委员会规定的其他情况。

2. 国家基本药物目录的制定 卫健委负责组织建立国家基本药物专家库，负责国家基本药物的咨询和评审工作。制定国家基本药物目录的程序为：①从国家基本药物专家库中，随机抽取专家成立目录咨询专家组和目录评审专家组，咨询专家不参加目录评审工作，评审专家不参加目录制订的咨询工作；②咨询专家组根据循证医学、药物经济学对纳入遴选范围的药品进行技术评价，提出遴选意见，形成备选目录；③评审专家组对备选目录进行审核投票，形成目录初稿；④将目录初稿征求有关部门意见，修改完善后形成送审稿；⑤送审稿经国家基本药物工作委员会审核后，授权卫健委发布。具体程序见图4-1。

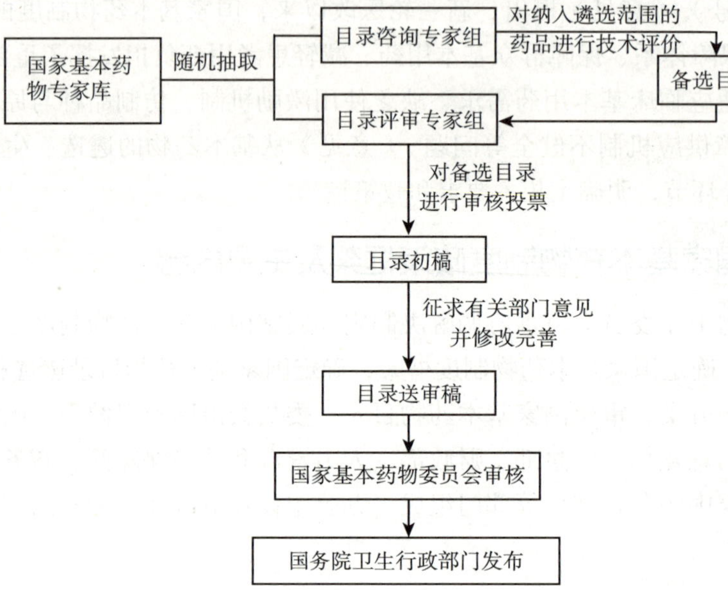

图4-1 国家基本药物目录的制定程序

3. 国家基本药物目录的调整 国家基本药物目录的调整应综合药品临床应用实践、药品标准变化、药品新上市情况等因素，对基本药物目录定期评估、动态调整，调整周期原则上不超过3年。对新审批上市、疗效较已上市药品有显著改善且价格合理的药品，可适时启动调入程序。坚持调入和调出并重，优先调入有效性和安全性证据明确、成本效益比显著的药品品种；重点调出已退市的，发生严重不良反应较多、经评估不宜再作为基本药物的，以及有风险效益比或成本效益比更优的品种替代的药品。原则上各地不增补药品，少数民族地区可增补少量民族药。

> **药师考点**
>
> 国家基本药物目录调整依据和周期

根据《国家基本药物目录管理办法（暂行）》，属于下列情形之一的品种，应当从国家基本药物目录中调出：①药品标准被取消的；②国家食品药品监督管理部门撤销其药品批准证明文件的；③发生严重不良反应的；④根据药物经济学评价，可被风险效益比或成本效益比更优的品种所替代的；⑤国家基本药物工作委员会认为应当调出的其他情形。

4. 国家基本药物目录的构成 我国的国家基本药物是从已有国家标准的药品和进口药品中进行遴选的。《国家基本药物目录管理办法（暂行）》规定国家基本药物目录中的药品包括化学药品、生物制品、中成药。药品应当是《中华人民共和国药典》收载的，卫生部、国家食品药品监督管理局颁布药品标准的品种。化学药品和生物制品名称采用中文通用名称和英文国际非专利药名中表达的化学成分的部分，剂型单列；中成药采用药品通用名称。

2018年10月，国家卫健委正式发布《国家基本药物目录（2018年版）》，目录于2018年11月1日起在全国正式实施。相比于之前的2012版目录，2018版基药目录共调入药品187种，调出22种（其中有17个为化药），目录总品种数量由原来的520种增加到685种，其中，化学药品和生物制品主要依据临床药理学分类，共417个品种；中成药主要依据功能分类，共268个品种（含民族药）。2018版基药目录较前新增了肿瘤药12种，儿童药22种。目录中有11个药品为非医保药品，主要是临床必需、疗效确切的药品，如治疗丙肝的药品索磷布韦维帕他韦。截止2019年，我国公布的历版《国家基本药物目录》收载药品情况见表4-1。

药师考点

国家基本药物目录的构成

表4-1　1982-2018《国家基本药物目录》收载药品

发布（调整）时间	西药	中药
1982年	278种	未遴选
1996年	699种	1699个处方、1812种制剂
1998年	740种	1333个处方，1570种制剂
2000年	770种	1249种
2002年	759种	1242种
2004年	773种	1260种
2009年	205种	102种
2012年	317种	203种
2018年	417种	268种（含民族药）

（二）保障基本药物生产供应

国务院指出，应把实施基本药物制度作为完善医药产业政策和行业发展规划的重要内容，鼓励企业技术进步和技术改造，推动优势企业建设与国际先进水平接轨的生产质量体系，增强基本药物生产供应能力。开展生产企业现状调查，对于临床必需、用量小或交易价格偏低、企业生产动力不足等因素造成市场供应易短缺的基本药物，可由政府搭建平台，通过市场撮合确定合理采购价格、定点生产、统一配送、纳入储备等措施保证供应。生产企业作为保障基本药物供应配送的第一责任人，应当切实履行合同，尤其要保障偏远、交通不便地区的药品配送。因企业原因造成用药短缺，企业应当承担违约责任，并由相关部门和单位及时列入失信记录。医保经办机构应当按照协议约定及时向医疗机构拨付医保资金。

同时，建立健全全国短缺药品监测预警系统，加强药品研发、生产、流通、使用等多源信息采集，尽早发现短缺风险，针对不同短缺原因分类应对。将军队所需短缺药品纳入国家短缺药品应急保障体系，通过军民融合的方式，建立短缺急需药品军地协调联动机制，保障部队急需短缺和应急作战储备药材供应。

（三）完善基本药物的价格管理机制

国家发展改革委制定基本药物全国零售指导价格。制定零售指导价格要加强成本调查监审和招标价格等市场购销价格及配送费用的监测，在保持生产企业合理盈利的基础上，压缩不合理营销费用。基本药物零售指导价格原则上按药品通用名称制定公布，不区分具体生产经营企业。

在国家零售指导价格规定的幅度内，省级人民政府根据招标形成的统一采购价格、配送费用及药品加成政策确定本地区政府举办的医疗卫生机构基本药物具体零售价格。鼓励各地在确保产品质量和配送服务水平的前提下，探索进一步降低基本药物价格的采购方式，并探索设定基本药物标底价格，避免企业恶性竞争。

实行基本药物制度的县（市、区），政府举办的基层医疗卫生机构配备使用的基本药物实行零差率销售。各地要按国家规定落实相关政府补助政策。

国务院办公厅《关于完善国家基本药物制度的意见》（国办发〔2018〕88号）指出，要切实保障基本药物生产供应。坚持集中采购方向，落实药品分类采购。做好上下级医疗机构用药衔接，推进市（县）域内公立医疗机构集中带量采购，推动降药价。对易短缺基本药物，通过市场撮合确定合理采购价格、定点生产、统一配送或纳入储备等措施保证供应。对垄断原料市场和推高药价导致药品短缺，涉嫌构成垄断协议和滥用市场支配地位行为的，依法开展反垄断调查，加大惩处力度。

（四）促进基本药物优先和合理使用

政府举办的基层医疗卫生机构全部配备和使用国家基本药物。在建立国家基本药物制度的初期，政府举办的基层医疗卫生机构确需配备、使用非目录药品，暂由省级人民政府统一确定，并报国家基本药物工作委员会备案。配备使用的非目录药品执行国家基本药物制度相关政策和规定。其他各类医疗机构也要将基本药物作为首选药物并达到一定使用比例，具体使用比例由卫生行政部门确定。

基本药物的优先和合理使用，应坚持基本药物主导地位，强化医疗机构基本药物使用管理，以省为单位明确公立医疗机构基本药物使用比例，不断提高医疗机构基本药物使用量。公立医疗机构根据功能定位和诊疗范围，合理配备基本药物，保障临床基本用药需求。药品集中采购平台和医疗机构信息系统应对基本药物进行标注，提示医疗机构优先采购、医生优先使用。将基本药物使用情况作为处方点评的重点内容，对医师、药师和管理人员加大基本药物制度和基本药物临床应用指南、处方集培训力度，提高基本药物合理使用和管理水平。鼓励其他医疗机构配备使用基本药物。

医疗机构科学设置临床科室基本药物使用指标，并纳入考核。将基本药物使用情况与基层实施基本药物制度补助资金的拨付挂钩。深化医保支付方式改革，通过制定药品医保支付标准等方式，引导医疗机构和医务人员合理诊疗、合理用药。同时，依托现有资源建立健全国家、省两级药品使用监测平台以及国家、省、地市、县四级监测网络体系，重点监测医疗机构基本药物的配备品种、使用数量、采购价格、供应配送等信息，以及处方用药是否符合诊疗规范。开展以基本药物为重点的药品临床综合评价，指导临床安全合理用药。

（五）完善基本药物支付报销机制

《关于建立国家基本药物制度的实施意见》规定，基本药物全部纳入基本医疗保障药品报销目录，报销比例明显高于非基本药物。具体办法按医疗保障有关规定执行。国务院办公厅《关于完善国家基本药物制度的意见》(国办发〔2018〕88号)指出，应进一步完善医保支付政策，对于基本药物目录内的治疗性药品，医保部门在调整医保目录时，按程序将符合条件的优先纳入目录范围或调整甲乙分类。对于国家免疫规划疫苗和抗艾滋病、结核病、寄生虫病等重大公共卫生防治的基本药物，加大政府投入，降低群众用药负担。鼓励地方将基本药物制度与分级诊疗、家庭医生签约服务、慢性病健康管理等有机结合，在保证药效前提下优先使用基本药物，最大程度减少患者药费支出。

(六)加强基本药物质量安全监管

2013年5月9日，国家食品药品监督管理总局发布了《关于2012年版〈国家基本药物目录〉药品电子监管实施工作的公告》。药品生产企业凡生产《国家基本药物目录》药品品种，无论是否参与基本药物招标采购，均应按规定实施电子监管。国产药品和在国内分包装的进口药品应于2013年11月底前实行电子监管，进口药品应于2014年3月底前实行电子监管。

《关于完善国家基本药物制度的意见》指出，对基本药物实施全品种覆盖抽检，向社会及时公布抽检结果。鼓励企业开展药品上市后再评价。加强基本药物不良反应监测，强化药品安全预警和应急处置机制。加强对基本药物生产环节的监督检查，督促企业依法合规生产，保证质量。与此同时，推进仿制药质量和疗效一致性评价。对通过一致性评价的药品品种，按程序优先纳入基本药物目录。鼓励医疗机构优先采购和使用通过一致性评价、价格适宜的基本药物。

(七)完善基本药物制度绩效评估

国务院《关于完善国家基本药物制度的意见》指出，实施国家基本药物制度是党中央、国务院在卫生健康领域作出的重要部署，各级政府要落实领导责任、保障责任、管理责任、监督责任，将国家基本药物制度实施情况纳入政府绩效考核体系，确保取得实效。应建立健全基本药物制度实施督导评估制度，充分发挥第三方评估作用，强化结果运用，根据督导评估结果及时完善基本药物制度相关政策。

第四节　药品不良反应报告与监测管理

一、药品不良反应报告与监测的目的及意义

随着新药开发不断增多，药物安全的重要性日益突出，药源性疾病已引起人们的高度重视。20世纪发生了“反应停事件”等多起国际性重大药害事件，累计死亡2万余人，伤残万余人。美国的统计资料表明，住院患者中有6.7%发生严重药品不良反应，0.32%为致死性药品不良反应，由此推算全美每年有220万住院病人发生严重药品不良反应，约10.6万人因此死亡，居住院病人死因的4~6位。我国约有5000万~8000万残疾人，1/3为听力残疾，其致聋原因60%~80%与使用过氨基糖苷类抗生素有关。因此，从上世纪60年代起一些发达国家已先后开展了对药品不良反应的监测管理，在上市后对药品的安全性进行监测和再评价，采用各种手段和措施，避免和减少了药害蔓延。

1963年WHO建议在世界范围内建立药品不良反应监测系统，并于1968年建立了国际药品监测合作中心。我国原卫生部药政局于1988年在北京、上海的10所医疗单位开展了药品不良反应监测试点工作。1989年原卫生部成立了药品不良反应监测中心。1999年11

月25日国家药品监督管理局和卫生部联合发布了《药品不良反应监测管理办法》(试行)。2001年2月28日第九届全国人大常委会第二十次会议通过修订的《药品管理法》明确规定:"国家实行药品不良反应报告制度。药品生产企业、药品经营企业和医疗机构必须经常考察本单位所生产经营、使用的药品质量、疗效和反应。发现可能与用药有关的严重不良反应,必须及时向当地省、自治区、直辖市人民政府药品监督管理部门和卫生行政部门报告。"经卫生部、国家食品药品监督管理局审议通过,2004年3月4日国家食品药品监督管理局令第7号发布了《药品不良反应报告和监测管理办法》,自发布之日起施行。

自《药品不良反应报告和监测管理办法》(以下称"《办法》")实施以来,我国药品不良反应报告和监测工作得到迅速发展,监测体系进一步完善,报告数量和质量不断提高。但随着药品监管形势的变化和药品不良反应监测工作的深入,《办法》也暴露出一些不足,如:地方药品不良反应监测机构和职责的设置已不能适应当前药品安全监管需要;药品生产企业第一责任人体现不够充分;迟报、漏报现象依然存在;对严重药品不良事件的调查和处理以及要求企业对已上市药品进行安全性研究等缺乏明确规定。针对这些问题,卫生部和国家食品药品监督管理局对《办法》进行了补充、完善和修改,使其更加符合当前以及今后一段时间内的监管要求。

2011年5月24日,修订后的《药品不良反应报告和监测管理办法》正式颁布,并于2011年7月1日正式施行。修订后的《办法》共8章67条,包括总则、职责、报告与处置、重点监测、评价与控制、信息管理、法律责任和附则。修订的《办法》进一步明确了省以下监管部门和药品不良反应监测机构的职责,规范了报告程序和要求,增加了对严重药品不良反应、群体药品不良事件调查核实评价的要求,增加了"药品重点监测的要求",并对生产企业主动开展监测工作提出更明确和更高的要求。

二、药品不良反应的定义与分类

(一)药品不良反应的有关定义

1. 药品不良反应 世界卫生组织(WHO)对药品不良反应(Adverse Drug Reaction, ADR)的定义是:人们为了预防、治疗、诊断疾病,或为了调整生理功能,正常地使用药物而发生的一种有害的、非预期的反应。我国《药品不良反应报告和监测管理办法》中对药品不良反应的定义是:药品不良反应是指合格药品在正常用法用量下出现的与用药目的无关的有害反应。

以上的定义说明:①药品应是合格的人用药品;②在正常的用法、用量情况下;③人体出现的一切有害的、意外的反应;④对有些错误用药、超剂量或者滥用药品而导致的不良后果,则不应判定为不良反应。

2. 新的药品不良反应 新的药品不良反应,是指药品说明书中未载明的不良反应。说明书中已有描述,但不良反应发生的性质、程度、后果或者频率与说明书描述不一致或者更严重的,按照新的药品不良反应处理。

3. 严重药品不良反应 严重药品不良反应,是指因使用药品引起以下损害情形之一的反应:①导致死亡;②危及生命;③致癌、致畸、致出生缺陷;④导致显著的或者永久的人体伤残或者器官功

药师考点

药品不良反应及相关术语的界定和区分

能的损伤；⑤导致住院或者住院时间延长；⑥导致其他重要医学事件，如不进行治疗可能出现上述所列情况的。

（二）药品不良反应的分类

药品不良反应分类有很多种，药理学上根据药品不良反应与药理作用的关系将药品不良反应分为A型反应、B型反应、C型反应三类。

（1）A型药品不良反应　A型反应是由药物的药理作用增强所致，其特点是可以预测，常与剂量有关，停药或减量后症状很快减轻或消失，发生率较高，但死亡率低。通常包括副作用、毒性反应、后遗效应、继发反应等。

药师考点

药品不良反应分类

（2）B型药品不良反应　B型反应是与正常药理作用完全无关的一种异常反应，一般很难预测，常规毒理学筛选不能发现，发生率低，但死亡率高。包括特异性遗传素质反应、药物过敏反应等。

（3）C型药品不良反应　C型反应是指A型和B型反应之外的异常反应。一般在长期用药之后出现，潜伏期较长，没有明确的时间关系，难以预测。发病机制有些与致癌、致畸以及长期用药后心血管疾病、纤溶系统变化等有关，有些机理不明，尚在探讨之中。

三、我国药品不良反应报告与监测制度

（一）我国药品不良反应监测机构及其主要职责

1. 药品不良反应监测的主管部门　国家药品监督管理局（NMPA）主管全国药品不良反应监测工作，省、自治区、直辖市人民政府药品监督管理局主管本行政区域内的药品不良反应监测工作，各级卫生主管部门负责医疗卫生机构中与实施药品不良反应报告制度有关的管理工作。

2. 药品不良反应监测的技术机构及其主要职责

（1）国家药品不良反应监测中心承办全国药品不良反应监测技术工作，在国家药品监督管理局的领导下履行以下主要职责：①承担全国药品不良反应报告资料的收集、评价、反馈和上报工作；②对省、自治区、直辖市药品不良反应监测中心进行技术指导；③承办国家药品不良反应信息资料库和监测网络的建设及维护工作；④组织药品不良反应宣传、教育、培训和药品不良反应信息刊物的编辑、出版工作；⑤参与药品不良反应监测的国际交流；⑥组织药品不良反应监测方法的研究。

（2）省、自治区、直辖市药品不良反应监测中心在省、自治区、直辖市药品监督管理部门的领导下承办本行政区域内药品不良反应报告资料的收集、核实、评价、反馈、上报及其他有关工作。

（3）药品不良反应监测中心的人员应具备医学、药学及相关专业知识，具有正确分析药品不良反应报告资料的能力。

（二）药品不良反应的报告与处置

1. 基本要求　药品生产、经营企业和医疗机构获知或者发现可能与用药有关的不良反应，应当通过国家药品不良反应监测信息网络报告；不具备在线报告条件的，应当通过

纸质报表报所在地药品不良反应监测机构，由所在地药品不良反应监测机构代为在线报告。报告内容应当真实、完整、准确。

各级药品不良反应监测机构应当对本行政区域内的药品不良反应报告和监测资料进行评价和管理。药品生产、经营企业和医疗机构应当配合药品监督管理部门、卫生行政部门和药品不良反应监测机构对药品不良反应或者群体不良事件的调查，并提供调查所需的资料。药品生产、经营企业和医疗机构应当建立并保存药品不良反应报告和监测档案。

2. 个例药品不良反应

（1）报告范围　新药监测期内的国产药品应当报告该药品的所有不良反应；其他国产药品，报告新的和严重的不良反应。进口药品自首次获准进口之日起5年内，报告该进口药品的所有不良反应；满5年的，报告新的和严重的不良反应。

（2）报告和评价程序　药品生产、经营企业和医疗机构发现或者获知新的、严重的药品不良反应应当在15日内报告，其中死亡病例须立即报告；其他药品不良反应应当在30日内报告。有随访信息的，应当及时报告。

> **药师考点**
>
> 个例药品不良反应的报告和处置

设区的市级、县级药品不良反应监测机构应当对收到的药品不良反应报告的真实性、完整性和准确性进行审核。不良反应报告的审核和评价应当在自收到报告之日起的规定时间内完成。报告和评价程序见图4-2。

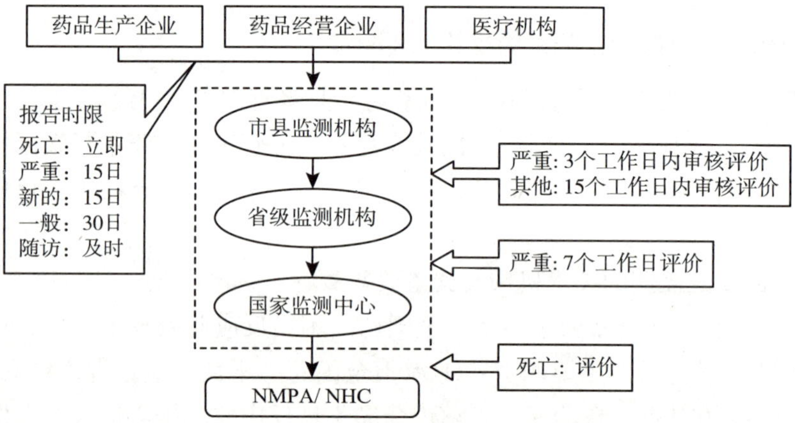

图4-2　个例药品不良反应的报告及评价程序

（3）死亡病例调查及评价程序　药品生产企业获知死亡病例以及设区的市级、县级药品不良反应监测机构收到死亡病例报告后均应进行调查，15日内完成调查报告，并按规定报告。省级药品不良反应监测机构均应当及时根据调查报告进行分析、评价，必要时进行现场调查，并将评价结果报省级药品监督管理部门和卫生行政部门，以及国家药品不良反应监测中心。国家药品不良反应监测中心应当及时对死亡病例进行分析、评价，并将评价结果报国家药品监督管理局和卫生部门。

3. 药品群体不良事件　是指同一药品在使用过程中，在相对集中的时间、区域内，对一定数量人群的身体健康或者生命安全造成损害或者威胁，需要予以紧急处置的事件。同一药品系指同一生产企业生产的同一药品名称、同一剂型、同一规格的药品。

（1）药品群体不良事件的报告　药品生产、经营企业和医疗机构获知或者发现药品群体不良事件后，应当立即报所在地的县级负责药品管理的部门、卫生行政部门和药品不良反应监测机构，必要时可以越级报告；对每一病例还应当及时通过国家药品不良反应监测信息网络报告。

（2）药品群体不良事件的处置 根据《药品不良反应报告和监测管理办法》，各级药品监督管理部门、卫生行政部门和药品生产企业、药品经营企业、医疗机构在药品群体不良事件发生后应进行的相关调查、评价以及应采取的具体处置措施见表4–2。

表4–2 药品群体不良事件的处置

单位与部门	调查/评价/报告	处置措施
国务院药品监督管理部门与卫生行政部门	对全国范围内影响较大并造成严重后果的药品群体不良事件联合开展相关调查工作	根据规定的权限，药品监督管理部门可以采取暂停生产、销售、使用或者召回药品等控制措施。卫生行政部门应当采取措施积极组织救治患者
省级药品监督管理部门与同级卫生行政部门	联合对下级部门的调查进行督促、指导，对药品群体不良事件进行分析、评价，对本行政区域内发生的影响较大的药品群体不良事件，组织现场调查，评价和调查结果报国务院药监与卫生行政部门	
设区的市级、县级负责药品管理的部门与同级卫生行政部门	获知药品群体不良事件后，应当联合组织开展现场调查，调查结果逐级报至省级药监部门和卫生行政部门	
药品生产企业	立即开展调查，在7日内完成调查报告，报所在地省级药监部门和监测机构。开展自查，分析事件发生的原因	必要时暂停生产、销售、使用和召回相关药品
药品经营企业	立即告知药品生产企业，开展自查	必要时暂停药品的销售，并协助药品生产企业采取相关控制措施
医疗机构	开展临床调查，分析事件发生的原因	必要时可采取暂停药品的使用等紧急措施

4. 境外发生的严重药品不良反应 进口药品和国产药品在境外发生的严重药品不良反应，药品生产企业应当自获知之日起30日内报给国家药品不良反应监测中心。国家药品不良反应监测中心要求提供原始报表及相关信息的，药品生产企业应当在5日内提交。国家药品不良反应监测中心应当对收到的药品不良反应报告进行分析、评价，每半年向国家药品监督管理局和卫生部门报告，发现提示药品可能存在安全隐患的信息应当及时报告。

进口药品和国产药品在境外因药品不良反应被暂停销售、使用或者撤市的，药品生产企业应当在获知后24小时内书面报给国家药品监督管理局和国家药品不良反应监测中心。

5. 定期安全性更新报告 药品生产企业应当对本企业生产药品的不良反应报告和监测资料进行定期汇总分析，汇总国内外安全性信息，进行风险和效益评估，撰写定期安全性更新报告。

（1）报告时限 设立新药监测期的国产药品，应当自取得批准证明文件之日起每满1年提交一次定期安全性更新报告，直至首次再注册，之后每5年报告一次；其他国产药品，每5年报告一次。首次进口的药品，自取得进口药品批准证明文件之日起每满一年提交一次定期安全性更新报告，直至首次再注册，之后每5年报告一次。

定期安全性更新报告的汇总时间以取得药品批准证明文件的日期为起点计，上报日期应当在汇总数据截止日期后60日内。

知识拓展

国外药品不良反应监测简介

一、美国FDA药品不良反应监测体系

FDA的MEDWATCH报告制度：FDA的药品评价与研究中心建立了药品缺陷处理程序，与FDA的另外4个中心一起对药品缺陷作出反应，该项目的药品不良反应信息收集依靠MEDWATCH（FDA的安全性信息和不良事件报告制度）。MEDWATCH 是1993 年开始建立的，分为自愿报告和强制报告两部分。FDA早在1961年就建立了药品上市后监测计划，但MEDWATCH报告制度使药品不良反应报告得到空前的系统化并提高了效率。FDA在《联邦食品药品化妆品法》中规定了药品制造商和医务工作者的强制报告制度，自愿报告多数来源于医务工作者，包括网上报告、传真和信笺报告。

二、英国的黄卡系统和“处方事件监测”系统

黄卡系统（Yellow Card System）：英国于1963年设立药品安全委员会。1964年后实行ADR自发呈报制度即黄卡系统，采用黄色卡片以提高医务人员对ADR的警惕性。黄卡发至全国医院及开业医师，以此作为药品上市后监测一种手段。药厂在法律上有义务将有关药物的任何不良反应上报，对老药报严重的、罕见的不良反应，对新药要求报所有不良反应。重要的结论经小组委员会讨论，主席签字以“ADR专辑”通报全国。

处方事件监测系统（Prescriptions Event Monitoring System, PEMS）：1977年创立，其方法为利用现有的处方体系，对服某种新药的病人予以分组，医生对同属一组病人的“事件”进行监护。将凡确认为不良反应的症状以及怀疑为不良反应的症状或因发现症状而到医院就诊等包含在“事件”之列。PEMS可视为YCS的补充和加强。

三、法国的ADR监察

20世纪70年代法国建立了医院ADR监测中心。1984年5月25日 法国政府规定：凡有处方权的内科、产科、齿科等医师都应向地区监察中心呈报ADR。全法国共指定28个地区中心，设在大学的医学院，由药理部门或毒理中心合作。中心设一名主任，下面有200多名专兼职医师或药师。中心起三方面作用：①收集ADR资料；②向医务界发送不良反应情况的报道和有关药物问题；③对发生的问题进行研究。

四、澳大利亚开展药物不良反应监察情况

澳大利亚1964年建立ADR自发呈报系统，并将ADR汇编成册，至今由国家卫生部出版4册，供医务人员参考。1970年成立了由专家组成的药物不良反应咨询委员会（Adverse Drug Reaction Advisory Committee，ADRAC）处理全国有关ADR方面事宜。医师、药师在日常诊治中如发现可疑的ADR时，通过电话，信件或蓝卡向ADRAC报告。ADRAC收到报告由医务官员阅读并作出评价，并按报告来源、累及系统、反应类型及药物与不良反应间的因果关系分类。ADRAC要求呈报的可疑药物不良反应的内容：所有新药的可疑不良反应、所有可疑的药物相互作用、明显影响病人治疗过程的可疑药物不良反应。

（2）报告和评价程序　国产药品的定期安全性更新报告向药品生产企业所在地省级药品不良反应监测机构提交。进口药品（包括进口分包装药品）的定期安全性更新报告向国家药品不良反应监测中心提交。省级药品不良反应监测机构应当对收到的定期安全性更新报

告进行汇总、分析和评价，于每年4月1日前将上一年度定期安全性更新报告统计情况和分析评价结果报省级药品监督管理部门和国家药品不良反应监测中心。国家药品不良反应监测中心应当对收到的定期安全性更新报告进行汇总、分析和评价，于每年7月1日前将上一年度国产药品和进口药品的定期安全性更新报告统计情况和分析评价结果报国家药品监督管理局和卫健委。

（三）药品重点监测

药品重点监测，是指为进一步了解药品的临床使用和不良反应发生情况，研究不良反应的发生特征、严重程度、发生率等，开展的药品安全性监测活动。药品生产企业应当经常考察本企业生产药品的安全性，对新药监测期内的药品和首次进口5年内的药品，应当开展重点监测，并按要求对监测数据进行汇总、分析、评价和报告；对本企业生产的其他药品，应当根据安全性情况主动开展重点监测。

省级以上药品监督管理部门根据药品临床使用和不良反应监测情况，可以要求药品生产企业对特定药品进行重点监测；必要时，也可以直接组织药品不良反应监测机构、医疗机构和科研单位开展药品重点监测。省级以上药品不良反应监测机构负责对药品生产企业开展的重点监测进行监督、检查，并对监测报告进行技术评价。

（四）药品不良反应的评价与控制

药品生产、经营企业和医疗机构及各级监测机构、药品监督管理部门、卫生行政部门均在药品不良反应的评价与控制方面承担相应的职责。具体见表4-3。

表4-3　药品不良反应的评价与控制

单位和部门	药品不良反应的分析和评价	药品不良反应的控制措施
药品生产企业	对收集到的报告和监测资料进行分析、评价，并主动开展药品安全性研究。将药品安全性信息及采取的措施报所在地省级和国务院药监部门	对已确认发生严重不良反应的药品，将药品不良反应、合理用药信息及时告知医务人员、患者和公众；采取修改标签和说明书，暂停生产、销售、使用和召回等措施。不良反应大的药品，应当主动申请注销其批准证明文件
药品经营企业/医疗机构	对收集到的药品不良反应报告和监测资料进行分析和评价	采取措施减少和防止药品不良反应的重复发生
省级药品不良反应监测机构/省级药品监督管理部门	省级药品不良反应监测机构每季度对收到的药品不良反应报告进行综合分析，提取需要关注的安全性信息，并进行评价，提出风险管理建议，报省级药监部门、卫生行政部门和国家药品不良反应监测中心	省级药品监督管理部门根据分析评价结果，可采取暂停生产、销售、使用和召回药品等措施，并监督检查，采取的措施通报同级卫生行政部门
国家药品不良反应监测中心/国务院药品监督管理部门	国家药品不良反应监测中心每季度对收到的严重药品不良反应报告进行综合分析，提取需要关注的安全性信息，并进行评价，提出风险管理建议。报国务院药监部门和卫生行政部门	国务院药品监督管理部门根据药品分析评价结果，可以要求企业开展药品安全性、有效性相关研究。必要时，应当采取责令修改药品说明书，暂停生产、销售、使用和召回药品等措施，对不良反应大的药品，应当撤销药品批准证明文件

（五）药品不良反应信息管理

《药品不良反应报告和监测管理办法》规定，国家药品不良反应监测中心应当根据对药品不良反应报告和监测资料的综合分析和评价结果，及时发布药品不良反应警示信息。省级以上药品监督管理部门应当定期发布药品不良反应报告和监测情况。影响较大并造成严重后果的药品群体不良事件和其他重要的药品不良反应信息以及认为需要统一发布的信息由国务院药品监督管理部门和卫生行政部门统一发布，或者由其授权的省级药品监督管理部门和卫生行政部门发布。

自2001年11月开始，国家药品监督管理局实行了国家药品不良反应信息通报制度。经国家食品药品监督管理局批准，2003年9月，《药品不良反应信息通报》从第四期开始由国家药品不良反应监测中心向社会公开发布。

《药品不良反应信息通报》是及时反馈有关药品新的、严重的安全隐患的技术通报，是国家药品不良反应监测中心根据现有资料提供的客观信息反映。目的是提醒药品生产、经营企业、医疗机构注意被通报的药品品种的安全性隐患，为药品监督管理部门、卫生行政部门的监督管理和医疗机构临床用药提供参考。

药品不良反应监测取得的信息也是药品整顿和淘汰的重要依据，为药品监督管理和卫生行政部门的监督管理提供了决策参考。有些药品在通报了严重的不良反应后，被停止使用或限制使用或更换处方。例如，由于使用乙双吗啉治疗银屑病可能会引起白血病的信息被通报后，经进一步评价，国家食品药品监督管理局决定停止使用该品种；苯甲醇（注射溶媒）由于可能导致儿童臀肌挛缩症，经进一步评价后决定限制其使用范围，以避免严重不良反应的重复发生。根据药品不良反应监测情况，对“莲必治注射液”“穿琥宁注射液”“非甾体类抗炎药”等品种采取了修改药品说明书的措施。

难点释疑

药品被暂停生产、销售和使用是否意味着药品撤出市场

如果发现药品存在安全隐患，国家药品监督管理部门可以采取责令药品生产企业暂停药品的生产、销售和使用的措施。药品生产企业如发现药品存在安全隐患，也可以主动暂停药品的生产、销售和使用。安全隐患，是指由于研发、生产等原因可能使药品具有的危及人体健康和生命安全的不合理危险。

药品暂停生产、销售和使用后，一般会对引起暂停药品的事件进行调查，或者进行相关临床研究，对药品进行整体风险效益评估。如果评估结果表明药品的效益大于风险，还可以恢复药品的生产、销售和使用。如果药品在特定条件下使用效益大于风险，如在特定人群中，药品可能限制性恢复使用。如果评估的结果表明风险大于效益，国家药品监督管理部门可以责令药品生产企业将该药品撤市，药品生产企业也可以主动将药品撤市。药品生产企业除了由于药品的风险大于效益将药品撤市外，还可能因为商业原因撤市，如销售业绩不好、已有替代产品等。

四、药品不良反应监测与药物警戒

1974年，法国首先创造了“药物警戒”（Pharmacovigilance，PV）的概念。药物警戒可以理解为监视、守卫，时刻准备应付可能来自药物的危害。WHO关于药物警戒的定义是：药物警戒是与发现、评价、理解和预防不良反应或其他任何可能与药物有关问题的科学研

究与活动。根据WHO的指南性文件，药物警戒涉及的范围已经扩展到草药、传统药物和辅助用药、血液制品、生物制品、医疗器械以及疫苗等。

药物警戒与药品不良反应监测的最终目的都是为了提高临床合理用药的水平，保障公众用药安全，改善公众身体健康状况，提高公众的生活质量。但药物警戒扩展了监测的范围，不仅是药品不良反应，药物警戒贯穿于药物发展的始终，即从药物的研究设计就开始着手，直到上市使用的整个过程。目前，不合格药物、药物治疗错误、无药效、无足够科学根据而将药品用于未经批准的适应证、急慢性中毒、与药物相关死亡率的评估、药物的滥用与误用、药物与药物、药物与食品间的相互作用、药物生产和经营的合理性等，都是药物警戒的目标。药物警戒有别于药物不良反应监测的主要方面详见表4-4。

表4-4　ADR监测与药物警戒的对比

	监测对象和范围	时间范围	方法手段	特点
ADR监测	质量合格药品、正常用法用量	药品上市后阶段	志愿报告，集中监测，处方事件监测，数据库链接等	被动地收集、分析和监测药物不良反应信息
药物警戒	除上述外还包括药物治疗错误/药物滥用	贯穿于药品研制直至药品上市和上市后的全过程	除上述外还包括实验室研究	主动地开展药品安全性评价的各项相关工作

我国药物警戒概念引入较晚，作为药物警戒内容之一的药品不良反应监测工作也仅仅20年时间，总体上讲，我国的药物警戒工作已全面展开，正处于整合、理顺阶段。2004年《药品不良反应报告与监测管理办法》的颁布，推动了我国药物警戒的发展和药品不良反应突发事件预警机制的建立。2004年7月，由国家食品药品监督管理局、药品评价中心、国家药品不良反应监测中心主办的《中国药物警戒》杂志创刊。2007年11月，第一届中国药物警戒研讨会召开，讨论在药品不良反应监测体系基础上建立药物警戒制度。国家食品药品监督管理总局在发布《药品不良反应信息通报》的同时也发布药物警戒快讯。2019版《药品管理法》明确国家建立药物警戒制度，对药品不良反应及其他与用药有关的有害反应进行监测、识别、评估和控制。

第五节　处方药与非处方药分类管理制度

处方药与非处方药分类管理是由国家颁布法律或法规，将药品划为处方药与非处方药两类，根据其特点，分别进行管理的制度。这项制度于1951年率先在美国建立，此后，世界上许多国家也陆续建立此项制度。1989年WHO向各国推荐此项管理制度。目前，世界上已有100多个国家和地区实行了处方药与非处方药分类管理，并制定了相应的法律、法规来保障实施。《药品管理法》第五十四条规定“国家对药品实行处方药与非处方药分类管理”制度。

一、药品分类管理的目的和意义

药品分类管理是根据药品安全有效、使用方便的原则，依其品种、规格、适应症、剂量及给药途径不同，对药品分别按处方药和非处方药进行管理，包括建立相应法规、管理制度并实施监督管理。我国实行药品分类管理的根本目的是加强处方药的销售控制，规范非处方药的管理，保证公众用药安全有效、方便及时。

处方药与非处方药分类管理是在药品监督管理的实践中形成的高效率的管理方法。我国药品分类管理的意义在于：保证人民用药安全有效、方便及时；有利于推动医疗保险制度的改革，降低医疗费用；提高人民自我保健意识；促进医药行业与国际接轨。

二、我国药品分类管理概况

原卫生部于1995年5月决定在我国开展制定和推行处方药与非处方药分类管理的工作。1996年2月6日，原卫生部牵头召开了由原国家医药管理局、国家中医药管理局、总后卫生部、国家财政部等部局领导组成的国家非处方药领导小组第一次会议，卫生部并以卫药发（1996年）第30号文发出“关于成立制定推行处方药与非处方药领导小组的通知”。确定了国家非处方药领导小组，成立了国家非处方药办公室，办公室设在中国药学会科技开发中心，并明确了办公室的设置与职能；成立了秘书组、政策研究组、生产流通组、广告组、教育宣传组、药物审批组、药物遴选组及中药组等小组。拟定了各个小组的工作范围职责、规章制度、档案管理及相应的工作程序。1997年1月，中共中央、国务院在《关于卫生改革与发展的决定》中提出：“国家建立完善处方药与非处方药分类管理制度”。

1998年，国家政府部门的职能进行了调整，将组织制定非处方药的工作划归国家药品监督管理局负责。1999年国家药品监督管理局发布了《处方药与非处方药分类管理办法》（试行）、公布了《非处方药专有标识及管理规定》（暂行）、制定了《处方药与非处方药流通管理暂行规定》、会同相关部委联合印发了《关于我国实施处方药与非处方药分类管理若干意见的通知》，开始实施药品分类管理，2019年修订颁布的《药品管理法》明确规定了国家对药品实行处方药与非处方药分类管理制度。

三、处方药的管理

1. 处方药的特点 被列为处方药的药品一般包括：①特殊管理的药品；②由于药品的毒性或其它潜在影响使用不安全的药品；③因使用方法的规定（如注射剂），用药时有附加要求，患者自行使用不安全，需在医务人员指导下使用的药品；④新化合物、新药等。在我国，凡是没有被遴选为非处方药的药品均按处方药管理。

按药品种类来说，处方药包括抗生素、血液制品、生化制剂、抗肿瘤药、心血管类药品、激素类药品、麻醉药品、精神药品、医疗用毒性药品、放射性药品等。按药物剂型特点，注射剂、粉针剂、大输液、喷雾吸入剂等大部分划为处方药。

2. 处方药的生产、流通和使用管理 处方药生产企业必须具有《药品生产许可证》，其生产品种必须取得药品批准文号。处方药的批发与零售企业必须具有《药品经营许可证》。药品生产、批发企业必须按照分类管理、分类销售的原则和规定向相应的具有合法经营资格的药品零售企业和医疗机构销售处方药和非处方药，并按有关药品监督管理规定保存销售记录备查。药品生产、批发企业不得以任何方式直接向病患者推荐、销售处方药。

> **药师考点**
>
> 处方药的管理要求

处方药的销售和购买必须由执业医师或执业助理医师处方，可在医疗机构药房调配、购买、使用，也可凭处方在有《药品经营许可证》的零售药房购买使用。销售处方药的医疗机构与零售药店必须配备驻店执业药师或者药师以上药学技术人员。执业药师或者药师必须对医生处方进行审核。签字后依据处方正确调配、销售处方药。对处方不得擅自更改或代用。对有配伍禁忌或超剂量的处方，应当拒绝调配、销售，必要时，经处方医师更正或重新签字，方可调配、销售。零售药店对处方必须留存2年以上备查；处方药与非处方药应当分柜台摆放，处方药不得采用开架自选方式销售。

四、非处方药的管理

1. 非处方药的特点　被列为非处方药的药品具有以下特点：①使用时不需要医务专业人员的指导和监督，用药者按标签或说明书的指导来使用；②适应证通常是能自我做出判断的疾病，药品起效性快速，疗效确切；③能减轻小疾病的初始症状或延缓病情的发展；④有高度的安全性，不会引起药物依赖性，毒副反应发生率低，不在体内蓄积，不致诱导耐药性或抗药性；⑤药效、剂量具有稳定性。这些药品的种类主要包括维生素、滋补剂、微量元素补充剂、感冒咳嗽药、抗酸剂、消胀剂、轻泻剂、口服止痛药、外用镇痛药、其它外用药、足部保健制剂、口腔清洁用品、支气管扩张剂等。

根据药品的安全性，非处方药又被分为甲类非处方药和乙类非处方药两类。

2. 非处方药的遴选原则

（1）应用安全　①根据文献和长期临床使用证实安全性大的药品；②药物无潜在毒性；不易引起蓄积中毒，中药中重金属限量不超过国内或国外公认标准；③基本无不良反应。④不引起依赖性，无“三致”作用；⑤抗肿瘤药、毒麻药、精神药物不能列入，个别用于复方制剂者例外；⑥组方合理，无不良相互作用。中成药处方中无“十八反”“十九畏”。

> **药师考点**
>
> 非处方药目录及目录的遴选

（2）疗效确切　①药物作用针对性强，功能主治明确；②不需经常调整剂量；③连续使用不引起耐药性。

（3）质量稳定　①质量可控；②在规定条件下，性质稳定。

（4）使用方便　①用药时不需做特殊检查和试验；②以口服、外用、吸入等剂型为主。

3. 非处方药的遴选分类　西药非处方药分类是参照《国家基本药物目录》，根据非处方药遴选原则与特点划分为：解热、镇痛药，镇静助眠药，抗过敏药与抗眩晕药，抗酸药与胃黏膜保护药，助消化药，消胀药，止泻药，胃动力药，缓泻药，胃肠解痉药，驱肠虫药，肝病辅助药，利胆药，调节水、电解质平衡药，感冒用药，镇咳药，祛痰药，平喘药，维生素与矿物质，皮肤科用药，五官科用药，妇科用药，避孕药23类。中成药非处方药分类是参考国家中医药管理局发布的《中医病证诊断疗效标准》，将其中符合非处方药遴选原则的38种病证归属为内科、外科、骨伤科、妇科，儿科，皮肤科，五官科7个治疗科。

> **药师考点**
>
> 非处方药的管理要求

4. 国家非处方药目录　国家药品监督管理部门于1999年7月22日公布了第一批国家

非处方药（化学药品制剂和中成药制剂）目录，共有325个品种，没有区分甲、乙类，其中化学药品制剂165个品种，中成药制剂160个品种。每个品种含有不同剂型。按照药品分类管理工作的整体部署和安排，至2004年，国家共公布了六批4326个非处方药制剂品种。

5. 处方药与非处方药的转换评价 2004年4月7日，国家药品监督管理部门发布了《关于开展处方药与非处方药转换评价工作的通知》。决定从2004年开始开展处方药与非处方药转换评价工作，并对非处方药目录实行动态管理。

《通知》规定，除以下规定情况外，申请单位均可对其生产或代理的品种提出处方药转换评价为非处方药的申请：①监测期内的药品；②用于急救和其它患者不宜自我治疗疾病的药品。如用于肿瘤、青光眼、消化道溃疡、精神病、糖尿病、肝病、肾病、前列腺疾病、免疫性疾病、心脑血管疾病、性传播疾病等的治疗药品；③消费者不便自我使用的药物剂型。如注射剂、埋植剂等；④用药期间需要专业人员进行医学监护和指导的药品；⑤需要在特殊条件下保存的药品；⑥作用于全身的抗菌药、激素（避孕药除外）；⑦含毒性中药材，且不能证明其安全性的药品；⑧原料药、药用辅料、中药材、饮片；⑨国家规定的医疗用毒性药品、麻醉药品、精神药品和放射性药品，以及其他特殊管理的药品；⑩其他不符合非处方药要求的药品。

同时，国家药品监督管理部门组织对已批准为非处方药品种的监测和评价工作，对存在不安全隐患或不适宜按非处方药管理的品种将及时转换为处方药，按处方药管理。同时，甲类和乙类非处方药之间亦可以相互转换。

知识拓展

美国的非处方药转换

在美国将处方药转换为非处方药可以通过以下三种途径来提出申请：①药品生产商在申请新药上市时，递交一份将新药转变为OTC药物的补充申请；②药品生产商向FDA提出申请，要求将某一处方药转换为OTC药物；③提出OTC药物的申请（提出申请者可以是医药公司、卫生专家、消费者或公众团体），通过非处方药的评审程序来转换为非处方药。

在OTC药品的评审过程中，FDA通常要考虑以下几个关键性的指导问题：①是否存在自我诊断或经过医生最初诊断就能确定疾病的条件？②是否存在自我治疗的条件？③产品的毒性有多大？④产品是否有误用或滥用的可能性？⑤产品是否会成瘾？⑥在非处方药范围之外，该产品是否还有其他用法？⑦该药品的治疗效果是否超过对病人的潜在风险？⑧是否有足够详细的书面使用说明？⑨使用说明中是否包括关于不正确和不安全的使用方法的警告？⑩药物标签能否被普通人正确阅读和理解？

难点释疑

为什么有的药既是非处方药也可以是处方药?

非处方药基本是从处方药转变（遴选）来的，部分药品的适应证中，有些可以为患者的小伤小病安全应用，即在“限适应证、限剂量、限疗程”的规定下，将其作为非处方药应用；而消费者难以判断的适应证，则仍作为处方药使用。一种药品既是非处方药又是处方药，称之为“双跨药”。

既可作非处方药，又可作为处方药的药品，其适应证剂量和疗程差别较大。以H_2受体拮抗剂、抑制胃酸分泌的药品法莫替丁为例，其处方药可用于胃、十二指肠溃疡、上消化道出血（一般疗程4~8周）；作为非处方药时，则只能用于胃酸过多、烧心，即对症治疗。一般服用一周如不见好转，应到医院就诊或向医师咨询。

再如布洛芬，作为非处方药时，可用于缓解轻至中度疼痛如头痛、偏头痛、牙痛、痛经、肌肉痛等。而布洛芬处方药的适应证还包括缓解类风湿性关节炎、骨关节炎、脊柱关节病等各种慢性关节炎的疼痛。当布洛芬作为非处方药时，剂量较小，只能短期服用；而作为处方药，剂量较大，可长期服用，并且要根据病情，遵医嘱调整剂量。

6. 非处方药专有标识　1999年11月19日，国家药品监督管理局颁布了“关于公布非处方药专有标识及管理规定的通知”。非处方药专有标识图案为椭圆形背景下的OTC三个英文字母。非处方药专有标识图案的颜色分为红色和绿色，红色专有标识用于甲类非处方药药品，绿色专有标识用于乙类非处方药药品和用作指南性标志。经营非处方药药品的企业在使用非处方药专有标识时，必须按照国家食品药品监督管理总局公布的坐标比例和色标要求使用。

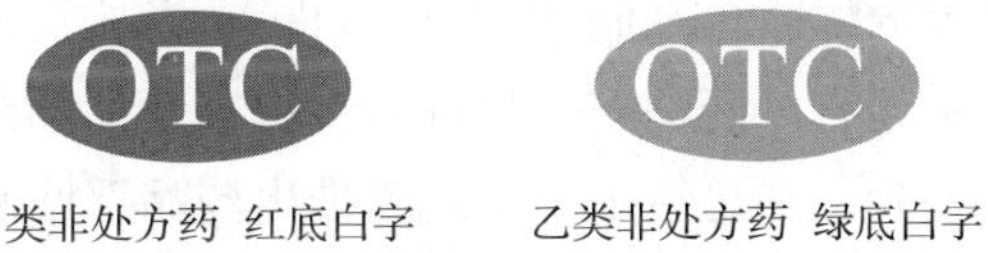
OTC
OTC
甲类非处方药 红底白字
乙类非处方药 绿底白字

图4-4　非处方药专有标识

使用非处方药专有标识时，药品的使用说明书和大包装可以单色印刷，标签和其他包装必须按照国家药品监督管理局公布的色标要求印刷。单色印刷时，非处方药专有标识下方必须标示“甲类”或“乙类”字样。

非处方药专有标识应与药品标签、使用说明书、内包装、外包装一体化印刷，其大小可根据实际需要设定，但必须醒目、清晰，并按照国家药品监督管理部门公布的坐标比例使用。非处方药药品标签、使用说明书和每个销售基本单元包装印有中文药品通用名称（商品名称）的一面（侧），其右上角是非处方药专有标识的固定位置。

7. 非处方药生产、流通、使用等管理规定

（1）生产和批发销售　非处方药的生产销售、批发销售业务必须由具有《药品生产许可证》、《药品经营许可证》的药品生产企业、药品批发企业经营。药品生产、批发企业必须按规定向相应的具有合法经营资格的药品零售企业和医疗机构销售非处方药，并按有关药品监督管理规定保存销售记录备查。

（2）零售　销售甲类非处方药的零售药店必须具有《药品经营许可证》，必须配备驻店执业药师或药师以上药学技术人员。执业药师或药师应对病患者选购非处方药提供用药指导或提出寻求医师治疗的建议。零售药店必须从具有《药品经营许可证》《药品生产许可证》的药品批发企业、药品生产企业采购非处方药，并按有关药品监督管理规定保存采购记录备查。

乙类非处方药可以在经省级药品监督管理部门或其授权的药品监督管理部门批准的非药品专营企业以外的商业企业（如在超市、宾馆、副食店等）中零售。零售乙类非处方药的商业企业必须配备专职的具有高中以上文化程度，经专业培训后，由省级药品监督管理部门或其授权的药品监督管理部门考核合格并取得上岗证的人员。普通商业企业销售乙类非处方药时，应设立专门货架或专柜，并按法律法规的规定摆放药品。

（3）使用　非处方药不需凭执业医师或执业助理医师处方即可自行判断购买和使用。非处方药可进入医疗机构，医疗机构根据医疗需要可以决定或推荐使用非处方药。消费者有权自主选购非处方药，但必须按非处方药标签和说明书所示内容使用。

（4）包装、标签和说明书　非处方药（甲类、乙类）的包装必须印有国家指定的非处方药专有标识，以便消费者和执法人员监督检查。非处方药的标签和说明书除符合有关规定外，用语要科学、易懂、详细、用词准确，每一个销售基本单元包装中要附有标签和说明书，以方便消费者自行判断、选择和安全使用。

（5）广告宣传　处方药必须在医务人员指导下购买和使用，因此，只准在专业性医药报刊上进行广告宣传。非处方药是方便消费者自我保健、治疗的药品，消费者应详细了解其治疗功效，因此，经批准可在大众媒介上进行广告宣传。

第六节　药品召回管理

在经过使用和销售含苯丙醇胺药品制剂（PPA事件）、龙胆泻肝丸尿毒症事件、齐二药假药案件以及欣弗事件等一系列有关药品安全事件后，国家食品药品监管部门在深入调查研究的基础上，借鉴发达国家经验，并总结了全国地方推出药品召回制度的措施，根据《药品管理法》《药品管理法实施条例》《国务院关于加强食品等产品安全监督管理的特别规定》，制定发布了《药品召回管理办法》，该办法自2007年12月10日起实施。这标志着我国的药品召回管理已经进入到一个全新的阶段，对于加强我国药品安全监管、保障公众用药安全、规范药品市场秩序以及促进医药行业的健康发展都具有非常重要的意义。

一、药品召回的含义和分级

（一）药品召回的含义

药品召回，是指药品生产企业（包括进口药品的境外制药厂商）按照规定的程序收回已上市销售的存在安全隐患的药品。

> **药师考点**
>
> 药品召回和药品安全隐患的界定

此处的安全隐患，是指由于研发、生产等原因可能使药品具有的危及人体健康和生命安全的不合理危险。

（二）药品召回的分级

根据药品安全隐患的严重程度，药品召回分为三级。

（1）一级召回　使用该药品可能引起严重健康危害的。

（2）二级召回　使用该药品可能引起暂时的或者可逆的健康危害的。

（3）三级召回　使用该药品一般不会引起健康危害，但由于其他原因需要收回的。

知识拓展

国外药品召回制度简介

	美国	澳大利亚	欧盟
召回定义	企业对在市场上销售的违法产品的撤回(removal)或改正(correction)	为解决在质量、疗效或安全方面有明确缺陷的医药产品问题而采取的行动	企业对违反现行法规并可能对公众健康产生潜在危害的上市药的收回或改正
法规	《食品药品及化妆品法》《消费者安全法》《强制政策》	《医药产品法》《联邦贸易法》《医药产品统一召回程序》	欧盟部长理事会令75/319/EEC
召回范畴	①药品或说明书的错误使用；②市场销售产品的微生物污染、理化性质的显著变化、其他显著变化或变质，一个或多个批次产品不符合规定的标准规范；③对健康具有急迫或实质性危害	①治疗用产品不符合应用标准或相关的生产标准；②供应的治疗用产品违背了相关法规；③未获得生产许可的产品；④已被撤销许可证的产品	①在正常使用情况下医药产品被证明是有害的；②缺少治疗作用；③组分的定性指标与定量指标与标准不符；④未进行成品和(或)成分的控制以及在生产过程中的控制
形式与程序	产品缺陷报告；健康伤害评估；召回分级；制定召回计划；发布召回信息；审批召回计划；召回实施和召回现状报告；公众通告；终止召回	通知协调员；信息评估；召回评估；召回实施；与安全相关时，通知联邦部长；召回进展与报告；随访	各成员国之间交换所有I级和II级的药品召回信息；在正式确定I级召回之前，各成员国应交换召回信息

二、主动召回和责令召回

药品召回分为主动召回和责令召回两类。如果制药企业发现其药品存在安全隐患，应主动召回；而责令召回是指药品监督管理部门经过调查评估，认为存在安全隐患，药品生产企业应当召回药品而未主动召回的，应当责令药品生产企业召回药品。

（一）主动召回

药品生产企业应当对收集的药品安全信息进行分析，对可能存在安全隐患的药品进行调查评估，发现药品存在安全隐患的，应当决定召回。药品生产企业在作出药品召回决定后，应当制定召回计划并组织实施，一级召回在24小时内，二级召回在48小时内，三级召回在72小时内，通知到有关药品经营企业、使用单位停止销售和使用，同时向所在地省、自治区、直辖市药品监督管理部门报告。

药品生产企业在启动药品召回后，一级召回在1日内，二级召回在3日内，三级召回在7日内，应当将调查评估报告和召回计划提交给所在地省、自治区、直辖市药品监督管理部门备案。省、自治区、直辖市药品监督管理部门应当将收到一级药品召回的调查评估报告和召回计划报告国家药品监督管理局。

药品生产企业在实施召回的过程中，一级召回每日，二级召回每3日，三级召回每7日，向所在地省、自治区、直辖市药品监督管理部门报告药品召回进展情况。药品生产企业对召回药品的处理应当有详细的记录，并向药品生产企业所在地省、自治区、直辖市药品监督管理部门报告。必须销毁的药品，应当在药品监督管理部门监督下销毁。药品生产企业在召回完成后，应当对召回效果进行评价，向所在地省、自治区、直辖市药品监督管理部门提交药品召回总结报告。

省、自治区、直辖市药品监督管理部门应当自收到总结报告之日起10日内对报告进行审查，并对召回效果进行评价，必要时组织专家进行审查和评价。审查和评价结论应当以书面形式通知药品生产企业。经过审查和评价，认为召回不彻底或者需要采取更为有效的措施的，药品监督管理部门应当要求药品生产企业重新召回或者扩大召回范围。

案例分析

默克公司召回“普泽欣”

2007年12月，美国默克公司在中国内地召回可能受细菌感染的流感疫苗普泽欣。这是我国发布《药品召回管理办法》后的首例药品召回事件。“普泽欣”是该公司生产的B型流感嗜血杆菌疫苗，主要适用于5岁以下的婴幼儿，可以预防由B型流感嗜血杆菌引起的脑膜炎、肺炎等严重感染。默克公司检测发现，公司位于宾夕法尼亚州一家制造工厂的疫苗生产过程存在杀菌漏洞，可能致使生产出来的疫苗受到污染，因此宣布召回这批疫苗。据了解，此疫苗在全球范围内并没有收到接种不良反应的报告。然而，由于默克公司在自检过程中无法确保某一批次产品的无菌性，于是立即在全球范围启动主动召回程序。

此次在中国市场召回的“普泽欣”共计104 930支，该批产品于2007年10月在中国销售，部分已经销往北京、天津、山东、浙江等8省市。默克公司与中国各级药监部门、疾控中心和经销商密切合作，并承诺确保召回批次疫苗的回收。而来自国家药监局的消息称，国家药品不良反应监测中心尚未收到涉及该批产品的不良反应病例报告。在疫苗召回的过程中，默克还积极与各地疾控中心和接种单位合作，帮助家长解决疑问，并密切关注不良反应的情况。为了解答疑问，默克在华企业默沙东开通专用电话分机，由专业技术人员接听和回答患者和疾病控制中心关于产品知识、不良反应的问询电话。

在由中国医药企业管理协会和人民网颁发的“2008医药企业社会责任贡献奖”的颁奖晚会上，业内专家和政府领导多次赞扬了默沙东本着高度负责的态度，主动召回的行为，认为这一举动为国内制药业树立了典范。

（二）责令召回

药品监督管理部门经过调查评估，认为药品存在安全隐患，药品生产企业应当召回药品而未主动召回的，应当责令药品生产企业召回药品。必要时，药品监督管理部门可以要求药品生产企业、经营企业和使用单位立即停止销售和使用该药品。

药品监督管理部门作出责令召回决定，应当将责令召回通知书送达药品生产企业。药品生产企业在收到责令召回通知书后，应当按照规定通知药品经营企业和使用单位，制定、提交召回计划，并组织实施。药品生产企业应当按规定向药品监督管理部门报告药品召回的相关情况，进行召回药品的后续处理。

药品监督管理部门应当对药品生产企业提交的药品召回总结报告进行审查，并对召回效果进行评价。经过审查和评价，认为召回不彻底或者需要采取更为有效的措施的，药品监督管理部门可以要求药品生产企业重新召回或者扩大召回范围。

药师考点

主动召回和责令召回

三、法律责任

药品监督管理部门确认药品生产企业因违反法律、法规、规章规定造成上市药品存在安全隐患，依法应当给予行政处罚，但该企业已经采取召回措施主动消除或者减轻危害后果的，依照《行政处罚法》的规定从轻或者减轻处罚；违法行为轻微并及时纠正，没有造成危害后果的，不予处罚。药品生产企业召回药品的，不免除其依法应当承担的其他法律责任。企业违法药品召回管理规定应承担的法律责任见表4-5。

表4-5　药品召回的法律责任

违法行为	处罚办法
药品生产企业发现药品存在安全隐患而不主动召回药品的	责令召回药品，并处应召回药品货值金额3倍的罚款；造成严重后果的，由原发证部门撤销药品批准证明文件，直至吊销《药品生产许可证》
药品监督管理部门责令召回，药品生产企业拒绝召回药品的	处应召回药品货值金额3倍的罚款；造成严重后果的，由原发证部门撤销药品批准证明文件，直至吊销《药品生产许可证》
有下列情形之一的：①药品生产企业未在规定时间内通知药品经营、使用单位停止销售和使用需召回药品的；②药监部门要求药品生产企业采取扩大召回范围、缩短召回时间等更为有效的措施以及要求药品生产企业重新召回或者扩大召回范围，药品生产企业未按照药监部门要求采取改正措施或者召回药品的；③药品生产企业对召回药品的处理没有相应记录，或未向药品生产企业所在地省级药监部门报告。必须销毁的药品未销毁的	予以警告，责令限期改正，并处3万元以下罚款
有下列情形之一的：①未按规定建立药品召回制度、药品质量保证体系与药品不良反应监测系统的；②拒绝协助药监部门开展调查的；③未按规定提交药品召回的调查评估报告和召回计划、药品召回进展情况和总结报告的；④变更召回计划，未报药监部门备案的	予以警告，责令限期改正；逾期未改正的，处2万元以下罚款
药品经营企业、使用单位发现其经营、使用的药品存在安全隐患的，未立即停止销售或者使用该药品或隐瞒不报的	责令停止销售和使用，并处1000元以上5万元以下罚款；造成严重后果的，由原发证部门吊销《药品经营许可证》或者其他许可证
药品经营企业、使用单位拒绝配合药品生产企业或者药品监督管理部门开展有关药品安全隐患调查、拒绝协助药品生产企业召回药品的	予以警告，责令改正，可以并处2万元以下罚款

第七节　中药监督管理

中药是中华民族的传统药，是祖国医学极其重要的组成部分，是我国劳动人民与疾病作斗争中积累起来的宝贵财富，在保障人民健康和民族繁衍中起着重要的作用。中药管理是我国药品管理的内容之一，管理的核心问题是中药的质量监督管理。

一、中药的概念和分类

1. 中药的概念　中药的概念可定义为：以中医药学理论体系的术语表述药物性能、功效和使用规律，并在中医药理论指导下所应用的药物。中药过去称为“官药”或“官料药”，自清末西医药输入我国以来，为了表示区别，人们将我国传统的药物称之为中药，或称传统药。

中药包括中药材、中药饮片、中成药及民族药。

（1）中药材　指药用植物、动物、矿物的药用部分采收后经产地初加工形成的原料药材。大部分中药材来源于植物，药用部位有根、茎、花、果实、种子、皮等。药用动物的药用部位多为动物的骨、胆、结石、皮、肉及脏器。矿物类药材包括可供药用的天然矿物、矿物加工品种以及动物的化石等，如朱砂、石膏、轻粉、芒硝、白降丹、红粉等。

（2）中药饮片　是指在中医药理论指导下，根据辨证施治和调剂、制剂的需要，对中药材进行特殊加工炮制后的制成品。中药饮片一般由中药饮片加工企业提供。

（3）中成药　系指根据疗效确切、应用广泛的处方、验方或秘方，以中药材为原料配制加工而成的药品。如丸、散、膏、丹、露、酒、锭、片剂、冲剂、糖浆等。中成药应由依法取得药品生产许可证的企业生产，质量符合国家药品标准，包装、标签、说明书符合相关规定。

（4）民族药　指我国某些地区少数民族经长期医疗实践的积累并用少数民族文字记载的药品，在使用上有一定的地域性，如藏药、蒙药、苗药等。

2. 中药的分类　中药分类方法很多，最常见的是自然属性分类法和功能分类法。

（1）自然属性分类法　是以药物的来源和性质为依据的分类方法，一般将中药分为植物药、动物药和矿物药。我国有药用价值的天然物质约有12800多种，其中植物药约有11000余种，动物药将近1600种，矿物药80余种。

（2）功能分类法　现代中药学大多数采用功能（功效）分类法，将中药分为解表药、清热药、泻下药、祛风湿药、化湿药、利水渗湿药、温里药、理气药、消食药、驱虫药、止血药、活血化瘀药、化痰止咳平喘药、安神药、平肝熄风药、开窍药、补虚药、收涩药、涌吐药、解毒杀虫燥湿止痒药、拔毒化腐生肌药共20余类。

二、中药管理的相关规定

1.《药品管理法》中涉及中药管理的专门规定

（1）原则性规定　国家发展现代药和传统药，充分发挥其在预防、医疗和保健中的作用。国家保护野生药材资源和中药品种，鼓励培育道地中药材。

（2）中药的注册及上市许可　①在中国境内上市的药品，应当经国务院药品监督管理部门批准，取得药品注册证书；但是，未实施审批管理的中药材和中药饮片除外。实施审批管理的中药材、中药饮片品种目录由国务院药品监督管理部门会同国务院中医药主管部门制定。②中药饮片生产企业履行药品上市许可持有人的相关义务，对中药饮片生产、销售实行全过程管理，建立中药饮片追溯体系，保证中药饮片安全、有效、可追溯。

（3）中药的生产　①中药饮片应当按照国家药品标准炮制；国家药品标准没有规定的，应当按照省、自治区、直辖市人民政府药品监督管理部门制定的炮制规范炮制。省、自治区、直辖市人民政府药品监督管理部门制定的炮制规范应当报国务院药品监督管理部门备案。不符合国家药品标准或者不按照省、自治区、直辖市人民政府药品监督管理部门制定的炮制规范炮制的，不得出厂、销售。②必须从具有药品生产、经营资格的企业购进药品；但是，购进没有实施批准文号管理的中药材除外。

（4）中药的经营　①药品上市许可持有人、药品生产企业、药品经营企业和医疗机构应当从药品上市许可持有人或者具有药品生产、经营资格的企业购进药品；但是，购进未实施审批管理的中药材除外。②药品经营企业销售中药材，应当标明产地。③城乡集市贸易市场可以出售中药材，国务院另有规定的除外。④新发现和从境外引种的药材，经国务院药品监督管理部门批准后，方可销售。

（5）中药的相关法律责任　生产、销售的中药饮片不符合药品标准，尚不影响安全性、有效性的，责令限期改正，给予警告；可以处十万元以上五十万元以下的罚款。

（6）其他规定　①中药材种植、采集和饲养的管理，依照有关法律、法规的规定执行。②地区性民间习用药材的管理办法，由国务院药品监督管理部门会同国务院中医药主管部门制定。

2. 中药新药研制的管理规定　2007年7月10日原国家食品药品监督管理局颁布的《药品注册管理办法》中，附件一对中药、天然药物分类及申报资料要求作了明确的规定，为中药新药研制提供了法规依据。详见本书第六章。

3. 中药品种保护　中医药是我国的民族瑰宝，数千年来为我国人民的防病治病作出了巨大的贡献。为了加强对中药知识产权的保护，提高中药品种质量，保护中药生产企业的合法权益，促进中药事业的发展，国务院于1992年颁布了《中药品种保护条例》，1993年1月1日起实施。详见本书第十二章。

三、野生药材资源保护

我国《药品管理法》规定："国家保护野生药材资源，鼓励培育中药材"。为保护和合理利用野生药材资源，适应人民医疗保健事业的需要，1987年10月30日，国务院发布了《野生药材资源保护管理条例》（以下简称《条例》），对野生药材资源保护问题做出了具体规定，这是我国专门调整中药资源的第一部行政法规。《条例》适用于在中华人民共和国境内采猎，经营野生药材的单位或个人。

国家对野生药材资源实行保护、采猎相结合的原则，并创造条件开展人工种养。

1. 野生药材物种的分级及其品种名录

（1）野生药材物种的分级　国家重点保护的野生药材物种分为三级。

一级：濒临灭绝状态的稀有珍贵野生药材物种。

二级：分布区域小、资源处于衰竭状态的重要野生药材物种。

三级：资源严重减少的主要常用野生药材物种。

> **药师考点**
>
> 国家重点保护野生药材物种的分级

（2）野生药材物种名录　国家重点保护的野生药材物种名录共收载了野生药材物种76种，中药材42种（鹿茸药材有两

> **药师考点**
>
> 国家重点保护的野生药材物种名录

个来源：梅花鹿和马鹿），其中一级保护的野生药材物种4种，中药材4种；根据国家有关法规，虎骨与豹骨已被禁止贸易。二级保护的野生药材物种27种，中药材17种；三级保护的野生药材物种45种，中药材22种。具体名录见表4-6。

表4-6　国家重点保护的野生药材物种名录

分级	野生药材物种	中药材	药材名称
一级	4种	4种	虎骨、豹骨、羚羊角、鹿茸（梅花鹿）
二级	27种	17种	鹿茸（马鹿）、麝香（3个品种）、熊胆（2个品种）、穿山甲、蟾酥（2个品种）、蛤蟆油、金钱白花蛇、乌梢蛇、蕲蛇、蛤蚧、甘草（3个品种）、黄连（3个品种）、人参、杜仲、厚朴（2个品种）、黄柏（2个品种）、血竭
三级	45种	22种	川贝母（4个品种）、伊贝母（2个品种）、刺五加、黄芩、天冬、猪苓、龙胆（4个品种）、防风、远志（2个品种）、胡黄连、肉苁蓉、秦艽（4个品种）、细辛（3个品种）、紫草、五味子（2个品种）、蔓荆子（2个品种）、诃子（2个品种）、山茱萸、石斛（5个品种）、阿魏（2个品种）、连翘、羌活（2个品种）

2. 野生药材资源保护管理的有关规定

（1）对采猎保护野生药材物种的要求　禁止采猎一级保护野生药材物种；采猎、收购二、三级保护野生药材物种必须按照批准的计划执行。采猎者必须持有采药证，需要进行采伐或狩猎的，必须申请采伐证或狩猎证。不得在禁止采猎区、禁止采猎期采猎二、三级保护野生药材物种，并不得使用禁用工具进行采猎。

（2）对野生药材保护物种的经营管理　一级保护野生药材物种属于自然淘汰的，其药用部分由各级药材公司负责经营管理，但不得出口；二、三级保护野生药材物种属于国家计划管理的品种，由国家药材主管部门统一经营管理；其余品种由产地县药材公司或其委托单位按照计划收购。二、三级保护野生药材物种的药用部分，除国家另有规定外，实行限量出口。

四、中药材生产质量管理规范

《中药材生产质量管理规范（试行）》的英文是“Good Agricultural Practice”，简称GAP。为规范中药材生产，保证中药材质量，促进中药标准化、现代化，国家药品监督管理局局务会于2002年3月18日审议通过了《中药材生产质量管理规范（试行）》。并于2002年6月1日起施行。

（一）制订GAP的意义

实施GAP具有重要意义，其核心是对中药材生产实施全面质量管理，最大限度地保证药材内在质量的可行性、稳定性。由此延伸至中药科研、生产、流通的所有质量领域，为整个中药材质量体系打下基础。

一方面实施GAP可以大力促进中药材标准制订工作，即：通过对药材生产全过程的规范管理，得到质量稳定的药材，为标准的科研工作提供可靠的供试品，保证药材标准的科学、合理。另一方面，通过大力发展药材的规范生产，能够合理开发野生药材资源，走可持续发展的道路。此外，通过实施GAP可以促进形成一种不断提高药材质量的新机制，即在政府部门的引导下，促进企业自主进行有目的的，有效益的药材质量研究。同时，实施

GAP能够促进中药饮片、中成药质量的提高。在科研方面，可以为研究提供优质、稳定的样品原料；在工业生产方面可以为研究提供质量稳定可靠的原料；解决长期困惑中药工业如何不稳定的原料生产出稳定的成品的问题；在商业流通方面，不仅可以提供大量的优惠货源，还增加了货源的质量可溯性。

（二）GAP框架

GAP共十章五十七条，其内容涵盖了中药材生产的全过程，是中药材生产和质量管理的基本准则。适用于中药材生产企业生产中药材（含植物药及动物药）的全过程。其框架为：

第一章　总则	第二章　产地生态环境
第三章　种质和繁殖材料	第四章　栽培与养殖管理
第五章　采收与初加工	第六章　包装、运输与贮藏
第七章　质量管理	第八章　人员和设备
第九章　文件管理	第十章　附则

（三）GAP的主要内容简介

GAP的主要内容如下。

1. **产地生态环境**　要求中药材生产企业按照中药材产地适宜性优化原则，因地制宜，合理布局。中药材产地的环境如空气、土壤、灌溉水、动物饮用水应符合国家相应标准。药用动物养殖企业应满足动物种群对生态因子的需求及与生活、繁殖相适应的条件。

2. **种质和繁殖材料**　对生产中药材采用的物种的种名、亚种、变种或品种应准确鉴定和审核。对种子、菌种和繁殖材料在生产、储运过程中应实行检验和检疫制度，对动物应按习性进行药用动物的引种及驯化。加强中药材良种选育、配种工作，建立良种繁殖基地，保护药用动植物种质资源。

3. **药用植物栽培**　根据药用植物生长发育要求确定栽培区域，制定种植规程。根据其营养特点及土壤的供肥能力，确定施肥种类、时间和数量。根据药用植物不同生长发育时期的需水规律及气候条件、土壤水分状况，适时、合理灌溉和排水，根据其生长发育特定和不同的药用部位，加强田间管理，即使打顶、摘蕾、整枝、修剪、覆盖遮荫，调控植株生长发育。药用植物病虫害的防治采取综合措施，必须施用农药时，采用最小有效剂量并选用高效、低毒、低残留农药，以降低其残留和重金属污染。

4. **药用动物养殖管理**　根据其生存环境、食性、行为特点及对环境的适应能力，确定养殖方式和方法。应科学配制饲料，定时定量喂食，适时适量地补充精料、维生素、矿物质及必需的添加剂，不得添加激素、类激素等添加剂；应确定适宜的给水时间及次数；养殖环境应保持清洁卫生，建立消毒制度；对药用动物的疫病防治，应以预防为主，定期接种疫苗。禁止将中毒、感染疫病的药用动物加工成中药材。

5. **采收与初加工**　野生或半野生药用动植物的采集应坚持“最大持续产量”原则，即不危害生态环境，可持续生产的最大产量。有计划地进行野生抚育、轮采与封育，确定适宜的采收期、采收年限和采收方法。所采用的采收机械、器具应保持清洁，无污染。药用部分采收后，应经拣选、清洗、切制或修整等加工，需干燥的应采用适宜的办法和技术迅速干燥。

鲜用药材可采用冷藏、砂藏、罐储、生物保鲜等适宜的保鲜方法，尽可能不使用保鲜剂和防腐剂。对地道药材应按传统方法进行加工，如有改动，应提供充分试验数据。

6. 包装、运输与贮藏 对包装操作、包装材料、包装记录的内容做了明确规定，对药材批量运输、药材仓库应具备的设施和条件提出了要求。

7. 质量管理 生产企业应设质量管理部门，并对该部门的主要职责做了明确规定。要求药材在包装前，质量检验部门应对每批药材按照国家规定或常规的标准进行检验。检验项目应至少包括药材性状与鉴别、杂质、水分、灰分与酸不溶性灰分、浸出物、指标性成分或有效成分含量。农药残留量、重金属及微生物限度应符合国家标准和有关规定。不合格的中药材不得出场和销售。

8. 人员和设备 对生产企业的技术负责人，质量管理部门负责人应有相关专业的大专以上学历和药材生产实践经验。对从事中药材生产的人员和田间工作的人员也提出了具体要求，并规定从事加工、包装、检验的人员应定期进行健康检查，患有传染病、皮肤病或外伤性疾病等不得从事直接接触药材的工作。对从事中药材生产的有关人员应定期培训和考核。

对生产企业的环境卫生、生产和检验用的仪器、仪表、量具、衡器等其适用范围和精密度应符合生产和检验的要求，有明显的状态标志，并定期校验。

9. 文件管理 生产企业应有生产管理、质量管理等标准操作规程。对每种中药材的生产全过程均应详细记录，必要时可附图片、图像。对记录的内容做了具体规定。要求原始记录、生产计划及执行情况、合同及协议书均应存档，至少保持5年。

10. 对本规范用语的解释 对本规范所用术语中药材、中药材生产企业、最大持续产量、地道药材、种子、菌种和繁殖材料、病虫害综合防治、半野生药用动植物进行了解释。

药师考点

GAP的基本要求和实施

（四）中药材生产质量管理规范认证简介

2003年9月19日，国家食品药品监督管理局以国食药监安［2003］251号文印发了《中药材生产质量管理规范认证管理办法（试行）》及《中药材GAP认证检查评定标准（试行）》的通知。自2003年11月1日起，该局正式受理中药材GAP的认证申请，并组织认证试点工作。

截至2016年1月，约有146家公司近80品种195个中药材种植基地通过GAP认证。如同仁堂、云南白药、香雪制药、天士力、康美药业、东阿阿胶、以岭药业等中药上市公司，都建有中药材GAP生产基地。

2016年2月3日，国务院印发《关于取消13项国务院部门行政许可事项的决定》，规定取消中药材生产质量管理规范(GAP)认证。国家食品药品监督管理总局《关于取消中药材生产质量管理规范认证有关事宜的公告》（2016年第72号）说明，不再开展和受理中药材GAP认证工作；继续做好取消认证后中药材GAP的监督实施工作，对中药材GAP实施备案管理。已经通过认证的中药材生产企业应继续按照中药材GAP规定，切实加强全过程质量管理，保证持续合规；国务院药品监督管理部门将会同有关部门积极推进实施中药材GAP制度，制订完善相关配套政策措施。

本章小结

- 药品与药品监督管理
  - 药品的定义与概念
    - 药品的概念和分类
    - 药品的特殊性
  - 药品质量监督管理
    - 药品质量的概念和特征
    - 药品质量监督管理的概念
  - 药品不良反应报告与监测管理
    - 药品质量监督检验的性质、类型
    - 药品不良反应的定义与分类
    - 我国的药品不良反应报告与监测制度
  - 处方药与非处方药分类管理制度
    - 处方药的管理
    - 非处方药遴选、评价、分类及专有标识
    - 处方药与非处方药分类管理办法
  - 国家基本药物制度
    - 建立国家基本药物制度的实施意见
    - 国家基本药物目录管理办法
  - 药品召回管理
    - 药品召回的含义和分级
    - 主动召回和责令召回
  - 中药监督管理
    - 中药的概念和种类
    - 《药品管理法》中涉及中药管理的相关规定
    - 野生药材资源保护管理
    - 中药材生产质量管理规范

思考题

1. 药品的特殊性表现在哪些方面？
2. 简述药品质量的概念及其特征。
3. 药品质量监督检验的类型有哪些？
4 简述国家基本药物的概念及遴选原则。
5. 简述药品不良反应的概念及其分类。
6. 简述我国个例药品不良反应的报告和处置要求。
7. 概述处方药与非处方药分别有什么特点。
8. 简述药品召回的含义及分级。
9. 概述野生药材保护物种的分级及主要品种名录。

（王　怡）

扫码“练一练”

扫码“学一学”

第五章　药品管理的法律法规

教学目标

本章介绍法学的基本知识，药品监督管理的立法程序，中华人民共和国药品管理法及其实施条例的主要内容和我国药事的行政法规、规章体系。旨在使药学生掌握、熟悉和了解药品管理法及其实施条例的主要内容，并能自觉遵守法律、法规。在此基础上具备运用法律、法规的基本知识和有关规定分析和解决药学实践问题的能力。

学习要求

掌握： 1. 药品管理法及其实施条例的立法目的、适用范围

2. 药品管理法及其实施条例的主要内容、常用术语

3. 药品管理法及其实施条例的法律责任

熟悉： 1. 药品管理法的法律框架

2. 药品监管法规的渊源

3. 药事法规的效力

了解： 1. 我国药品管理立法的发展

2. 药品监管立法的权限、程序和原则

3. 药品监管立法的基本特征

第一节　药品监督管理立法概述

一、药品监督管理立法的权限、程序和原则

药品监督管理立法是指由特定的国家机关，依据法定的权限和程序，制定、认可、修订、补充和废除药品管理法律规范的活动。

药品监督管理立法是一种活动，同时，也在一定程度上含有“过程”和“结果”。药品监督管理立法过程不仅指立法的法定程序，也意味着药品监督管理立法是动态的，是有其历史发展过程的。药品监督管理立法的直接目的是产生和变动法这种特定的社会规范，故药品监督管理立法也可指药品法律法规的总和。

1. 药品监督管理立法要依据法定的权限　划分立法的权限是国家立法的要点。各国根据其国家性质和国家政权组织形式与结构形式，确定由哪些国家机关行使制定、修改或废止法律、法规的权力。立法权限划分的制度称为立法体制。

根据我国宪法及立法的规定，我国立法权限的划分如下。

（1）全国人大及其常委会行使国家立法权，有权制定药品监督管理法律。宪法规定药品监督管理由国家主席公布法律。

（2）国务院制定药品监督管理的行政法规。

（3）省、直辖市人民代表大会及其常委会可以制定药品监督管理的地方性法规，民族自治地方的人民代表大会有权制定药品监督管理的自治条例和单行条例。

（4）特别行政区有权保留原来的法律或制定本行政区的新的法律。

（5）国务院各部、委及具有行政管理职能的直属机构，在本部门权限范围内制定药品监督管理的部门规章。省、自治区、直辖市和较大的市人民政府可以制定药品监督管理的地方政府规章。

2. 药品监督管理立法的法定程序　立法要依据一定程序进行，才能保证立法具有严肃性、权威性和稳定性。我国现行立法程序（制定法律的程序）大致可划分为四个阶段，即：法律草案的提出；法律草案的审议；法律草案的通过；法律的公布。宪法规定由国家主席公布法律。

3. 药品监督管理立法的原则　药品管理立法必须遵循的具体原则是：实事求是，从实际出发；规律性与意志性相结合；原则性与灵活性相结合；统一性与协调性相结合；现实性与前瞻性相结合；保持法的稳定性、连续性与适时立、改、废相结合；总结本国经验与借鉴外国立法相结合。

4. 药品监督管理立法的目的　根本的目的是维护人民健康，通过加强药品监督管理，保证药品质量，维护人民的健康，保障用药人的合法权益，保障人的健康权。现代药品管理立法通过制订、颁布法律、法规，颁布药品标准和保证药品质量的工作标准以规范人们的行为，确保药品的安全性、有效性。

二、药品监督管理法的渊源

法律渊源是法学上的一个术语，是指法律规范的表现形式。具体而言，是指那些具有法的效力作用和意义的法的外在表现形式。不同立法机关制定的法，其法的地位和效力也不同。我国当代法律的渊源主要有：宪法性法律、法律、行政法规、地方性法规、规章、民族自治法规、特别行政区的法律、中国政府承认或加入的国际条约。药品管理法的渊源，即指药品管理法律规范的具体表现形式。

知识链接

药品监督管理法规的渊源

1. 宪法　宪法是我国的根本法，是全国人大通过最严格的程序指定的，具有最高法律效力的规范性法律文件。是我国所有法律，包括药事管理法的重要渊源。

2. 药事管理法律　法律系指全国人大及其常委会制定的规范性文件，由国家主席签署主席令公布。全国人大常委会制定的单独的药事管理法律有《中华人民共和国药品管理法》。与药事管理有关的法律有《刑法》《广告法》《价格法》《消费者权益保护法》《反不正当竞争法》《专利法》等。

3. 药事管理行政法规　行政法规是指作为国家最高行政机关的国务院根据宪法和法律所制定的规范性文件，由总理签署国务院令公布。国务院制定、发布的药事管理行政法规有：《药品管理法实施条例》《麻醉药品和精神药品管理条例》《医疗用毒性药品管理办法》《放射性药品管理办法》《中药品种保护条例》等。

4．药事管理地方性法规　省、自治区、直辖市人大及其常委会根据本行政区域的具体情况和实际需要制定的药事管理法规。效力低于宪法、法律及行政法规。例如：吉林省人大常委会审议通过的《吉林省药品监督管理条例》，山东省人大常委会通过的《山东省药品使用条例》。

5．药事管理规章　国务院各部、委和具有行政管理职能的直属机构，可以根据法律和国务院的行政法规、决定、命令，在本部门的权限范围内，制定规章。现行的规章有《药品注册管理办法》《药品生产质量管理规范》《药品经营质量管理规范》《药品流通监督管理办法》《处方管理办法》等。

6．中国政府承认或加入的国际条约　国际条约一般属于国际法范畴，但经中国政府缔结的双边、多边协议、条约和公约等，在我国也具有约束力，也构成当代中国法源之一。例如：1985年我国加入《1961年麻醉药品单一公约》和《1971年精神药物公约》，该公约对我国也具有约束力。

三、药事法律的效力

1．法律效力的概念　法律效力是指法律的适用范围，即法律在什么领域、什么时期和对谁有效的问题，也就是法律规范在空间上、时间上和对人的效力问题。

（1）空间效力　空间效力是指法律在什么地方发生效力。由国家制定的法律和经中央机关制定的规范性文件，在全国范围内生效。地方性法规只在本地区内有效。

（2）时间效力　时间效力是指法律从何时生效和何时终止效力，以及新法律颁布生效之前所发生的事件或行为是否适用该项法规的问题。时间效力一般有三个原则：不溯及既往原则；后法废止前法的原则；法律条文到达时间的原则。

（3）对人的效力　对人的效力是指法律适用于什么样的人。对人的效力又分为属地主义、属人主义和保护主义。属地主义：即不论人的国籍如何，在哪国领域内就适用哪国法律。属人主义：即不论人在国内或国外，是哪国公民就适用哪国法律。保护主义：任何人只要损害了本国的利益，不论损害者的国籍与所在地如何，都要受到该国法律的制裁。

我国的法律效力以属地主义为主，以属人主义和保护主义为辅。法律效力规定：在中国境内外的中国公民，在中国领域内的外国人和无国籍人，一律适用我国的法律。

药事法律适用的地域范围是“在中华人民共和国境内”。香港、澳门特别行政区按照其基本法规规定办理。

药事法律适用的对象范围是与药品有关的各个环节和主体，包括药品的研制者，药品的生产者、经营者和使用者（这里“使用”仅指医疗单位对患者使用药品的活动，不包括患者），以及具有药品监督管理的责任者。“者”包括单位或个人，单位包括中国企业、中外合资企业、中外合作企业、外资企业。个人包括中国人、外国人。

2．药事法律效力的层次　法律效力的层次是指规范性法律文件之间的效力等级关系，可概括为：

（1）上位法的效力优于下位法

①宪法　具有最高的法律效力，一切法律、行政法规、地方性法规、自治条例和单行条例、规章都不得同宪法相抵触。

②药事法律　药事法律的效力高于药事行政法规、地方性法规、规章。

③药事行政法规　效力高于地方性法规、规章。

④药事地方性法规　效力高于本级和下级地方政府规章。

⑤药事自治条例和单行条例　依法对法律、行政法规、地方性法规作变通规定的，在本自治地方适用自治条例和单行条例的规定。

⑥药事部门规章和地方政府规章　部门规章之间、部门规章与地方政府规章之间具有同等效力，在各自的权限范围内施行，部门规章之间、部门规章与地方政府规章之间对同一事项的规定不一致时，由国务院裁决。

（2）特别规定优于一般规定，新的规定优于旧的规定，《中华人民共和国立法法》规定，同一机关制定的法律、行政法规、地方性法规、自治条例和单行条例、规章，特别规定与一般规定不一致的，适用特别规定，新的规定与旧的规定不一致的，适用新的规定。

第二节　我国药品管理立法的发展

我国现代药品管理立法，始于1911年辛亥革命。新中国成立后，经过50多年的建设与发展，到2014年，我国在药品管理方面的立法已有法律1部，行政法规10部，行政规章近40件，规范性文件约200件，再加上地方性法规、规章，构成了我国药品监督管理的法律体系，使药品监督管理工作基本上实现了有法可依。

我国药品管理立法的发展大约经历了三个阶段。

一、1911～1949年制定颁布的药政法规

1911年辛亥革命，推翻了清王朝。1912年中华民国南京临时政府成立后，在内务部设卫生司，下设4个科，第四科主管药政管理工作。之后，在国民政府时期，先后制定颁布了一些有关药品管理的法规，如1929年1月颁布的《药师暂行条例》，1929年8月公布了《管理药商规则》，1929年4月公布了《修正麻醉药品管理条例》，1930年4月公布了《修正管理成药规则》，1937年5月公布了《细菌学免疫学制品管理规则》，1943年9月公布了《药师法》。

二、1949～1983年新中国药政法规规章的建设

新中国成立后，药政法规建设工作得到了较大的发展；1949~1983年，我国在药政法规建设方面的工作可分为以下阶段。

1. 建国初期药事法规的建设　1949~1957年，主要配合戒烟禁毒工作和清理旧社会遗留下来的伪劣药品充斥市场的问题，国家制定颁布、实施了有关法规。1950年2月25日，政务院发布了《关于严禁鸦片烟毒的通令》；1950年11月1日，原卫生部发布了《关于管理麻醉药品暂行条例的公布令》；1950年11月12日，政务院发布了《关于麻醉药品临时登记处理办法的通令)。在一年之内，政务院和卫生部先后三次颁布法规文件，提出了对麻醉药品的管理办法，限期禁绝吸食、贩卖、种植和私存鸦片等毒品；对于社会上存留的鸦片，要求限期登记收购或上缴医疗单位使用。1952年，原卫生部发布了《关于抗疲劳素药品管理的通知》；1954年6月1日，原对外贸易部、卫生部发布了《关于资本主义国家进口西药检验管理问题的指示》；1956年6月1日，原卫生部发布了《关于加强卫生部门药检机构对药厂产品质量监督的通知》；1956年12月17日原卫生部下发了《关于抗生素类药品管理原

则的通知》。以上法规文件的施行，对加强药品管理，避免假劣药品的混进，保证人民用药安全起到了积极的作用。

2. 以药品质量管理为核心，加强药品法规建设 1958~1965年，随着我国制药工业的发展，药品质量监督管理的问题日益重要。在总结经验的基础上，国家有关部门制定了一系列加强药品管理的规章。1958年10月31日，国务院发布了《关于发展中药材生产问题的指示》。1959年7月13日，中共中央批转原卫生部党组《关于药品生产管理及质量问题的报告》。该报告指出，为制止制造药品方面的混乱现象，凡没有经过卫生行政部门批准，非制药单位不准制造药品，西药厂的产品均应有药品标准规格，并经卫生行政主管部门审批才能投入生产，没有检验过的药品或经检验不合药用的药品，不准收购或市售。1959年7月30日，原卫生部、化学工业部和商业部联合发出了《关于保证与提高药品质量的指示》，进一步强化了药品质量监督检验工作。1962年3月2日，原卫生部下发了《关于加强中药质量管理的通知》；1962年8月11日，原卫生部发布了《关于进一步加强中药质量管理的通知》；1962年12月7日，原卫生部发布了《关于不得使用中药材原植物的非药用部分供药用的通知》；1963年5月31日，原卫生部、化学工业部、商业部、财政部、公安部五部联合下发了《关于加强麻醉药品管理严防流失的联合通知》；1963年10月15日，原卫生部、化学工业部、商业部联合下发了《关于药政管理的若干规定》（草案）；1964年4月20日，原卫生部、商业部、化学工业部联合下发了《管理毒药、限制性剧药暂行规定》；1964年6月15日，原卫生部下达试行《关于医院药剂工作的若干规定（草案）》。

3. 规范药品法规、规章，为制定法律奠定基础（1978~1983年） 1978年7月30日，国务院以国发［1978］154号文批转原卫生部关于颁发《药政管理条例（试行）》的报告，并随文颁发了《药政管理条例（试行）》。该条例11章、44条，对药品的生产、新药的临床、鉴定和审批、药品质量标准、药品供应、药品使用、采种制用中草药、药品检验、麻醉药品和毒剧药品、药品宣传等内容作了规定。1981年5月22日，国务院以国发［1981］87号文下发了《关于加强医药管理的决定》，计28条。该决定对确保医药产品质量；切实整顿医药企业和产品；严格药政管理，健全药事法制；医药事业实行统一管理；加强中药材生产管理，认真保护药源；做好医药商品供应，加强市场管理；努力发展医药科研、情报和教育；加强对医药事业的领导等方面做了规定。以上两个法规是这一时期的纲领性文件。

这一时期，国务院及有关部门还制定了一系列药品管理的规章。如：1978年9月13日，国务院以国发［1978］176号文颁发了《麻醉药品管理条例》；1979年2月24日，原卫生部、国家医药管理总局下发了《新药管理办法（试行）》；1979年6月8日，国务院以国发［1979］144号文批转原卫生部等单位《关于在全国开展整顿药厂工作的报告》；1980年4月22日，国务院以国发［1980］93号文批转原国家医药管理总局《关于中药广开生产门路的报告》；1980年9月17日，国务院批转原卫生部、公安部、工商行政管理总局、国家医药管理总局《关于加强药政管理禁止制售伪劣药品的报告》；1981年4月30日，原卫生部下发了《医院药剂工作条例》；1982年5月20日，原卫生部颁发了《关于加强生物制品和血液制品管理的规定（试行）》等法规文件。

1949年10月新中国成立至1983年12月，经过34年的努力工作，我国药品法规建设取得了明显的成绩，药品管理的法规框架已经建立。涉及到特殊管理的药品，抗生素、生物制品、血液制品的管理，中药材管理，药品生产管理，医药商品经营管理，药品质量检验，药品宣传管理，新药管理，药政管理等方面。这些法规、规章、规范性文件的制定和实施，对加强药品质量管理，规范药品生产、供应、使用、检验工作，发展药品生产，保证供应，打击制售假劣药品的活动，维护人民身体健康和生命安全发挥了重要的作用，也为制定我国的药品管理法律做了基础准备。

三、1984年以来制定实施药品管理法律，依法管理药品

（一）制定、颁布药品法律的意义

1. 提高药品管理工作的法律地位和效力，增大守法、执法的力度　由于行政法规、规章的法律地位和效力没有法律高，有的单位和人员对此重视不够，在执行过程中往往打了折扣，影响了药品的监督管理工作。将行政法规、规章上升为国家法律，以法律的形式确立药品监督管理工作的地位，必将增强人们的法律意识和重视程度，有利于规范行为，增大守法、执法的力度。

2. 促使药品监督管理工作有法可依，依法办事　以前公布的药品管理的法规、规章只规定了应该怎么做，而没有规定法律责任和法律制裁，遇到许多严重违法事件缺乏法律依据，处理起来束手无策。制定、颁布药品管理的法律，明确规定法律责任，使药品管理的法规更加完善，使药品监督管理工作有法可依，依法办事。

3. 有利于发挥人民群众对药品质量进行监督　以前的法规、规章，一般由上级管理部门、机关发到下级管理机关，仅供药品监督管理人员学习、执行，广大人民群众很难见到。由于人民群众不了解药品管理的法规，也就起不到监督作用。而制定、颁布法律后，药品管理的法律通过新闻媒介宣传、出版社出版、新华书店发行，使大家了解、熟悉了药品管理法的内容，就能发挥人民群众的监督作用。如《药品管理法》规定："未标明有效期或者更改有效期的药品按劣药论处""处方药不能在大众传播媒介发布广告或者以其他方式进行以公众为对象的广告宣传"，这些管理规定人民群众通过媒体的宣传或自己学习后就能够掌握，遇到违法事件时，可以及时向药品管理部门反映、举报，以便管理部门采取措施，及时处理，从而，加强了对药品质量的监督管理。

4. 有利于和国际药品管理工作接轨，增强竞争力　我国已加入了世界贸易组织，药品研制、生产、经营、使用以及国际贸易活动必将活跃和扩大业务范围。我国制定、修订《药品管理法》，将管理药品的各项活动用法律形式固定下来，必将促进对药品的管理。如我国药品管理法明确规定国家实行处方药与非处方药分类管理，实施GMP、GSP、GLP、GCP认证管理，对药品生产、经营、使用的单位要求配备依法经过资格认证的人员等等，就是为了使其适应新的形势要求，增强国际竞争力，提高效益，使药品研制、生产、经营、使用、检验、监督管理等活动在法律的保护和制约下健康地发展。

（二）《中华人民共和国药品管理法》颁布实施

《中华人民共和国药品管理法》（以下简称《药品管理法》）由中华人民共和国第六届全国人民代表大会常务委员会第七次会议于1984年9月20日通过，自1985年7月1日起施行。《药品管理法》是新中国成立后我国颁布的管理药品的第一部法律。从1985年7月1日起施行至2001年11月30日的10余年间，在保证药品质量，保障人民用药安全有效，打击制售假劣药品行为等方面发挥了重要作用，使我国的药品监督管理工作走上了有法可依的轨道。随着我国对外开放的不断深入和经济全球化的发展，1984年颁布的《药品管理法》中部分药品管理规定已不能完全监管现实工作中出现的一些新情况、新问题。因此，从1998年10

月起国家药品监督管理局开始启动修订1984版《药品管理法》的工作，2001年2月28日第九届全国人民代表大会常务委员会第二十次会议通过第一次全面修订决议，自2001年12月1日起开始实施。之后，2013年和2015年两次修正部分条款。2015年《药品管理法》没有对2001年内容进行大的修改，主要修正内容是减少《药品生产许可证》和《药品经营许可证》在工商行政管理部门注册、变更和注销环节，取消不必要的审批手续，取消了药品的政府定价。

但是，随着社会经济以及药品产业的发展，2015年版的《药品管理法》与党中央、国务院对药品安全的新要求，与人民群众对药品安全的新期待，与药品监管工作和产业发展面临的新形势等都存在一定差距，鼓励创新的措施不多，违法行为处罚的力度不够，科学监管手段相对滞后。为适应当前的新要求、新期待、新形势，进一步完善药品安全治理体系，提升药品安全治理能力，第十二届、第十三届全国人大常委会将《药品管理法》修订纳入五年立法规划，加快推进修订工作。2018年10月，《药品管理法（修正草案）》提交第十三届全国人大常委会第六次会议进行初次审议，并于会后公开征求社会公众意见，2019年4月，第十三届全国人大常委会第十次会议将修正草案改为修订草案，对《药品管理法（修订草案）》进行审议。2019年8月26日，第十三届全国人大常委会第十二次会议进行第三次审议并表决通过。

修订后的《药品管理法》（2019年），在结构上由2015版的10章104条增加到12章155条，新增了药品研制和注册、药品上市许可持有人、药品上市后管理、药品储备和供应四章，并将原法中药品管理、药品生产企业管理、药品包装的管理、药品经营企业管理、医疗机构的药剂管理的内容分别融入到新法的药品研制和注册、药品生产、药品经营、医疗机构药事管理和药品上市后管理的章节中；在内容上，新法大量采纳了近年药品管理领域实施的一系列 具有历史性、创新性意义的重大改革措施，全面更新了药品管理的内容。鼓励以临床价值为导向、对人体疾病具有明确或者特殊疗效的药物创新；改革临床试验管理，将临床试验由审批制改为到期默示许可制，对生物等效性试验以及药物临床试验机构实行备案管理；建立关联审评审批，优先审评审批和附条件审批制度。针对药品短缺问题，建立“药品储备和供应”专章，明确国家实行药品储备制度、国家建立药品供求监测体系、国家实行短缺药品清单管理制度，国家实行短缺药品优先审评制度；全面实施药品上市许可持有人制度，药品上市许可持有人依法对药品研制、生产、经营、使用全过程中的药品安全性、有效性和质量可靠性负责；建立药品追溯制度，用信息化的手段控制药品风险，保障药品全生命周期的质量安全；建立“药品上市后管理”专章，规定建立年度报告制度，持有人每年将药品生产销售、上市后研究、风险管理等情况按照规定向药品监管部门报告，同时应当主动开展药品上市后研究；重新界定假劣药品的定义，加大了对违法行为的处罚力度。专条规定，违反本法规定，构成犯罪的，依法追究刑事责任；对行政处罚，提高了财产罚幅度，加大了资格罚力度，增加了自由罚手段，对严重违法的企业，落实“处罚到人”，完善了民事赔偿责任制度等。总之，新修订的《药品管理法》全面贯彻落实党中央有关药品安全“四个最严”要求，明确了保护和促进公众健康的药品管理工作使命，确立了以人民健康为中心，坚持风险管理、全程管控、社会共治的基本原则，要求建立科学、严格的监督管理制度，全面提升药品质量，保障药品的安全、有效、可及。

（三）药品管理的法律、法规和规章的建设

1985年7月1日，药品管理法实施后，国务院和有关部门又相继出台了一系列管理药品的的法律、行政法规、行政规章和规范性文件，逐步建立了适应社会主义市场经济体制要求的药品监督管理法规体系。

1. **全国人民代表大会或常务委员会制定、公布施行的法律**　我国现行的药品管理的专门法律共3部，分别为2019年8月26日第十三届全国人民代表大会常务委员会第十二次会议通过的《药品管理法》，2019年6月29日第十三届全国人民代表大会常务委员会第十一次会议通过的《疫苗管理法》与2016年12月25日第十二届全国人民代表大会常务委员会第二十五次会议通过的《中医药法》。

为了加强药品管理，保证药品质量，保障公众用药安全和合法权益，保护和促进公众健康，我国制定、公布施行《药品管理法》。该法对中华人民共和国境内从事药品研制、生产、经营、使用和监督管理活动自2019年12月1日起实施法律监管。疫苗作为国家战略性和公益性产品，质量的好坏直接关系到人民群众生命健康，关系国家的公共卫生安全，因此加强疫苗管理意义重大。2019年12月1日起我国开始实施《疫苗管理法》。该法为了加强疫苗管理，保证疫苗质量和供应，规范预防接种，促进疫苗行业发展，保障公众健康，维护公共卫生安全而制定，适用于中华人民共和国境内从事疫苗研制、生产、流通和预防接种及其监督管理活动。中医药是包括汉族和少数民族医药在内的我国各民族医药的统称，是反映中华民族对生命、健康和疾病的认识，具有悠久历史传统和独特理论及技术方法的医药学体系。我国的人民群众有长期使用中医药的习惯，为了继承和弘扬中医药，保障和促进中医药事业发展，保护人民健康，我国自2017年7月1日起施行《中医药法》。

2. **国务院制定、公布施行的行政法规**　自1987年起，我国国务院已经制定和发布与药品监督管理相关的行政法规14部，覆盖野生药材资源保护、中药、特殊管理的药品、兴奋剂、易制毒化学品、血液制品、疫苗等产品。

知识链接

国务院颁布（批准）实施的行政法规

法规名称	发布序号	施行日期
野生药材资源保护管理条例	国发［1987］第96号	1987年12月1日
医疗用毒性药品管理办法	国务院令第23号	1988年12月27日
放射性药品管理办法	国务院令第25号	1989年1月13日
中药品种保护条例	国务院令第106号	1993年1月1日
药品行政保护条例	国务院批准	1993年1月1日
血液制品管理条例	国务院令第208号	1996年12月30日
中华人民共和国药品管理法实施条例	国务院第666号	2002年9月15日
中华人民共和国中医药条例	国务院令第374号	2003年10月1日
反兴奋剂条例	国务院令第398号	2004年3月1日
麻醉药品和精神药品管理条例	国务院令第442号	2005年11月1日
易制毒化学品管理条例（2018年修正）	国务院令第703号	2005年11月1日
国务院关于加强食品等产品安全监督管理的特别规定	国务院令第503号	2007年7月26日
戒毒条例	国务院令第597号	2011年6月26日
国务院关于修改〈疫苗流通和预防接种管理条例〉的决定	国务院令第668号	2016年4月23日

3. 药品管理的规章 1998年4月16日至2003年3月，国家药品监督管理局成立后，十分重视药事法规的建设，在认真梳理建国以来药品监督管理法规和规章的基础上，修订、制定、颁布了37件规章，并以国家药品监督管理局令予以发布、施行。2003年4月国家食品药品监督管理局（SFDA）成立后，进一步修订、制定了有关药品管理的行政规章，至2007年12月公布并施行了29个行政规章。2008年到2013年3月，国家食品药品监督管理局划归为卫生部直属机构，在这期间卫生部颁布了6个现行的重要药品管理行政规章。2013年3月，根据国务院机构改革和职能转变方案，我国组建国家食品药品监督管理总局。2013年4月到2017年，国家食品药品监督管理总局（CFDA）发布和修改了《食品药品行政处罚程序规定》《体外诊断试剂注册管理办法》《蛋白同化制剂和肽类激素进出口管理办法》和《生物制品批签发管理办法》等12个部门规章。

卫生部也非常重视药事法规的建设，2004年8月10日，以卫医发［2004］269号文件发布了《处方管理办法》（试行），自2004年9月1日起施行。在《处方管理办法》试行过程中，卫生行政部门及时吸收了有益的意见和建议，对其进行了修订，修改后的《处方管理办法》于2007年2月14日以卫生部第53号令发布，自2007年5月1日起施行。2012年卫生部令第84号在我国的医疗机构施行《抗菌药物临床应用管理办法》。2019年，新成立的国家市场监督管理总局发布新的《进口药材管理办法》。现行的药品管理的规章名称和施行日期参见知识链接。

知识链接

药品管理行政规章

规章名称	发布序号	施行日期
处方管理办法	卫生部令第53号	2007年5月1日
药品类易制毒化学品管理办法	卫生部令第72号	2010年5月1日
药品生产质量管理规范（2010年修订）	卫生部令第79号	2011年3月1日
药品不良反应报告和监测管理办法	卫生部令第81号	2011年7月1日
抗菌药物临床应用管理办法	卫生部令第84号	2012年8月1日
修改《药品进口管理办法》的决定	卫生部令86号	2012年8月24日
药品监督行政处罚程序规定	SFDA局令第1号	2003年7月1日
药物临床试验质量管理规范	SFDA局令第3号	2003年9月1日
药品进口管理办法	SFDA局令第4号	2004年1月1日
直接接触药品的包装材料和容器管理办法	SFDA局令第13号	2004年7月20日
医疗机构制剂配制监督管理办法	SFDA局令第18号	2005年6月1日
医疗机构制剂注册管理办法（试行）	SFDA局令第20号	2005年8月1日
国家食品药品监督管理局药品特别审批程序	SFDA局令第21号	2005年11月18日
药品说明书和标签管理规定	SFDA局令第24号	2006年6月1日
药品流通监督管理办法	SFDA局令第26号	2007年5月1日
药品广告审查办法	SFDA局令第27号	2007年5月1日
药品注册管理办法	SFDA局令第28号	2007年10月1日
药品召回管理办法	SFDA局令第29号	2007年12月10日
国家食品药品监督管理总局立法程序规定	CFDA总局令第1号	2013年12月1日
国家食品药品监督管理总局行政复议办法	CFDA总局令第2号	2014年1月1日
食品药品行政处罚程序规定	CFDA总局令第3号	2014年6月1日
食品药品监督管理统计管理办法	CFDA总局令第10号	2015年2月1日
药品经营质量管理规范	CFDA总局令第28号	2016年7月20日
体外诊断试剂注册管理办法修正案	CFDA总局令第30号	2017年1月25日
药物非临床研究质量管理规范	CFDA总局令第34号	2017年9月1日

续表

规章名称	发布序号	施行日期
药品经营许可证管理办法	CFDA总局令第37号	2017年11月17日
药品生产监督管理办法	CFDA总局令第37号	2017年11月17日
蛋白同化制剂和肽类激素进出口管理办法	CFDA总局令第37号	2017年11月17日
互联网药品信息服务管理办法	CFDA总局令第37号	2017年11月17日
生物制品批签发管理办法	CFDA局令第39号	2018年2月1日
进口药材管理办法	国家市场监督管理总局令第9号	2020年1月1日

第三节　中华人民共和国药品管理法

《中华人民共和国药品管理法》(以下简称《药品管理法》)，于1984年9月20日经第六届全国人民代表大会常务委员会第七次会议通过。2001年2月28日第九届全国人民代表大会常务委员会第二十次会议第一次修订,2013年12月28日第十二届全国人民代表大会常务委员会第六次会议《关于修改〈中华人民共和国海洋环境保护法〉等七部法律的决定》第一次修正,2015年4月24日第十二届全国人民代表大会常务委员会第十四次会议《关于修改〈中华人民共和国药品管理法〉的决定》第二次修正,2019年8月26日第十三届全国人民代表大会常务委员会第十二次会议第二次修订。新修订的《药品管理法》是自1984年颁布以来的第二次系统性、结构性的重大修改，将药品领域改革成果和行之有效的做法上升为法律，为公众健康提供更有力的法治保障，于2019年12月1日起施行。

一、《药品管理法》的法律框架

现行的《药品管理法》共有12章155条，包括总则，药品研制和注册，药品上市许可持有人，药品生产，药品经营，医疗机构药事管理，药品上市后管理，药品价格和广告，药品储备和供应，监督管理，法律责任，附则。

知识链接

新旧《药品管理法》框架比较

中华人民共和国药品管理法（2015年修正）			中华人民共和国药品管理法（2019年修订）		
目录	条款	数目	目录	条款	数目
第一章　总则	1-6条	6	第一章　总则	1-15条	15
第二章　药品生产企业管理	7-13条	7	第二章　药品研制和注册	16-29条	14
第三章　药品经营企业管理	14-21条	8	第三章　药品上市许可持有人	30-40条	11
第四章　医疗机构的药剂管理	22-28条	7	第四章　药品生产	41-50条	10
第五章　药品管理	29-51条	23	第五章　药品经营	51-68条	18
第六章　药品包装的管理	52-54条	3	第六章　医疗机构药事管理	69-76条	8
第七章　药品价格和广告的管理	55-62条	8	第七章　药品上市后管理	77-83条	7
第八章　药品监督	63-71条	9	第八章　药品价格和广告	84-91条	8
第九章　法律责任	72-99条	28	第九章　药品储备和供应	92-97条	6
第十章　附则	100-104条	5	第十章　监督管理	98-113条	16
			第十一章　法律责任	114-151	38
			第十二章　附则	152-155条	4
总计	1-104条	104		1-155条	155

二、《药品管理法》的主要内容

（一）我国管理药品的纲领性规定和原则

法律的总则是该部法律总的原则和基本制度，是整部法律的纲领性规定，是法律的灵魂。

《药品管理法》第一章是总则，共15条，主要内容包括如下：

1. **立法目的** 《药品管理法》第一条规定，“为了加强药品管理，保证药品质量，保障公众用药安全和合法权益，保护和促进公众健康，制定本法”。

2. **适用范围** 《药品管理法》的适用范围是本法所适用的效力范围。包括：①地域范围，本法的地域范围是在中华人民共和国境内，即我国的边境范围内。香港、澳门特别行政区按照其法律规定办理。②对象范围，是从事药品研制、生产、经营、使用和监督管理活动。③时间范围：修订后的《药品管理法》自2019年12月1日起施行。

3. **药品管理的根本目的** 药品管理应当以人民健康为中心，坚持风险管理、全程管控、社会共治的原则，建立科学、严格的监督管理制度，全面提升药品质量，保障药品的安全、有效、可及。

4. **国家发展药品的宏观政策** ①国家发展现代药和传统药，充分发挥其在预防、医疗和保健中的作用。现代药和传统药都是我国医药事业的重要组成部分，在疾病的预防和治疗中发挥着重要的作用，努力发展现代药和传统药，坚持中西药并重，是我国医药卫生工作中一贯坚持的方针。②国家保护野生药材资源和中药品种，鼓励培育道地中药材。中药材是生产中药饮片和中成药的基本原料，没有中药材就没有中药饮片和中成药。保护、开发和合理利用中药材资源，是促进我国中医药事业持续发展的重要方面。对此，国家采取了三个方面的措施：制定了《野生药材资源保护条例》《野生动物保护法》，从法律法规方面予以保护；对破坏野生中药材资源的行为，进行严厉打击；采用野生变家种（养）和人工培育中药材，用其替代一些野生药材。③国家鼓励研究和创制新药，保护公民、法人和其他组织研究、开发新药的合法权益。研究开发新药是发展药品的主要途径，是提高我国药品市场竞争力的关键，是防止疾病，保护人民身体健康的客观要求。《药品管理法》将鼓励研究和创制新药列入总则中，把保护和鼓励公民、法人开发新药品种的积极性作为一项基本原则，充分显示我国政府在这方面的鼓励政策。④国家对药品管理实行药品上市许可持有人制度。药品上市许可持有人依法对药品研制、生产、经营、使用全过程中药品的安全性、有效性和质量可控性负责。明确药品安全工作应当遵循“风险管理、全程管控、社会共治”的基本原则，并以实施药品上市许可持有人制度为主线，进一步明确药品全生命周期质量安全责任，坚决守住公共安全底线。⑤新修订《药品管理法》强化药品全过程信息要求。从事药品研制、生产、经营、使用活动，应当遵守法律、法规、规章、标准和规范，保证全过程信息真实、准确、完整和可追溯。国家建立健全药品追溯制度。国务院药品监督管理部门应当制定统一的药品追溯标准和规范，推进药品追溯信息互通互享，实现药品可追溯。⑥国家建立药物警戒制度，对药品不良反应及其他与用药有关的有害反应进行监测、识别、评估和控制。该项制度旨在推动药品上市许可持有人、药品生产企业、医疗机构等机构按照国家的规定和要求主动开展这一系列的药物警戒活动，保证已上市药品的安全和有效。

知识链接

国外的药品追溯制度

早在20世纪90年代，部分发达国家和地区已开始探索建立追溯制度，这种以预防、控制和追溯为特征的药品质量安全追溯监管体系，可使药品安全生产、流通、使用各环节受到全程监控，从而推进药品质量安全管理。美国、欧盟多国是较早开展药品追溯标准化工作的国家和地区，其已建立了最为健全和完善的法律法规体系和配套组织执行机构。

2007年9月，美国现行《食品药品管理修正法案》(Food and Drug Administration Amendments Act，FDAAA)颁布实施，其中913部分内容要求美国卫生与公众服务部(Department of Health and Human Services，HHS)在FDAAA颁布日期起30个月内(即2010年3月前)，制定一个适用于处方药生产商与分装商的标准化数码标识(Standardized Numerical Identification，SNI)。SNI是应用于处方药跟踪与追溯系统的标准化数码标识，能对处方药进行识别、验证、确认、跟踪以及追溯，用于分装的SNI应能与用于生产的SNI进行链接，并且应与相关国际公认标准相一致。SNI是由一套序列化的国家药品编码(Serialized National Drug Code，sNDC)。sNDC由美国《联邦规章典集》第21篇207部分阐述的“国家药品编码”(National Drug Code，简称NDC)组成。NDC是一组独有的序列号，一般由10位数字构成，用以标明该产品的厂商号(labeler code)、产品号(product code)和包装号(package code)。10位数字通常呈现下列3种结构形式：4-4-2，5-3-2或5-4-1，通常印制在药品标签的适当位置。NDC由每个独立包装的生产商或分装商生成，可保证一物一码，并以条形码的形式印刷在药品包装上。自2011年6月1日起，NDC目录将数据源转换为新的电子药品注册列表系统(eDRLS)，其收录的品种在处方药的基础上，增加了非处方药(over the counter，OTC)。

如今，美国大多数的药品包装已含有NDC。NDC的标签编码包含生产商与分销商信息，药品编码包含药品特性、剂型、配置等信息，包装编码包含药品包装尺寸与类型信息。在NDC的基础上加上一组不超过20个字符的数字序列所形成的sNDC(SNI)，可链接到包含药品批号、有效期、分销信息以及其他有关药品标识的数据库中，这样便能作为识别处方药包装的方法，进而有助于验证、跟踪与追溯药品。SNI允许制造商或分包商为每个药品包装分配序列号，与NDC组合可形成独有标识，并且能够支持数以亿计上市药品的SNI不重复。制造商通过使用序列化软件序列化NDC，自动生成sNDC(SNI)，然后运用存储追踪与追溯信息的数据软件，记录SNI与药品信息，并通过数据载体技术(RFID、二维条码等)将装有药品容器包装上的SNI与存储追踪和追溯信息数据库中的药品信息进行链接。

在欧洲，2011年7月《欧盟反伪造药品指令》(The EU Falsified Medicines Directive，DIRECTIVE2011/62/EU)通过，明确要求欧盟境内流通的每一份药品建立“可供验证其真实性”的安全档案，并建立一个欧盟国家通行的数据库，储存药品安全信息。该法案为欧洲药品电子监管系统的实施奠定了法律基础。欧洲药品电子监管系统利用“二维矩阵码”对单件药品进行赋码，采用“配药点验证”模式，通过强制实行发药前监管码信息验证，以实现对药品的安全监管及流向追溯的系统。

欧洲制药工业协会联合会(European Federation of Pharmaceutical Industries and Associations，EFPIA)于2006年2月着手建立一套在欧洲范围内通行的药品电子监管系统，即欧洲药品验证系统(European Medicines Verification System，EMVS)。EMVS选择国际

即欧洲药品验证系统（European Medicines Verification System，EMVS）。EMVS 选择国际通用的二维矩阵码（2D Data Matrix Code）作为其信息载体，采用“配药点验证”（Point-of-Dispense Verification）的运行方法，由药品供应系统中的各利益相关者共同管理。欧盟还建立欧洲药品验证组织（European Medicines Verification Organisation，EMVO）。该组织的主要任务是建立和管理欧洲药品编码中心（the European hub）。欧洲药品编码中心是药品生产商和平行进口商的数据传输门户，欧盟境内所有生产商和平行进口商统一通过该中心上传或验证药品信息；其下接若干国家系统或国家蓝图系统。

药品生产商必须在药品出厂前将储存药品信息的二维矩阵码印在每盒药品的次级包装上，即与药物 直接接触的包装组件上。根据《欧洲药品包装编码指南》（European Pack Coding Guidelines Specification），二维矩阵码编码结构必须符合GS1 标准，并包含下列药品信息：该药品的全球贸易项目代码（Global Trade Item Number，GTIN）、药品序列号、药品过期日和药品批次。其中，药品序列号是电子监管系统识别药品的重要标识，要求互不重复。赋码完成后，生产商需要通过扫描条码完成药品与序列号的相互关联，并将编码信息发送至欧洲药品编码中心数据库。EMVS 系统能准确向代表生产商的终端发送伪造药品警报信息。

内容摘自：吴颖仪，《揭密药物追溯体系国际现状》，医药经济报/2016年/2月/24日/第002 版。牛剑钊，杨东升，许鸣镝，《美国国家药品编码目录在参比制剂可及性方面的应用简介》，中国新药杂志，2019，28（3）：274-277.

5. **药品监督管理的体制** 《药品管理法》规定药品监督管理部门主管药品监督管理工作。即国务院药品监督管理部门主管全国药品监督管理工作。国务院有关部门在各自职责范围内负责与药品有关的监督管理工作。国务院药品监督管理部门配合国务院有关部门，执行国家药品行业发展规划和产业政策。省、自治区、直辖市人民政府药品监督管理部门负责本行政区域内的药品监督管理工作。设区的市级、县级人民政府承担药品监督管理职责的部门（以下称药品监督管理部门）负责本行政区域内的药品监督管理工作。县级以上地方人民政府有关部门在各自职责范围内负责与药品有关的监督管理工作。县级以上地方人民政府对本行政区域内的药品监督管理工作负责，统一领导、组织、协调本行政区域内的药品监督管理工作以及药品安全突发事件应对工作，建立健全药品监督管理工作机制和信息共享机制。县级以上人民政府应当将药品安全工作纳入本级国民经济和社会发展规划，将药品安全工作经费列入本级政府预算，加强药品监督管理能力建设，为药品安全工作提供保障。

6. **药品检验机构及检验的范围** 本法规定药品监督管理部门设置或者指定的药品专业技术机构，承担依法实施药品监督管理所需的审评、检验、核查、监测与评价等工作。

（二）药品研制和注册

1. **药品研制激励政策** 国家支持以临床价值为导向、对人的疾病具有明确或者特殊疗效的药物创新，鼓励具有新的治疗机理、治疗严重危及生命的疾病或者罕见病、对人体具有多靶向系统性调节干预功能等的新药研制，推动药品技术进步。

国家鼓励运用现代科学技术和传统中药研究方法开展中药科学技术研究和药物开发，建立和完善符合中药特点的技术评价体系，促进中药传承创新。

国家采取有效措施，鼓励儿童用药品的研制和创新，支持开发符合儿童生理特征的儿童用药品新品种、剂型和规格，对儿童用药品予以优先审评审批。

2. 非临床研究的法律要求 从事药品研制活动，应当遵守药物非临床研究质量管理规范、药物临床试验质量管理规范，保证药品研制全过程持续符合法定要求。药物非临床研究质量管理规范、药物临床试验质量管理规范由国务院药品监督管理部门会同国务院有关部门制定。开展药物非临床研究，应当符合国家有关规定，有与研究项目相适应的人员、场地、设备、仪器和管理制度，保证有关数据、资料和样品的真实性。

3. 临床试验的法律要求

（1）临床试验申请与批准　开展药物临床试验，应当按照国务院药品监督管理部门的规定如实报送研制方法、质量指标、药理及毒理试验结果等有关数据、资料和样品，经国务院药品监督管理部门批准。国务院药品监督管理部门应当自受理临床试验申请之日起60个工作日内决定是否同意并通知临床试验申办者，逾期未通知的，视为同意。其中，开展生物等效性试验的，报国务院药品监督管理部门备案。开展药物临床试验，应当在具备相应条件的临床试验机构进行。药物临床试验机构实行备案管理，具体办法由国务院药品监督管理部门、国务院卫生健康主管部门共同制定。

（2）开展药物临床试验的伦理要求　开展药物临床试验，应当符合伦理原则，制定临床试验方案，经伦理委员会审查同意。伦理委员会应当建立伦理审查工作制度，保证伦理审查过程独立、客观、公正，监督规范开展药物临床试验，保障受试者合法权益，维护社会公共利益。

（3）药物临床试验的风险管理　实施药物临床试验，应当向受试者或者其监护人如实说明和解释临床试验的目的和风险等详细情况，取得受试者或者其监护人自愿签署的知情同意书，并采取有效措施保护受试者合法权益。药物临床试验期间，发现存在安全性问题或者其他风险的，临床试验申办者应当及时调整临床试验方案、暂停或者终止临床试验，并向国务院药品监督管理部门报告。必要时，国务院药品监督管理部门可以责令调整临床试验方案、暂停或者终止临床试验。对正在开展临床试验的用于治疗严重危及生命且尚无有效治疗手段的疾病的药物，经医学观察可能获益，并且符合伦理原则的，经审查、知情同意后可以在开展临床试验的机构内用于其他病情相同的患者。

4. 药品上市审批的法律要求

（1）在中国境内上市的药品，应当经国务院药品监督管理部门批准，取得药品注册证书；但是，未实施审批管理的中药材和中药饮片除外。实施审批管理的中药材、中药饮片品种目录由国务院药品监督管理部门会同国务院中医药主管部门制定。申请药品注册，应当提供真实、充分、可靠的数据、资料和样品，证明药品的安全性、有效性和质量可控性。对申请注册的药品，国务院药品监督管理部门应当组织药学、医学和其他技术人员进行审评,对药品的安全性、有效性和质量可控性以及申请人的质量管理、风险防控和责任赔偿等能力进行审查；符合条件的，颁发药品注册证书。

（2）关联审批　国务院药品监督管理部门在审批药品时，对化学原料药一并审评审批，对相关辅料、直接接触药品的包装材料和容器一并审评，对药品的质量标准、生产工艺、标签和说明书一并核准。

（3）附条件批准　对治疗严重危及生命且尚无有效治疗手段的疾病以及公共卫生方面急需的药品，药物临床试验已有数据显示疗效并能预测其临床价值的，可以附条件批准，并在药品注册证书中载明相关事项。

（4）优先审评审批　国务院药品监督管理部门应当完善药品审评审批工作制度，加强能力建设，建立健全沟通交流、专家咨询等机制，优化审评审批流程，提高审评审批效率。

批准上市药品的审评结论和依据应当依法公开，接受社会监督。对审评审批中知悉的商业秘密应当保密。

5. 药品应当符合国家药品标准　药品应当符合国家药品标准。经国务院药品监督管理部门核准的药品质量标准高于国家药品标准的，按照经核准的药品质量标准执行；没有国家药品标准的，应当符合经核准的药品质量标准。国务院药品监督管理部门颁布的《中华人民共和国药典》和药品标准为国家药品标准。国务院药品监督管理部门会同国务院卫生健康主管部门组织药典委员会，负责国家药品标准的制定和修订。国务院药品监督管理部门设置或者指定的药品检验机构负责标定国家药品标准品、对照品。列入国家药品标准的药品名称为药品通用名称。已经作为药品通用名称的，该名称不得作为药品商标使用。

知识链接

《中华人民共和国药典》简介

《中国药典》（The Pharmacopoeia of the People's Republic of China，ChP）。由国家药典委员会编纂，国家药品监督管理局发布。《中国药典》是国家为保证药品质量、保护人民用药安全有效而制定的法典；是执行《药品管理法》，监督检验药品质量的技术法规；是我国药品生产、经营、使用和监督管理所必须遵循的法定依据。《中国药典》收载品种的标准为国家对该药品品种的最基本要求。新中国成立以来，先后共编纂颁布《中国药典》10版，计有1953年版、1963年版、1977年版、1985年版、1990年版、1995年版、2000年版、2005年版、2010年版、2015版。从1980年起，每5年修订颁布新版药典。

2015年2月4日《中国药典》（2015年版）经第十届药典委员会执行委员会全体会议审议通过，于2015年6月5日经原国家食品药品监督管理总局批准颁布，自2015年12月1日起实施。《中国药典》2015年版由一部、二部、三部、四部构成，收载品种总计5608种，其中新增1082种。一部收载药材和饮片、植物油脂和提取物、成方制剂和单味制剂等，品种共计2598种，其中新增440种、修订517种，不收载7种。二部收载化学药品、抗生素、生化药品以及放射性药品等，品种共计2603种，其中新增492种、修订415种，不收载28种。三部收载生物制品137种，其中新增13种、修订105种。四部收载通则总数317个，其中制剂通则38个、检测方法240个（新增27个）、指导原则30个（新增15个）、标准品、标准物质及试液试药相关通则9个。药用辅料收载270种，其中新增137种、修订97种、不收载2种。

本版药典的特点主要体现在：①收载品种显著增加：基本实现了国家基本药物目录品种生物制品全覆盖，中药、化药覆盖率达到90%以上，不再收载2010年版药典品种共计43种。②完善了药典标准体系的建设：首次收载“国家药品标准物质制备”“药包材通用要求”以及“药用玻璃材料和容器”等指导原则，形成了涵盖原料药及其制剂、药用辅料、药包材、标准物质等更加全面、系统、规范的药典标准体系。③整体提升质量控制的要求，进一步扩大了先进、成熟检测技术的应用，采用液相色谱法-串联质谱法、分子生物学检测技术、高效液相色谱-电感耦合等离子体质谱法等用于中药的质量控制。采用超临界流体色谱法、临界点色谱法、粉末X射线衍射法等用于化药的质量控制。采用毛细管电泳分析测定重组单克隆抗体产品分子大小异构体，采用高效液相色谱法测定抗毒素抗血清制品分子大小分布等。在检测技术储备方面，建立了中药材DNA条形码分子鉴定法、色素测定法、中药中真菌毒素测定法、近红外分光光度法、基于基因芯片的药物评价技术等指导方法。④质量要求和安全性控制更加严格：完善了“药材和饮片检定通则”“炮制通则”和“药用辅料通则”；新增“国家药品标准物质通则”“生物制品生产用原材料及辅料质量控制规程”“人用疫苗总论”“人用重组单克隆抗体制品总论”等，增订了微粒制剂、药品晶型研究及晶型质量控制、中药有害残留物限量制定等相关指导原则。对中药材及饮片中二氧化硫残留量制定限度标准，部分中药材增加了专属性的显微鉴别检查、特征氨基酸含量测定等；化学药品增强了对方法的系统适用性要求，同时还增加了约500个杂质的结构信息；加强对生物制品生产用原材料及辅料的质量控制，规范防腐剂的使用，加强残留溶剂的控制；增加疫苗产品渗透压摩尔浓度测定，增订毒种种子批全基因序列测定，严格细菌内毒素检查限度等。《中国药典》的引领作用和技术导向作用进一步体现。

（三）药品上市许可持有人

1. 药品上市许可持有人的资格　药品上市许可持有人是指取得药品注册证书的企业或者药品研制机构等。

2. 药品上市许可持有人的责任　药品上市许可持有人应当依照本法规定，对药品的非临床研究、临床试验、生产经营、上市后研究、不良反应监测及报告与处理等承担责任。其他从事药品研制、生产、经营、储存、运输、使用等活动的单位和个人依法承担相应责任。

药品上市许可持有人的法定代表人、主要负责人对药品质量全面负责。

药品上市许可持有人应当建立药品质量保证体系，配备专门人员独立负责药品质量管理。

药品上市许可持有人应当对受托药品生产企业、药品经营企业的质量管理体系进行定期审核，监督其持续具备质量保证和控制能力。

3. 药品上市许可持有人的权利　药品上市许可持有人可以自行生产药品，也可以委托药品生产企业生产。

药品上市许可持有人自行生产药品的，应当依照本法规定取得药品生产许可证；委托生产的，应当委托符合条件的药品生产企业。药品上市许可持有人和受托生产企业应当签订委托协议和质量协议，并严格履行协议约定的义务。国务院药品监督管理部门制定药品委托生产质量协议指南，指导、监督药品上市许可持有人和受托生产企业履行药品质量保证义务。血液制品、麻醉药品、精神药品、医疗用毒性药品、药品类易制毒化学品不得委托生产；但是，国务院药品监督管理部门另有规定的除外。药品上市许可持有人应当建立药品上市放行规程，对药品生产企业出厂放行的药品进行审核，经质量受权人签字后方可放行。不符合国家药品标准的，不得放行。

药品上市许可持有人可以自行销售其取得药品注册证书的药品，也可以委托药品经营企业销售。药品上市许可持有人从事药品零售活动的，应当取得药品经营许可证。药品上市许可持有人自行销售药品的，应当具备本法第五十二条规定的条件；委托销售的，应当委托符合条件的药品经营企业。药品上市许可持有人和受托经营企业应当签订委托协议，并严格履行协议约定的义务。

4. 药品上市许可持有人的义务 药品上市许可持有人、药品生产企业、药品经营企业委托储存、运输药品的，应当对受托方的质量保证能力和风险管理能力进行评估，与其签订委托协议，约定药品质量责任、操作规程等内容，并对受托方进行监督。

药品上市许可持有人、药品生产企业、药品经营企业和医疗机构应当建立并实施药品追溯制度，按照规定提供追溯信息，保证药品可追溯。

药品上市许可持有人应当建立年度报告制度，每年将药品生产销售、上市后研究、风险管理等情况按照规定向省、自治区、直辖市人民政府药品监督管理部门报告。

药品上市许可持有人为境外企业的，应当由其指定的在中国境内的企业法人履行药品上市许可持有人义务，与药品上市许可持有人承担连带责任。

中药饮片生产企业履行药品上市许可持有人的相关义务，对中药饮片生产、销售实行全过程管理，建立中药饮片追溯体系，保证中药饮片安全、有效、可追溯。

经国务院药品监督管理部门批准，药品上市许可持有人可以转让药品上市许可。受让方应当具备保障药品安全性、有效性和质量可控性的质量管理、风险防控和责任赔偿等能力，履行药品上市许可持有人义务。

（四）药品生产

1. 从事药品生产活动的行政许可 从事药品生产活动，应当经所在地省、自治区、直辖市人民政府药品监督管理部门批准，取得药品生产许可证。无药品生产许可证的，不得生产药品。药品生产许可证应当标明有效期和生产范围，到期重新审查发证。

2. 从事药品生产活动必须具备的条件 《药品管理法》第42条规定了4项条件：①有依法经过资格认定的药学技术人员、工程技术人员及相应的技术工人；②有与药品生产相适应的厂房、设施和卫生环境；③有能对所生产药品进行质量管理和质量检验的机构、人员及必要的仪器设备；④有保证药品质量的规章制度，并符合国务院药品监督管理部门依据本法制定的药品生产质量管理规范要求。

3. 从事药品生产活动应遵守的规定

（1）药品生产遵循的依据 《药品管理法》规定，从事药品生产活动，应当遵守药品生产质量管理规范，建立健全药品生产质量管理体系，保证药品生产全过程持续符合法定要求。

药品生产企业的法定代表人、主要负责人对本企业的药品生产活动全面负责。

（2）药品生产工艺要求药品应当按照国家药品标准和经药品监督管理部门核准的生产工艺进行生产。生产、检验记录应当完整准确，不得编造。

（3）对中药饮片炮制的规定 中药饮片应当按照国家药品标准炮制；国家药品标准没有规定的，应当按照省、自治区、直辖市人民政府药品监督管理部门制定的炮制规范炮制。省、自治区、直辖市人民政府药品监督管理部门制定的炮制规范应当报国务院药品监督管理部门备案。不符合国家药品标准或者不按照省、自治区、直辖市人民政府药品监督管理部门制定的炮制规范炮制的，不得出厂、销售。

（4）对生产药品所需原料、辅料的规定 生产药品所需的原料、辅料，应当符合药用要求、药品生产质量管理规范的有关要求。

生产药品，应当按照规定对供应原料、辅料等的供应商进行审核，保证购进、使用的原料、辅料等符合前款规定要求。直接接触药品的包装材料和容器，应当符合药用要求，符合保障人体健康、安全的标准。对不合格的直接接触药品的包装材料和容器，由药品监督管理部门责令停止使用。

（5）对药品包装的规定　直接接触药品的包装材料和容器，应当符合药用要求，符合保障人体健康、安全的标准。对不合格的直接接触药品的包装材料和容器，由药品监督管理部门责令停止使用。

药品包装应当适合药品质量的要求，方便储存、运输和医疗使用。发运中药材应当有包装。在每件包装上，应当注明品名、产地、日期、供货单位，并附有质量合格的标志。药品包装应当按照规定印有或者贴有标签并附有说明书。

标签或者说明书应当注明药品的通用名称、成分、规格、上市许可持有人及其地址、生产企业及其地址、批准文号、产品批号、生产日期、有效期、适应证或者功能主治、用法、用量、禁忌、不良反应和注意事项。标签、说明书中的文字应当清晰，生产日期、有效期等事项应当显著标注，容易辨识。

麻醉药品、精神药品、医疗用毒性药品、放射性药品、外用药品和非处方药的标签、说明书，应当印有规定的标志。

（6）对药品出厂前质量检验的要求　药品生产企业应当对药品进行质量检验。不符合国家药品标准的，不得出厂。药品生产企业应当建立药品出厂放行规程，明确出厂放行的标准、条件。符合标准、条件的，经质量受权人签字后方可放行。

知识链接

关于药品委托生产的规定

药品委托生产，是指药品生产企业(以下称委托方)在因技术改造暂不具备生产条件和能力或产能不足暂不能保障市场供应的情况下，将其持有药品批准文号的药品委托其他药品生产企业(以下称受托方)全部生产的行为，不包括部分工序的委托加工行为。

各省、自治区、直辖市食品药品监督管理局负责药品委托生产的审批和监督管理。

药品委托生产行为特点是：委托方和受托方均应是持有与委托生产药品相适应的《药品生产质量管理规范》认证证书的药品生产企业；委托方负责委托生产药品的质量；委托方应当对受托方的生产条件、技术水平和质量管理情况进行详细考查，向受托方提供委托生产药品的技术和质量文件，确认受托方具有受托生产的条件和能力；委托生产期间，委托方应当对委托生产的全过程进行指导和监督，负责委托生产药品的批准放行；受托方应当严格执行质量协议，有效控制生产过程，确保委托生产药品及其生产符合注册和《药品生产质量管理规范》的要求。

委托方所在地省、自治区、直辖市食品药品监督管理局审批药品生产企业委托生产，发放委托方《药品委托生产批件》(有效期不得超过3年)。麻醉药品、精神药品、药品类易制毒化学品及其复方制剂，医疗用毒性药品，生物制品，多组分生化药品，中药注射剂和原料药不得委托生产。

源自：《药品委托生产监督管理规定》(2014年10月1日起实施)

（五）药品经营

1. 从事药品批发活动的行政许可 从事药品批发活动，应当经所在地省、自治区、直辖市人民政府药品监督管理部门批准，取得药品经营许可证。从事药品零售活动，应当经所在地县级以上地方人民政府药品监督管理部门批准，取得药品经营许可证。无药品经营许可证的，不得经营药品。药品经营许可证应当标明有效期和经营范围，到期重新审查发证。药品监督管理部门实施药品经营许可，除依据本法第52条规定的条件外，还应当遵循方便群众购药的原则。

2. 从事药品经营活动应当具备的条件 《药品管理法》第52条规定了4项条件：①有依法经过资格认定的药师或者其他药学技术人员；②有与所经营药品相适应的营业场所、设备、仓储设施和卫生环境；③有与所经营药品相适应的质量管理机构或者人员；④有保证药品质量的规章制度，并符合国务院药品监督管理部门依据本法制定的药品经营质量管理规范要求。

3. 从事药品经营活动应遵守的规定 从事药品经营活动，应当遵守药品经营质量管理规范，建立健全药品经营质量管理体系，保证药品经营全过程持续符合法定要求。国家鼓励、引导药品零售连锁经营。从事药品零售连锁经营活动的企业总部，应当建立统一的质量管理制度，对所属零售企业的经营活动履行管理责任。药品经营企业的法定代表人、主要负责人对本企业的药品经营活动全面负责。

药品上市许可持有人、药品生产企业、药品经营企业和医疗机构应当从药品上市许可持有人或者具有药品生产、经营资格的企业购进药品；但是，购进未实施审批管理的中药材除外。药品经营企业应对药品实行处方药与非处方药分类管理制度。

4. 对企业购销药品、保管药品的规定 《药品管理法》第57七条至第59条对此作了规定 。药品经营企业购销药品，应当有真实、完整的购销记录。购销记录应当注明药品的通用名称、剂型、规格、产品批号、有效期、上市许可持有人、生产企业、购销单位、购销数量、购销价格、购销日期及国务院药品监督管理部门规定的其他内容。

药品经营企业零售药品应当准确无误，并正确说明用法、用量和注意事项；调配处方应当经过核对，对处方所列药品不得擅自更改或者代用。对有配伍禁忌或者超剂量的处方，应当拒绝调配；必要时，经处方医师更正或者重新签字，方可调配。药品经营企业销售中药材，应当标明产地。依法经过资格认定的药师或者其他药学技术人员负责本企业的药品管理、处方审核和调配、合理用药指导等工作。

药品经营企业应当制定和执行药品保管制度，采取必要的冷藏、防冻、防潮、防虫、防鼠等措施，保证药品质量。药品入库和出库应当执行检查制度。

5. 城乡集贸市场出售中药材的规定 《药品管理法》第60条规定：①除国务院另有规定的品种之外，城乡集市贸易市场可以出售中药材。②城乡集市贸易市场在一定限制条件下，可以出售中药材以外的药品。这样规定既方便城乡居民购药的需求，又加强了对经营者的管理。根据本条规定，在城乡集贸市场销售中药材以外的药品，必须同时满足三个条件：持有《药品经营许可证》的药品零售企业；在规定的范围内销售；设点出售药品。具体实施办法由国务院制定。

6. 网络销售药品的规定

（1）网络销售药品企业的要求 药品上市许可持有人、药品经营企业通过网络销售药品，应当遵守本法药品经营的有关规定。具体管理办法由国务院药品监督管理部门会同国务院卫生健康主管部门等部门制定。

疫苗、血液制品、麻醉药品、精神药品、医疗用毒性药品、放射性药品、药品类易制毒化学品等国家实行特殊管理的药品不得在网络上销售。

（2）药品网络交易第三方平台的资格与义务　药品网络交易第三方平台提供者应当按照国务院药品监督管理部门的规定，向所在地省、自治区、直辖市人民政府药品监督管理部门备案。

第三方平台提供者应当依法对申请进入平台经营的药品上市许可持有人、药品经营企业的资质等进行审核，保证其符合法定要求，并对发生在平台的药品经营行为进行管理。

第三方平台提供者发现进入平台经营的药品上市许可持有人、药品经营企业有违反本法规定行为的，应当及时制止并立即报告所在地县级人民政府药品监督管理部门；发现严重违法行为的，应当立即停止提供网络交易平台服务。

知识链接

国务院办公厅关于促进“互联网+医疗健康”发展的意见

为深入贯彻落实习近平新时代中国特色社会主义思想和党的十九大精神，推进实施健康中国战略，提升医疗卫生现代化管理水平，优化资源配置，创新服务模式，提高服务效率，降低服务成本，满足人民群众日益增长的医疗卫生健康需求，根据《“健康中国2030”规划纲要》和《国务院关于积极推进“互联网+”行动的指导意见》（国发〔2015〕40号），2018年4月28日国务院办公厅发布《关于促进“互联网+医疗健康”发展的意见》。

该意见就明确要求，完善“互联网+”药品供应保障服务。

（1）对线上开具的常见病、慢性病处方，经药师审核后，医疗机构、药品经营企业可委托符合条件的第三方机构配送。探索医疗卫生机构处方信息与药品零售消费信息互联互通、实时共享，促进药品网络销售和医疗物流配送等规范发展。（国家卫生健康委员会、国家市场监督管理总局、国家药品监督管理局负责）

（2）依托全民健康信息平台，加强基于互联网的短缺药品多源信息采集和供应业务协同应用，提升基本药物目录、鼓励仿制的药品目录的遴选等能力。（国家卫生健康委员会、工业和信息化部、国家市场监督管理总局、国家药品监督管理局负责）

7. 进出口药品的规定

（1）药材进口　新发现和从境外引种的药材，经国务院药品监督管理部门批准后，方可销售。

（2）药品进口　药品应当从允许药品进口的口岸进口，并由进口药品的企业向口岸所在地药品监督管理部门备案。海关凭药品监督管理部门出具的进口药品通关单办理通关手续。无进口药品通关单的，海关不得放行。口岸所在地药品监督管理部门应当通知药品检验机构按照国务院药品监督管理部门的规定对进口药品进行抽查检验。允许药品进口的口岸由国务院药品监督管理部门会同海关总署提出，报国务院批准。

（3）临床急需进口　医疗机构因临床急需进口少量药品的，经国务院药品监督管理部门或者国务院授权的省、自治区、直辖市人民政府批准，可以进口。进口的药品应当在指定医疗机构内用于特定医疗目的。个人自用携带入境少量药品，按照国家有关规定办理。

（4）进口、出口麻醉药品和精神药品　进口、出口麻醉药品和国家规定范围内的精神药品，应当持有国务院药品监督管理部门颁发的进口准许证、出口准许证。

（5）禁止进口的药品　禁止进口疗效不确切、不良反应大或者因其他原因危害人体健康的药品。

（6）进口检验的规定　国务院药品监督管理部门对下列药品在销售前或者进口时，应当指定药品检验机构进行检验；未经检验或者检验不合格的，不得销售或者进口：①首次在中国境内销售的药品；②国务院药品监督管理部门规定的生物制品；③国务院规定的其他药品。

（六）医疗机构药事管理

1. 医疗机构配备药学技术人员的规定　医疗机构是指依据《医疗机构管理条例》的规定，经登记取得医疗机构执业许可证书的机构。医疗机构必须配备依法经过资格认定的药学技术人员，强调了医疗机构药学技术人员不仅需要必要的专业知识，更需要一定的专业技能、实践经验和真才实学，并经一定的程序审批。“依法经过资格认定”是指国家正式大专院校毕业，经过国家有关部门考试考核合格后发给的专业技术职务证书或“执业药师”证书的药学技术人员。依照《药品管理法》69条规定，医疗机构应当配备依法经过资格认定的药师或者其他药学技术人员，负责本单位的药品管理、处方审核和调配、合理用药指导等工作。非药学技术人员不得直接从事药剂技术工作。

2. 医疗机构购进药品的规定　医疗机构购进药品，应当建立并执行进货检查验收制度，验明药品合格证明和其他标识；不符合规定要求的，不得购进和使用。

3. 医疗机构药品保管制度　医疗机构应当有与所使用药品相适应的场所、设备、仓储设施和卫生环境，制定和执行药品保管制度，采取必要的冷藏、防冻、防潮、防虫、防鼠等措施，保证药品质量。

4. 医疗机构调配处方的规定　医疗机构应当坚持安全有效、经济合理的用药原则，遵循药品临床应用指导原则、临床诊疗指南和药品说明书等合理用药，对医师处方、用药医嘱的适宜性进行审核。

医疗机构以外的其他药品使用单位，应当遵守本法有关医疗机构使用药品的规定。依法经过资格认定的药师或者其他药学技术人员调配处方，应当进行核对，对处方所列药品不得擅自更改或者代用。对有配伍禁忌或者超剂量的处方，应当拒绝调配；必要时，经处方医师更正或者重新签字，方可调配。

5. 医疗机构配制制剂的规定

（1）医疗机构配制制剂的审批主体和审批程序　医疗机构配制制剂，应当经所在地省、自治区、直辖市人民政府药品监督管理部门批准，取得医疗机构制剂许可证。无医疗机构制剂许可证的，不得配制制剂。医疗机构制剂许可证应当标明有效期，到期重新审查发证。

（2）配制制剂必须具备的条件　医疗机构配制制剂，应当有能够保证制剂质量的设施、管理制度、检验仪器和卫生环境。医疗机构配制制剂，应当按照经核准的工艺进行，所需的原料、辅料和包装材料等应当符合药用要求。

（3）配制制剂的品种规定和审批程序　医疗机构配制的制剂，应当是本单位临床需要而市场上没有供应的品种，并应当经所在地省、自治区、直辖市人民政府药品监督管理部门批准；但是，法律对配制中药制剂另有规定的除外。

（4）配制制剂的检验和使用　医疗机构配制的制剂应当按照规定进行质量检验；合格

的，凭医师处方在本单位使用。经国务院药品监督管理部门或者省、自治区、直辖市人民政府药品监督管理部门批准，医疗机构配制的制剂可以在指定的医疗机构之间调剂使用。医疗机构配制的制剂不得在市场上销售。

（七）药品上市后管理

1. 药品上市后风险管理　药品上市许可持有人应当制定药品上市后风险管理计划，主动开展药品上市后研究，对药品的安全性、有效性和质量可控性进行进一步确证，加强对已上市药品的持续管理。

对附条件批准的药品，药品上市许可持有人应当采取相应风险管理措施，并在规定期限内按照要求完成相关研究；逾期未按照要求完成研究或者不能证明其获益大于风险的，国务院药品监督管理部门应当依法处理，直至注销药品注册证书。

对药品生产过程中的变更，按照其对药品安全性、有效性和质量可控性的风险和产生影响的程度，实行分类管理。属于重大变更的，应当经国务院药品监督管理部门批准，其他变更应当按照国务院药品监督管理部门的规定备案或者报告。

2. 药品上市后评估与处理措施

（1）药品质量评估要求　药品上市许可持有人应当按照国务院药品监督管理部门的规定，全面评估、验证变更事项对药品安全性、有效性和质量可控性的影响。

药品上市许可持有人应当开展药品上市后不良反应监测，主动收集、跟踪分析疑似药品不良反应信息，对已识别风险的药品及时采取风险控制措施。

药品上市许可持有人、药品生产企业、药品经营企业和医疗机构应当经常考察本单位所生产、经营、使用的药品质量、疗效和不良反应。发现疑似不良反应的，应当及时向药品监督管理部门和卫生健康主管部门报告。

药品上市许可持有人应当对已上市药品的安全性、有效性和质量可控性定期开展上市后评价。必要时，国务院药品监督管理部门可以责令药品上市许可持有人开展上市后评价或者直接组织开展上市后评价。

（2）出现药品安全问题的处理措施　药品存在质量问题或者其他安全隐患的，药品上市许可持有人应当立即停止销售，告知相关药品经营企业和医疗机构停止销售和使用，召回已销售的药品，及时公开召回信息，必要时应当立即停止生产，并将药品召回和处理情况向省、自治区、直辖市人民政府药品监督管理部门和卫生健康主管部门报告。药品生产企业、药品经营企业和医疗机构应当配合。

药品上市许可持有人依法应当召回药品而未召回的，省、自治区、直辖市人民政府药品监督管理部门应当责令其召回。

对已确认发生严重不良反应的药品，由国务院药品监督管理部门或者省、自治区、直辖市人民政府药品监督管理部门根据实际情况采取停止生产、销售、使用等紧急控制措施，并应当在五日内组织鉴定，自鉴定结论作出之日起十五日内依法作出行政处理决定。

经评价，对疗效不确切、不良反应大或者因其他原因危害人体健康的药品，应当注销药品注册证书。

已被注销药品注册证书的药品，不得生产或者进口、销售和使用。

已被注销药品注册证书、超过有效期等的药品，应当由药品监督管理部门监督销毁或者依法采取其他无害化处理等措施。

（八）药品价格和广告

1．药品的价格管理

（1）药品价格的监测制度　国家完善药品采购管理制度，对药品价格进行监测，开展成本价格调查，加强药品价格监督检查，依法查处价格垄断、哄抬价格等药品价格违法行为，维护药品价格秩序。

（2）实行市场调节价药品的定价原则　依法实行市场调节价的药品，药品上市许可持有人、药品生产企业、药品经营企业和医疗机构应当按照公平、合理和诚实信用、质价相符的原则制定价格，为用药者提供价格合理的药品。

药品上市许可持有人、药品生产企业、药品经营企业和医疗机构应当遵守国务院药品价格主管部门关于药品价格管理的规定，制定和标明药品零售价格，禁止暴利、价格垄断和价格欺诈等行为。

（3）对药品价格相关信息的要求　药品上市许可持有人、药品生产企业、药品经营企业和医疗机构应当依法向药品价格主管部门提供其药品的实际购销价格和购销数量等资料。

医疗机构应当向患者提供所用药品的价格清单，按照规定如实公布其常用药品的价格，加强合理用药管理。具体办法由国务院卫生健康主管部门制定。

（4）对药品购销活动的禁止性规定　禁止药品上市许可持有人、药品生产企业、药品经营企业和医疗机构在药品购销中给予、收受回扣或者其他不正当利益。

禁止药品上市许可持有人、药品生产企业、药品经营企业或者代理人以任何名义给予使用其药品的医疗机构的负责人、药品采购人员、医师、药师等有关人员财物或者其他不正当利益。禁止医疗机构的负责人、药品采购人员、医师、药师等有关人员以任何名义收受药品上市许可持有人、药品生产企业、药品经营企业或者代理人给予的财物或者其他不正当利益。

2．药品的广告管理

（1）药品广告的审批　药品广告应当经广告主所在地省、自治区、直辖市人民政府确定的广告审查机关批准；未经批准的，不得发布。

（2）药品广告的内容要求　药品广告的内容应当真实、合法，以国务院药品监督管理部门核准的药品说明书为准，不得含有虚假的内容。

药品广告不得含有表示功效、安全性的断言或者保证；不得利用国家机关、科研单位、学术机构、行业协会或者专家、学者、医师、药师、患者等的名义或者形象做推荐、证明。

非药品广告不得有涉及药品的宣传。

（九）药品储备和供应

1．两级药品储备制度　国家实行药品储备制度，建立中央和地方两级药品储备。发生重大灾情、疫情或者其他突发事件时，依照《中华人民共和国突发事件应对法》的规定，可以紧急调用药品。

2．国家实行基本药物制度　国家实行基本药物制度，遴选适当数量的基本药物品种，加强组织生产和储备，提高基本药物的供给能力，满足疾病防治基本用药需求。

3．建立短缺药品预警体系　国家建立药品供求监测体系，及时收集和汇总分析短缺药品供求信息，对短缺药品实行预警，采取应对措施。

国家实行短缺药品清单管理制度。药品上市许可持有人停止生产短缺药品的，应当按照规定向国务院药品监督管理部门或者省、自治区、直辖市人民政府药品监督管理部门报告。

国家鼓励短缺药品的研制和生产，对临床急需的短缺药品、防治重大传染病和罕见病等疾病的新药予以优先审评审批。

对短缺药品，国务院可以限制或者禁止出口。必要时，国务院有关部门可以采取组织生产、价格干预和扩大进口等措施，保障药品供应。

药品上市许可持有人、药品生产企业、药品经营企业应当按照规定保障药品的生产和供应。

知识链接

药品储备制度

为保证灾情、疫情及突发事故发生后对药品和医疗器械的紧急需要，维护人民身体健康，早在20世纪70年代初，我国就建立了中央一级药品储备制度。1997年1月15日，《中共中央、国务院关于卫生改革与发展的决定》中指出，要建立并完善中央与地方两级医药储备制度。1997年7月3日，国务院下发了《国务院关于改革和加强医药储备管理工作的通知》，要求建立中央与地方两级医药储备制度。当时将全国医药储备总规模定为12亿元，其中中央5.5亿元，地方6.5亿元，资金分别由国务院和各省、自治区、直辖市人民政府负责落实；“实物储备不低于储备计划的70%”。中央医药储备主要负责储备重大灾情、疫情及重大突发事故和战略所需的特种、专项药品及医疗器械，地方医药储备主要负责储备地区性或一般灾情、疫情及突发事故和地方常见病、多发病防治所需的药品和医疗器械。截至2011年年底，中央医药储备账面资金总规模达33.49亿元；截至2010年，除甘肃、新疆外全部建立了地方医药储备。《国家医药储备管理办法》(1999年)和《国家医药储备资金财务管理办法》(1997年)为我国仅有的两部专门针对医药储备的行政性法规。2014年4月15日，原国家卫生计生委等8部门联合通过《关于做好常用低价药品供应保障工作的意见》，指出进一步完善医药储备制度，对短缺药品储备建立中央和地方两级常态短缺药品储备。中央医药储备以用量不确定的短缺药品为主，地方医药储备以用量确定的短缺药品为主。

（十）监督管理

1. 药品监督的禁止性规定　禁止生产（包括配制，下同）、销售、使用假药、劣药；禁止未取得药品批准证明文件生产、进口药品；禁止使用未按照规定审评、审批的原料药、包装材料和容器生产药品。

药师考点

（1）假药的认定

（2）生产、销售假药的行政责任

（3）生产、销售刑事的行政责任

2. 假、劣药品的界定　有下列情形之一的，为假药：①药品所含成分与国家药品标准规定的成分不符；②以非药品冒充药品或者以他种药品冒充此种药品；③变质的药品；④药品所标明的适应症或者功能主治超出规定范围。

有下列情形之一的，为劣药：①药品成分的含量不符合国家药品标准；②被污染的药品；③未标明或者更改有效期的药品；

④未注明或者更改产品批号的药品；⑤超过有效期的药品；⑥擅自添加防腐剂、辅料的药品；⑦其他不符合药品标准的药品。

3. 药品监督执法的行为规范 药品监督管理部门应当依照法律、法规的规定对药品研制、生产、经营和药品使用单位使用药品等活动进行监督检查，必要时可以对为药品研制、生产、经营、使用提供产品或者服务的单位和个人进行延伸检查，有关单位和个人应当予以配合，不得拒绝和隐瞒。

药师考点

（1）劣药的认定

（2）生产、销售劣药的行政责任

药品监督管理部门应当对高风险的药品实施重点监督检查。

对有证据证明可能存在安全隐患的，药品监督管理部门根据监督检查情况，应当采取告诫、约谈、限期整改以及暂停生产、销售、使用、进口等措施，并及时公布检查处理结果。

药品监督管理部门进行监督检查时，应当出示证明文件，对监督检查中知悉的商业秘密应当保密。

4. 对药品抽查检验的规定 药品监督管理部门根据监督管理的需要，可以对药品质量进行抽查检验。抽查检验应当按照规定抽样，并不得收取任何费用；抽样应当购买样品。所需费用按照国务院规定列支。

对有证据证明可能危害人体健康的药品及其有关材料，药品监督管理部门可以查封、扣押，并在七日内作出行政处理决定；药品需要检验的，应当自检验报告书发出之日起十五日内作出行政处理决定。

国务院和省、自治区、直辖市人民政府的药品监督管理部门应当定期公告药品质量抽查检验结果；公告不当的，应当在原公告范围内予以更正。

当事人对药品检验结果有异议的，可以自收到药品检验结果之日起七日内向原药品检验机构或者上一级药品监督管理部门设置或者指定的药品检验机构申请复验，也可以直接向国务院药品监督管理部门设置或者指定的药品检验机构申请复验。受理复验的药品检验机构应当在国务院药品监督管理部门规定的时间内作出复验结论。

5. 对药品检查员队伍的职业化、专业化要求 国家建立职业化、专业化药品检查员队伍。检查员应当熟悉药品法律法规，具备药品专业知识。

知识链接

Counterfeit Drugs and its Risks

U.S. law defines counterfeit drugs as those sold under a product name without proper authorization. Counterfeiting can apply to both brand name and generic products, where the identity of the source is deliberately and fraudulently mislabeled in a way that suggests that it is the authentic approved product. Counterfeit products may include products without the active ingredient, with an insufficient quantity of the active ingredient, with the wrong active ingredient, or with fake packaging.

An individual who receives a counterfeit medication may be at risk for a number of dangerous health consequences. Patients may experience unexpected side effects, allergic reactions, or a worsening of their medical condition. A number of counterfeits do not contain any active ingredients, and instead contain inert substances, which do not provide the patient any treatment benefit. Counterfeit medications may also contain incorrect ingredients, improper dosages of the correct ingredients, or they may contain hazardous ingredients.

（来源：FDA网站http://www.fda.gov/oc/initiatives/counterfeit/qa.html）

6. 对药品安全信息公布的要求　药品监督管理部门建立药品上市许可持有人、药品生产企业、药品经营企业、药物非临床安全性评价研究机构、药物临床试验机构和医疗机构药品安全信用档案，记录许可颁发、日常监督检查结果、违法行为查处等情况，依法向社会公布并及时更新；对有不良信用记录的，增加监督检查频次，并可以按照国家规定实施联合惩戒。

药品监督管理部门应当公布本部门的电子邮件地址、电话，接受咨询、投诉、举报，并依法及时答复、核实、处理。对查证属实的举报，按照有关规定给予举报人奖励。

药品监督管理部门应当对举报人的信息予以保密，保护举报人的合法权益。举报人举报所在单位的，该单位不得以解除、变更劳动合同或者其他方式对举报人进行打击报复。

国家实行药品安全信息统一公布制度。国家药品安全总体情况、药品安全风险警示信息、重大药品安全事件及其调查处理信息和国务院确定需要统一公布的其他信息由国务院药品监督管理部门统一公布。药品安全风险警示信息和重大药品安全事件及其调查处理信息的影响限于特定区域的，也可以由有关省、自治区、直辖市人民政府药品监督管理部门公布。未经授权不得发布上述信息。公布药品安全信息，应当及时、准确、全面，并进行必要的说明，避免误导。

任何单位和个人不得编造、散布虚假药品安全信息。

7. 对药品安全事件应急预案的规定　县级以上人民政府应当制定药品安全事件应急预案。药品上市许可持有人、药品生产企业、药品经营企业和医疗机构等应当制定本单位的药品安全事件处置方案，并组织开展培训和应急演练。

发生药品安全事件，县级以上人民政府应当按照应急预案立即组织开展应对工作；有关单位应当立即采取有效措施进行处置，防止危害扩大。

药品监督管理部门未及时发现药品安全系统性风险，未及时消除监督管理区域内药品安全隐患的，本级人民政府或者上级人民政府药品监督管理部门应当对其主要负责人进行约谈。

地方人民政府未履行药品安全职责，未及时消除区域性重大药品安全隐患的，上级人民政府或者上级人民政府药品监督管理部门应当对其主要负责人进行约谈。

被约谈的部门和地方人民政府应当立即采取措施，对药品监督管理工作进行整改。约谈情况和整改情况应当纳入有关部门和地方人民政府药品监督管理工作评议、考核记录。

第四节 《中华人民共和国药品管理法实施条例》

《中华人民共和国药品管理法实施条例》于2002年8月4日以中华人民共和国国务院令公布，自2002年9月15日起施行。根据2016年2月6日国务院第666号令《国务院关于修改部分行政法规的决定》修订。根据2019年3月2日《国务院关于修改部分行政法规的决定》修正）。

一、目的和意义

根据《中华人民共和国药品管理法》,国务院制定了《中华人民共和国药品管理法实施条例》(以下简称《实施条例》)。《实施条例》对《药品管理法》的具体实施做出了落实性的规定,把《药品管理法》具体操作好,是实施条例的立法宗旨。《实施条例》的出台和施行,充分体现了党中央,国务院对药品监督管理工作的高度重视,是适应WTO规则要求和深化改革、扩大开放的重大举措,是加强药品监督系统自身建设的重要保障,对全面贯彻执行《药品管理法》，确保人民用药安全有效必将起到十分重要的作用。

二、特点

《实施条例》的特点可概括为3个方面：①《实施条例》以《药品管理法》的体例为基准，与《药品管理法》的章节相对应。②《实施条例》对《药品管理法》的有关规定进行了比较全面的具体化，其规定的内容具有针对性和操作性，特别是对药品监督管理工作中的突出问题作了更明确，更具操作性的规定。③对《药品管理法》进行了必要的补充，针对药品监督管理工作的现实需要增加了一些新的规定，如对新药概念，对新药实行监测期，对已批准上市的药品定期再注册的要求，对药品申报中未披露试验数据的保护的规定等。

三、主要内容

《实施条例》共十章八十条，法规框架为第一章总则（二条），第二章药品生产企业管理（八条），第三章药品经营企业管理（九条），第四章医疗机构的药剂管理（八条），第五章药品管理（十五条），第六章药品包装的管理（四条），第七章药品价格和广告的管理（四条），第八章药品监督（七条），第九章法律责任（十九条），第十章附则（四条）。

《实施条例》的主要内容概括如下：

1. 对新药进行了定义 1984年《药品管理法》将新药界定为“我国未生产过的药品”。按照此定义，我国制药企业生产早已向中国进口并长期在中国临床应用的部分药品，仍然要按新药标准进行临床试验，造成“新药不新”的局面。2001年，全国人大常委会在审议《药品管理法》时，删去了原《药品管理法》关于新药的规定。在《实施条例》起草过程中，经过反复研究、多次论证，将“新药”的概念确定为“未曾在中国境内上市销售的药品”。按照这一新的概念，今后我国制药企业首次生产国外已经在中国上市销售过的药品将一律按照仿制药品进行审批。

2. 设立新药监测期 《实施条例》第三十四条规定：国务院药品监督管理部门根据保护公众健康的要求，可以对药品生产企业生产的新药品种设立不超过5年的监测期，在监测期内，不得批准其他企业生产和进口。

加入WTO后，如何在不违反WTO原则的前提下尽可能制定适合中国制药工业发展的政策，是我们首先要解决的问题。新药的监测期不能简单地等同于新药行政保护，而是站在维护公众健康角度设立一个社会监测体系。在监测期内，不允许国内生产企业生产同类品种，不允许国外同类品种进口，体现了国民待遇原则。这条规定也体现了政府对人民健康的负责，强化了药品监管部门的监管而淡化了行业保护。

3. 经营两类药品的零售企业应配备执业药师　经营处方药和甲类非处方药的药品零售企业，应当配备执业药师或者其他依法经资格认定的药学技术人员。

按照《药品管理法》的规定，我国实行处方药和非处方药分类管理制度。国家根据非处方药品的安全性，将非处方药分为甲类非处方药和乙类非处方药。经营处方药、甲类非处方药的药品零售企业，应当配备执业药师或者其他依法经资格认定的药学技术人员。经营乙类非处方药的药品零售企业，应当配备经设区的市级药品监督管理机构或者省级食品药品监督管理局直接设置的县级药品监督管理机构组织考核合格的业务人员。

4. 擅自委托生产药品按生产假药给予处罚　《实施条例》第十条规定，接受委托生产药品的，受托方必须是持有与其受托生产的药品相适应的《药品生产质量管理规范》认证证书的药品生产企业。

疫苗、血液制品和国务院药品监督管理部门规定的其他药品，不得委托生产。

第五十九条规定，擅自委托或者接受委托生产药品的，对委托方和受托方均依据《药品管理法》，按照生产假药给予处罚。

5. 对药品广告管理具体程序作出细化规定

（1）发布药品广告，向企业所在地省级药监管理部门报送有关材料，食品药品监督管理部门自收到有关材料之日起，10个工作日内作出是否核发药品广告批准文号的决定，核发药品广告批准文号的，报国家药品监督管理局备案。

（2）发布进口药品广告，由进口药品的代理机构所在地的省级食品药品监督管理部门审批。

（3）明确了广告发布地与审批地之间的关系，避免争相监管或推诿责任的情况发生。在药品生产企业所在地和进口药品代理机构所在地以外的省市发布药品广告的，发布广告的企业应当在发布前向发布地省级食品药品监督管理部门备案。接受备案的省级食品药品监督管理部门发现药品广告批准内容不符合药品广告管理规定的，应当交由原核发部门处理。

（4）对违法发布广告的行为，情节严重的，省级药品监管理部门可以用公告来警告。

（5）明确了食品药品监督管理部门与广告监督管理部门的关系。

药品监督管理部门发现违法广告应自作出行政处理决定之日起5个工作日内告知广告监督管理部门（工商部门），工商部门应当自收到食品药品监督管理部门通知之日起15个工作日内，依法作出行政处理决定。

对未经食品药品监督管理部门批准自行发布的广告，药品监督部门发现后应通知工商部门依法查外。

6. 增加了对药品申报中未披露试验数据的保护规定　根据我国加入世贸组织作出的承诺，我国将对为申请使用新型化学成分的药品销售许可而按照要求提交的未披露试验数据或者其他数据提供保护。对此，《实施条例》第三十五条规定：国家对获得生产或者销售含有新型化学成份药品许可的生产者或销售者提交的自行取得且未披露的试验数据和其他数据实施保护，任何人不得对该未披露的试验数据和其他数据进行不正当的商业利用。两种情形除外：①公共利益需要，②已采取措施确保该类数据不会被不正当地进行商业利用。

自药品生产者或销售者获得生产、销售新型化学成份药品的许可证证明文件之日起6年内，对其他申请人未经已获得许可的申请人同意，使用上述数据申请生产、销售新型化学成分药品许可的，药品监督管理部门不予许可。

7. 对医疗机构药剂管理的具体规定

（1）对医疗机构变更《医疗机构制剂许可证》许可事项的规定　医疗机构应当在许可事项发生变更30日前，依照规定向原审核、批准机关申请《医疗机构制剂许可证》变更登记；未经批准，不得变更许可事项。原审核、批准机关应当在各自收到申请之日起15个工作日作出决定。

医疗机构新增配制剂型或者改变配制场所的，应当经所在地省级食品药品监督管理部门验收合格后，按上述规定办理《医疗机构制剂许可证》变更登记。

（2）规定了《医疗机构制剂许可证》的有效期　许可证的有效期为5年。有效期届满，需要继续配制制剂的，医疗机构应当在许可证有效期满前6个月，按照国家药品监督管理部门的规定申请换发《医疗机构制剂许可证》。

（3）获得制剂批准文号后，方可配制制剂　医疗机构配制制剂，必须按照国家药品监督管理部门的规定报送有关资料和样品，经所在地省级食品药品监督管理部门批准，并发给制剂批准文号后，方可配制。

（4）不得发布医疗机构制剂广告。

（5）特殊情况下，医疗机构配制的制剂可以调剂使用。

发生灾情、疫情、突发事件或者临床急需而市场没有供应时，经国家药品监督管理部门或者省级食品药品监督管理部门批准，在规定期限内，医疗机构配制的制剂可以在指定的医疗机构之间调剂使用。

国家药品监督管理部门规定的特殊制剂的调剂使用，以及省、自治区、直辖市之间医疗机构制剂的调剂使用，必须经国家药品监督管理局批准。

没有经过批准的调剂使用，对调出方按照《药品管理法》第84条处罚，对调入方按照《药品管理法》第80条违反购销渠道处罚。

（6）对审核和调配处方的药剂人员的规定　医疗机构审核和调配处方的药剂人员必须是依法经过资格认定的药学技术人员。

（7）医疗机构购进药品必须有真实、完整的药品购进记录　药品购进记录必须注明药品的通用名称、剂型、规格、批号、有效期、生产厂商、供货单位、供货数量、购进价格、购货日期以及国家药品监督管理部门规定的其他内容。

（8）医疗机构用药范围的规定　医疗机构向患者提供的药品应当与诊疗范围相适应，计划生育技术服务机构采购和向患者提供药品，其范围应当与经批准的服务范围相一致。

个人设置的门诊部、诊所等医疗机构不得配备常用药品和急救药品以外的其他药品。若其向患者提供的药品超出规定的范围和品种的，按无证经营药品处罚。

8. 对批准上市的药品定期再注册的要求　《实施条例》第四十二条规定：国务院药品监督管理部门核发的药品批准文号、《进口药品注册证》《医药产品注册证》的有效期为5年。有效期届满，需要继续生产或者进口的，应当在有效期届满前6个月申请再注册。

药品再注册时，应按国家药品监督管理部门的规定报送相关资料。

有效期届满，未申请再注册或者经审查不符合国家药品监督管理部门关于再注册规定的，注销其药品批准文号、《进口药品注册证》或者《医药产品注册证》。

9. 对某些风险性高的生物制品实行检验和审核批准的规定 《实施办法》第三十九条规定，疫苗类制品、血液制品、用于血源筛选的体外诊断试剂以及国家药品监督管理部门规定的其他生物制品在销售前或者进口时，应当按照国家药品监督管理部门的规定进行检验或者审核批准，检验不合格或者未获批准的，不得销售或者进口。

10. 对药品试行标准的规定 《实施办法》第三十二条规定，生产有试行期标准的药品，应当按照国家药品监督管理部门的规定，在试行期满前3个月，提出转正申请；国家药品监督管理部门应当自试行期满之日起12个月内对该试行期标准进行审查，对符合国家药品监督管理部门规定的转正要求的，转为正式标准；对试行标准期满未按照规定提出转正申请或者原试行标准不符合转正要求的，国家药品监督管理部门应当撤消该试行标准和依据该试行标准生产药品的批准文号。

第五节　法律责任

一、法律责任概述

1. 违法 违法是指违反法律和其他法规的规定，给社会造成某种危害的有过错的行为。广义的违法包括违法和犯罪。

构成违法有四个要素：①必须是人的某种行为，而不是思想问题；②必须是侵犯了法律所保护的社会关系的行为，对社会造成了危害；③行为人必须是具有责任能力或行为能力的自然人或法人；④必须是行为者出于故意或过失。

违法依其性质和危害程度可分为：①刑事违法：即违反刑事法规，构成犯罪；②民事违法：即违犯民事法规，给国家机关、社会组织或公民个人造成某种利益损失的行为；③行政违法：即违犯行政管理法规的行为，包括公民、企事业单位违犯国家行政管理法规的行为以及国家机关公职人员运用行政法规时的渎职行为。

2. 法律责任 法律责任是指因实施违法行为而应负的法律上的责任。一般分为行政责任、刑事责任和民事责任。①行政责任：是指违反行政管理法的规定，应该承担行政法律所规定的责任。行政责任分为行政处分和行政处罚。行政处分系指国家机关或企事业单位对其所属工作人员或职工违反规章制度时进行的处分。形式有警告、记过、记大过、降级、撤职、开除留用、开除等。行政处罚系指国家特定行政机关对单位或个人违反国家法规进行的处罚。如药品监督管理部门对违反《药品管理法》的单位和个人给予的处罚。行政处罚的形式有：警告、罚款、拘留、没收等。②刑事责任：是指因实施刑事法律禁止的行为所必须承担的刑事法律规定的责任。③民事责任：是指违反民事法规侵害他人权益在民事上应当承担的法律责任。在我国，公民、法人侵害社会公共财产，或者侵害他人的人身、财产以及违反合同造成损害的，都应承担民事责任。

二、《药品管理法》规定的法律责任

（一）刑事责任

违反本法规定，构成犯罪的，依法追究刑事责任。

（二）行政责任

《药品管理法》共38条（第114~151条）是药品管理法的法律责任的规定。

1. 违反许可证、批准证明文件要求的行政处罚

表5-1　违反许可证、批准证明文件要求的行政处罚

依据	违法行为	行政处罚
法115	未取得药品生产许可证、药品经营许可证或者医疗机构制剂许可证生产、销售药品的	责令关闭，没收违法生产、销售的药品和违法所得，并处违法生产、销售的药品（包括已售出和未售出的药品，下同）货值金额十五倍以上三十倍以下的罚款；货值金额不足十万元的，按十万元计算
法129	违反本法规定，药品上市许可持有人、药品生产企业、药品经营企业或者医疗机构未从药品上市许可持有人或者具有药品生产、经营资格的企业购进药品的	责令改正，没收违法购进的药品和违法所得，并处违法购进药品货值金额二倍以上十倍以下的罚款；情节严重的，并处货值金额十倍以上三十倍以下的罚款，吊销药品批准证明文件、药品生产许可证、药品经营许可证或者医疗机构执业许可证；货值金额不足五万元的，按五万元计算
法122	伪造、变造、出租、出借、非法买卖许可证或者药品批准证明文件的	没收违法所得，并处违法所得一倍以上五倍以下的罚款；情节严重的，并处违法所得五倍以上十五倍以下的罚款，吊销药品生产许可证、药品经营许可证、医疗机构制剂许可证或者药品批准证明文件，对法定代表人、主要负责人、直接负责的主管人员和其他责任人员，处二万元以上二十万元以下的罚款，十年内禁止从事药品生产经营活动，并可以由公安机关处五日以上十五日以下的拘留；违法所得不足十万元的，按十万元计算
法123	提供虚假的证明、数据、资料、样品或者采取其他手段骗取临床试验许可、药品生产许可、药品经营许可、医疗机构制剂许可或者药品注册等许可的	撤销相关许可，十年内不受理其相应申请，并处五十万元以上五百万元以下的罚款；情节严重的，对法定代表人、主要负责人、直接负责的主管人员和其他责任人员，处二万元以上二十万元以下的罚款，十年内禁止从事药品生产经营活动，并可以由公安机关处五日以上十五日以下的拘留。
法131	药品网络交易第三方平台提供者未履行资质审核、报告、停止提供网络交易平台服务等义务的	责令改正，没收违法所得，并处二十万元以上二百万元以下的罚款；情节严重的，责令停业整顿，并处二百万元以上五百万元以下的罚款

2. 生产销售假、劣药品行为的行政处罚

表5-2　生产销售假、劣药品行为的行政处罚

依据	违法行为	行政处罚
法116	生产、销售假药的	没收违法生产、销售的药品和违法所得，责令停产停业整顿，吊销药品批准证明文件，并处违法生产、销售的药品货值金额十五倍以上三十倍以下的罚款；货值金额不足十万元的，按十万元计算；情节严重的，吊销药品生产许可证、药品经营许可证或者医疗机构制剂许可证，十年内不受理其相应申请；药品上市许可持有人为境外企业的，十年内禁止其药品进口

续表

依据	违法行为	行政处罚
法117	生产、销售劣药的	没收违法生产、销售的药品和违法所得，并处违法生产、销售的药品货值金额十倍以上二十倍以下的罚款；违法生产、批发的药品货值金额不足十万元的，按十万元计算，违法零售的药品货值金额不足一万元的，按一万元计算；情节严重的，责令停产停业整顿直至吊销药品批准证明文件、药品生产许可证、药品经营许可证或者医疗机构制剂许可证 生产、销售的中药饮片不符合药品标准，尚不影响安全性、有效性的，责令限期改正，给予警告；可以处十万元以上五十万元以下的罚款
法118	生产、销售假药，或者生产、销售劣药且情节严重的	对法定代表人、主要负责人、直接负责的主管人员和其他责任人员，没收违法行为发生期间自本单位所获收入，并处所获收入百分之三十以上三倍以下的罚款，终身禁止从事药品生产经营活动，并可以由公安机关处五日以上十五日以下的拘留 对生产者专门用于生产假药、劣药的原料、辅料、包装材料、生产设备予以没收
法119	药品使用单位使用假药、劣药的	按照销售假药、零售劣药的规定处罚；情节严重的，法定代表人、主要负责人、直接负责的主管人员和其他责任人员有医疗卫生人员执业证书的，还应当吊销执业证书
法120	知道或者应当知道属于假药、劣药或者本法第一百二十四条第一款第一项至第五项规定的药品，而为其提供储存、运输等便利条件的	没收全部储存、运输收入，并处违法收入一倍以上五倍以下的罚款；情节严重的，并处违法收入五倍以上十五倍以下的罚款；违法收入不足五万元的，按五万元计算

3. 对其他违法行为的行政处罚规定

（1）有下列行为之一的，没收违法生产、进口、销售的药品和违法所得以及专门用于违法生产的原料、辅料、包装材料和生产设备，责令停产停业整顿，并处违法生产、进口、销售的药品货值金额十五倍以上三十倍以下的罚款；货值金额不足十万元的，按十万元计算；情节严重的，吊销药品批准证明文件直至吊销药品生产许可证、药品经营许可证或者医疗机构制剂许可证，对法定代表人、主要负责人、直接负责的主管人员和其他责任人员，没收违法行为发生期间自本单位所获收入，并处所获收入百分之三十以上三倍以下的罚款，十年直至终身禁止从事药品生产经营活动，并可以由公安机关处五日以上十五日以下的拘留：

①未取得药品批准证明文件生产、进口药品；

②使用采取欺骗手段取得的药品批准证明文件生产、进口药品；

③使用未经审评审批的原料药生产药品；

④应当检验而未经检验即销售药品；

⑤生产、销售国务院药品监督管理部门禁止使用的药品；

⑥编造生产、检验记录；

⑦未经批准在药品生产过程中进行重大变更。

销售前款第一项至第三项规定的药品，或者药品使用单位使用前款第一项至第五项规定的药品的，依照前款规定处罚；情节严重的，药品使用单位的法定代表人、主要负责人、直接负责的主管人员和其他责任人员有医疗卫生人员执业证书的，还应当吊销执业证书。

未经批准进口少量境外已合法上市的药品，情节较轻的，可以依法减轻或者免予处罚。

（2）有下列行为之一的，没收违法生产、销售的药品和违法所得以及包装材料、容器，责令停产停业整顿，并处五十万元以上五百万元以下的罚款；情节严重的，吊销药品批准证明文件、药品生产许可证、药品经营许可证，对法定代表人、主要负责人、直接负责的主管人员和其他责任人员处二万元以上二十万元以下的罚款，10年直至终身禁止从事药品生产经营活动：

①未经批准开展药物临床试验；

②使用未经审评的直接接触药品的包装材料或者容器生产药品，或者销售该类药品；

③使用未经核准的标签、说明书。

（3）除本法另有规定的情形外，药品上市许可持有人、药品生产企业、药品经营企业、药物非临床安全性评价研究机构、药物临床试验机构等未遵守药品生产质量管理规范、药品经营质量管理规范、药物非临床研究质量管理规范、药物临床试验质量管理规范等的，责令限期改正，给予警告；逾期不改正的，处十万元以上五十万元以下的罚款；情节严重的，处五十万元以上二百万元以下的罚款，责令停产停业整顿直至吊销药品批准证明文件、药品生产许可证、药品经营许可证等，药物非临床安全性评价研究机构、药物临床试验机构等五年内不得开展药物非临床安全性评价研究、药物临床试验，对法定代表人、主要负责人、直接负责的主管人员和其他责任人员，没收违法行为发生期间自本单位所获收入，并处所获收入百分之十以上百分之五十以下的罚款，10年直至终身禁止从事药品生产经营等活动。

（4）有下列行为之一的，责令限期改正，给予警告；逾期不改正的，处十万元以上五十万元以下的罚款：

①开展生物等效性试验未备案；

②药物临床试验期间，发现存在安全性问题或者其他风险，临床试验申办者未及时调整临床试验方案、暂停或者终止临床试验，或者未向国务院药品监督管理部门报告；

③未按照规定建立并实施药品追溯制度；

④未按照规定提交年度报告；

⑤未按照规定对药品生产过程中的变更进行备案或者报告；

⑥未制定药品上市后风险管理计划；

⑦未按照规定开展药品上市后研究或者上市后评价。

（5）除依法应当按照假药、劣药处罚的外，药品包装未按照规定印有、贴有标签或者附有说明书，标签、说明书未按照规定注明相关信息或者印有规定标志的，责令改正，给予警告；情节严重的，吊销药品注册证书。

（6）药品经营企业购销药品未按照规定进行记录，零售药品未正确说明用法、用量等事项，或者未按照规定调配处方的，责令改正，给予警告；情节严重的，吊销药品经营许可证。

（7）药品上市许可持有人未按照规定开展药品不良反应监测或者报告疑似药品不良反应的，责令限期改正，给予警告；逾期不改正的，责令停产停业整顿，并处十万元以上一百万元以下的罚款。

药品经营企业未按照规定报告疑似药品不良反应的，责令限期改正，给予警告；逾期不改正的，责令停产停业整顿，并处五万元以上五十万元以下的罚款。

医疗机构未按照规定报告疑似药品不良反应的，责令限期改正，给予警告；逾期不改正的，处五万元以上五十万元以下的罚款。

（8）药品上市许可持有人在省、自治区、直辖市人民政府药品监督管理部门责令其召回后，拒不召回的，处应召回药品货值金额五倍以上十倍以下的罚款；货值金额不足十万元的，按十万元计算；情节严重的，吊销药品批准证明文件、药品生产许可证、药品经营许可证，对法定代表人、主要负责人、直接负责的主管人员和其他责任人员，处二万元以上二十万元以下的罚款。药品生产企业、药品经营企业、医疗机构拒不配合召回的，处十万元以上五十万元以下的罚款。

（9）药品上市许可持有人为境外企业的，其指定的在中国境内的企业法人未依照本法规定履行相关义务的，适用本法有关药品上市许可持有人法律责任的规定。

4. 对药品监督管理部门、药品检验机构违法行为的行政处罚

表5-3　药品监督管理部门、药品检验机构违法行为的行政处罚

依据	违法行为	行政处罚
法128	药品检验机构出具虚假检验报告的	责令改正，给予警告，对单位并处二十万元以上一百万元以下的罚款；对直接负责的主管人员和其他直接责任人员依法给予降级、撤职、开除处分，没收违法所得，并处五万元以下的罚款；情节严重的，撤销其检验资格。药品检验机构出具的检验结果不实，造成损失的，应当承担相应的赔偿责任
法145	药品监督管理部门或者其设置、指定的药品专业技术机构参与药品生产经营活动的	由其上级主管机关责令改正，没收违法收入；情节严重的，对直接负责的主管人员和其他直接责任人员依法给予处分 药品监督管理部门或者其设置、指定的药品专业技术机构的工作人员参与药品生产经营活动的，依法给予处分
法146	药品监督管理部门或者其设置、指定的药品检验机构在药品监督检验中违法收取检验费用的	由政府有关部门责令退还，对直接负责的主管人员和其他直接责任人员依法给予处分；情节严重的，撤销其检验资格
法148	县级以上地方人民政府有下列行为之一的，对直接负责的主管人员和其他直接责任人员给予记过或者记大过处分；情节严重的，给予降级、撤职或者开除处分	（1）瞒报、谎报、缓报、漏报药品安全事件 （2）未及时消除区域性重大药品安全隐患，造成本行政区域内发生特别重大药品安全事件，或者连续发生重大药品安全事件 （3）履行职责不力，造成严重不良影响或者重大损失。
法149	药品监督管理等部门有下列行为之一的，对直接负责的主管人员和其他直接责任人员给予记过或者记大过处分；情节较重的，给予降级或者撤职处分；情节严重的，给予开除处分	（1）瞒报、谎报、缓报、漏报药品安全事件 （2）对发现的药品安全违法行为未及时查处 （3）未及时发现药品安全系统性风险，或者未及时消除监督管理区域内药品安全隐患，造成严重影响 （4）其他不履行药品监督管理职责，造成严重不良影响或者重大损失
法150	药品监督管理人员滥用职权、徇私舞弊、玩忽职守的，依法给予处分 等	查处假药、劣药违法行为有失职、渎职行为的，对药品监督管理部门直接负责的主管人员和其他直接责任人员依法从重给予处分

（三）药品管理法中的民事责任

法第144条：药品上市许可持有人、药品生产企业、药品经营企业或者医疗机构违反本法规定，给用药者造成损害的，依法承担赔偿责任。

因药品质量问题受到损害的，受害人可以向药品上市许可持有人、药品生产企业请求赔偿损失，也可以向药品经营企业、医疗机构请求赔偿损失。接到受害人赔偿请求的，应当实行首负责任制，先行赔付；先行赔付后，可以依法追偿。

生产假药、劣药或者明知是假药、劣药仍然销售、使用的，受害人或者其近亲属除请求赔偿损失外，还可以请求支付价款十倍或者损失三倍的赔偿金；增加赔偿的金额不足一千元的，为一千元。

（四）关于从重处罚情形

法137条规定了从重处罚的情形：

（1）以麻醉药品、精神药品、医疗用毒性药品、放射性药品、药品类易制毒化学品冒充其他药品，或者以其他药品冒充上述药品；

（2）生产、销售以孕产妇、儿童为主要使用对象的假药、劣药；

（3）生产、销售的生物制品属于假药、劣药；

（4）生产、销售假药、劣药，造成人身伤害后果；

（5）生产、销售假药、劣药，经处理后再犯；

（6）拒绝、逃避监督检查，伪造、销毁、隐匿有关证据材料，或者擅自动用查封、扣押物品。

三、刑法中的生产、销售假、劣药罪

1. 生产、销售假药罪 2011年2月25日第十一届全国人民代表大会常务委员会第十九次会议通过《中华人民共和国刑法修正案（八）》（中华人民共和国主席令第41号,2011-05-01），将刑法第141条第一款修改为：“生产、销售假药的，处三年以下有期徒刑或者拘役，并处罚金；对人体健康造成严重危害或者有其他严重情节的，处三年以上十年以下有期徒刑，并处罚金；致人死亡或者有其他特别严重情节的，处十年以上有期徒刑、无期徒刑或者死刑，并处罚金或者没收财产。”

刑法中所称假药，是指依照《中华人民共和国药品管理法》的规定属于假药和按假药处理的药品、非药品。

2. 生产、销售劣药罪 刑法第142条：生产、销售劣药，对人体健康造成严重危害的，处三年以上十年以下有期徒刑，并处销售金额百分之五十以上二倍以下罚金；后果特别严重的，处十年以上有期徒刑或者无期徒刑，并处销售金额百分之五十以上二倍以下罚金或者没收财产。

刑法中所称劣药，是指依照《中华人民共和国药品管理法》的规定属于劣药的药品。

3. 单位犯生产、销售假、劣药罪的处罚 刑法第150条规定：单位犯生产、销售假、劣药规定之罪的，对单位判处罚金，并对其直接负责的主管人员和其他直接责任人员，依照各该条的规定处罚。

4. 最高人民法院、最高人民检察院关于办理危害药品安全刑事案件适用法律若干问题的解释（法释〔2014〕14号） 2011年5月1日，我国开始施行《中华人民共和国刑法修正案（八）》，此修正案将刑法第一百四十一条第一款修改为：“生产、销售假药的，处三年以下有期徒刑或者拘役，并处罚金；对人体健康造成严重危害或者有其他严重情节的，处三年以上十年以下有期徒刑，并处罚金；致人死亡或者有其他特别严重情节的，处十年以上有期徒刑、无期徒刑或者死刑，并处罚金或者没收财产。”即在生产、销售假药罪的犯罪成立要件中取消了“足以严重危害人体健康”，因此最高人民法院、最高人民检察院于2009年5月发布的《关于办理生产、销售假药、劣药刑事案件具体应用法律若干问题的解释》（法释〔2009〕9号）中的相关规定不再适用。

2014年12月1日起施行的新的《解释》主要规定了八个方面的内容，包括明确生产、销售假药、劣药应当酌情从重处罚的情形；明确了生产、销售假药罪严重情节的认定标准；明确了生产、销售假药罪特别严重情节的认定标准；明确了生产、销售假药、劣药罪“生产”的含义；明确了对医疗机构及其工作人员从严惩处;明确了危害药品安全的非法经营行为的定罪量刑标准；明确了办理危害药品安全犯罪中贯彻宽严相济的刑事政策；明确了“生产、销售金额”的认定标准。具体如下：

（1）生产、销售假药，具有下列情形之一的，应当酌情从重处罚：

①生产、销售的假药以孕产妇、婴幼儿、儿童或者危重病人为主要使用对象的；

②生产、销售的假药属于麻醉药品、精神药品、医疗用毒性药品、放射性药品、避孕药品、血液制品、疫苗的；

③生产、销售的假药属于注射剂药品、急救药品的；

④医疗机构、医疗机构工作人员生产、销售假药的；

⑤在自然灾害、事故灾难、公共卫生事件、社会安全事件等突发事件期间，生产、销售用于应对突发事件的假药的；

⑥两年内曾因危害药品安全违法犯罪活动受过行政处罚或者刑事处罚的；

⑦其他应当酌情从重处罚的情形。

（2）生产、销售假药，具有下列情形之一的，应当认定为刑法第一百四十一条规定的“对人体健康造成严重危害”：

①造成轻伤或者重伤的；

②造成轻度残疾或者中度残疾的；

③造成器官组织损伤导致一般功能障碍或者严重功能障碍的；

④其他对人体健康造成严重危害的情形。

（3）生产、销售假药，具有下列情形之一的，应当认定为刑法第一百四十一条规定的“其他严重情节”：

①造成较大突发公共卫生事件的；

②生产、销售金额二十万元以上不满五十万元的；

③生产、销售金额十万元以上不满二十万元，并具有本解释第一条规定情形之一的；

④根据生产、销售的时间、数量、假药种类等，应当认定为情节严重的。

（4）生产、销售假药，具有下列情形之一的，应当认定为刑法第一百四十一条规定的“其他特别严重情节”：

①致人重度残疾的；

②造成三人以上重伤、中度残疾或者器官组织损伤导致严重功能障碍的；

③造成五人以上轻度残疾或者器官组织损伤导致一般功能障碍的；

④造成十人以上轻伤的；

⑤造成重大、特别重大突发公共卫生事件的；

⑥生产、销售金额五十万元以上的；

⑦生产、销售金额二十万元以上不满五十万元，并具有本解释第一条规定情形之一的；

⑧根据生产、销售的时间、数量、假药种类等，应当认定为情节特别严重的。

（5）生产、销售劣药，具有本解释第二条规定情形之一的，应当认定为刑法第一百四十二条规定的“对人体健康造成严重危害”。

生产、销售劣药，致人死亡，或者具有本解释第四条第一项至第五项规定情形之一的，应当认定为刑法第一百四十二条规定的“后果特别严重”。生产、销售劣药，具有本解释第一条规定情形之一的，应当酌情从重处罚。

（6）以生产、销售假药、劣药为目的，实施下列行为之一的，应当认定为刑法第一百四十一条、第一百四十二条规定的“生产”：

①合成、精制、提取、储存、加工炮制药品原料的行为；

②将药品原料、辅料、包装材料制成成品过程中，进行配料、混合、制剂、储存、包装的行为；

③印制包装材料、标签、说明书的行为。

医疗机构、医疗机构工作人员明知是假药、劣药而有偿提供给他人使用，或者为出售而购买、储存的行为，应当认定为刑法第一百四十一条、第一百四十二条规定的“销售”。

（7）违反国家药品管理法律法规，未取得或者使用伪造、变造的药品经营许可证，非法经营药品，情节严重的，依照刑法第二百二十五条的规定以非法经营罪定罪处罚。

以提供给他人生产、销售药品为目的，违反国家规定，生产、销售不符合药用要求的非药品原料、辅料，情节严重的，依照刑法第二百二十五条的规定以非法经营罪定罪处罚。

实施前两款行为，非法经营数额在十万元以上，或者违法所得数额在五万元以上的，应当认定为刑法第二百二十五条规定的“情节严重”；非法经营数额在五十万元以上，或者违法所得数额在二十五万元以上的，应当认定为刑法第二百二十五条规定的“情节特别严重”。

实施本条第二款行为，同时又构成生产、销售伪劣产品罪、以危险方法危害公共安全罪等犯罪的，依照处罚较重的规定定罪处罚。

（8）明知他人生产、销售假药、劣药，而有下列情形之一的，以共同犯罪论处：

①提供资金、贷款、账号、发票、证明、许可证件的；

②提供生产、经营场所、设备或者运输、储存、保管、邮寄、网络销售渠道等便利条件的；

③提供生产技术或者原料、辅料、包装材料、标签、说明书的；

④提供广告宣传等帮助行为的。

（9）广告主、广告经营者、广告发布者违反国家规定，利用广告对药品作虚假宣传，情节严重的，依照刑法第二百二十二条的规定以虚假广告罪定罪处罚。

（10）实施生产、销售假药、劣药犯罪，同时构成生产、销售伪劣产品、侵犯知识产权、非法经营、非法行医、非法采供血等犯罪的，依照处罚较重的规定定罪处罚。

（11）对实施本解释规定之犯罪的犯罪分子，应当依照刑法规定的条件，严格缓刑、免予刑事处罚的适用。对于适用缓刑的，应当同时宣告禁止令，禁止犯罪分子在缓刑考验期内从事药品生产、销售及相关活动。

销售少量根据民间传统配方私自加工的药品，或者销售少量未经批准进口的国外、境外药品，没有造成他人伤害后果或者延误诊治，情节显著轻微危害不大的，不认为是犯罪。

（12）犯生产、销售假药罪的，一般应当依法判处生产、销售金额二倍以上的罚金。共同犯罪的，对各共同犯罪人合计判处的罚金应当在生产、销售金额的二倍以上。

（13）单位犯本解释规定之罪的，对单位判处罚金，并对直接负责的主管人员和其他直接责任人员，依照本解释规定的自然人犯罪的定罪量刑标准处罚。

（14）是否属于刑法第一百四十一条、第一百四十二条规定的“假药”“劣药”难以确定的，司法机关可以根据地市级以上药品监督管理部门出具的认定意见等相关材料进行认定。必要时，可以委托省级以上药品监督管理部门设置或者确定的药品检验机构进行检验。

（15）本解释所称“生产、销售金额”，是指生产、销售假药、劣药所得和可得的全部违法收入。

（16）本解释规定的“轻伤”“重伤”按照《人体损伤程度鉴定标准》进行鉴定。规定的“轻度残疾”“中度残疾”“重度残疾”按照相关伤残等级评定标准进行评定。

本章小结

- 药品管理的法律法规
  - 药品监管立法概述
    - 立法的权限、程序和原则
    - 立法的基本特征
    - 药品监管法规的渊源、法规的效力
  - 中华人民共和国药品管理法
    - 立法目的、适用范围
    - 药品研制和注册
    - 药品上市许可持有人
    - 药品生产和经营
    - 医疗机构药事管理
    - 药品上市后管理
    - 药品价格和广告
    - 药品储备和供应
    - 监督管理
  - 药品管理法实施条例
    - 主要内容
    - 条例用语界定
  - 药品管理违法的法律责任
    - 刑事责任
    - 行政责任
    - 民事责任

思考题

1. 简述法律、行政法规、行政规章的含义。
2. 简述药品管理的目的。
3. 简述我国发展药品的方针政策。
4. 开办药品生产企业、药品经营企业应具备什么条件？
5. 我国对药品研制实施了哪些激励措施？
6. 什么是假药、劣药？我国药品监督执法的行为规范要求有哪些？
7. 生产假药的药品生产企业应当承担哪些法律责任？
8. 简述药品上市许可人的含义和职责。
9. 未取得药品批准证明文件生产、进口药品的机构或个人，应当承担哪些法律责任？
10. 《药品管理法》规定哪些情形应从重处罚的情形？

扫码“练一练”

（龚时薇）

扫码“学一学”

第六章　药品注册管理

教学目标

本章概述了药物研发的趋势和特点，国内外药品注册管理的概况，药品注册的相关概念和分类，药物临床前研究和临床试验的质量管理规范主要内容；介绍了新药申请、仿制药申请、进口药品申请、补充申请和再注册申请管理的主要内容；引入了药品注册检验、标准和知识产权的有关知识。旨在使同学们对药品注册管理的发展、药品注册的概念和分类、药物上市前研究、药物临床试验、药品的申报审批、药品补充申请和再注册等主要内容有较为系统的知识积累，为今后有能力参与到药品注册审批部门、企业药品注册申报相关部门工作奠定基础。

学习要求

掌握： 1．药品注册的概念及分类
2．药物临床前研究和临床试验的主要内容
3．新药和仿制药注册的管理规定和申报、审批程序
4．药品再注册的主要规定
5．药品上市许可持有人制度主要内容

熟悉： 1．GLP、GCP的意义和主要内容
2．药品补充申请的申报和审批程序
3．药品注册的优先审评审批管理
4．药品注册检验和注册标准的主要内容

了解： 1．国内外药品注册管理的发展
2．药品研发的趋势和特点
3．药品的命名原则

药物研究与开发管理的目的是加强对药物从研发到上市过程的监督管理，保证药物的试验资料真实、科学、规范，程序合法，质量可控。药物研究与开发工作是药事管理的一项重要内容，是药学生应该学习的重要知识和基本能力。

本章将介绍药物研究开发的基本概况，新药及药品注册的定义、分类和药品的命名，药物的上市前研究，药品注册的申报与审批等管理规定与要求。

第一节　药物研发与药品注册管理

一、药物研究开发的现状

（一）国外药物研究开发的发展和现状

新药代表着制药工业的科研和生产技术水平。新药的发展直接影响着防病治病的质量

和进程。一种有效的好的新药诞生，不仅标志着国家制药工业的发展水平，而且能从根本上改变某种疾病的治疗状况。如：1935年磺胺药的问世，大大提高了化学治疗水平；1940年青霉素的应用，改变了细菌严重感染疾病的治疗进程；1944年以后，链霉素、对氨基水杨酸、异烟肼的相继发现，开始了结核病治疗的新时期；消毒药、麻醉药的发现，改变了外科手术的整体面貌等等，这一切都和新药紧紧相连。可以说，新药是人们防病治病、康复保健药品中最具活力的部分，是企业求得生存和发展的必备条件。因此，新药的研究开发十分重要，世界各国制药企业都在花费大量的人力、物力、财力，积极争相研究开发新药。

近半个世纪以来，由于人们对在细胞分子水平上的生命现象的无知，新药的研究开发办法大多是基于经验、机遇和运气。虽然靠这种传统的方法发现了大量的治疗药物，但它的不可预见性和盲目性以及人、财、物的巨大浪费愈来愈突出。加之发现新药的成功率越来越低，要从大量的化合物中才能筛选出一个药物：20世纪50年代400～500：1，60年代5000：1，80年代8000～10000：1；现在要创制一个具有独特疗效、不良反应小的药物很困难，周期很长，耗资也极高。在美国，每天有超过7万名科学家在新药研发公司的实验室里辛勤劳作。为了研制出能够令人类战胜疾病保持健康的新药，他们不惜花费长达数十年的时间与精力。长期以来，这些科学家从事着科学发现最前沿的工作，并使美国新药研发科技水平处于世界领先地位。美国制药工业是拥有最多科学家的行业之一，整个行业的兴衰成败在很大程度上依赖于这些学者在研究领域的突破能力，从构想一种新的治疗手段到实验性产品最终获得FDA批准，制药公司平均耗费10～15年的时间和8亿美元的资金。实际上，从合成的化合物中筛选出可以进入临床试验者，其淘汰率越来越高，平均5000多种备选化合物往往只有一个新的化合物被选中，有机会进行进一步试验；而进入Ⅱ期试验时还会有百分之八十的淘汰率；即便顺利上市，盈利的品种也仅为百分之三十，其中能以高价独占市场的更少。所以说，新药的研究开发是一项难度高、耗资多、周期长、风险大的高技术事业。

但同时新药研究开发也是一项利润极高、经济效益和社会效益最明显的事业。一旦新药研究开发成功，除了给人们的防病治病、生命延续带来新的生机和活力，同时也将给企业带来相当可观的经济效益，促进药学事业的不断进步和发展。

（二）我国药物研究开发的现状

2007年修订的《药品注册管理办法》实施以来，我国药品注册管理工作发生了积极变化，但由于我国医药产业“多、小、散”的格局未发生根本改变，药品重复研发和申报现象还将在一定时间内持续存在。此外，随着新药创制重大专项的推进，创新药物申报明显增加。但我国技术审评资源和能力与发达国家相比差距明显，造成了审评在药品的研发全过程中占时过长，药品技术审评工作面临严峻挑战，药品审评审批工作方式、流程和环节设计亟待加以改进。2013年2月，国家食品药品监督管理局发布《关于深化药品审评审批改革进一步鼓励创新的意见》，重点从转变创新药审评理念、调整仿制药审评策略、加强药物临床试验质量管理、鼓励儿童药物的研制四个方面入手，深化改革、鼓励创新，使有限的审评资源重点服务于具有临床价值的创新药物和临床亟需仿制药的审评。

为了深化改革和不断完善药品注册管理体制和机制，进一步提高审评审批工作的质量和效益，促进医药产业健康发展，国家食品药品监督管理局组织起草了《关于深化药品审评审批改革进一步鼓励创新的意见》（以下简称《意见》）。

在2007年修订的《药品注册管理办法》和2009年出台的《新药注册特殊审批管理规定》的基础上，《意见》对药品技术注册审评工作进行了完善和调整，并在以下几个方面有明显突破和创新。

一是转变创新药审评的理念，为创新药物研发营造良好环境。首先是更加注重创新药的临床价值，鼓励有临床需求、具有较好治疗作用等，具有自主知识产权的药物研制，对这些药物将加快审评。其次是更加遵循创新药物研发规律。在审评时更注重对立题依据的审核和临床试验方案的审查，强调临床方案中对受试者的保护和风险管理要求。同时，依据研发规律，使创新药的资料要求更加科学合理，如以往新药注册时要求在申报时就提供完整的剂型、规格、工艺甚至质量标准等资料，而且不可变更。现在则可以根据研发进展，逐渐探索、逐步明确，依据科学数据，阶段性增补、变更和完善申报资料，在创新药申报生产时才要求提供上述完整资料。再次，更加注重对创新药研发的科学引导。对创新药物注册申请，实施早期介入、分阶段指导等措施，加强指导和沟通交流；对列入国家科技计划重大专项的创新药物注册申请，实行加快审评，全程跟踪，重点指导，试行审评工作联系人制度，及时跟踪审评进展。

二是调整仿制药审评策略，合理配置审评资源。首先，确定仿制药优先审评领域。根据我国仿制药目前的研发申报水平，积极探索在审评时通过药品的上市价值评估，对于属于鼓励范围内的仿制药品种，采取鼓励措施。属于临床供应不足、市场竞争不充分、影响公众用药可及性和可负担性的药品，儿童用药、罕见病用药和特殊人群用药，以及其他经评估确认为临床急需的药品，实行优先审评。其次，优化审评流程，在仿制药优先审评领域试点流程再造。在不降低技术标准的前提下，简化了不必要的行政程序，针对优先审评的仿制品种，探索实施生物等效性试验备案制管理。对优先审评仿制药，通过单独排序、调整生产现场检查、检验程序、优化审评流程，提高审评效率。再次，提高仿制药质量，明确把技术审评重点放在仿制药与参比制剂的一致性研究上。鼓励申请人在产品开发比较成熟，能够工业化生产后再行申报，使得有限审评资源能合理运用。

三是加强药物临床试验质量管理。无论是在创新药物审评还是在儿童药物的研发鼓励措施中，都强调受试者保护，加大不良反应监测力度。《意见》明确提出要提高伦理委员会伦理审查水平，确保药物临床试验伦理审查的独立性，确保伦理委员会能够履行保护受试者权益和安全的职责。同时，要落实参与临床试验各方的质量安全责任。进一步明确临床试验相关方，包括申请人、临床试验机构、伦理委员会等的责任和义务。加大药物临床试验的信息公开，引入社会监督机制，加大违规处罚力度，发现有临床数据或资料造假的，不予审评，并取消临床试验机构或相关试验专业的药物临床试验资格。

四是鼓励儿童药物的研制。《意见》专门就儿童药物研发提出鼓励措施。鼓励生产企业积极研发仿制药的儿童专用规格和剂型。对儿童专用规格和剂型的申请，立题依据充分且具有临床试验数据支持的优先审评。加强儿童用药不良反应监测。会同有关部门研究儿童用药在招标、定价、医保等方面的综合鼓励措施，并提出要健全儿童用药管理的相关制度，完善儿童临床用药规范等。

二、药物研究开发的未来趋势

创新药物的研究与开发是一项复杂的系统工程，它涉及化学合成、药物设计、制药工艺学、药理学、毒理学、药代动力学、药剂学、临床医学等多个学科，要经过药物设计、药理筛选、药理评价、临床研究、质量控制、生产上市等多个步骤的工作。

世界范围内知识产权保护的合作进一步深化，未来药物研究开发将向七大模式方向转变：①创制全新分子结构模型的“NEC”——突破性新药研究开发；②创制“ME-TOO”（仿制）新药——模仿性新药研究开发；③已知药物的进一步研究开发——延伸性药物研究开发；④应用现代生物技术，开发新的生化药物；⑤现有药物的药剂学研究开发——发展制剂新产品；⑥应用现代新技术对老产品的生产工艺进行重大的技术革新和技术改造；⑦天然产物，如植物药、动物药、矿物药的提取、发酵提取。

21世纪药物研究开发必须完成由仿制向创制的战略转移。21世纪是质量的世纪，药物更安全、更有效的要求需要我们有更高的研究开发水平和质量，要求我们的研究规范化能与国际标准相一致。

（一）药物研究开发的重点

根据医药发展的实际，在21世纪10～20年内中国新药研究开发的重点应该是心脑血管药物，老年人用药，手性对映体药物，生物技术药物和天然药物。

1. 心脑血管药物的研究　以高血压、冠心病和脑猝死为代表的心脑血管病是危害人民健康的严重疾病，在世界上研究治疗心脑血管疾病的药物一直为人们所重视，过去的20多年有了很大的发展，占有极重要的位置。心脑血管药物品种在世界17大类药物中一直名列前茅，在世界医药市场上，心脑血管药物名列首位。随着我国经济的发展，人民生活水平的提高，人口的老龄化，对心脑血管药物的需求将会增加，因此，应结合我国国情积极研究开发新的心脑血管药物。

2. 老年人用药的研究　老龄化是我国面临的现实问题，值得我国药学研究人员重视。老年人由于衰老过程的发展，其生理功能、内分泌功能的变化是其对药物需求不同于一般人的基础，要根据老年人的生理变化研制开发适合老年人使用的新药。

3. 手性对映体药物的研究　近十几年来，手性对映体药物的研究开发引起了人们的极大兴趣，已成为医药工业研究的新领域。促使其发展的原因有：①手性合成、手性拆分分离技术的进展，对大多数手性药物可廉价地获得；②对映体药物与消旋体相比具有疗效优、副作用小、安全性大的特点，对发挥药物的临床疗效有益；③许多发达国家对手性药物的研究开发有了法规，如美国、英国、瑞士、瑞典等国都有手性药物方面的管理办法，它有利于手性对映体药物的研究开发。

4. 生物技术药物的研究　现代生物技术的发展为新药的研究开发提供了基础，在今后的一二十年中从生物技术途径制备药物仍是热门，其中遗传工程技术、细胞工程技术、微生物发酵技术用于新药研究在国外已获得较大进展，我国有待于研究开发。

5. 天然药物的研究　从天然药物开发新药已成为世界医药学研究的热点之一。

（二）药物研究开发的途径

世界上新药研究开发的途径归纳起来主要有以下三大类：

1. 化学药物领域　创制新颖的化学结构模型：在最新的医学理论的指导下，根据现代新药设计的原理，并应用构效关系、分析方法和计算机辅助药物设计合成一批新的化合物，从中筛选具有预期活性的先导化合物，然后进行结构最优化修饰，最后找出并开发成为一个突破性新的化学结构药物。

创新药企业的推出产品将会从创新层次较低的Me-too、Me-better药物转向创新层次较高的First-in-class和Best-in-class药物。

2. **生物技术药品的研究开发** 应用基因技术、细胞疗法（CAR-T）、干细胞治疗产品、抗体药物、小分子靶向药物、肿瘤疫苗等进行创新是近年来和未来持续关注的热点。截至2018年底，生物医药的研发体量在整体医药研发中已经超过40%，主要在抗肿瘤和罕见病领域。未来将借助人类基因组计划、大数据分析、疾病分子分型等的研究成果，对肿瘤等重大疾病进行个体化治疗和精准治疗。

3. **天然药物的研究开发** 从天然产物中提取有效成分或将有效成分进行结构修饰，最终成为药物。目前七个方向相对主流：①发挥传统优势，加强中草药的化学成分研究；②加强中草药活性成分的构效关系研究；③发展与结构修饰有关、以提高活性或降低毒副作用为目的的半合成药物；④开展天然组合化学研究；⑤开展组合生物合成的研究；⑥开发新的筛选模型，提高活性筛选准确率；⑦加强药用植物资源的再生研究。

三、国内外药品注册管理概况

（一）药品注册管理立法的意义

在新药的研究开发过程中，如何保障新药的安全是核心问题。20世纪初在漫长的医药发展历史上，人们付出了十分痛苦的代价，在此回顾世界历史上几起严重的药害事件（见表6-1），以教育后人在新药研制过程中引以为戒，更加理解对新药研究开发必须进行严格立法管理的重大意义。

表6-1 世界上重大的药害事件

序号	时间（年）	国家或地区	药品名称	用途	引起的疾病及后果
1	1922～1934	欧洲、美国	氨基比林 Aminopyrine	退热	粒细胞缺乏症。美国死亡1981人；欧洲死亡200余人
2	1935～1937	美国	二硝基酚 Dinifrophenol	减肥	白内障，骨髓抑制死亡177人
3	1937～1938	美国	磺胺酏剂 Elixir Sulfanlamide	消炎	尿毒症，肾功能衰竭，中毒358人；死亡107人
4	1900～1940	欧洲、美国	蛋白银 Argento protienum	尿道杀菌	银质沉淀，死亡100人以上
5	1939～1948	英威尔士	甘汞 Calomel	泻剂、驱虫	肢端疼痛病，儿童死亡585人
6	1939～1950	美国	黄体酮 Progesterone	先兆流产	女婴外生殖器男性化600余人
7	1953～	欧洲、美国	非那西丁 Phenacetin	止痛退热	肾损害，肾功能衰竭2000余人
8	1954～1950	法国	二碘二乙基锡 Stalinon	疮肿，葡萄球菌感染	神经毒，视力失明，中毒性脑炎，中毒270人
9	1959～1962	美国	三苯乙醇 Triparanol	降低胆固醇	白内障，乳房增大，阳痿、脱发1000余人
10	1950～1962	欧洲	反应停 Thalidomide	安眠，妊娠呕吐	畸胎，多发性神经炎12000人
11	1960～1966	澳大利亚、英国	异丙基肾上腺素气雾剂 A Erosol IsoprenliniIIel	哮喘	心律紊乱，心动过速，死亡3500人

续表

序号	时间（年）	国家或地区	药品名称	用途	引起的疾病及后果
12	1965～1972	日本	氯碘奎 Vioform	肠道感染	SMON症7865人，死亡近1/20
13	1966～1972	美国	己烯雌酚 Diethylstilbastrol	先兆流产	少女阴道腺癌300余例
14	1970～1979	英国	心得宁 Practolol	心律失常	耳-皮肤-黏膜综合征

除表6-1中的药害事件外，西方国家还发生过多起药害事件。其根本原因是新药研制工作不严格，没有确证其安全性，使用于人体，以至使人群受到毒害，甚至致人死亡；同时也因未确证其有效性，使大量无效药物充斥市场，虽没有明确的毒副反应，却因无治疗作用而延误病情。因此迫使世界各国政府制定或修订完善药品注册管理法律法规，加强对新药的审批立法管理，确保人群安全有效的使用药品。

（二）药品注册管理立法的发展过程

世界各国的新药管理都在实践中走过了一条曲折的道路。20世纪前，各国有关药品管理的法律法规多侧重于对假药、劣药和毒药的管理。20世纪初，大量化学药品问世后，新药品种大大增加，但对新药的管理多为事后管理。比如1906年美国国会颁布的《纯净食品药品法案》，对新药质量只是采取事后把关检验。1938年发生了磺胺酏剂事件后，同年美国国会通过了《食品、药品和化妆品法》的修正案，明确规定新药上市前，必须有充分的材料证明其安全性。所以，当20世纪60年代初西欧国家发生的反应停事件时，美国基本上未受到影响。尽管如此，美国仍于1962年又修订了《食品、药品和化妆品法》，颁布了《凯文-哈里斯修正案》，要求新药在保证其安全性的同时要确证其有效性，明确规定了新药临床评价原则，以及新药（包括首次在美国上市的进口药）的审批手续和项目。1979年国会通过了新药研制中要符合《非临床安全性实验研究规范》（GLP）的规定，研究新药的实验室若未经FDA认证，其实验研究结果不予承认。1980年美国国会再次通过了《食品、药品、化妆品法》的修正案，更加明确了新药申请所需的资料和审批程序。在加强对新药研制立法的同时，FDA对新药的审批管理更加完善和严格。

美国新药研制的一套法制化管理办法对各国影响较大。目前世界各国新药管理的法规日趋一致。

知识拓展

What Does the Term "New Drug" Mean in USA?

(1) Any drug (except a new animal drug or an animal feed bearing or containing a new animal drug) the composition of which is such that such drug is not generally recognized, among experts qualified by scientific training and experience to evaluate the safety and effectiveness of drugs, as safe and effective for use under the condition prescribed, recommended, or suggested in the labeling thereof, except that such a drug not so recognized shall not be deemed to be a "new drug" if at any time prior to the enactment of this Act [enacted June 25, 1938] it was subject to the Food and Drugs Act of June 30, 1906, as amended, and if at such time its labeling contained the same representations

concerning the conditions of its use; or (2) Any drug (except a new animal drug or an animal feed bearing or containing a new animal drug) the composition of which is such that such drug, as a result of investigations to determine its safety and effectiveness for use under such conditions, has become so recognized, but which has not, otherwise than in such investigations, been used to a material extent or for a material time under such conditions.

（来源：http://www.fda.gov/RegulatoryInformation/Legislation/）

（三）我国药品注册管理的发展

我国的新药研制管理经历了曲折的发展历程，逐步从分散管理到集中统一管理，从粗放式行政规定过渡到科学化法制化管理。新中国成立以来先后制定了一系列管理规定、办法等，自1985年7月实施《药品管理法》以来，国家更加重视对新药的管理，在对新药完善法律法规管理的同时，也制定了新药研究的技术标准。尤其是1998年国家药品监督管理局成立和《药品管理法》的修订，更加强化了对药品的监督管理，取消了药品的地方标准，集中统一了新药的审批程序，并逐步纳入与国际接轨的法制化管理轨道。

我国的新药审批与管理制度，是在多年药政管理的工作实践中不断总结经验，并借鉴国外先进的管理方式，结合我国国情，逐步发展完善的。我国最早关于新药的规定是收载于1963年国家卫生部、化工部、商业部联合下达的《关于药政管理的若干规定》。为了执行这个规定，1964年由国家科委、卫生部、化工部组成了联合调查组，根据调查情况，起草了《药品新产品暂行管理办法》，于1965年由卫生部、化工部联合下达，这是我国第一个新药管理办法。但其间由于“文革”的干扰，这个管理办法未得到贯彻执行。1978年由国务院批转颁发的《药政管理条例》中，就新药的临床鉴定和审批作了专门规定。1979年卫生部根据该管理条例有关新药的规定，组织制定了《新药管理办法》，这个管理办法较以往的管理规定有了更系统明确的要求，从新药的定义、分类、科研、临床、鉴定、审批、生产到管理都有了全面、具体的规定。但是，当时由于没有制定统一的新药审批技术标准和要求，各地在审批新药时，宽严尺度掌握不一，有些药品的基础研究工作薄弱，临床试验设计方案不够科学，导致上市的药品疗效不确，质量不高，有些药品的名称、处方、质量标准不统一，造成药品品种混乱。为了解决这一问题，1985年7月卫生部颁布了《新药审批办法》。从此，新药的审批管理向法制化管理迈进。

1998年原国家药品监督管理局成立后，对药品监督管理的法规、规章进行了认真梳理和全面修订，并制定了一些新的药品管理法规、规章。其中包括：《新药审批办法》《新生物制品审批办法》《仿制药品审批办法》《进口药品管理办法》《新药保护与技术转让的规定》等。我国新药研制管理的核心问题是严把药品质量关，克服药品低水平重复研究、重复生产，在研究开发新药中鼓励创新；在审批程序上强调了公开、公正、公平，加快新药审批进度；在新药审批注册方面规范了工作内容和程序；在改革审批机制、提高新药审批效率方面作了不懈的努力。尽管如此，我国的药物研究开发与国际接轨仍有差距。所以，原国家食品药品监督管理局在2002年1月制定的《药品注册管理办法》（试行）和2005年2月颁布的《药品注册管理办法》的基础上，于2007年7月又修订颁布了新的《药品注册管理办法》，自2007年10月1日起施行。目前，药物研发过程临床前研究、临床试验、生产上市、上市后监测四个阶段。其药品注册审批管理程序大体上可分为药物临床试验、生产上市、新药监测期的管理、和药品技术转让四个阶段。我国实行的一整套药品注册管理规定和各项技术要求，已逐渐与国际接轨，大大提高了我国新药研制水平和新药质量，提高了我国药品信誉和药物技术在国际交流中的地位，增强了我国药品的市场竞争力。

2016年3月，原国家食品药品监督管理总局根据2015年11月4日第十二届全国人民代表大会常务委员会第十七次会议审议通过的《关于授权国务院在部分地方开展药品上市许可持有人制度试点和有关问题的决定》，制定了化学药品注册分类工作改革方案，我国化学药品注册分类重新划分为5个类别。在此之后的几年里，围绕药品上市许可持有人、原辅包的关联审评审批、化学药品生物等效性实验备案制、修订后的药物非临床研究质量管理规范、化学药品仿制药质量和疗效一致性评价、古代经典名方中药复方制剂简化注册审批等方面的政策推进和改革不断走入快车道。

其中产生重大影响的主要来自两个规范性文件：一是2015年国发44号文《国务院关于改革药品医疗器械审评审批制度的意见》围绕提高药品审批标准、推进仿制药质量一致性评价、加快创新药审评审批、开展药品上市许可持有人制度试点、落实申请人主体责任等方面设定了主要任务；二是2017年中办和国办联合发布42号文《中共中央办公厅、国务院办公厅关于深化审评审批制度改革鼓励药品医疗器械创新的意见》，该意见围绕临床试验改革、加快上市审评审批、促进药品创新和仿制药发展、加强药品医疗器械全生命周期管理、提升技术支撑和加强组织实施内容，为新时期药品研发创新和质量保障要求设定了新的标准。

2017年6月，原国家食品药品监督管理总局加入国际人用药品注册技术协调会（ICH），2018年6月，国家药品监督管理局成功当选为ICH管理委员会成员。ICH工作办公室于2017年7月成立，设在药品审评中心。主要负责国家药监局ICH相关工作的统筹和协调，具体负责组织参与ICH议题国际协调、组织ICH指导原则转化实施和培训、与ICH和监管机构沟通联络等。

2017年12月28日，原国家食品药品监督管理总局发布《中国上市药品目录集》。主要收录四类药品：一是基于完整规范的安全性和有效性的研究数据获得批准的创新药、改良型新药及进口原研药品；二是按化学药品新注册分类批准的仿制药；三是通过质量和疗效一致性评价的药品；四是国家药品监督管理部门评估确定具有安全性和有效性的其他药品。目录同时指定仿制药的参比制剂和标准制剂，标示可以替代原研药品的具体仿制药品种等，供制药行业和医学界人员及社会公众了解和查询。

2019年8月26日，我国新修订并颁布的《药品管理法》明确：

国家支持以临床价值为导向、对人的疾病具有明确或者特殊疗效的药物创新，鼓励具有新的治疗机理、治疗严重危及生命的疾病或者罕见病、对人体具有多靶向系统性调节干预功能等的新药研制，推动药品技术进步。

国家鼓励运用现代科学技术和传统中药研究方法开展中药科学技术研究和药物开发，建立和完善符合中药特点的技术评价体系，促进中药传承创新。

国家采取有效措施，鼓励儿童用药品的研制和创新，支持开发符合儿童生理特征的儿童用药品新品种、剂型和规格，对儿童用药品予以优先审评审批。

（四）现行《药品注册管理办法》的主要内容

2007年10月1日起施行的《药品注册管理办法》共十五章，177条和6个附件。其主要内容如下。

总则：①制定本办法的目的是保证药品的安全、有效和质量可控，规范药品注册行为；②明确了药品注册的概念；③确立了主管全国药品注册工作的执法主体是国家食品药品监督管理总局；④该办法的适用范围是在中国境内申请药物临床试验、药品生产和药品进口，以及进行药品审批、注册检验和监督管理；⑤国家研制新药的政策是“国家鼓励研究创制新药，对创制的新药、治疗疑难危重疾病的新药实行特殊审批；”⑥强调了药品注册工作应当遵循公开、公平、公正的原则和其他要求，药品注册工作接受社会监督。

基本要求：明确了①药品注册申请、药品注册申请人以及新药申请、仿制药申请、补充申请和再注册申请的概念。②申请药品注册的程序及各项要求。③申请人对申报的全部资料的真实性负责。④对获得生产或者销售含有新型化学成份药品的自行取得且未披露的试验数据和其他数据的保护为6年的规定。⑤药物临床前研究中的安全性评价研究必须执行《药物非临床研究质量管理规范》(GLP)。⑥加强了药品监督管理部门对非临床研究、临床试验进行现场核查、有因核查，以及批准上市前的生产现场检查的规定。⑦药品监督管理部门可以根据需要对申请人或机构的申报资料进行重复试验或方法学验证。

药物的临床试验：本章明确规定了药物临床试验的各项具体要求，比如：①药物临床试验(包括生物等效性试验)必须经过原国家食品药品监督管理总局批准，且必须执行《药物临床试验质量管理规范》(GCP)。②药品监督管理部门应当对药物临床试验进行监督检查，出现严重违规情形责令申请人修改试验方案、暂停或者终止临床试验。③承担临床试验的单位和研究者，有义务采取措施，保护受试者的安全。在临床试验过程中发生严重不良事件的，研究者应当在24小时内报告省级和原国家食品药品监督管理总局及通知申请人，并及时报告伦理委员会等等。

新药申请的申报与审批：本章首先明确了原国家食品药品监督管理总局实行特殊审批的新药品种应具备的条件以及新药申请的相关规定。第二，明确了新药申请包括新药临床试验、新药生产和新药监测期三部分，对每部分内容都做了具体要求。

仿制药的申报与审批：本章对仿制药申请规定了①仿制药申请人应当是药品生产企业，且申请的药品应当与《药品生产许可证》载明的生产范围一致。②仿制药应当与被仿制药具有同样的活性成份、给药途径、剂型、规格和相同的治疗作用。③原国家食品药品监督管理总局对已确认存在安全性问题的上市药品，可以决定暂定受理和审批其仿制药审批。

进口药品的申报与审批：本章包括进口药品的注册和进口药品分包装的注册两部分。对申请进口药品、申请进口药品注册和申请进口药品分包装都作了具体规定。

非处方药的申报：本章明确规定①“申请仿制的药品属于按非处方药管理的，申请人应当在《药品注册申请表》的‘附加申请事项’中标注非处方药项”。②属于“经原国家食品药品监督管理总局确定的非处方药改变剂型，但不改变适应证或者功能主治、给药剂量以及给药途径的药品；”和“使用原国家食品药品监督管理总局确定的非处方药活性成分组成的新的复方制剂。”这两种情况的，申请人可以在《药品注册申请表》的“附加申请事项”中标注非处方药项。③符合非处方药有关规定的，按照非处方药审批和管理。

补充申请的申报与审批：规定对变更药品(包括研制新药、生产药品和进口药品)已获批准证明文件等相关情况，应当提出药品补充申请以及对不同修改项目的申请内容、材料、程序、要求等都作了规定。

药品再注册：本章明确了①药品批准文号、《进口药品注册证》或者《医药产品注册证》的有效期为5年。有效期届满，需要继续生产或者进口的，申请人应当申请再注册。②对药品再注册及不予再注册都作了具体规定。

药品注册检验：①首先明确“药品注册检验，包括样品检验和药品标准复核以及样品检验和药品标准复核的含义。”②药品注册检验由中国食品药品检定研究院或者省级药品检验所承担。而进口药品的注册检验由中国食品药品检定研究院组织实施。③从事药品注册检验的药品检验所，应当按照有关规定，达到与药品注册检验任务相适应的各种条件要求。

药品注册标准和说明书：本章包括了药品注册标准、药品标准物质以及药品名称、说明书和标签三部分内容。①对国家药品标准、药品注册标准、药品标准物质的含义及其管理都作了规定。②明确指出了“药品注册标准不得低于中国药典的规定”。③新增加了对申请注册药品的名称、说明书和标签的管理要求：其一，申请注册药品的名称、说明书和标签应当符合国家食品药品监督管理总局的规定。其二，申请人应当对药品说明书和标签的科学性、规范性与准确性负责。其三，申请人应当跟踪药品上市后的安全性和有效性情况，及时提出修改药品说明书的补充申请。其四，申请人应当按照国家食品药品监督管理总局规定的格式和要求、根据核准的内容印制说明书和标签。

时限：对药品注册时限的含义、药品注册检验和技术评审以及审批决定工作的时限都作了具体规定。

复审：本章明确了原国家食品药品监督管理总局不予批准的8种情形。介绍了申请人对原国家食品药品监督管理总局作出的不予批准决定有异议的，可以在时限内填写《药品注册复审申请表》，向原国家食品药品监督管理总局提出复议申请：①复审申请可以在收到不予批准的通知之日起60日内提出；②要说明复审理由；③原国家食品药品监督管理总局复审后，对维持原决定的，不再受理其再次的复议申请。

法律责任：本章明确规定，第一，药品监督管理部门及其工作人员在药品注册过程中①有6种违法情形之一的，情节严重的，对直接负责的主管人员和其他直接责任人员依法给予行政处分。②索取或者收受他人财物或者谋取其他利益，构成犯罪的，依法追究刑事责任。③有3种违法情形之一的，构成犯罪的，依法追究刑事责任。第二，申请人在申报临床试验、申请药品生产或者进口时，报送虚假资料和样品的，给以警告、撤销批件、罚款、规定年限内不受理其申请；对报送虚假资料和样品的申请人要建立不良行为记录，并予以公布。

附则：对药品批准文号、《进口药品注册证》证号、《医药产品注册证》证号和新药证书号的格式作了规定。本办法自2007年10月1日起施行。2005年2月公布的《药品注册管理办法》同时作废。

六个附件：

附件1：中药、天然药物注册分类及申报资料要求

附件2：化学药品注册分类及申报资料要求

附件3：生物制品注册分类及申报资料要求

附件4：药品补充申请注册事项及申报资料要求

附件5：药品再注册申报资料项目

附件6：新药监测期期限表

第二节　药品注册的基本概念、分类和药品命名

一、药品注册的基本概念

1. 药品注册 《药品注册管理办法》中明确规定："药品注册，是指国家食品药品监督管理总局根据药品注册申请人的申请，依照法定程序，对拟上市销售药品的安全性、有效性、质量可控性等进行审查，并决定是否同意其申请的审批过程。"

2. 药品注册申请 药品注册申请包括新药申请、仿制药申请、进口药品申请及其补充申请和再注册申请。

（1）新药申请　是指未曾在中国境内外上市销售的药品的注册申请。新药包括创新药和改良型新药。

（2）仿制药申请　是指仿与原研药品质量和疗效一致的药品的注册申请。

（3）进口药品申请　是指境外生产的药品在中国境内上市销售的注册申请。

（4）补充申请　是指新药申请、仿制药申请或者进口药品申请经批准后，改变、增加或者取消原批准事项或者内容的注册申请。

（5）再注册申请　是指药品批准证明文件有效期满后申请人拟继续生产或者进口该药品的注册申请。

3. 药品注册申请人 是指提出药品注册申请并承担相应法律责任的机构。

境内申请人应当是在中国境内合法登记并能独立承担民事责任的机构，境外申请人应当是境外合法制药厂商。境外申请人办理进口药品注册，应当由其驻中国境内的办事机构或者由其委托的中国境内代理机构办理。

药师考点

（1）药品注册概念要点

（2）药品注册五种申请类别概念要点

二、药品注册的分类

根据《药品注册管理办法》的附件内容，药品注册按审批管理的要求分为以下几类：

（一）中药、天然药物注册分类

1. 未在国内上市销售的从植物、动物、矿物等物质中提取的有效成分及其制剂。
2. 新发现的药材及其制剂。
3. 新的中药材代用品。
4. 药材新的药用部位及其制剂。
5. 未在国内上市销售的从植物、动物、矿物等物质中提取的有效部位及其制剂。
6. 未在国内上市销售的中药、天然药物复方制剂。
7. 改变国内已上市销售中药、天然药物给药途径的制剂。
8. 改变国内已上市销售中药、天然药物剂型的制剂。
9. 仿制药。

（二）化学药品注册分类

1类：境内外均未上市的创新药。指含有新的结构明确的、具有药理作用的化合物，且

具有临床价值的药品。

2类：境内外均未上市的改良型新药。指在已知活性成份的基础上，对其结构、剂型、处方工艺、给药途径、适应证等进行优化，且具有明显临床优势的药品。

2.1含有用拆分或者合成等方法制得的已知活性成分的光学异构体，或者对已知活性成分成酯，或者对已知活性成分成盐（包括含有氢键或配位键的盐），或者改变已知盐类活性成分的酸根、碱基或金属元素，或者形成其他非共价键衍生物（如络合物、螯合物或包合物），且具有明显临床优势的原料药及其制剂。

2.2含有已知活性成分的新剂型（包括新的给药系统）、新处方工艺、新给药途径，且具有明显临床优势的制剂。

2.3含有已知活性成分的新复方制剂，且具有明显临床优势（不包括“含有未知活性成分的新复方制剂”）。

2.4含有已知活性成分的新适应证的制剂。

3类：境内申请人仿制境外上市但境内未上市原研药品的药品。该类药品应与原研药品的质量和疗效一致。具有与原研药品相同的活性成分、剂型、规格、适应分、给药途径和用法用量的原料药及其制剂。

原研药品指境内外首个获准上市，且具有完整和充分的安全性、有效性数据作为上市依据的药品。

4类：境内申请人仿制已在境内上市原研药品的药品。该类药品应与原研药品的质量和疗效一致。具有与原研药品相同的活性成分、剂型、规格、适应证、给药途径和用法用量的原料药及其制剂。

5类：境外上市的药品申请在境内上市。

5.1境外上市的原研药品（包括原料药及其制剂）申请在境内上市。

5.2境外上市的非原研药品（包括原料药及其制剂）申请在境内上市。

（三）生物制品注册分类

生物制品包括治疗用生物制品和预防用生物制品。

1. 治疗用生物制品注册分类

（1）未在国内外上市销售的生物制品。

（2）单克隆抗体。

（3）基因治疗、体细胞治疗及其制品。

（4）变态反应原制品。

（5）由人的、动物的组织或者体液提取的，或者通过发酵制备的具有生物活性的多组份制品。

（6）由已上市销售生物制品组成新的复方制品。

（7）已在国外上市销售但尚未在国内上市销售的生物制品。

（8）含未经批准菌种制备的微生态制品。

（9）与已上市销售制品结构不完全相同且国内外均未上市销售的制品（包括氨基酸位点突变、缺失，因表达系统不同而产生、消除或者改变翻译后修饰，对产物进行化学修饰等）。

（10）与已上市销售制品制备方法不同的制品（例如采用不同表达体系、宿主细胞等）。

（11）首次采用DNA重组技术制备的制品（例如以重组技术替代合成技术、生物组织提取或者发酵技术等）。

（12）国内外尚未上市销售的由非注射途径改为注射途径给药，或者由局部用药改为全身给药的制品。

（13）改变已上市销售制品的剂型但不改变给药途径的生物制品。

（14）改变给药途径的生物制品（不包括上述12项）。

（15）已有国家药品标准的生物制品。

2. 预防用生物制品注册分类

（1）未在国内外上市销售的疫苗。

（2）DNA疫苗。

（3）已上市销售疫苗变更新的佐剂，偶合疫苗变更新的载体。

（4）由非纯化或全细胞（细菌、病毒等）疫苗改为纯化或者组份疫苗。

（5）采用未经国内批准的菌毒种生产的疫苗（流感疫苗、钩端螺旋体疫苗等除外）。

（6）已在国外上市销售但未在国内上市销售的疫苗。

（7）采用国内已上市销售的疫苗制备的结合疫苗或者联合疫苗。

（8）与已上市销售疫苗保护性抗原谱不同的重组疫苗。

（9）更换其他已批准表达体系或者已批准细胞基质生产的疫苗；采用新工艺制备并且实验室研究资料证明产品安全性和有效性明显提高的疫苗。

（10）改变灭活剂（方法）或者脱毒剂（方法）的疫苗。

（11）改变给药途径的疫苗。

（12）改变国内已上市销售疫苗的剂型，但不改变给药途径的疫苗。

（13）改变免疫剂量或者免疫程序的疫苗。

（14）扩大使用人群（增加年龄组）的疫苗。

（15）已有国家药品标准的疫苗。

知识链接

2018年我国药品注册审评审批情况

与2017年相比，2018年药审中心需技术审评的注册申请任务受理量大幅增长（较2017年增长了47%），且中药、化药和生物制品各类药品注册申请任务受理量均有较大幅度增长（较2017年分别增长了30%、50%和42%）。2018年底排队等待审评审批的注册申请已由2015年9月高峰时的近22000件降至3440件。

化学药品：药审中心完成审评的化药注册申请6624件，其中完成化药临床申请（IND和验证性临床）共843件，完成化药NDA 206件，完成化药ANDA 2353件。药审中心审评通过批准创新药临床试验的172个品种中，抗肿瘤药物、消化系统药物、内分泌系统药物和抗感染药物较多，占全部创新药临床试验批准数量的68%。

中药：药审中心完成审评的中药注册申请393件，其中完成IND申请61件，完成NDA 9件，完成ANDA 35件。通过批准中药IND申请44件；审评通过中药NDA 2件（涉及2个品种，关黄母颗粒、金蓉颗粒）。通过批准临床试验的中药IND申请44件，涉及10个适应证领域，其中心血管、精神神经、呼吸较多，共占48%。

生物制品：药审中心完成审评的生物制品注册申请共971件，其中完成预防用生物制品IND申请53件，完成治疗用生物制品IND申请377件，完成预防用生物制品NDA18件，完成治疗用生物制品NDA63件。审评通过批准预防用IND 33件，批准治疗用IND 316件；审评通过预防用NDA 11件、治疗用NDA 30件。内分泌系统、血液系统、皮肤及五官科、风湿免疫疾病略多，共占26%。

优先审评品种审评完成情况：2018年，共有83个品种通过优先审评程序得以加快批准上市（以通用名计算），如自主研发的注射用艾博韦泰、口服丙肝治疗用新药达诺瑞韦钠片、治疗晚期结直肠癌的小分子血管生成抑制剂呋喹替尼胶囊等药品等。

2018年药审中心审评通过的重点品种有：

抗肿瘤药物：呋喹替尼胶囊、盐酸安罗替尼胶囊、马来酸吡咯替尼片、特瑞普利单抗注射液（具有自主知识产权的国产首个新型抗肿瘤药物抗PD-1单克隆抗体）、信迪利单抗注射液、帕博利珠单抗注射液、纳武利尤单抗注射液、盐酸阿来替尼胶囊。

抗感染药物：索磷布韦维帕他韦片、来迪派韦索磷布韦片、达诺瑞韦钠片（具有自主知识产权的国产首个抗HCV口服制剂）、注射用艾博韦泰（具有自主知识产权的国产首个抗艾滋病药物）、泊沙康唑肠溶片。

循环系统药物：甲苯磺酸艾多沙班片、依洛尤单抗注射液、司来帕格片

血液系统药物：依库珠单抗注射液（该药品是全球唯一获批治疗PNH溶血的药物）、罗沙司他胶囊。

神经系统药物：拉考沙胺片、特立氟胺片。

预防用生物制品（疫苗）：九价人乳头瘤病毒疫苗（酿酒酵母）为宫颈癌的预防提供了新的有效手段。

中药新药：关黄母颗粒、金蓉颗粒

重大公共卫生用药：四价流感病毒裂解疫苗、口服I型III型脊髓灰质炎减毒活疫苗（人二倍体细胞）

三、药品的命名

药品的名称和命名依据是药品注册的内容之一。但是，药品命名的法制化管理是近几十年才建立和发展的。20世纪50年代以来，世界上有大批新药问世，药品名称常常出现同药异名、异药同名，或者一种药品有多种名称，或者药品名称揭示医疗作用、夸大医疗效果与其治疗作用相联系而造成错觉等混乱现象，给药品的处方、配方、使用造成许多困难，极易发生差错事故。因此，新药的命名引起了世界各国的极大关注，纷纷将新药命名列为新药注册管理的重要内容之一。我国药典委员会也设立了药品名称小组，制定了药名命名原则，使药品名称符合明确、简短、科学、系统化的要求。

（一）药品的命名原则

1. 世界卫生组织专家委员会统一药名的原则　1981年该委员会重新审定出版了单一药物通用名《国际非专利药名》（International Nonproprietary Names for Pharmaceutical Substances，INN）手册。该手册的主要原则是：①药品名称谐音应清晰易辩，全词不宜过长，且应避免与目前已经使用的药品名称混淆；②属于同一药效类别的药品，其名称应力求采用适当方法使之显示这一关系；③凡是容易引起患者从解剖学、生理学、病理学和治

疗学的角度猜测药效的药品名称，一般不宜采用。另外，还有八条辅助原则。其中最重要的一条是要求对同一药效结构相似的药物，应尽可能采用常用字节即几个字母的特定组合来表示药效关系。

2. 我国国家药典委员会和《药品注册管理办法》规定的原则 ①药品的名称包括中文名、汉语拼音名、英文名（1995年版以前的《中国药典》无英文名，而采用拉丁名）；②药品的名称应明确、简短、科学，不得使用代号、政治性名词，以免混同或夸大疗效；③凡国内其他系统亦采用的名称，能统一的尽可能统一；与世界卫生组织拟定的《国际非专利药名》能统一的，应尽量采用统一的名称，以便于交流；④外国的专利名或商品名，除中外合资企业外，无论是外文名或中文名音译，均不得采用；⑤力争避免采用可能给患者暗示有关病理学、治疗学、生理学方面信息的药名；⑥对于过去已经习惯的药品名称，一般不要轻易变动；新药要按照这些基本原则命名。

3. 我国药品名称的类型 以学名或来源命名；以简化的化学名命名；以译音命名；以译音、译意混合命名；将药品与疗效相联系命名等五种类型。中国药典委员会于1996年修订了药品命名原则，并改称“中国药品通用名称命名原则”，出版了《中国药品通用名称》（Chinese approved drug names）一书。

化学药品的名称包括通用名、化学名、英文名、汉语拼音。中药材的名称包括中文名、汉语拼音、拉丁名；中药制剂的名称包括中文名、汉语拼音。

《中国药典》收载的中文药品名称均为法定名称；英文名除另有规定外，均采用国际非专利药名（INN）。

（二）有机化学药物的命名

1. 我国一般使用系统命名法，对于名称较长的可采用通俗名称。如：用“甘油”。

2. 化学名称比较短的，一般采用化学名称。如：苯甲酸、乙醚等。

3. 化学名称比较长的，可根据实际情况采用下述命名方法：①采用化学基团简缩命名方法。简缩时应考虑与外文名尽量对应，并注意防止所定的名称得出和该药品不同的化学结构。②采用化学基团与音译结合命名方法。如苯巴比妥、苯妥英钠等。③采用化学基团与音译相结合的命名方法。如己烯雌酚等。④采用音译命名方法，在命名时尽量采用较为通俗的文字。如：地塞米松、可待因等。

4. 同类药品应考虑其命名的系统性。如：磺胺类药物，一般用“磺胺××”；抗生素类药物，常用“××霉素”；头孢菌素类药物往往用“头孢××”等。

5. 盐类或酯类药物，将酸名放在前面，碱或醇名放在后面。

6. 季铵类药品命名，除已习用者外，一般应将氯、溴、碘置于“铵”之前。

7. 放射性药品的命名，不必在名称前面加“放射性”三个字，但在其化学名后必须注明放射符号。如：碘［^{131}I］化钠。

（三）无机化学药物的命名

1. 如化学名常用，应尽量采用化学名称；

2. 如化学名不常用，则用通用名称；

3. 酸式盐以“氢”表示，不用“重”字；

4. 碱式盐避免用“次”字，因“次”字在化学中另有含义；

5. 新的无机化学药品，根据化学命名原则命名。

（四）中成药的命名

1. 中成药名包括中文名和汉语拼音，不得注拉丁名称。

2. 中成药的中文名称应与该药剂型相符。

3. 中成药如为单味成药，应采用药材名与剂型相结合的命名方法。如益母草膏等。

4. 中成药的汉语拼音应与剂型拼音分隔书写。如脏连丸Zang Lian Wan。

（五）中药材的命名

1. 根据全国多数地区习用的名称命名。

2. 无论药材是全草入药还是某一部位入药，除特殊情况外，一般不写药用部位。

3. 除已习惯采用外，避免使用和药材不一致的名称。

4. 涉及剂型的药材名称，在药名后应加上药用部位。

5. 地区用药习惯不同，品种来源比较复杂的药材，应在命名时使其互相间保持一定联系又相互区别。

6. 新发现的或从国外移植的药材，可结合植物名称命名，尽量使药材名称和植物有所联系。

（六）各类药物制剂的命名

1. 制剂药名列于前，制剂名列于后。

2. 注明剂型或用途等情况的列于药名前。如灭菌注射用水等。

3. 单一制剂命名，应尽可能与原料药名一致。

4. 复方制剂的命名应以主药前加"复方"二字命名或以几种药简缩命名。前者如复方草珊瑚，其主药为草珊瑚；后者如氨酚待因片，主要成分为乙酰氨基酚和可待因。

第三节 药物的上市前研究

药物的上市前研究包括临床前研究和临床试验。

一、药物的临床前研究

《药品注册管理办法》第21条规定，"为申请药品注册而进行的药物临床前研究，包括药物的合成工艺、提取方法、理化性质及纯度、剂型选择、处方筛选、制备工艺、检验方法、质量指标、稳定性、药理、毒理、动物药代动力学研究等。中药制剂还包括原药材的来源、加工及炮制等的研究；生物制品还包括菌毒种、细胞株、生物组织等起始原材料的来源、质量标准、保存条件、生物学特征、遗传稳定性及免疫学的研究等。"

药物临床前研究中的安全性评价研究必须执行《药物非临床研究质量管理规范》（GLP）。

（一）新药的药学研究

1. 新药的选题立项 新药研发选题应是在国内用药需求的社会调研与国外有关文献及信息调研的基础上，参照下列原则选择新药品种：①市场前景好，在新药疗效、安全性或使用方法及用药覆盖面等方面有独特之处，并具备开发前景。②所用原料及化学试剂国内均能自给，临床用药剂量小，合成技术水平高。③专利或行政保护即将到期，或是未在我国申请专利保护，不侵犯知识产权者。④适合企业产品结构，能够形成系列产品结构，能够形成系列产品发挥合力。

2. 新药的药物化学研究 新药的药物化学研究是新药研究的首要任务，包括药物的理化性质、工艺流程等项研究。

（1）理化性质 ①性状，包含药物的色、味、嗅、外观等。药品的颜色、味道、呈现的几何形状，往往与其化学结构有一定关系；②分子式、结构式、或组分的确定，化学药物都有其特定的结构式和分子式，中药也有固定的组分。在报批新原料药时，要确定新药的分子结构式，有些还要确定同分异构体、立体构型、同构异晶等情况。③理化常数，如溶解度、解离度、pH等。药物的理化性质在一定程度上决定着药物的吸收、分布，影响着药物的使用和疗效。

（2）工艺流程 新药的制备工艺流程应尽可能选择工艺简单、原材料易得、设备要求不高且经济实惠、产品安全性和有效性好、获利较大；尽可能避免使用有毒物质和高温高压的工艺操作流程。改变生产工艺时，必须重新报批，并提供确切的理由和实验数据。报审工艺流程项目的要求包括：化学原料的规格、制备路线、反应条件、生产工艺、精制方法；抗生素的菌种、培养基；动植物原料来源、药品或提取部位；制剂的处方、工艺条件和精制过程；复方制剂处方的依据，辅料规格、标准、来源，有关文献及参考资料项目。

3. 新药质量标准的研究 药品质量的内涵包括三个方面：真伪，纯度，品质优良度。三者的集中表现，即使用过程中的有效性和安全性。

新药质量的优劣会直接影响临床用药的安全和有效。但如何判断新药质量的高低优劣，这就要靠药品的质量标准。药品标准应力求确保药品安全有效，结合实验研究、临床实践和生产实际制定或修订。要从生产流程中摸清影响质量的因素，当生产工艺路线改变，所用试剂、原辅材料改变时，必然影响到药品质量标准的重新修订。

4. 新药的剂型研究 药物效用不仅取决于其化学结构，药物的剂型也能影响药物的疗效。药物的评价主要是指药物的安全性和有效性，是新药审批的基础和依据。

（1）剂型与疗效的关系 药品的剂型不仅对药效有所影响，某些剂型甚至能完全改变该药的作用。剂型与疗效的关系表现为：①同一种药物的剂型不同，其药效也不相同；②同一种药物在剂型不同时，其药效作用的强度和速度也会不同；③同一种药物的剂型不同，其不良反应也不同；④同一药物制成同一剂型，由于其制备工艺不同，疗效也会出现差别。

（2）新药剂型的安全性试验 制剂的安全性包括刺激性试验、溶血试验、过敏试验等。①刺激性试验主要考察制剂对组织是否引发红肿、坏死等刺激性症状，并视其刺激症状程度来判断局部毒性的大小，为选择合理给药方法提供参考；②溶血试验主要用来检查注射剂中有关化学物质对血液中红细胞的破坏溶解程度，为保证用药安全，在制剂中对这些化学物质的含量加以限制；③过敏试验主要观测生物制剂中的脏器制剂、某些中草药注射剂、生化制品中某些抗生素的致敏性。

（3）新药剂型确立的一般要求 应取决于其作用部位、药物性质、生物利用度、药物作用和持续的时间、给药途径等因素。①作用部位：选用何种剂型，关键要看它作用于什么部位，应尽可能采取便于用药部位吸收的剂型。②药物性质：根据药物性质制定合适的剂型。③生物利用度：由于药物生物利用度的变异而引起药理效应和毒性反应差异较大时，应适当考虑控制剂型。④给药途径：最好是患者乐于接受的给药途径。

（4）制剂的稳定性试验 药物制剂的稳定性是药物质量的主要指标之一。制剂稳定性主要分为化学稳定性和物理稳定性两种。前者如片剂糖衣褪色、注射剂颜色变黄产生有不良反应的分解产物；后者如乳剂分层、粉剂固结等。制剂稳定性试验常用方法是在室温条件下留样观察，定期观测其色泽及含量变化，直接得出失效时间。

（二）新药的药理、毒理学研究

1. 新药的药理学研究　新药的药理学研究包括药效学研究和药代动力学研究。

（1）药效学研究　新药的药效学研究的主要内容是指对该新药基本药理作用的观测和对其作用机理的探讨。它包括主要药效研究、一般药理研究和有关复方制剂的研究3个方面。

①主要药效研究是指主要研究药物对机体（病原体）的作用，以阐明药物的治疗作用和构效关系。其目的是为药物的临床适应证提供依据。

主要药效学研究，应根据新药的不同药理作用，按该类型药物评价药效的研究方法和判断标准进行。其具体原则是：新药的主要药效作用应当根据体内外两种以上试验方法获得证明；药效研究的各项试验，应有空白对照和已知药品对照；应用两种以上剂量及给药方法。溶于水的物质应作静脉注射。

②一般药理研究，具有各种药理作用的新药都要用产生主要药效作用的剂量与给药途径，对清醒或麻醉动物进行神经系统、心血管系统、呼吸系统做一般药理研究。

③复方制剂中多种组分对药效或不良反应影响的研究，主要观测药物对生理功能、生化指标、组织形态的改变。通过研究，达到确定新药的治疗作用及一般药理作用，为新药临床试验提供可靠的依据。

新药药效学研究的基本方法概括起来分为综合法和分析法。随着科学技术的发展，现已发展到细胞水平和分子水平的研究阶段。

（2）药代动力学研究　主要研究机体（病原体）对药物的反作用，即药物在体内的量变规律，包括机体对药物的吸收速率、吸收程度，药物在体内重要器官的分布、维持情况以及代谢、排泄的速率和程度等血药浓度。①药物的吸收部位和速度；②药物在主要器官和组织的分布及其持续时间；③药物的生物转化类型；④药物的排泄途径和速度；⑤药代动力学数学模型及主要参数，包括：数学模型、清除率、表面分布容积、血药浓度、吸收速度率常数和清除速度率常数等。

药代动力学研究的目的在于为临床药代动力学研究提供药品的生物利用度、体内半衰期、血药浓度、特殊亲和作用、蓄积作用等资料。

2. 新药的毒理学研究　新药的毒理学研究主要包括以下内容：

（1）全身用药的毒性试验　①急性毒性试验：观察一次给药后动物所产生的毒性反应，并测定其半数致死量（LD_{50}）。要用两种以上给药途径（包括推荐临床试验的给药途径，溶于水的药物应当测定静脉注射的LD_{50}。给药后至少观察7天，观察到动物有毒性反应进行肉眼尸检，记录所有病变。存活24小时或更长时间的处理动物，当尸检发现有病变组织时，对该组织应进行镜检。②长期毒性试验：观察动物因连续用药而产生的毒性反应、中毒时首先出现的症状及停药后组织和功能损害的发展和恢复情况。给药途径：注射用药的给药途径应与推荐临床试验的给药途径相同，口服给药最好采用灌胃法。

（2）局部用药的毒性试验　局部用药（如呼吸道吸入药以及黏膜、皮肤用药等），大都可以被吸收。因此，局部用药应先进行局部吸收试验，根据药物从局部吸收的程度，考虑进行全身性用药的各项试验。根据用药方法，对用药部位要进行局部刺激性试验，用肉眼观察及组织切片的镜检，测试刺激性（即炎症）的发展和恢复情况。①皮肤用药：进行完整和破损皮肤的毒性试验以及皮肤致敏试验，除婴儿皮肤用药应当用刚成年动物外，其余均用成年动物。②滴鼻剂和吸入剂：进行呼吸道（包括肺部）的局部刺激性和毒性试验。③滴眼剂：观察对眼结合膜和眼球的刺激作用。④局部作用于直肠、阴道的制剂：进行作用部位的刺激及局部毒性试验。

（3）特殊毒理研究　①致突变试验。根据受试品的化学结构、理化性质及对遗传物质作用终点（基因突变和染色体畸变）的不同。要求新药必须做下列三项试验：微生物回复突变试验；哺乳动物培养细胞染色体畸变试验；体内试验。②生殖毒性试验。所用药物至少应有2～3种剂量并设对照组，高剂量可产生轻度毒性反应，低剂量应为拟议中的治疗量的某些倍量。给药途径原则上与推荐临床应用的给药途径相同，口服制剂应用灌胃法。③致癌试验。在选择动物的种和系时，应考虑其对感染疾患的抵抗性、寿命、自发肿瘤的频度及对致癌物的敏感性。同一药物的致癌性预备试验及致癌试验应该用同一饲养场饲养的同一种和系的动物．啮齿动物的给药时间，最好在断奶后尽早开始。

（4）药物依赖性试验　新药研究中属于下列情况之一者需要做药物依赖性试验：①与已知人体对其有依赖性作用的药物的化学结构有关的新药；②作用于中枢神经系统的新药如镇痛药、抑制药、兴奋药。

二、药物的临床试验

药物的临床试验（Clinical trial）也包括药物的生物等效性试验。

新修订的《药品管理法》从审批受理与默示许可、伦理与受试者权益保障、实验过程的安全风险管控、拓展性临床试验几方面作出规定。

临床试验的审批与默示许可：开展药物临床试验，应当按照国务院药品监督管理部门的规定如实报送研制方法、质量指标、药理及毒理试验结果等有关数据、资料和样品，经国务院药品监督管理部门批准。国务院药品监督管理部门应当自受理临床试验申请之日起六十个工作日内决定是否同意并通知临床试验申办者，逾期未通知的，视为同意。其中，开展生物等效性试验的，报国务院药品监督管理部门备案。开展药物临床试验，应当在具备相应条件的临床试验机构进行。药物临床试验机构实行备案管理，具体办法由国务院药品监督管理部门、国务院卫生健康主管部门共同制定。

临床试验的伦理与受试者权益保障要求：开展药物临床试验，应当符合伦理原则，制定临床试验方案，经伦理委员会审查同意。伦理委员会应当建立伦理审查工作制度，保证伦理审查过程独立、客观、公正，监督规范开展药物临床试验，保障受试者合法权益，维护社会公共利益。实施药物临床试验，应当向受试者或者其监护人如实说明和解释临床试验的目的和风险等详细情况，取得受试者或者其监护人自愿签署的知情同意书，并采取有效措施保护受试者合法权益。

临床试验实施过程中的管理要求：药物临床试验期间，发现存在安全性问题或者其他风险的，临床试验申办者应当及时调整临床试验方案、暂停或者终止临床试验，并向国务院药品监督管理部门报告。必要时，国务院药品监督管理部门可以责令调整临床试验方案、暂停或者终止临床试验。

拓展性临床试验的规定：对正在开展临床试验的用于治疗严重危及生命且尚无有效治疗手段的疾病的药物，经医学观察可能获益，并且符合伦理原则的，经审查、知情同意后可以在开展临床试验的机构内用于其他病情相同的患者。

药品监督管理部门应当对批准的药物临床试验进行监督检查。

（一）药物临床试验的基本要求

1．申请新药注册，应当进行临床试验　药物临床试验的受试例数应当符合临床试验的目的和相关统计学的要求，并不得少于《药品注册管理办法》附件所规定的最低临床试验病例数。罕见病、特殊病种等情况，要求减少临床试验病例数或者免做临床试验的，应当在申请临床试验时提出，并经国家食品药品监督管理总局审查批准。

药师考点

药物临床试验分期各阶段的目的、意义、方法、病例数要求

药物的临床试验分为Ⅰ、Ⅱ、Ⅲ、Ⅳ期进行。新药在批准上市前，应当进行Ⅰ、Ⅱ、Ⅲ期临床试验。经批准后，有些情况下可仅进行Ⅱ、Ⅲ期临床试验，或者仅进行Ⅲ期临床试验。

表6-2　药物临床试验的分期

试验阶段	试验目的、意义、方法、要求
Ⅰ期	初步的临床药理学及人体安全性评价试验。观察人体对于新药的耐受程度和药物代谢动力学，为制定给药方案提供依据。本期临床试验除麻醉药品和第一类精神药品品种外，一般选择健康人为受试对象
Ⅱ期	治疗作用初步评价阶段。其目的是初步评价药物对目标适应症患者的治疗作用和安全性，也包括为Ⅲ期临床试验研究设计和给药剂量方案的确定提供依据。此阶段的研究设计可以根据具体的研究目的，采用多种形式，包括随机盲法对照临床试验
Ⅲ期	治疗作用确证阶段。其目的是初步评价药物对目标适应证患者的治疗作用和安全性，也包括为Ⅲ期临床试验研究设计和给药剂量方案的确定提供依据。此阶段的研究设计可以根据具体的研究目的，采用多种形式，包括随机盲法对照临床试验
Ⅳ期	新药上市后应用研究阶段。其目的是考察在广泛使用条件下的药物的疗效和不良反应，评价在普通或者特殊人群中使用的利益与风险关系以及改进给药剂量等

知识链接

药物临床试验的各期病例数要求

（1）中药、天然药物临床试验的最低病例数（试验组）要求为：Ⅰ期为20～30例，Ⅱ期为100例，Ⅲ期为300例，Ⅳ期为2 000例。生物利用度试验一般为18～24例。

（2）化学药品临床试验的最低病例数（试验组）要求为：Ⅰ期为20～30例，Ⅱ期为100例，Ⅲ期为300例，Ⅳ期为2 000例。生物等效性试验一般为18～24例。

（3）治疗用生物制品临床试验的最低病例数（试验组）要求为：Ⅰ期为20例，Ⅱ期为100例，Ⅲ期为300例。

（4）预防用生物制品临床试验的最低受试者（病例）数（试验组）要求为：Ⅰ期为20例，Ⅱ期为300例，Ⅲ期为500例。

2．与原研药品质量和疗效一致的仿制药注册　仿制药申请和补充申请根据《药品注册管理办法》附件规定进行临床试验。

（1）中药、天然药物仿制药视情况需要，进行不少于100对的临床试验。

（2）化学药品仿制药应当进行生物等效性试验；需要用工艺和标准控制药品质量的，

应当进行临床试验，临床试验的病例数至少为100对。

（3）治疗用生物制品已有国家标准的药品一般仅需进行Ⅲ期临床试验。

（4）预防用生物制品已有国家标准的疫苗一般仅需进行Ⅲ期临床试验。

3. 药物的生物等效性试验 生物等效性试验（Bioequivalence trial）是指用生物利用度研究的方法，以药代动力学参数为指标，比较同一药物的相同或者不同剂型的制剂，在相同的试验条件下，其活性成分吸收程度和速度有无统计学差异的人体试验。

新药的生物等效性试验是评价同一药物不同剂型临床药效的方法。同一药物，不同厂家生产的两种药物制剂产品，如果生物利用度相等，称为生物等效，可认为这两种药物制剂将产生相似的治疗效果。否则，生物利用度不等，即生物不等效，其产生治疗效果也就不同。

（1）生物利用度 是指某种药剂在经血管外途径给药后被吸收的程度，可用制剂中主药进入体循环的数量和速率来衡量。生物利用度是药物制剂质量的重要指标，对临床疗效提供直接的证明。新药物制剂应明确地表示出该药物制剂的生物利用度。

（2）药物颗粒的大小、赋形剂不同都可能影响生物利用度。

（3）通常需要做生物利用度或生物等效性的药物主要有：治疗指数窄的药物（治疗指数是指毒性浓度与有效浓度的比）、水溶性低的药物、溶解速度慢的药物、在胃肠道中转化或在胃肠中不稳定的药物、有特殊理化性质的药物等。

4. 临床试验机构 进行药物临床试验，申请人应从具有药物临床试验资格的机构中选择承担临床试验的机构。

申请人发现药物临床试验机构违反有关规定或者未按照临床试验方案执行，情节严重的，可以要求暂停或者终止临床试验，并将情况报告国家药品监督管理局和有关省级药品监督管理部门。

（二）临床试验用药物

1. 临床试验用药物应当是在符合GMP的车间，并严格按照GMP要求制备的药品。申请人应对临床试验用药物的质量负责。

2. 申请人可以按照其拟定的临床试验用样品标准自行检验临床试验用药物，也可以委托本办法确定的药品检验所进行检验；疫苗类制品、血液制品、国家药品监督管理局规定的其他生物制品，应当由国家药品监督管理局指定的药品检验所进行检验。

3. 药品监督管理部门可以对临床试验用药物抽查检验。

（三）药物临床试验的实施与完成

1. 药物临床试验被批准后应当在3年内实施，逾期作废，应当重新申请。

2. 申请人完成临床试验后，应当向国家药品监督管理局提交临床试验总结报告、统计分析报告以及数据库。

（四）保障受试者安全

1. 临床试验过程中发生严重不良事件的，研究者应当在24小时内报告有关省级药品监督管理部门和国家药品监督管理局，通知申请人，并及时向伦理委员会报告。

2. 对于临床试验期间发生诸如“伦理委员会未履行职责的；不能有效保护受试者安全的等”严重情形之一者，国家药品监督管理局可以责令申请人修改临床试验方案、暂停或终止临床试验。

3. 临床试验中出现大范围、非预期的药物不良反应或者严重不良事件，或者有证据证明临床试验用药物存在严重质量问题时，国家药品监督管理局或者省级药品监督管理部门可以采取紧急控制措施，责令暂停或者终止临床试验。

（五）境外申请人在中国进行国际多中心药物临床试验

1. 临床试验用药物应当是已在境外注册的药品或者已进入Ⅱ期或者Ⅲ期临床试验的药物。

2. 国家药品监督管理局在批准进行国际多中心药物临床试验的同时，可以要求申请人在中国首先进行Ⅰ期临床试验。

3. 在中国进行国际多中心药物临床试验时，该药物发生在任何国家的严重不良反应和非预期不良反应，申请人都应按照规定及时报告国家药品监督管理局。

4. 临床试验结束后，申请人应当将完整的临床试验报告报送国家药品监督管理局。

5. 国际多中心药物临床试验取得的数据用于在中国进行药品注册申请的，应当符合《药品注册管理办法》的规定，并同时提交国际多中心药物临床试验的全部研究资料。

临床试验中的其他要求详见《药品注册管理办法》。

三、药物非临床研究质量管理规范和药物临床试验质量管理规范

为了确保新药的安全性，并和国际上新药管理接轨，国家依法推进药品非临床研究质量管理规范和药品临床试验质量管理规范。这是推动我国新药研究与开发走向规范化、科学化、国际化的重要举措。

（一）药物非临床研究质量管理规范

药物非临床研究质量管理规范的英文是Good Laboratory Practice for non-clinical Laboratory studies 简称GLP。

1. 实施GLP的国内外现状及其重要意义 自20世纪60年代发生“反应停”等多起药害事件以后，人们对新药的安全性日益重视，世界各国都广泛开展药物毒理学研究。大家从药害事件惨痛的教训中认识到，药物毒性试验的质量是保证新药安全性的关键。20世纪70年代初，美国FDA在对新药临床前毒性试验情况全面调查的基础上，为了制止毒性试验中存在的严重缺陷和不良后果，美国国会于1979年通过了GLP；并规定FDA负责对毒性试验研究机构进行认证。新药临床前毒性试验研究必须在经过认证的GLP实验机构进行，所有申报新药的资料必须来自符合GLP规范的实验室，由质控单位签字保证，否则不予受理。

美国颁布GLP后引起许多国家的高度重视，为了确保新药的安全性，增强本国新药在药品国际贸易中的竞争力，为了加强新药研究开发方面的国际合作，近几年北欧、西欧、日本及联合国的经济合作与发展组织（OECD），先后制定了该国或该组织的GLP规范，其内容基本一致。GLP成为国与国之间相互认可新药的一种规范，同时它也成为少数实力较强国家垄断新药研究开发的手段和体系。其发布GLP的时间是：OECD 1981年；日本1982年；瑞士1983年；瑞典1985年；挪威1988年。

我国国家科委1993年发布了《药品非临床研究质量管理规定（试行）》，自1994年1月1日起施行。1994年，国家科委经过论证后，启动了由军事医学科学院药物毒物研究所、上海医药工业研究院、卫生部药品生物制品研究所三个单位筹建GLP中心。1997年，

又启动了由广州医工所承担的以大动物安全评价为主的GLP实验室、由浙江省医学科学院承担的以皮肤毒理、缓释制剂毒理、毒代动力学为主的GLP实验室和以沈阳药科大学和化工研究院联合承担的以小动物为主的GLP实验室。迄今为止，各中心都参照国家GLP的规定相继建立起自己的一套管理规范，如：质量保证部门的建立、标准操作规程（Standard Operation Procedures，SOPs）的制定，加强了实验动物的规范化管理和使用，开展了相关人员的培训工作，使新药安全性评价工作的质量和水平有了较大提高，向国际水平大大迈进了一步，但距国际标准尚有较大差距。

2003年组建原国家食品药品监督管理局以后，为了提高药品非临床研究质量，确保实验材料的真实性和可靠性，确保受试者用药安全，原国家食品药品监督管理局对原试行《规范》（1999年11月1日起试行），进一步修订为《药物非临床研究质量管理规范》，自2003年9月1日起施行。与此同时，原国家食品药品监督管理局还发布了《药物非临床研究质量管理规范检查办法（试行）》，并于2003年开始对药物非临床安全性评价研究机构进行GLP认证。2017年6月，原国家食品药品监督管理总局审议通过了新修订的《药物非临床研究质量管理规范》，自2017年9月1日起施行。

自2007年1月1日起，未在国内上市销售的化学原料药及其制剂、生物制品；未在国内上市销售的从植物、动物、矿物等物质中提取的有效成分、有效部位及其制剂和从中药、天然药物中提取的有效成分及其制剂；中药注射剂的新药非临床安全性评价研究必须在经过GLP认证，符合GLP要求的实验室进行。否则，其药品注册申请将不予受理。

2. 我国GLP的主要内容 我国的《药物非临床研究质量管理规范》共12章50条。

总则：明确了我国制定GLP的目的、依据和适用范围。

术语及其定义：系统介绍了非临床研究质量管理规范、非临床安全性评价研究、非临床安全性评价研究机构等29项术语和定义。

组织机构和人员：要求非临床安全性评价研究机构应当建立完善的组织管理体系，配备机构负责人、质量保证部门和相应的工作人。

设施：规定了非临床安全性评价研究机构需要建立相应的设施，并确保设施的环境条件满足工作的需要。

仪器设备和实验材料：要求该研究机构应：①配备相应的仪器设备，确保其性能符合要求；②对计算机系统的验证、数据保存以及相关仪器设备的标准操作规程、记录保存作出要求；③对受试物和对照品的使用和管理作了具体明确的要求；④对实验室的试剂、溶液标签和质量管理设定要求。

实验系统：主要明确实验动物及实验动物以外的其他实验系统信息的规范要求。

标准操作规程：明确了15项需要制定标准操作规程的项目及其相应的管理规范。

研究工作的实施：对试验方案的主要内容、病理学同行评议、研究工作结束后总结报告的主要内容等都作了详细具体的规定。

质量保证：围绕质量保证工作独立性前提下的质量保证部门、质量保证检查、质量保证人员设定了相关要求。

资料档案：要求在研究工作结束后，专题负责人按标准操作规程的要求，将有关材料、物件等整理存档，并按要求进行管理。

委托方：主要针对委托方作为研究工作的发起者和研究结果的申报者，对于申报注册的研究资料和相关事项做出了责任范围界定。

附则：明确了该规范起始施行日期为2017年9月1日。

3. GLP所用术语的定义

（1）非临床研究质量管理规范　指有关非临床安全性评价研究机构运行管理和非临床安全性评价研究项目试验方案设计、组织实施、执行、检查、记录、存档和报告等全过程的质量管理要求。

（2）非临床安全性评价研究　指为评价药物安全性，在实验室条件下用实验系统进行的试验，包括安全药理学试验、单次给药毒性试验、重复给药毒性试验、生殖毒性试验、遗传毒性试验、致癌性试验、局部毒性试验、免疫原性试验、依赖性试验、毒代动力学试验以及与评价药物安全性有关的其他试验。

（3）非临床安全性评价研究机构（以下简称研究机构）　指具备开展非临床安全性评价研究的人员、设施设备及质量管理体系等条件，从事药物非临床安全性评价研究的单位。

（4）多场所研究　指在不同研究机构或者同一研究机构中不同场所内共同实施完成的研究项目。该类研究项目只有一个试验方案、专题负责人，形成一个总结报告，专题负责人和实验系统所处的研究机构或者场所为“主研究场所”，其他负责实施研究工作的研究机构或者场所为“分研究场所”。

（5）机构负责人　指按照本规范的要求全面负责某一研究机构的组织和运行管理的人员。

（6）专题负责人　指全面负责组织实施非临床安全性评价研究中某项试验的人员。

（7）主要研究者　指在多场所研究中，代表专题负责人在分研究场所实施试验的人员。

（8）委托方　指委托研究机构进行非临床安全性评价研究的单位或者个人。

（9）质量保证部门　指研究机构内履行有关非临床安全性评价研究工作质量保证职能的部门，负责对每项研究及相关的设施、设备、人员、方法、操作和记录等进行检查，以保证研究工作符合本规范的要求。

（10）标准操作规程　指描述研究机构运行管理以及试验操作的程序性文件。

（11）主计划表　指在研究机构内帮助掌握工作量和跟踪研究进程的信息汇总。

（12）试验方案　指详细描述研究目的及试验设计的文件，包括其变更文件。

（13）试验方案变更　指在试验方案批准之后，针对试验方案的内容所做的修改。

（14）偏离　指非故意的或者由不可预见的因素导致的不符合试验方案或者标准操作规程要求的情况。

（15）实验系统　指用于非临床安全性评价研究的动物、植物、微生物以及器官、组织、细胞、基因等。

（16）受试物/供试品　指通过非临床研究进行安全性评价的物质。

（17）对照品　指与受试物进行比较的物质。

（18）溶媒　指用以混合、分散或者溶解受试物、对照品，以便将其给予实验系统的媒介物质。

（19）批号　指用于识别“批”的一组数字或者字母加数字，以保证受试物或者对照品的可追溯性。

（20）原始数据　指在第一时间获得的，记载研究工作的原始记录和有关文书或者材料，或者经核实的副本，包括工作记录、各种照片、缩微胶片、计算机打印资料、磁性载体、仪器设备记录的数据等。

（21）标本　指来源于实验系统，用于分析、测定或者保存的材料。

（22）研究开始日期　指专题负责人签字批准试验方案的日期。

（23）研究完成日期　指专题负责人签字批准总结报告的日期。

（24）计算机化系统　指由计算机控制的一组硬件与软件，共同执行一个或者一组特定的功能。

（25）验证　指证明某流程能够持续满足预期目的和质量属性的活动。

（26）电子数据　指任何以电子形式表现的文本、图表、数据、声音、图像等信息，由计算机化系统来完成其建立、修改、备份、维护、归档、检索或者分发。

（27）电子签名　指用于代替手写签名的一组计算机代码，与手写签名具有相同的法律效力。

（28）稽查轨迹　指按照时间顺序对系统活动进行连续记录，该记录足以重建、回顾、检查系统活动的过程，以便于掌握可能影响最终结果的活动及操作环境的改变。

（29）同行评议　指为保证数据质量而采用的一种复核程序，由同一领域的其他专家学者对研究者的研究计划或者结果进行评审。

（二）药物临床试验质量管理规范

药物临床试验质量管理规范的英文是Good Clinical Practice简称GCP。

药物临床试验质量管理规范是新药研究开发中所推行的系列标准化管理规范之一，是被国际公认的临床试验的标准。以人体为对象的临床试验均以此标准进行设计、实施、进行试验，以及总结报告，以确保其在科学与伦理道德两个方面都合格。药物临床试验质量管理规范是临床试验全过程的标准规定，包括方案设计、组织、实施、监查、稽查、记录、分析总结和报告。制定GCP的目的在于保证临床试验过程的规范，结果科学可靠，保护受试者的权益并保障其安全。

1. GCP的由来和发展　20世纪60年代的“反应停事件”使得人们对必须加强新药临床试验管理有了进一步的认识，同时也促使各国政府开始重视对新药临床试验的法规管理。1964年在芬兰赫尔辛基召开的第18届世界医学大会（World Medical Assembly，WMA）上宣读的指导医生进行人体生物医学研究的建议，即赫尔辛基宣言被大会采纳，1975年在日本东京举行的第29届世界医学大会上正式通过，此后于1983年、1989年和1996年分别经第35、41和48届世界医学大会修订。

世界医学大会发表“赫尔辛基宣言”，对以人体作为生物医学研究的医务人员，提出了伦理和科学标准方面的要求。宣言引起世界广泛注意，1975年世界卫生组织发表了“评价人用药物的指导原则”，同年《临床药理学》杂志发表了“人体实验中伦理道德的考虑”，对人体试验中道德标准提出了要求。部分研究开发新药多的国家对新药临床研究管理制定了指南或规范。在世界各国中，美国最先把该原则定在国家药品管理法规中。1981年7月首先实施了临床研究者指导原则，规定了对受试者利益的保护，后来经过多次修改，逐渐形成了美国的GCP。日本于1989年10月颁布了《药品临床试验规范》，对经批准进入临床试验的新药（Investigational new drugs）的临床试验做出了全面明确的法律性规定。北欧国家、欧共体国家、澳大利亚、法国、加拿大、韩国等国也先后制定颁布了GCP。

我国GCP从引入并推进到实施阶段经过了20余年的时间。我国自1986年起开始了解国际上GCP发展的信息，1995年起草了《药品临床试验质量管理规范》并开始在全国范围内组织GCP知识培训，1998年3月原卫生部颁布了《药品临床试验质量管理规范》（试行）。国家药品监督管理局成立后，于1999年对该规范进行了修订。2003年组建原国家食品药品监督管理局以后，对该试行《规范》(1999年9月1日起试行)，进一步修订为《药物临床试验质量管理规范》，自2003年9月1日起施行。

2. 我国GCP的主要内容　我国的《药物临床试验质量管理规范》共13章70条，并有2个附录：世界医学大会赫尔辛基宣言人体医学研究的伦理准则；临床试验保存文件。

总则：明确了制定该规范的目的、依据和该规范的适应范围以及包括的内容。要求所有以人为对象的研究必须符合《世界医学大会赫尔辛基宣言》，做到公正、尊重人格，力求使受试者最大程度受益和尽可能避免伤害。

临床试验前的准备与必要条件：明确规定进行药物临床试验必须有充分的科学依据，并对临床试验用药品的提供、所提供资料的要求和开展临床试验机构应具备的设施与条件等作了要求。

受试者的权益保障：规定：①在药物临床试验过程中，必须将受试者的权益、安全和健康放在高于科学和社会利益的考虑，对受试者的个人权益，通过伦理委员会与知情同意书给予充分的保障；②对伦理委员会的组成、工作程序都作了要求；③对知情同意书的获得和作用等都有具体要求。

试验方案：要求在临床试验开始前，应制定临床试验方案。同时，对临床试验方案包括的23项内容作了明确规定。

研究者的职责：规定了负责临床试验的研究者应具备的条件、职责和工作程序。

申办者的职责：对申办者的职责作了明确规定。

监查员的职责：明确了监查的目的和监查员应具备的素质以及监查员的职责。

记录与报告：对病历报告表的记录作了规范化的要求；对临床试验总结报告的内容和临床试验资料的保存年限作了规定。

数据管理与统计分析：对临床试验的统计分析的方法、人员、工作过程与数据处理都作了规范化规定。

试验用药品的管理：对试验用药品的使用、试验记录内容以及管理都作了明确规定，比如：临床试验用药品不得销售；试验用药品的使用由研究者负责，研究者不得把试验用药品转交任何非临床试验参加者等等。

质量保证：规定了申办者及研究者均应履行各自职责；临床试验中所有观察结果和发现都应加以核实，以保证数据完整、准确、真实、可靠。

多中心试验：对多中心试验的概念作了解释，并列出了多中心试验在计划和组织实施中应该考虑的诸项问题。

附则：明确了该规范所用术语的含义、解释权以及施行期为2003年9月1日。

3. GCP所用术语的含义

(1)临床试验(Clinical Trial)　指任何在人体(病人或健康志愿者)进行药物的系统性研究，以证实或揭示试验药物的作用、不良反应及/或试验药物的吸收、分布、代谢和排泄，目的是确定试验药物的疗效与安全性。

(2)试验方案(Protocol)　叙述试验的背景、理论基础和目的，试验设计、方法和组织，包括统计学考虑、试验执行和完成的条件。方案必须由参加试验的主要研究者、研究机构和申办者签章并注明日期。

(3)研究者手册(Investigators Brochure)　是有关试验药物在进行人体研究时已有的临床与非临床研究资料。

（4）知情同意书（Informed Consent Form） 是每位受试者表示自愿参加某一试验的文件证明。研究者需向受试者说明试验性质、试验目的、可能的受益和风险、可供选用的其他治疗方法以及符合《赫尔辛基宣言》规定的受试者的权利和义务等，使受试者充分了解后表达其同意。

（5）伦理委员会（Ethics Committee） 由医学专业人员、法律专家及非医务人员组成的独立组织，其职责为核查临床试验方案及附件是否合乎道德，并为之提供公众保证，确保受试者的安全、健康和权益受到保护。该委员会的组成和一切活动不应受临床试验组织和实施者的干扰或影响。

（6）不良事件（Adverse Event） 病人或临床试验受试者接受一种药品后出现的不良医学事件，但并不一定与治疗有因果关系。

（7）严重不良事件（Serious Adverse Event） 临床试验过程中发生需住院治疗、延长住院时间、伤残、影响工作能力、危及生命或死亡、导致先天畸形等事件。

（8）标准操作规程（Standard Operating Procedure, SOP） 为有效地实施和完成某一临床试验中每项工作所拟定的标准和详细的书面规程。

（9）设盲（Blinding/Masking） 临床试验中使一方或多方不知道受试者治疗分配的程序。单盲指受试者不知，双盲指受试者、研究者、监查员或数据分析者均不知治疗分配。

（10）合同研究组织（Contract Research Organization，CRO） 一种学术性或商业性的科学机构。申办者可委托其执行临床试验中的某些工作和任务，此种委托必须作出书面规定。

知识链接

世界医学大会赫尔辛基宣言

赫尔辛基宣言于1964年6月在芬兰的赫尔辛基召开的第18届世界医学大会上通过；并于1975年10月、1983年10月、1989年9月、1996年10月、2000年10月分别在日本的东京、意大利的威尼斯、香港、南非和苏格兰的爱丁堡召开的第29、35、41、48、52届世界医学大会上进行修订。

赫尔辛基宣言是人体医学研究伦理准则的声明，它可用以指导医生及其他参与者进行人体医学研究。其主要内容如下：医学研究应遵从伦理标准，对所有的人加以尊重并保护他们的健康和权益。研究者必须知道所在国关于人体研究方面的伦理、法律和法规的要求，并且要符合国际的要求。

每项人体试验的设计和实施均应在试验方案中明确说明，并应将试验方案提交给伦理审批委员会进行审核、评论、指导，适当情况下，进行审核批准。该伦理委员会必须独立于研究者和申办者，并且不受任何其他方面的影响。研究方案必须有关于伦理方面的考虑的说明。人体医学研究只能由有专业资格的人员并在临床医学专家的指导监督下进行。必须始终是医学上有资格的人员对受试者负责，而决不是由受试者本人负责。在每项人体医学研究开始之前，应首先认真评价受试者或其他人员的预期风险、负担与受益比。医生只有当确信能够充分地预见试验中的风险并能够较好地处理的时候才能进行该项人体研究。

在任何人体研究中都应向每位受试侯选者充分地告知研究的目的、方法、资金来源、可能的利益冲突、研究者所在的研究附属机构、研究的预期的受益和潜在的风险以及可能出现的不适。在取得研究项目的知情同意时，应特别注意受试者与医生是否存在依赖性关系或可能被迫同意参加。医生应当充分告知病人其接受的治疗中的哪一部分与研究有关。病人拒绝参加研究绝不应该影响该病人与医生的关系。

第四节 药品的申报与审批管理

一、新药的申报与审批

新药的申报与审批管理：①从其内容来讲，主要包括新药临床试验审批、新药生产的注册审批、新药监测期的管理以及药品技术转让四个阶段；②从审批流程来讲，可以分为省、自治区、直辖市食品药品监督管理局的审核和国家食品药品监督管理总局的审批两个关键节点。

2017年12月1日起，凡依据现行法律、法规和规章，由国家药品监督管理局审评审批、备案的注册申请均由国家药品监督管理局受理，包括新药临床试验申请、新药生产（含新药证书）申请、仿制药申请，国家药品监督管理局审批的补充申请等；由省级药品监督管理部门审批、备案的药品注册申请仍由省级药品监督管理部门受理。

（一）申报和审批管理的基本要求

1. 强化药品的安全性和资料的真实性和规范性　申请人应当提供充分可靠的研究数据，证明药品的安全性、有效性和质量可控性，并对全部资料的真实性负责。外文资料应当按照要求提供中文译本。

2. 新修订《药品管理法》明确　国务院药品监督管理部门在审批药品时，对化学原料药一并审评审批，对相关辅料、直接接触药品的包装材料和容器一并审评，对药品的质量标准、生产工艺、标签和说明书一并核准。

3. 新药申请注册和生产均不得重复申请　多个单位联合研制的新药，应当由其中的一个单位申请注册，其他单位不得重复申请；需要联合申请的，应当共同署名作为该新药的申请人。

新药申请获得批准后每个品种，包括同一品种的不同规格，只能由一个单位生产。

4. 改变剂型但不改变给药途径，以及增加新适应证的注册申请，应当由具备生产条件的企业提出；靶向制剂、缓释、控释制剂等特殊剂型除外。

5. 药品注册申报资料应当一次性提交，药品注册申请受理后不得自行补充新的技术资料。

（二）新药临床试验的申报与审批

新药的临床试验是在新药临床前研究的基础上，将该新药用于人体进行的研究阶段。所以，临床试验工作必须慎重、严格，要经过国家药品监督管理局审核批准。开展药物临床试验，应当按照国务院药品监督管理部门的规定如实报送研制方法、质量指标、药理及毒理试验结果等有关数据、资料和样品，经国务院药品监督管理部门批准。国务院药品监督管理部门应当自受理临床试验申请之日起六十个工作日内决定是否同意并通知临床试验申办者，逾期未通知的，视为同意。

1. 申请人完成临床前研究后，填写《药品注册申请表》，向所在地国家药品监督管理局行政受理中心如实报送有关资料。

2. 国家药品监督管理局①对申报资料进行形式审查。②于受理申请5日内组织对药物研制情况及原始资料进行现场核查。③申请注册的药品属于生物制品的，还需抽取3个生产批号的检验用样品，并向药品检验所发出注册检验通知。

3. 药品临床试验申请受理后，药审中心经评估认为需要检验的，提出检验要求，通知申请人在规定时间内自行或委托检验机构对临床试验样品出具检验报告；药审中心经评估认为无需检验的，不再通知开展检验工作。需要检验的，审评中心指定药品检验所按申请人申报的药品标准对样品进行检验，对申报的药品标准进行复核，并将药品注册检验报告抄送申请人。

4. 国家药品监督管理局药品审评中心组织药学、医学及其他技术人员对申报资料进行技术审评，必要时可以要求申请人补充资料，提出技术审评意见，连同有关资料报送国家药品监督管理局。

国家药品监督管理局依据技术审评意见作出审批决定。符合规定的，发给《药物临床试验批件》；不符合规定的，发给《审批意见通知件》，并说明理由。

新药临床试验审批流程见图6-1。

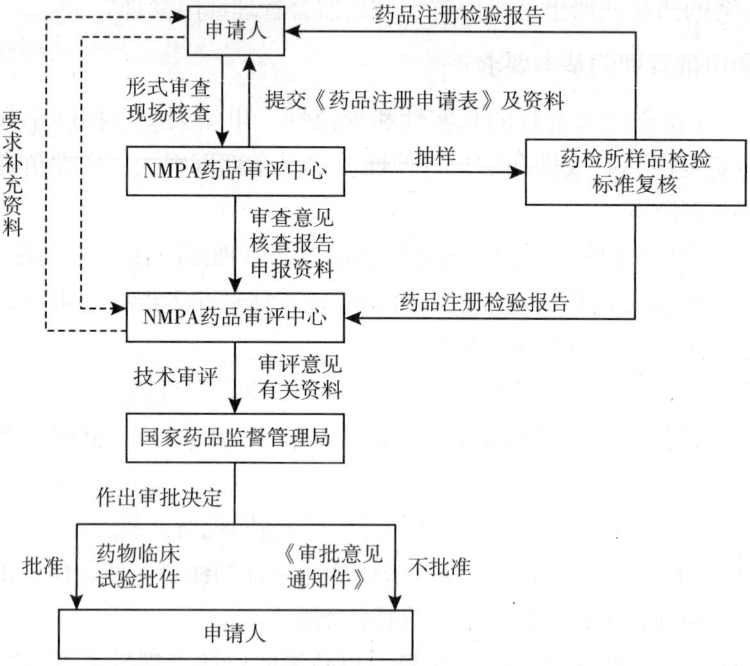

图6-1　新药临床试验的审批流程

（三）新药生产上市的审批

新药在生产上市之前首先要取得新药证书。新药一般在完成Ⅲ期临床试验后，经国家食品药品监督管理总局批准发给新药证书。申请人已持有《药品生产许可证》，并具备该药品相应生产条件的，可同时发给药品批准文号。药品生产企业取得药品批准文号才可生产该新药。

1. 申请人完成新药临床试验后，填写《药品注册申请表》，向所在地省级药品监督管理部门报送申请生产的申报资料，并同时向中国食品药品检定研究院报送制备标准品的原材料及有关标准物质的研究资料。

2. 国家药品监督管理局药品审评中心应当　①对申报资料进行形式审查。②于受理申请5日内组织对临床试验情况及有关原始资料进行现场核查，对申报资料进行初步审查，提出审查意见。③非生物制品抽取3批样品，并通知药品检验机构进行药品标准复核。④在规定的时限内将审查意见、核查报告及申报资料通知申请人。

3．药品检验机构对申报的药品标准进行复核，并在规定时限内将复核意见送交国家药品监督管理局药品审评中心，同时抄送通知申请人。

4．国家药品监督管理局药品审评中心　①在规定的时限内组织药学、医学及其他技术人员对申报资料进行审评，必要时可以要求申请人补充资料。②通知申请人申请生产现场检查。③告知国家药品监督管理局药品审核查验中心拟进行生产现场检查。

5．国家药品监督管理局药品审核查验中心收到生产现场检查申请后，①负责在规定的时限内，组织对样品批量生产过程等进行现场检查，确认核定的生产工艺的可行性；并在规定时限内将生产现场检查报告送交国家食品药品监督管理总局药品审评中心。②非生物制品抽样1批或生物制品抽样3批，送负责该药品标准复核的药品检验所进行检验。

6．药品检验所依据核定的药品标准对样品进行检验，并在规定时限内将注册检验报告送交国家食品药品监督管理总局药品审评中心，同时抄送其省级药品监督管理部门和申请人。

7．国家药品监督管理局药品审评中心依据技术审评意见、样品生产现场检查报告和样品检验结果，形成综合意见，连同有关资料报送国家食品药品监督管理总局。

8．国家药品监督管理局依据综合意见，作出审批决定。符合规定的，发给新药证书，申请人已持有《药品生产许可证》并具备生产条件的，同时发给药品批准文号；不符合规定的，发给《审批意见通知件》，并说明理由。

改变剂型但不改变给药途径，以及增加新适应症的注册申请获得批准后不发给新药证书；靶向制剂、缓释、控释制剂等特殊剂型除外。

9．新药证书是药品合法性的标志，药品批准文号、《进口药品注册证》和《医药产品注册证》是药品生产合法性的标志。

《药品注册管理办法》第171条规定：①新药证书号的格式为：国药证字H（Z、S）+4位年号+4位顺序号，其中H代表化学药品，Z代表中药，S代表生物制品。②药品批准文号的格式为：国药准字H（Z、S、J）+4位年号+4位顺序号，其中H代表化学药品，Z代表中药，S代表生物制品，J代表进口药品分包装。③《进口药品注册证》证号的格式为：H（Z、S）+4位年号+4位顺序号。④《医药产品注册证》证号的格式为：H（Z、S）C+4位年号+4位顺序号，其中H代表化学药品，Z代表中药，S代表生物制品。对于境内分包装用大包装规格的注册证，其证号在原注册证号前加字母B。

药师考点

药品批准证明文件格式规范比较

10．申请注册药品的名称、说明书和标签应当符合国家食品药品监督管理总局的规定。

药品说明书和标签由申请人提出，国家食品药品监督管理总局药品审评中心根据申报资料对其中除企业信息外的内容进行审核，在批准药品生产时由国家食品药品监督管理总局予以核准。

11．新修订的《药品管理法》规定：对治疗严重危及生命且尚无有效治疗手段的疾病以及公共卫生方面急需的药品，药物临床试验已有数据显示疗效并能预测其临床价值的，可以附条件批准，并在药品注册证书中载明相关事项。

新药生产的审批流程见图6-2。

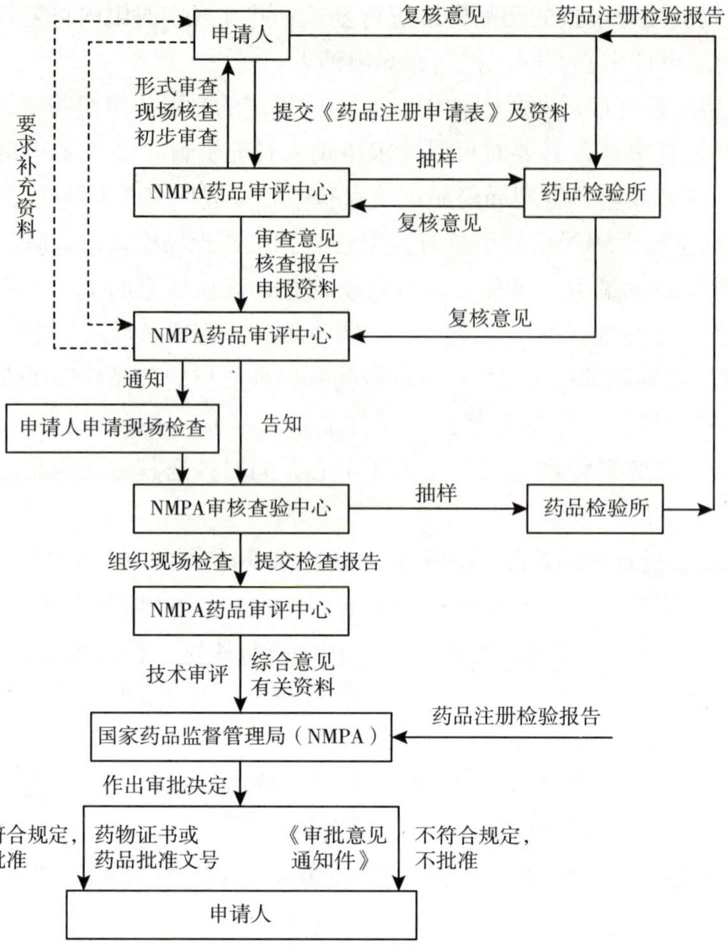

图6-2　新药生产的审批流程

（四）新药监测期的管理

为了保护公众健康，国家药品监督管理局可以对批准生产的新药品种设立监测期，继续监测该新药的安全性。

> **药师考点**
>
> 新药监测期时限

1. 新药的监测期　新药自批准生产之日起计算，监测期最长不得超过5年。根据新药现有的安全性研究资料和境内外研究状况，确定新药的监测期。

2. 监测期新药的保护　监测期内的新药，国家药品监督管理局：①不批准其他企业生产、改变剂型和进口。②新药进入监测期之日起，不再受理其他申请人的同品种注册申请。

3. 监测期新药的管理

（1）监测期内的新药，药品生产企业应当考察该新药的生产工艺、质量、稳定性、疗效及不良反应等情况，并每年向所在地省级药品监督管理部门报告。

（2）药品生产、经营、使用及检验、监督的单位发现新药存在严重质量问题、严重或者非预期的不良反应时，应当及时向省级药品监督管理部门报告；省级药品监督管理部门应当立即组织调查，并报告国家药品监督管理局。

（3）设立监测期的新药从批准之日起2年内未组织生产的，国家药品监督管理局可以批准其他药品生产企业提出的生产该新药的申请，并重新对该新药进行监测。

（五）药品注册中的优先审评审批管理

1. 国家建立优先审评审批制度，明确优先审评审批的范围 （包括了创新药和其他需要优先审评审批的情形）

（1）具有明显临床价值，符合下列情形之一的药品注册申请

①未在中国境内外上市销售的创新药注册申请。

②转移到中国境内生产的创新药注册申请。

③使用先进制剂技术、创新治疗手段、具有明显治疗优势的药品注册申请。

④专利到期前3年的药品临床试验申请和专利到期前1年的药品生产申请。

⑤申请人在美国、欧盟同步申请并获准开展药物临床试验的新药临床试验申请；在中国境内用同一生产线生产并在美国、欧盟药品审批机构同步申请上市且通过了其现场检查的药品注册申请。

⑥在重大疾病防治中具有清晰的临床定位的中药（含民族药）注册申请。

⑦列入国家科技重大专项、国家重点研发计划，以及由国家临床医学研究中心开展临床试验并经中心管理部门认可的新药注册申请。

（2）防治下列疾病且具有明显临床优势的药品注册申请

①艾滋病；②肺结核；③病毒性肝炎；④罕见病；⑤恶性肿瘤；⑥儿童用药品；⑦老年人特有和多发的疾病。

（3）其他

①在仿制药质量一致性评价中，需改变已批准工艺重新申报的补充申请。

②列入《关于开展药物临床试验数据自查核查工作的公告》（国家食品药品监督管理总局公告2015年第117号）的自查核查项目，申请人主动撤回并改为按与原研药质量和疗效一致的标准完善后重新申报的仿制药注册申请。

③临床急需、市场短缺的药品注册申请。具体品种名单由国家卫生计生委和工业和信息化部提出，药审中心组织相关部门和专家论证后确定。

④在公共健康受到重大威胁情况下，对取得实施强制许可的药品注册申请，予以优先审评审批。公共健康受到重大威胁的情形和启动强制许可的程序，由国家卫生健康委会同有关部门规定。

2. 优先审评中新药临床试验申请的基本程序　申请人可在递交临床试验注册申请前，对现有研究数据是否充分支持拟开展I期临床试验、临床试验受试者风险是否可控等重大技术问题提出与药审中心的沟通交流申请。药审中心在收到沟通交流的申请后，组成审评团队并形成初步意见，于30日内安排与申请人的沟通交流，沟通结果以当场形成的会议纪要明确议定事项。

在申报前经过充分的沟通交流且申报资料规范、完整的前提下，药审中心自临床试验注册申请被确认列入优先审评审批之日起10日内启动技术审评。

在Ⅰ期、Ⅱ期临床试验完成后，申请人及时提交试验结果及下一期临床试验方案。药审中心自收到资料后30日内安排与申请人的沟通交流。未发现安全性问题的，可在与药审中心沟通后转入下一期临床试验。对于试验结果显示没有优于已上市药物趋势的品种，不再予以优先。

对于罕见病或其他特殊病种，可以在申报临床试验时提出减少临床试验病例数或者免做临床试验的申请。药审中心根据技术审评需要及中国患者实际情况做出是否同意其申请的审评意见。

药品监督管理部门应当对批准的临床试验进行监督检查。

3. 新药生产注册申请的优先审评审批程序 在提交新药生产注册申请前，申请人应就现有研究数据是否支持新药生产申请与药审中心进行沟通。药审中心收到申请后30日内安排会议与申请人沟通交流。药审中心自药品注册申请被列入优先审评审批之日起10日内启动技术审评。对申报资料如有异议或需补充内容时，应一次性告知申请人需要补充的事项。药审中心在收到补充资料后5日内重新启动技术审评。

药审中心在技术审评完成后即通知国家局食品药品审核查验中心（以下简称核查中心）和申请人进行生产现场检查。现场检查应于药审中心通知发出后20日内进行，检查结论需于检查完成后10日内作出并送达药审中心。现场抽样检验的样品，应于5日内送达药品检验机构。药品检验机构应优先安排样品检验，在最长不超过90日内出具检验结论。

（六）新药的技术转让

本章第五节。

二、仿制药的申报与审批

（一）对药品生产企业的要求

仿制药的申请人应当是药品生产企业，其申请的药品应当与《药品生产许可证》载明的生产范围一致。

（二）对仿制药的要求

仿制药是指仿制已上市原研药品的药品，分为两类：一是仿制境外已上市境内未上市原研药品，二是仿制境内已上市原研药品。仿制药要求与原研药品质量和疗效一致。

仿制药应当与被仿制药具有同样的活性成份、给药途径、剂型、规格和相同的治疗作用。不强调处方工艺与原研药品一致，但强调必须与原研药品质量和疗效一致，达不到此要求，不予批准。

对已在中国境外上市但尚未在境内上市药品的仿制药注册申请，应与原研药进行生物等效性研究并按照国际通行技术要求开展临床试验，所使用的原研药由企业自行采购，向国家药品监督管理局申请一次性进口；未能与原研药进行对比研究的，应按照创新药的技术要求开展研究。

（三）仿制药注册的审批

1. 仿制药注册申请人应当填写《药品注册申请表》，向国家药品监督管理局报送有关资料和生产现场检查申请。

2. 国家药品监督管理局：①对申报资料进行形式审查，符合要求的，出具药品注册申请受理通知书。②5日内组织对研制情况和原始资料进行现场核查。③根据申请人提供的生产工艺和质量标准组织进行生产现场检查。④现场抽取连续生产的3批样品，送药品检验所检验。⑤在规定的时限内对申报资料进行审查，提出审查意见。并将审查意见、核查报告、生产现场检查报告及申报资料通知申请人。

3. 国家药品监督管理局药品审评中心对抽取的样品进行检验；并在规定时限内将药品注册检验报告抄送通知申请人。①在规定的时间内组织药学、医学及其他技术人员对审查意见和申报资料进行审核，必要时要求申请人补充资料。②依据技术审评意见、样品生产现场检查报告和样品检验结果，形成综合意见，连同相关资料报送国家药品监督管理局。

4. 国家药品监督管理局依据综合意见，做出审批决定。符合规定的，发给药品批准文号或者《药物临床试验批件》；不符合规定的，发给《审批意见通知件》，并说明理由。

5. 已确认存在安全性问题的上市药品，国家药品监督管理局可以决定暂停受理和审批其仿制药申请。

知识拓展

生物类似药的研发与评价

近年来，生物药快速发展并在治疗一些疾病方面显示出明显的临床优势。随着原研生物药专利到期及生物技术的不断发展，以原研生物药质量、安全性和有效性为基础的生物类似药的研发，有助于提高生物药的可及性和降低价格，满足群众用药需求。生物类似药的研发与评价应当遵循指导原则，并应符合国家药品管理相关规定的要求。

生物类似药是指：在质量、安全性和有效性方面与已获准注册的参照药具有相似性的治疗用生物制品。生物类似药候选药物的氨基酸序列原则上应与参照药相同。对研发过程中采用不同于参照药所用的宿主细胞、表达体系等的，需进行充分研究。

研发和评价的基本原则包括：比对原则、逐步递进原则、一致性原则、相似性评价原则。

对全面的药学比对试验研究显示候选药与参照药相似，并在非临床阶段进一步证明其相似的，可按生物类似药开展后续的临床比对试验研究与评价。药学比对试验研究显示的差异对产品有影响并在非临床比对试验研究结果也被证明的，不宜继续按生物类似药研发。对按生物类似药研发的应慎重考虑。对临床比对试验研究结果判定为相似的，可按指导原则进行评价。

三、进口药品的申报与审批

进口药品的审批管理包括进口药品的注册和进口药品分包装的注册。

（一）进口药品的注册

1. 对进口药品的要求

（1）申请进口药品，应当获得境外制药厂商所在生产国家或者地区的上市许可；若末获得上市许可，须经国家食品药品监督管理总局确认该药品安全、有效且临床需要的，可以批准进口。

（2）申请进口的药品，其生产应当符合所在国家或者地区GMP及我国GMP的要求。

2. 进口药品注册的审批 药品监督管理部门对所报送的资料进行全面审评，对需要进行临床试验的，发给《药物临床试验批件》；对完成临床试验，符合规定者，发给《进口药品注册证》。其审批流程如下：

（1）进口药品注册申请人填写《药品注册申请表》，报送有关资料和样品，提供相关证明文件。

（2）国家药品监督管理局①对申报资料进行形式审查，符合要求的，出具受理通知书；②组织对其研制和生产情况进行现场核查，并抽样3批；③通知中国食品药品检定研究院组织进行药品注册检验。

（3）负责该药品检验的药品检验所在规定时限内对样品进行检验，并将检验报告报送中国食品药品检定研究院。

中国食品药品检定研究院①在规定时限内组织专家进行技术审查；②必要时根据审查意见进行再复核。③将复核的药品标准、注册检验报告和复核意见送交国家食品药品监督管理总局药品审评中心，并抄送申请人。

（4）国家药品监督管理局药品审评中心①在规定时限内组织药学、医学及其他技术人员对申报资料进行审评，必要时可以要求申请人补充资料；②依据技术审评意见和样品检验结果等，形成综合意见，连同相关资料报送国家食品药品监督管理总局。

（5）国家药品监督管理局依据综合意见，做出审批决定。符合规定的，发给《药物临床试验批件》。

（6）临床试验结束后，申请人填写《药品注册申请表》，报送临床试验资料及其他相关资料，提供相关证明文件。

（7）国家药品监督管理局药品审评中心在规定时限内组织药学、医学及其他技术人员对申报的临床试验等资料进行全面审评。

（8）国家药品监督管理局依据综合意见，做出审批决定。符合规定的，发给《进口药品注册证》。

中国香港、澳门和台湾地区的制药厂商申请注册的药品，参照进口药品注册申请的程序办理，符合要求的，发给《医药产品注册证》。

（9）申请进口药品制剂，必须提供直接接触药品的包装材料和容器合法来源的证明文件、用于生产该制剂的原料药和辅料合法来源的证明文件。原料药和辅料尚未取得国家药品监督管理局批准的，应当报送有关生产工艺、质量指标和检验方法等规范的研究资料。

（10）根据《国务院关于改革药品医疗器械审评审批制度的意见》，原国家食品药品监督管理总局《关于调整进口药品注册管理有关事项的决定》（局令第35号）规定：从2017年10月10日起，在中国进行国际多中心药物临床试验，允许同步开展Ⅰ期临床试验，取消临床试验用药物应当已在境外注册，或者已进入Ⅱ期或Ⅲ期临床试验的要求，预防用生物制品除外。

在中国进行的国际多中心药物临床试验完成后，申请人可以直接提出药品上市注册申请。提出上市注册申请时，应当执行《药品注册管理办法》及相关文件的要求。对于提出进口药品临床试验申请、进口药品上市申请的化学药品新药以及治疗用生物制品创新药，取消应当获得境外制药厂商所在生产国家或者地区的上市许可的要求。

（二）进口药品分包装的注册

1．进口药品分包装的含义 进口药品分包装是指药品已在境外完成最终制剂生产过程，在境内由大包装规格改为小包装规格，或者对已完成内包装的药品进行外包装、放置说明书、粘贴标签等。

2．进口药品分包装的审批（见《药品注册管理办法》相关内容）。

四、药品补充申请、药品再注册及非处方药注册管理

（一）药品补充申请注册

药品补充申请是指新药申请、仿制药的申请或者进口药品申请经批准后，改变、增加或取消原批准事项或内容的注册申请。

药品补充申请的申报与审批程序同其他药品程序一样，需要向国家药品监督管理局和省级药品监督管理部门提出申请，接受审查。但补充申请中主要划分为报审批和报备案两种：

1. 提出进口药品的补充申请时，申请人应当向国家药品监督管理部门报送有关资料和说明，提交生产国家或者地区药品管理机构批准变更的文件；国家药品监督管理局对申报资料进行形式审查，认为符合要求的，予以受理，出具药品注册申请受理通知书。

2. 改变国内药品生产企业名称、改变国内生产药品的有效期、国内药品生产企业内部改变药品生产场地等的补充申请，由省级药品监督管理部门受理并审批，认为符合要求的，发给《药品补充申请批件》，并报送国家药品监督管理局备案。

3. 修改药品注册标准、变更药品处方中已有药用要求的辅料、改变影响药品质量的生产工艺等的补充申请，由省级药品监督管理部门提出审核意见后，报送国家药品监督管理局审批，同时通知申请人。修订药品注册标准的补充申请，必要时由药品检验所进行标准复核。

4. 对药品生产技术转让、变更处方和生产工艺可能影响产品质量等的补充申请，省级药品监督管理部门应当组织对试制现场进行核查，抽取检验用样品，并通知药品检验所进行样品检验。

5. 按规定变更药品包装标签、根据国家药品监督管理局的要求修改说明书等的补充申请，报省级药品监督管理部门备案。

（二）药品再注册

国家药品监督管理局核发的药品批准文号、《进口药品注册证》（或《医药产品注册证》）的有效期为5年，在有效期届满后，仍需要继续生产或者进口的，申请人则应当在有效期届满前6个月申请再注册。药品的再注册分为境内生产的药品与进口药品两种情况。

1. 境内生产药品　药品再注册申请由取得药品批准文号的药品生产企业向省级药品监督管理部门提出，按照规定填写《药品再注册申请表》并提供有关申报资料。省级药品监督管理部门应当自受理申请之日起6个月内对药品再注册申请进行审查，符合规定的，予以再注册。

2. 进口药品　进口药品的再注册申请由申请人向国家药品监督管理局提出；国家药品监督管理局受理进口药品的再注册申请后，应当在6个月内完成审查，认为符合规定的，予以再注册。

（三）非处方药注册

1. 非处方药的申请以下情形可申请注册为非处方药：

（1）申请仿制的药品属于同时按处方药和非处方药管理的，申请人可以选择按照处方药或者非处方药的要求提出申请。

（2）经国家药品监督管理局确定的非处方药改变剂型，但不改变适应证或者功能主治、给药剂量以及给药途径的药品。

（3）使用国家药品监督管理局确定的非处方药活性成分组成的新的复方制剂。

2. 非处方药申请的审批

（1）确定为非处方药的原则：对符合“经国家药品监督管理局确定的非处方药改变剂型，但不改变适应症或者功能主治、给药剂量以及给药途径的药品”或“使用国家药品监督管理局确定的非处方药活性成分组成的新的复方制剂”两项规定的药品，申请人可以在《药品注册申请表》的“附加申请事项”中标注非处方药项，国家药品监督管理局认为符合非处方药有关规定的，可以在批准药品注册时，将该药品确定为非处方药；认为不符合非处方药有关规定，按照处方药审批和管理。

对在“附加申请事项”中标注非处方药的，国家药品监督管理局按照非处方药进行审批和管理。

（2）对非处方药说明书用语的规定：非处方药的注册申请，药品说明书和包装标签应当符合非处方药的有关规定（详细内容见药品信息管理章节）。

（3）对作为非处方药的进口药品申请的规定：作为非处方药的进口药品申请适用进口药品的申报和审批程序，其程序要求与境内生产的非处方药的技术要求一致。

（4）对作为非处方药的进口药品申请再注册的规定：作为非处方药的进口药品再注册时，国家药品监督管理局按照进口药品再注册和非处方药管理的有关规定予以审批。进口药品作为非处方药申请再注册时，申请人无需向省级药品监督管理局进行非处方药品审核登记。

五、药品上市许可持有人

（一）定义与基本职责

药品上市许可持有人是指取得药品注册证书的企业或者药品研制机构等。

药品上市许可持有人应当依照《药品管理法》规定，对药品的非临床研究、临床试验、生产经营、上市后研究、不良反应监测及报告与处理等承担责任。药品上市许可持有人对药品研制、生产、经营、使用全过程中药品的安全性、有效性和质量可控性负责。

（二）相关要求

1. 质量控制要求

（1）药品上市许可持有人的法定代表人、主要负责人对药品质量全面负责。

（2）应当建立药品质量保证体系，配备专门人员独立负责药品质量管理。

（3）应当对受托药品生产企业、药品经营企业的质量管理体系进行定期审核，监督其持续具备质量保证和控制能力。

2. 实施生产或委托生产要求

（1）药品上市许可持有人可以自行生产药品，也可以委托药品生产企业生产。药品上市许可持有人自行生产药品的，应当依照《药品管理法》规定取得药品生产许可证；委托生产的，应当委托符合条件的药品生产企业。药品上市许可持有人和受托生产企业应当签订委托协议和质量协议，并严格履行协议约定的义务。

（2）国务院药品监督管理部门制定药品委托生产质量协议指南，指导、监督药品上市许可持有人和受托生产企业履行药品质量保证义务。血液制品、麻醉药品、精神药品、医疗用毒性药品、药品类易制毒化学品不得委托生产；但是，国务院药品监督管理部门另有规定的除外。

（3）药品上市许可持有人应当建立药品上市放行规程，对药品生产企业出厂放行的药品进行审核，经质量受权人签字后方可放行。不符合国家药品标准的，不得放行。

3. 实施经营或委托经营要求

（1）药品上市许可持有人可以自行销售其取得药品注册证书的药品，也可以委托药品经营企业销售。药品上市许可持有人从事药品零售活动的，应当取得药品经营许可证。

（2）药品上市许可持有人自行销售药品的，应当具备《药品管理法》第五十二条规定的条件；委托销售的，应当委托符合条件的药品经营企业。药品上市许可持有人和受托经营企业应当签订委托协议，并严格履行协议约定的义务。

（3）药品上市许可持有人委托储存、运输药品的，应当对受托方的质量保证能力和风险管理能力进行评估，与其签订委托协议，约定药品质量责任、操作规程等内容，并对受托方进行监督。

4. 追溯体系与年度报告要求

（1）药品上市许可持有人、药品生产企业、药品经营企业和医疗机构应当建立并实施药品追溯制度，按照规定提供追溯信息，保证药品可追溯。

（2）药品上市许可持有人应当建立年度报告制度，每年将药品生产销售、上市后研究、风险管理等情况按照规定向省、自治区、直辖市人民政府药品监督管理部门报告。

5. 其他相关要求

（1）药品上市许可持有人为境外企业的，应当由其指定的在中国境内的企业法人履行药品上市许可持有人义务，与药品上市许可持有人承担连带责任。

（2）中药饮片生产企业履行药品上市许可持有人的相关义务，对中药饮片生产、销售实行全过程管理，建立中药饮片追溯体系，保证中药饮片安全、有效、可追溯。

（3）经国务院药品监督管理部门批准，药品上市许可持有人可以转让药品上市许可。受让方应当具备保障药品安全性、有效性和质量可控性的质量管理、风险防控和责任赔偿等能力，履行药品上市许可持有人义务。

第五节 药品技术转让注册管理

为促进新药研发成果转化和生产技术合理流动，鼓励产业结构调整和产品结构优化，规范药品技术转让注册行为，保证药品的安全、有效和质量可控，根据《药品注册管理办法》，原国家食品药品监督管理局2009年8月19日发布了《药品技术转让注册管理规定》，对药品技术转让实行注册审批制度。

一、药品技术转让的概念

药品技术转让，是指药品技术的所有者按照《药品技术转让注册管理规定》的要求，将药品生产技术转让给受让方药品生产企业，由受让方药品生产企业申请药品注册的过程。

药品技术转让分为新药技术转让和药品生产技术转让。

二、药品技术转让的注册管理规定

（一）新药技术转让注册申报的条件

1. 新药技术转让的转让方与受让方应当签订转让合同。

2. 属于下列情形之一的，可以在新药监测期届满前提出新药技术转让的注册申请：

（1）持有《新药证书》的；

（2）持有《新药证书》并取得药品批准文号的。

3. 转让方应当将转让品种的生产工艺和质量标准等相关技术资料全部转让给受让方，并指导受让方试制出质量合格的连续3个生产批号的样品。

（二）药品生产技术转让注册申报的条件

1．药品生产技术转让的转让方与受让方应当签订转让合同。

2．属于下列情形之一的，可以申请药品生产技术转让：

（1）持有《新药证书》或持有《新药证书》并取得药品批准文号，其新药监测期已届满的；

持有《新药证书》或持有《新药证书》并取得药品批准文号的制剂，不设监测期的；

（2）未取得《新药证书》的品种，转让方与受让方应当均为符合法定条件的药品生产企业，其中一方持有另一方50%以上股权或股份，或者双方均为同一药品生产企业控股50%以上的子公司的；

（3）已获得《进口药品注册证》的品种，其生产技术可以由原进口药品注册申请人转让给境内药品生产企业。

3．转让方应当将所涉及的药品的处方、生产工艺、质量标准等全部资料和技术转让给受让方，指导受让方完成样品试制、规模放大和生产工艺参数验证实施以及批生产等各项工作，并试制出质量合格的连续3个生产批号的样品。受让方生产的药品应当与转让方生产的药品质量一致。

4．受让方的药品处方、生产工艺、质量标准等应当与转让方一致；受让方的生产规模应当与转让方的生产规模相匹配。

（三）药品技术转让注册申请的申报和审批

1．药品技术的所有者拟将其进行技术转让时，首先由受让方药品生产企业将药品技术转让注册申请、有关资料和说明，向所在地省级药品监督管理部门进行申报或报送。

对于持有药品批准文号的，应当同时提交持有药品批准文号的药品生产企业提出注销所转让品种药品批准文号的申请。

对于持有《进口药品注册证》、同时持有用于境内分包装的大包装《进口药品注册证》的，应当同时提交转让方注销大包装《进口药品注册证》的申请。已经获得境内分包装批准证明文件的，还要提交境内分包装药品生产企业提出注销所转让品种境内分包装批准证明文件的申请。

对于已经获准药品委托生产的，应当同时提交药品监督管理部门同意终止委托生产的相关证明性文件。

2．受让方所在地省级药品监督管理部门对药品技术转让的申报资料进行受理审查，组织对受让方药品生产企业进行生产现场检查，药品检验所应当对抽取的3批样品进行检验。

3．国家药品监督管理局药品审评中心应当对申报药品技术转让的申报资料进行审评，作出技术审评意见，并依据样品生产现场检查报告和样品检验结果，形成综合意见。

4．国家药品监督管理局依据药品审评中心的综合意见，作出审批决定。符合规定的，发给《药品补充申请批件》及药品批准文号。

需要进行临床试验的，发给《药物临床试验批件》；不符合规定的，发给《审批意见通知件》，并说明理由。

5．完成临床试验后，受让方应当将临床试验资料报送国家药品监督管理局药品审评中心，同时报送所在地省级药品监督管理部门。省级药品监督管理部门应当组织对临床试验进行现场核查。

其他的详细规定，见《药品技术转让注册管理规定》。

第六节　药品注册检验和注册标准的管理

一、药品注册检验的管理

（一）药品注册检验的概念

药品注册检验，包括样品检验和药品标准复核。

1. 样品检验，是指药品检验所按照申请人申报或者国家药品监督管理局核定的药品标准对样品进行的检验。

2. 药品标准复核，是指药品检验所对申报的药品标准中检验方法的可行性、科学性、设定的项目和指标能否控制药品质量等进行的实验室检验和审核工作。

（二）药品注册检验的管理

1. 药品注册检验由中国食品药品检定研究院或者省级药品检验所承担。进口药品的注册检验由中国食品药品检定研究院组织实施。

2. 下列药品的注册检验由中国食品药品检定研究院或者国家药品监督管理局指定的药品检验所承担：

（1）未在国内上市销售的从植物、动物、矿物等物质中提取的有效成分及其制剂，新发现的药材及其制剂；

（2）未在国内外获准上市的化学原料药及其制剂、生物制品；

（3）生物制品、放射性药品；

（4）国家药品监督管理局规定的其他药品。

3. 申请人应当提供药品注册检验所需要的有关资料、报送样品或者配合抽取检验用样品、提供检验用标准物质。

4. 药品检验所进行新药标准复核时，除进行样品检验外，还应当根据药物的研究数据、国内外同类产品的药品标准和国家有关要求，对药物的药品标准、检验项目等提出复核意见。

5. 要求申请人重新制定药品标准的，申请人不得委托提出原复核意见的药品检验所进行该项药品标准的研究工作；该药品检验所不得接受此项委托。

二、药品注册标准的管理

（一）药品注册标准的概念

1. 国家药品标准，是指国家药品监督管理局颁布的《中华人民共和国药典》、药品注册标准和其他药品标准，其内容包括质量指标、检验方法以及生产工艺等技术要求。

2. 药品注册标准，是指国家药品监督管理局批准给申请人特定药品的标准，生产该药品的药品生产企业必须执行该注册标准。

（二）药品注册标准的管理

1. 药品注册标准的项目及其检验方法的设定，应当符合中国药典及相关规定的基本要求和原则。

2. 申请人应当选取有代表性的样品进行标准的研究工作。

3. 药品注册标准不得低于中国药典的规定。

（三）药品标准物质的管理

1. 药品标准物质，是指供药品标准中物理和化学测试及生物方法试验用，具有确定特性量值，用于校准设备、评价测量方法或者给供试药品赋值的物质，包括标准品、对照品、对照药材、参考品。

2. 中国食品药品检定研究院①负责标定国家药品标准物质；②可以组织有关的省级药品检验所、药品研究机构或者药品生产企业协作标定国家药品标准物质；③负责对标定的标准物质从原材料选择、制备方法、标定方法、标定结果、定值准确性、量值溯源、稳定性及分装与包装条件等资料进行全面技术审核，并作出可否作为国家药品标准物质的结论。

第七节　中药注册管理补充规定简介

为体现中医药特色，遵循中医药研究规律，继承传统，鼓励创新，扶持促进中医药和民族医药事业发展，根据《药品注册管理办法》，原国家食品药品监督管理局制定了《中药注册管理补充规定》，于2008年1月起施行。

一、补充规定总体要求

中药新药的研制应当符合中医药理论，注重临床实践基础，具有临床应用价值，保证中药的安全有效和质量稳定均一，保障中药材来源的稳定和资源的可持续利用，并应关注对环境保护等因素的影响。涉及濒危野生动植物的应当符合国家有关规定。

主治病证未在国家批准的中成药【功能主治】中收载的新药，属于《药品注册管理办法》第四十五条“治疗尚无有效治疗手段的疾病的新药”。

中药注册申请，应当明确处方组成、药材基原、药材产地与资源状况以及药材前处理（包括炮制）、提取、分离、纯化、制剂等工艺，明确关键工艺参数。

新的有效部位制剂的注册申请，如已有单味制剂上市且功能主治（适应证）基本一致，应与该单味制剂进行非临床及临床对比研究，以说明其优势与特点。

临床试验需根据试验目的、科学合理性、可行性等原则选择对照药物。安慰剂的选择应符合伦理学要求，阳性对照药物的选择应有充分的临床证据。对改变已上市药品剂型、改变生产工艺、在已上市药品基础上进行处方加减化裁而功能主治基本一致的中药制剂，需选择该上市药品作为阳性对照药物。

中药复方制剂应在中医药理论指导下组方，其处方组成包括中药饮片（药材）、提取物、有效部位及有效成分。

中药复方制剂除提供综述资料、药学研究资料外，应按照规定，对不同类别的要求提供相关的药理毒理和临床试验资料。

二、来源于古代经典名方的中药复方制剂

来源于古代经典名方的中药复方制剂，是指目前仍广泛应用、疗效确切、具有明显特色与优势的清代及清代以前医籍所记载的方剂。

1. 该类中药复方制剂的具体目录由国家药品监督管理局协助有关部门制定并发布。

2. 符合以下条件的该类中药复方制剂，可仅提供非临床安全性研究资料，并直接申报生产。

（1）处方中不含毒性药材或配伍禁忌；

（2）处方中药味均有法定标准；

（3）生产工艺与传统工艺基本一致；

（4）给药途径与古代医籍记载一致，日用饮片量与古代医籍记载相当；

（5）功能主治与古代医籍记载一致；

（6）适用范围不包括危重症，不涉及孕妇、婴幼儿等特殊用药人群。

3．该类中药复方制剂的药品说明书中须注明处方及功能主治的具体来源，说明本方剂有长期临床应用基础，并经非临床安全性评价。

4．该类中药复方制剂不发给新药证书。

三、主治为证候的中药复方制剂

主治为证候的中药复方制剂，是指在中医药理论指导下，用于治疗中医证候的中药复方制剂，包括治疗中医学的病或症状的中药复方制剂。

1．该类中药复方制剂的处方组成应当符合中医药理论，并具有一定的临床应用基础，功能主治须以中医术语表述。

2．该类中药复方制剂的处方来源、组方合理性、临床应用情况、功能主治、用法用量等内容由国家药品监督管理局药品审评中心组织中医药专家审评。

3．疗效评价应以中医证候为主。验证证候疗效的临床试验可采取多种设计方法，但应充分说明其科学性，病例数应符合生物统计学要求，临床试验结果应具有生物统计学意义。

4．具有充分的临床应用资料支持，且生产工艺、用法用量与既往临床应用基本一致的，可仅提供非临床安全性试验资料；临床研究可直接进行Ⅲ期临床试验。

5．生产工艺、用法用量与既往临床应用不一致的，应提供非临床安全性试验资料和药效学研究资料。药效学研究应采用中医证候的动物模型进行；如缺乏成熟的中医证候动物模型，鼓励进行与药物功能主治相关的主要药效学试验。临床研究应当进行Ⅱ、Ⅲ期临床试验。

6．该类中药复方制剂的药品说明书【临床试验】项内容重点描述对中医证候的疗效，并可说明对相关疾病的影响。

四、主治为病证结合的中药复方制剂

主治为病证结合的中药复方制剂中的“病”是指现代医学的疾病，“证”是指中医的证候，其功能用中医专业术语表述、主治以现代医学疾病与中医证候相结合的方式表述。

1．该类中药复方制剂的处方组成应当符合中医药理论，并具有一定的临床应用基础。

2．具有充分的临床应用资料支持，且生产工艺、用法用量与既往临床应用基本一致的，可仅提供非临床安全性试验资料；临床研究应当进行Ⅱ、Ⅲ期临床试验。

3．生产工艺、用法用量与既往临床应用不一致的，应提供非临床安全性试验资料，并根据拟定的功能主治（适应证）进行主要药效学试验。药效学研究一般应采用中医证候的动物模型或疾病模型；如缺乏成熟的中医证候动物模型或疾病模型，可进行与功能（药理作用）相关的主要药效学试验。临床研究应当进行Ⅱ、Ⅲ期临床试验。

五、已上市药品改变剂型但不改变给药途径的情形

对已上市药品改变剂型但不改变给药途径的注册申请，应提供充分依据说明其科学合理性。应当采用新技术以提高药品的质量和安全性，且与原剂型比较有明显的临床应用优势。

1．若药材基原、生产工艺（包括药材前处理、提取、分离、纯化等）及工艺参数、制剂处方等有所改变，药用物质基础变化不大，剂型改变对药物的吸收利用影响较小，可根据需要提供药理毒理研究资料，并应进行病例数不少于100对的临床试验，用于多个病证的，每一个主要病证病例数不少于60对。

2．若药材基原、生产工艺（包括药材前处理、提取、分离、纯化等）及工艺参数、制剂处方等有较大改变，药用物质基础变化较大，或剂型改变对药物的吸收利用影响较大的，应提供相关的药理毒理研究及Ⅱ、Ⅲ期临床试验资料。

3．缓释、控释制剂应根据普通制剂的人体药代动力学参数及临床实际需要作为其立题依据，临床前研究应当包括缓释、控释制剂与其普通制剂在药学、生物学的对比研究试验资料，临床研究包括人体药代动力学和临床有效性及安全性的对比研究试验资料，以说明此类制剂特殊释放的特点及其优势。

六、中药仿制药申请补充规定

仿制药的注册申请，应与被仿制药品的处方组成、药材基原、生产工艺（包括药材前处理、提取、分离、纯化等）及工艺参数、制剂处方保持一致，质量可控性不得低于被仿制药品。如不能确定具体工艺参数、制剂处方等与被仿制药品一致的，应进行对比研究，以保证与被仿制药品质量的一致性，并进行病例数不少于100对的临床试验或人体生物等效性研究。

本章小结

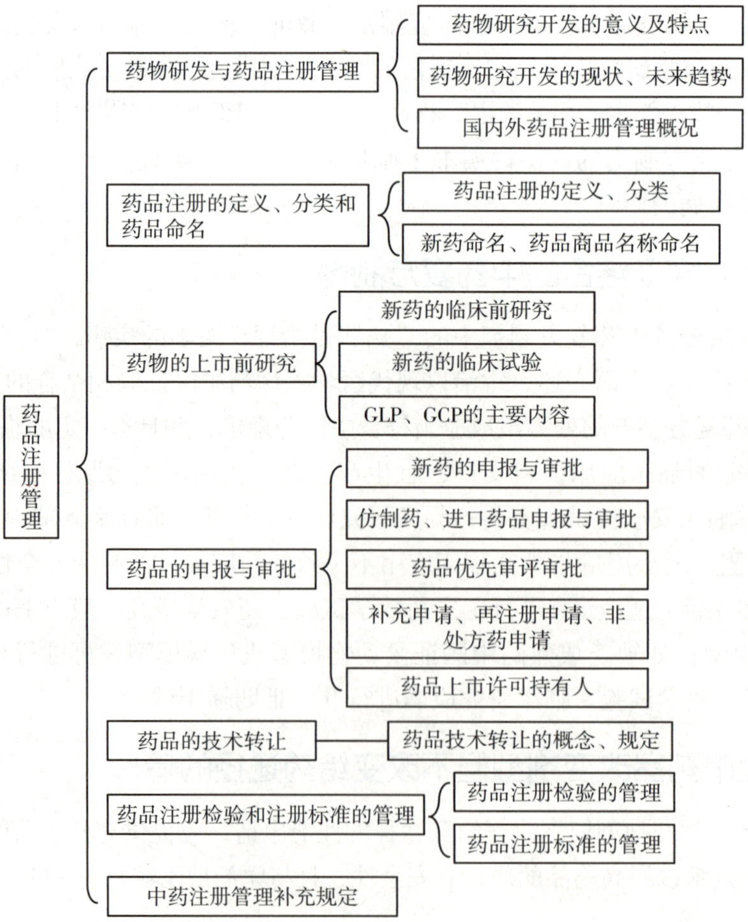

思考题

1. 简述新药、药品注册的基本概念。药品注册如何分类？
2. 何谓药品通用名称和药品商品名称？
3. 新药的临床前研究和新药的药理、毒理学研究分别包括哪些内容？
4. 药物的临床试验分期。新药在批准上市前应当进行哪些临床试验？
5. 何谓药物的生物等效性试验？何谓生物利用度？
6. 简述国家实施GLP和GCP的重要意义及其主要内容。
7. 简述新药的申报资料项目。
8. 简述新药申报与审批管理的基本要求和审批程序。
9. 简述药品优先审评审批的具体情形。
10. 简述国家对新药监测期的管理规定。
11. 简述药品上市许可持有人的相关管理要求。
12. 何谓药品技术转让？简述国家对药品技术转让的规定。
13. 我国对药品注册检验有哪些规定？
14. 简述我国中药、天然药物稳定性研究实验设计和研究内容包括哪些？
15. 简述我国中药注册管理补充规定总体要求。

（杨　勇）

扫码“练一练”

扫码“学一学”

第七章　药品生产管理

教学目标

本章主要介绍药品生产及药品生产管理的特点、药品生产管理的理论基础、国内外药品生产管理的概况、我国药品生产管理实践及面临的问题与发展趋势、《药品生产质量管理规范》、国际标准化组织及其国际标准等内容。旨在以质量为核心使同学们对药品生产管理有较为全面的认识。

学习要求

掌握： 1．药品生产及药品生产管理的特点

2．GMP的主要内容及特点

熟悉： 1．生产企业及药品生产企业的概念、性质

2．药品生产管理的理论基础

3．GMP与ISO 9000族标准的比较

了解： 1．国内外药品生产管理的概况

2．国际标准化组织及ISO 9000族标准

3．GMP的分类

药品质量是在生产过程中形成的，因此，药品生产管理是保证和提高药品质量的关键环节。

药品生产管理的研究范畴在理论上可有广义和狭义之分。简单地说，广义的药品生产管理应研究与药品生产有关的一系列要素与问题，如生产什么、生产多少、如何生产、何时生产等；狭义的药品生产管理则仅指药品生产质量管理，这是人们在生产实践中赋予它的特定研究范畴。本章内容主要是狭义的药品生产管理，主要介绍药品生产及药品生产管理的特点、药品生产管理的理论基础、国内外药品生产管理的概况、我国药品生产管理实践及面临的问题与发展趋势、药品生产质量管理规范、国际标准化组织及其国际标准等内容。

第一节　药品生产管理的特点

药品生产管理既有与其他一般产品生产管理的共性，又必须把握和体现药品及药品生产的特点。

一、药品生产的特点

药品的性质、作用及其特点客观上决定了现代的药品生产具有以下特点：

1．机械化、自动化程度要求高　对药品而言，生产人员本身就是污染源。因此，药品

生产要求较高的机械化、自动化程度。

2．生产过程中使用仪器设备较多　且生产设备具有较强的多用性（即用于生产多种药品）。

3．卫生要求严格　生产车间的卫生洁净程度及厂区的卫生状况都会对药品质量产生较大影响，甚至不同品种或同一品种不同批次的药品之间都互为污染源。因此，药品生产对生产环境的卫生要求十分严格，厂区、路面及运输等不得对药品的生产造成污染，生产人员、设备及药品的包装物等均不得对药品造成污染。

4．对生产条件有较高的要求　温度、湿度、空气洁净度等直接影响药品质量，是药品生产过程中需要严格控制的因素。

5．产品有严格的质量基线要求　药品不允许有“等外品”“处理品”等，必须是符合药品标准的合格品；且产品一旦出现质量问题，通常不能“返修”。因此，客观上要求药品生产处于零差错率状态。

6．产品的生产及其内在质量检验的专业性较强。

7．生产环节多、生产过程较为复杂。

8．通常产生较多的“三废”。

9．固定成本较高、规模生产的经济性较强。

10．产品的种类、规格、剂型繁多。

二、药品生产企业的概念、性质及特点

（一）生产企业的概念与性质

所谓生产企业，是指应用现代科学技术，自主地从事商品生产、经营活动，实行独立核算，具有法人地位的经济实体。

生产企业具有企业的基本性质和特征。企业作为商品经济的一种组织形式和基本单位，具有以下基本性质：

1．经济性　企业是从事经济性活动的组织，这是企业的首要特征。作为企业，或者从事商品生产，或者从事商品交换，或者充当生产和交换的媒介。总之，通过商品生产和交换，为他人（或组织）提供使用价值，借以实现商品的价值，即为经济性之含义。

2．营利性　企业是从事生产、经营活动的经济组织，其生产、经营活动是以获取利润为主要目的的。这是企业的最基本性质，否则，就不能称其为企业。

3．独立性　企业以营利为目的，但并非一切以营利为目的的经济组织都是企业。作为企业，必须具有独立性，也即必须是独立核算、自负盈亏的独立经济实体。

4．开放性　企业是开放系统，开放系统的生存和正常运转有赖于它与其外部环境之间的经常的和大量的物质、能量和信息等的交换。

（二）药品生产企业的概念、性质及特点

药品生产企业是指生产药品的专营企业或兼营企业。具体而言，药品生产企业是应用现代科学技术，自主地进行药品的生产和经营活动，实行独立核算、自负盈亏，具有法人地位的经济实体。

药品是商品，药品生产企业具有与其他产品生产企业相同的基本性质——经济性、营利性、独立性和开放性；同时，药品是特殊商品，是人类用于与疾病作斗争的特殊武器，

它不仅直接关系到使用者的健康状态与生命安危，甚至会影响子孙后代的发育成长。因此，药品生产企业有着不同于一般生产企业的特点——客观上肩负着比一般生产企业更加重大的社会责任、需要履行更多的服务社会的义务、受到更加严格的监督与管理。主要表现在以下几个方面：

1. 药品生产企业在讲求经济效益的同时必须比一般企业更加讲求社会效益；
2. 在企业的开办条件及生产要求等方面受到更为严格的监督与管理；
3. 负有质量自检的责任和不符合质量标准的药品不得出厂的义务；
4. 负有对物料、中间产品和成品进行留样的责任和进行药品不良反应监测与报告的义务。

三、药品生产管理的特点

药品质量至关重要，然而药品质量的优劣通常只有专业人员依据一定的标准并借助必要的仪器、设备才能予以判断，患者很少了解或掌握药品的质量标准，更难以判断或检验药品质量的优劣。加之药品质量检验的破坏性、质量要求的严格性及药品生产的诸多特点，决定了药品生产管理应具有以下特点：

1. 质量第一，预防为主 药品质量至关重要，而药品质量检验属于破坏性检验，不能做全数检验。因此，药品生产管理的核心是确保所生产的药品稳定、均一，且符合相关标准的要求，而实现这一目标的关键在于预防，在于使生产过程所有可能影响药品质量的因素都处于严格的受控状态。

2. 企业内部的自觉管理与企业外部的有效推动、监督、检查相结合 药品的性质与作用决定了对药品生产过程进行严格的自律性质量控制与管理至关重要。同时，药品质量检验的专业性等特点决定了由第三方进行质量认证的必要性。

3. 执行强制性的质量标准 药品标准是对药品质量、规格及其检验方法所作的技术规定，其实质是药品质量特性的定量表现。药品只有达到或符合一定的标准，才能保证其有效性和安全性，才称其为合格的药品。上述“一定的标准”实质是合格药品必须达到的最低标准，也是世界各国为保证人民用药安全、有效而通常以法律形式要求药品生产企业执行的强制性标准。

4. 实行规范化的生产 质量不仅包括活动或过程的结果，还包括使质量形成和实现的活动及过程本身。质量形成和实现的过程通常直接关系到结果的质量，药品生产尤为如此。因此，世界上绝大多数国家都采用法律手段对药品生产过程实行规范化管理，要求药品生产要按照国家药品监督管理部门批准的基本生产工艺进行，并严格按照《药品生产质量管理规范》组织药品生产。

第二节　药品生产管理的理论基础

一、药品生产管理的经济学依据

药品是人类与疾病作斗争中不可缺少的重要武器，在人们预防、诊断和治疗疾病的过程中发挥着不可替代的重要作用。因此，人们在主观愿望上希望药品的药效越强越好、安全有效的药品的种类和数量越多越好。然而，经济学中的稀缺性概念告诉我们，人们的愿望和需求是无限的，而用于满足愿望和需求的资源却是有限的。正是这种“有限”和“无限”的矛盾的存在，使得人们必须面对一系列需要解决的问题。

社会资源的有限性，决定了不能什么都生产，也不能在数量上不加限制地生产（因为多生产A产品就意味着少生产B产品），这就要求人们对生产什么、生产多少做出选择；为了使有限的资源得以充分利用，还需要研究如何以最少的资源消耗生产出尽可能多、尽可能好的产品，即如何生产的问题。如何使有限的资源获得最优产出是经济学研究的主要内容，经济学把这类选择问题称为“资源的最优配置”。资源的最优配置问题的解决和落实离不开有效的管理。

社会资源的有限性决定了可用于药品生产的资源的有限性。因此客观上要求药品生产部门要用有限的资源生产出尽可能多的、尽可能安全和高效的药品，实现有限资源的最优配置和合理利用。为此，药品生产企业对于生产什么、生产多少、如何生产等问题都需要进行科学的规划与管理。否则，不仅不能实现社会及企业自身资源的最优配置和利用，甚至会加剧社会上“有限”和“无限”的矛盾。

药品生产过程对药品的安全、有效具有直接的、重要的影响。药品的安全、有效程度决定着用于药品生产的资源的利用程度及其产出效率，进而关系到资源的配置效率。因此，对药品生产进行有效的管理是实现“资源最优配置”的客观要求。同时，有效的药品生产管理离不开相关的经济理论和经济规律的指导。

二、药品生产管理的管理学依据

管理是人类各种活动中最重要的活动之一。自从人们形成群体去实现个人无法达到的目标以来，管理工作就成为协调个人努力所必不可少的因素了。管理是人类社会活动的客观需要，是由社会分工所产生的社会劳动过程的一种特殊职能，同时，管理也是生产力。任何社会、任何企业，其生产力是否发达，都取决于它所拥有的各种经济资源和各种生产要素是否得到有效的利用，取决于从事社会劳动的人的积极性是否得到充分的发挥，而这两者都有赖于管理。在同样的社会制度下，企业的外部环境基本相同，很多企业的内部条件如资金、设备、能源、产品及人员素质和技术水平等基本相似，但所达到的生产力水平却相差悬殊，其原因就在于管理。不同的管理思想、管理制度和管理方法会产生完全不同的效果。

所谓管理，是社会组织中为了实现预期的目标，以人为中心进行的协调活动。管理的目的是为了实现预期目标；管理的本质是协调，即使个人的努力与组织的预期目标相一致；协调必定产生于社会组织之中，协调的中心是人；协调的方法是多样的，既需要定性的理论和经验，也需要定量的专门技术。

现代的药品生产是工业化大生产，需要由多人组成的群体——组织（由两个或两个以上的个人为了实现共同的目标组合而成的有机整体）来完成，而且组织中的每一个成员都必须按照一定的方式相互合作，才能完成既定的组织目标。药品及药品生产的特点决定了药品生产不仅离不开管理，而且需要更为严格的管理。

药品生产管理应遵循管理的基本原理。管理原理是对管理工作的实质内容进行科学分析总结而形成的基本真理，是现实管理现象的抽象，是对各项管理制度和管理方法的高度综合与概括，对一切管理活动具有普遍的指导意义。研究和掌握管理原理有助于提高管理工作的科学性，有助于掌握管理的基本规律，有助于迅速找到解决管理问题的途径和手段。药品的特殊性及药品生产的特点决定了药品生产管理尤为需要管理的系统原理、效益原理、责任原理和人本原理的指导。

（一）系统原理

所谓系统，是指由相互联系、相互依赖、相互作用的部分组成，在一定环境中具有特定功能的有机整体。在自然界和人类社会中，一切事物都是以系统的形式存在的，任何事物都可以看作是一个系统。系统具有集合性、层次性、相关性、整体性、目的性、动态性等特征。管理的系统原理包括整体性原理、动态性原理、开放性原理、环境适应性原理和相关性原理等。

1. **整体性原理** 是指系统要素之间相互关系及要素与系统之间的关系以整体为主进行协调，局部服从整体，使整体效果最优。

从系统目的的整体性来说，局部与整体之间存在着复杂的联系和交叉效应。在大多数情况下，局部与整体的利益是一致的，但有时是矛盾的。局部和整体发生矛盾时，局部利益必须服从整体利益。

从系统功能的整体性来说，系统的功能不等于要素功能的简单相加。组成系统的每个要素即使是良好的，却不一定能形成良好的系统功能；反之，组成系统的每个要素即使不很好或很一般，却可能形成良好的系统功能。系统功能是各组成部分形成一个系统后产生的总体功能，这种总体功能通常大大超过各个组成部分功能的总和。因此，系统要素的功能必须服从系统整体的功能，否则，就会削弱整体功能，从而失去了系统功能的作用。

2. **动态性原理** 系统作为一个运动着的有机体，其稳定状态是相对的，运动状态则是绝对的。系统内部的联系是一种运动，系统与环境的相互作用也是一种运动。系统的功能是时间的函数，不论是系统要素的状态和功能，还是环境的状态或联系的状态都是变化的。掌握系统的动态原理、研究系统的动态规律，可以预见系统的发展趋势，树立超前观念，减少偏差，掌握主动，使系统向期望的目标顺利发展。

3. **开放性原理** 开放性是指系统与外部环境之间经常进行着大量的物质、能量和信息交换。实际上，不存在一个与外部环境完全没有物质、能量和信息交换的系统。系统与外界环境不断交换物质、能量和信息，才能维持其生命，且只有当系统从外部获得的能量大于系统内部消耗散失的能量时，系统才能不断地发展壮大。因此，对外开放是系统的生命。

4. **环境适应性原理** 系统不是孤立的，而是要与周围事物发生各种联系。我们把与系统发生联系的周围事物的全体叫做系统的环境。不能与环境进行物质、能量和信息交换的系统，无法维持其生命。因此，系统要不断调整自身的运动，以适应环境的变化，从而使自身与环境之间的物质、能量和信息交换保持最佳适应状态，以求自身的良好发展。

5. **相关性原理** 所谓相关性是指系统的各要素之间、各组成部分之间是有机联系、相互作用的，系统内任何要素的改变都可能作用到其他要素，并使其发生变化，以至影响系统整体的状态。把握系统的相关性原理就是要把握事物间的内在联系，使各要素、各组成部分间的运转协调一致。也即，在管理实践中，一方面，不能“头痛医头，脚痛医脚”，而是要透过现象找其本质；另一方面，要充分考虑各项政策、措施的配套与呼应，使其真正发挥应有的作用。

总之，系统原理是指管理要有整体观念，层次清楚、职责分明，注意组织与外部环境的关系，把握事物间的内在联系，以发展的眼光看待问题，通过组织内部调整，更好地适应环境变化，使组织有效地运转。系统原理不仅为认识管理的本质和方法提供了新的视角，而且它所提供的观点和方法广泛渗透到效益原理、责任原理和人本原理之中。

在药品生产过程中，药品质量的形成及保证与人员、仪器设备、原辅材料及包装材料、工艺方法、生产环境等多种因素密切相关。这些因素之间相互联系、相互作用与影响，具有较强的系统特征，因此系统原理对药品生产管理具有较强的指导作用。各国制订与实施的《药品生产质量管理规范》(简称GMP)较好地体现了系统原理的思想，对药品生产过程进行严格的、系统的控制与管理，取得了很好的效果。

(二)效益原理

效益是管理的永恒主题。任何组织的管理都是为了获得某种效益。效益的高低直接影响着组织的生存和发展。效益是有效产出与投入之间的一种比例关系，可从社会和经济这两个不同的角度去观察，进而可分为经济效益和社会效益两大类。经济效益和社会效益两者之间既有区别，又有联系。经济效益是讲求社会效益的基础，讲求社会效益是促进经济效益提高的重要条件。效益原理是指任何管理活动都要讲求经济效益，而且要把经济效益和社会效益有机地结合起来。

管理活动能否取得效益，关键取决于两个要素：目标和效率。目标决定效益的性质，效率决定效益的大小。效益的评价，可由不同的主体从多个不同的角度去进行，因此没有一个绝对的标准。不同的评价主体、评价标准和方法，得出的结论也会不同，甚至相反。有效的管理应对效益的评价尽可能公正、客观，以提升组织对效益追求的积极性。在管理实践中，讲求效益必须把追求局部效益与追求全局效益协调一致，并追求长期稳定的高效益。

药品虽然是特殊商品，且药品生产企业具有一些不同于一般企业的特点，但药品毕竟是商品，药品生产企业有着与一般企业相同的性质。追求经济效益是开办药品生产企业的主要目的之一。因此，药品生产管理应遵循效益原理，在讲求药品的安全性、有效性的同时，讲求药品的经济性。

(三)责任原理

责任是整体赋予个体的义务，也是维护整体正常秩序的一种约束力。责任是在数量、质量、时间、效益、安全等方面有严格规定的行为规范。表达责任的形式主要有各种规程、条例、职责范围、定额、目标、计划等。

管理是一个追求效益的过程。在这个过程中，要在合理分工的基础上，明确规定部门和个人应分担和完成的工作任务及必须承担的相应责任，并按整体的要求认真履行和承担这些任务和责任，这就是责任原理的内容。责任原理的应用是以合理分工为基础的；同时要求责任明确，落实到人；此外，要有检查与监督及分明、公正、及时的奖惩。

药品质量的至关重要性决定了在药品生产过程中明确责任的重要性。药品生产过程客观上需要更加全面、深入、细致地落实责任原理。各国GMP中对有关记录与签字的规定，较好地把责任原理中的“责任明确，落实到人”落到了实处。

(四)人本原理

人本原理是指以人为中心，一切管理工作均应以调动人的积极性和创造性、做好人的工作为根本。人本原理主要包括下述观点：职工是企业的主体；职工参与是有效管理的关键；使人性得到最完美的发展是现代管理的核心；服务于人是管理的根本目的。尊重人、依靠人、发展人、为了人是人本原理的基本内容和特点。

影响企业发展的因素固然很多，但归纳起来无非是天时、地利、人和。其中“人和”最为宝贵。有了“人和”才能去争取和利用“天时”（客观环境和机遇），有了“人和”才有可能去逐步完善和充分发挥“地利”（本企业的资源优势）。否则，再好的外部环境也将错过，再好的内部条件也将耗尽。

管理是为人服务的。这里所说的“人”，不仅包括企业内部参与生产经营活动的人，而且包括存在于企业外部的、企业通过产品为之服务的用户。在市场经济条件下，用户是企业生存的社会土壤，是企业利润的来源。作为商品生产者，企业生产的目的不是为了企业自己或企业职工对某种产品的直接使用或消费，而是为了通过这些产品的销售，获得销售收入，旨在补偿生产过程中的各种消耗后实现利润。只有获得了销售收入、实现了销售利润，企业才能获得继续生存的权利或发展的条件。销售利润的实现是以市场用户对产品的接受和购买为前提的。因此，为用户服务，提供用户满意的产品和服务，是企业得以生存并求得发展的基础。而提供用户满意的产品和服务的前提和基础是企业内部人员积极性、创造性和潜能的良好发挥。

药品生产企业为了能够提供符合国家标准和用户满意的药品，必须严格实施GMP。GMP由“硬件”和“软件”构成。硬件指厂房与设施、设备等；软件指组织、制度、工艺、操作、卫生标准、记录、教育等管理规定。各国的实践已充分证明GMP“硬件”是基础，“软件”是统帅和核心。不论是硬件的设计使用，还是软件的贯彻落实，都离不开人。人的自觉性、积极性、创造性及潜能的发挥是决定GMP实施水平的关键。药品生产过程中的差错、混杂、污染等现象单纯靠事后把关是很难发现和根除的，因此药品生产管理遵循人本原理就显得尤为必要和重要。

三、药品生产管理的法律依据

法律，是由国家制定或认可的、体现统治阶级意志、以国家强制力保证实施的行为规则的总和。法律具有严肃性、规范性和强制性特点。

法律方法是重要的管理方法之一。法律方法是指国家根据广大人民群众的根本利益，通过各种法律、法令、条例和司法、仲裁工作，调整社会经济的总体活动和各企业、单位在微观活动中所发生的各种关系，以保证和促进社会经济发展的管理方法。法律方法不仅包括建立和健全各种法规，而且包括相应的司法工作和仲裁工作，两者缺一不可，否则就会使法规流于形式或使司法和仲裁工作无所依从。

法律方法的实质是实现全体人民的意志，并维护他们的根本利益，代表他们对社会经济、政治、文化活动实行强制性的、统一的管理。法律方法既要反映广大人民的利益，又要反映事物的客观规律，调动和促进各个企业、单位和群众的积极性、创造性，以实现管理目标、保证管理活动顺利进行。

药品质量的至关重要性及药品、药品生产和药品生产管理的一系列特殊性，客观上要求采用法律方法对药品的生产及其质量进行管理。采用法律方法对药品生产进行管理能较好地实现全体人民要求确保药品质量的意志、维护人民大众的根本利益。也正因为此，世界上很多国家都采用法律方法对药品生产进行管理。《药品管理法》以及《价格法》《广告法》《产品质量法》《刑法》等相关法律是各国药品生产管理常用的主要法律依据，药典是具有法律约束力的药品质量规格标准的法典，《药品生产质量管理规范》也已成为世界上绝大多数国家药品生产管理的法律依据。违反有关法律的单位和个人要承担相应的法律责任。法律责任一般分为行政责任、民事责任和刑事责任三种，它们的性质、作用各不相同，处罚程度不同，适用的程序和具体条件也不同。

随着我国对医药行业管理的逐步规范，相关的法律法规体系也日臻完善。与药品生产管理相关的法律法规，包括对药品生产企业准入（取得药品生产资格）的管理：《药品生产监督管理办法》；产品准入的管理：《药品注册管理办法》；药品生产过程的管理：《药品生产质量管理规范》《药品GMP飞行检查暂行规定》；药品质量的抽查：《药品质量抽查检验管理规定》；特殊药品生产的管理：《麻醉药品和精神药品生产管理办法（试行）》；产品包装标签的管理：《药品说明书和标签管理规定》《直接接触药品的包装材料和容器管理办法》等。同时，药品生产的规范管理不仅需要对药品生产企业进行监督管理，也需要规范相应监管部门的行为，并协调两者之间的权利义务关系，这方面的法律依据主要是《中华人民共和国行政许可法》《中华人民共和国行政复议法》《中华人民共和国行政处罚法》等，据此制定的部门法包括：《药品监督行政处罚程序规定》《国家药品监督管理局行政复议暂行办法》《国家食品药品监督管理局行政复议案件审查办理办法》《国家食品药品监督管理局听证规则（试行）》等。

第三节　国内外药品生产管理的概况

药品生产管理涉及药品生产全过程，包括人员管理、设备管理、原材料管理、工艺管理、生产环境管理等多方面。而这多方面的管理无一不是围绕确保药品质量和降低消耗而进行的。

药品质量的至关重要性早已得到世界各国的公认。随着社会的进步和科学技术的发展，各国对药品质量重要性的认识能力和认识程度日益提高。为了确保药品质量，世界上绝大多数国家和地区、特别是发达国家和地区对药品生产过程中的质量保证问题都给予了足够的重视，进行严格的管理和有关法律、规章的约束。药品生产管理与医药工业的现实状况密不可分，本节以最具代表性的美国和日本为例，结合医药工业的发展状况概括地介绍国外药品生产管理情况。

知识链接

国内外药品生产管理相关网站选摘

美国食品药品管理局	http://www.fda.gov
欧洲药品管理局	http://www.ema.europa.eu
日本厚生劳动省	http://www.mhlw.go.jp
中国国家药品监督管理局	http://www.nmpa.gov.cn
中国GMP论坛	http://www.gmpbbs.com

一、美国药品生产管理概况

美国是现代质量管理的发源地。美国的制药工业具有传统的重要性，早在20世纪60年代初期，美国就曾占世界药品生产总量的50%左右，占国际药品贸易的1/3。长期以来，美国的制药工业在新药的研究开发、药品生产管理及产销量等各个方面一直处于世界领先地位。美国既是制药大国，又是制药强国，对世界制药工业的发展具有举足轻重的影响。

美国的医药工业极为发达，是美国最重要的高技术工业之一，也是美国所有工业部门中创造全国利税最高和劳动生产率最高的的部门之一。美国拥有Johnson-Johnson，Pfizer，Merck, Lilly, Abbot, Schering Squibb等世界级的制药企业，世界上的大多数新药都是由美国制药公司研究和开发的。美国是入围2018年全球制药企业50强最多的国家，2018年共有6家企业进入全球制药企业前10名，共有16家企业进入前50名，反映美国在制药行业上遥遥领先于其他国家。

美国是世界上最早制订与实施《药品生产质量管理规范》(GMP)，并最早实现GMP法制化的国家，其成效显著的药品生产管理模式与方法早已成为众多其他国家效仿和学习的榜样，其药品监管的主要机构——FDA（美国食品药品管理局）执法的公正性、严肃性和权威性得到了世界各国的普遍认同。美国药品生产管理的成功是多方面因素促成的，主要有以下三个方面。

第一，拥有较好的管理环境和氛围。早在20世纪50～60年代，美国就有了明确、科学的管理原则：为了求得最高的生产效益，必须按照需要的数量、需要的质量，在正确的时间内，用最好的和最便宜的方法把产品生产出来。这一原则为药品生产管理指明了方向，并提供了促进药品生产管理科学化、规范化的社会环境和氛围。

第二，有足够的压力和动力。美国是经历了长足发展的、商品经济高度发达的资本主义国家，长期而激烈的市场竞争，以及不断完善和规范化的法律法规及管理手段与措施使诚信成为企业谋求生存与发展的重要条件。全社会普遍讲求诚信的氛围以及相关法律法规的严肃性和严格性，有利于药品生产企业产生足够的确保药品质量的外在压力和内在动力。

第三，有雄厚的工业基础和经济实力。世界最初的医药产业形成于1943~1950年。当时，美国的工业较发达，机器制造业发展较快，因此美国的制药工业较早拥有雄厚的物质基础；同时，大量的知识和人才从世界各地流向美国以及美国制药工业对人才的高度重视，为美国经济及其制药工业的发展打下了坚实的技术和人才基础；医药产业的高风险、高收益特点是世界公认的，美国制药工业长期而成功的发展使其拥有雄厚的经济实力。雄厚的工业基础和经济实力为实施高水准的药品生产管理奠定了人员、技术、资金和物质基础。

二、日本药品生产管理概况

日本的制药工业在20世纪50年代初期基本上同我国处于相同水平。然而，经过20年的发展，到了20世纪70年代，日本的制药工业焕然一新，一跃而为后起之秀，其药品产值跃居世界第二位，很多药品在国际市场上占据了一定的位置。2018年，日本制药行业处方药销售额居前三位的分别是武田、安斯泰来和第一三共，其处方药销售额分别为14262亿美元、12928亿美元和7411亿美元，在全球制药企业中分别排名第19位、第21位和第25位。日本共有10家企业进入2018年全球制药企业50强，由此可以看出，日本制药行业优势企业较多，且总体竞争力较强，其入围制药行业销售50强企业数仅次于美国。

日本从1973年开始制订与实施GMP，起步较晚，比美国晚了十多年，比英国、法国、德国、瑞士等国也晚了几年。尽管如此，日本却是世界上第二个实现了GMP法制化的国家。日本的GMP从制订、实施到实现法制化共用了8年时间，其实施进程远远快于我国。在相当长的一段时期内，药品生产管理一直是日本厚生省所关注的焦点和主要问题，因此日本的药品生产管理水平得到了持续的提高。促成日本药品生产管理取得成功的因素是多方面的，包括以下几个主要方面：

第一，适宜的政策。第二次世界大战后的日本，百废待兴，其医药市场面临着受控于他国的严峻威胁。为迅速发展制药工业，日本制药业界采取了引进、消化、吸收、创新的政策。这一政策的实行，使日本的制药工业得到了全面而迅速的发展，制药工业基础不断得到加强，药品品种和产值大幅度增加。进入20世纪70年代后，日本的制药业已跃居世界前列，引起了各制药发达国家的注意；

第二，训练有素的人员。拥有一大批训练有素的医药科技人员，是日本制药工业能够获得成功的主要原因之一，而这又与日本在战前就一直注重全民素质教育是密不可分的；

第三，较强的质量意识。战后的日本创新能力弱、国土狭小、人口密度大、矿产贫乏等具体国情，决定了它的唯一出路就是进口原料，发展加工工业，而后在国际市场上出售产品。为此，日本政府提出了“产品质量是日本民族存亡的生命线”的口号，在全国范围内开展全民的质量意识教育，并取得了显著成效。全民族质量意识的普遍树立和强化，为药品生产管理及GMP的实施打下了坚实的基础。

三、我国药品生产管理概况

（一）我国药品生产管理的现状

建国以来，我国的医药工业从无到有、由弱到强，得到了迅速的发展，形成了门类齐全的生产系统。1978年至2000年，医药工业产值年均增加16.6%，成为国民经济中发展最快的行业之一。到1999年，我国可以生产化学原料药近1500种，总产量达43万吨，位居世界第二，并有60多种原料药在国际市场上具有较强的竞争力；能生产化学药品制剂34个剂型、4000多个品种；传统中药已逐步走上科学化、规范化的生产道路，能生产现代中药剂型40多种，品种8000多种；能生产疫苗、类霉素、抗血清、血液制品、体内外诊断试剂等各类生物制品300余种，其中现代生物工程药品20种；可以生产11000多个品种和规格的医疗器械。青霉素、维生素C等原料药产量位居世界第一；抗生素、维生素、激素、解热镇痛药、氨基酸、生物碱等产品在国际医药市场上占有相当的份额。国产疫苗在满足国内居民防病需求的同时，已开始向世界卫生组织提供，用于其他国家的疾病预防。

1998年，国家药品监督管理局成立，强制实施GMP。截至2004年底，全国已有3731家药品生产企业通过GMP认证，占原有企业数量的74%，另有1340家未通过GMP认证的企业被迫停产。停产的大部分为中小企业，对医药行业整体产能影响不大。但是由于已通过GMP认证的企业在改造过程中进行了不同程度的产能扩大，使得原有的产销矛盾并没有得到缓解，加之同期产品销售成本、产品销售税金及附加值分别出现20.47%和24.44%的高增长，成本增势较大，2004年利润增长仅为10.82%，首次在全国制造业各大类中排名末位，出现增产增收不增利的局面。“十五”期间，我国医药工业的销售利润率一直徘徊在8%~9%之间，在2006年滑落到近十年的最低点8.0%。2007年之后，医药工业的利润水平稳步回升。2010年，医药工业利润率回升到近十年最高点11.7%。“十一五”期间，我国七大类医药工业利润总额的复合年增长率达到36.70%。进入“十二五”后，增势有所趋缓，受上游生产成本上涨和下游终端价格下降双重挤压，我国医药工业的盈利增速有所回落，2011年及2012年分别增长20.55%和17.04%，2013年1~12月累计达2197亿元，同比增长17.56%。2013年医药工业规模以上企业实现主营业务收入21681.6亿元，同比增长17.9%。主营业务收入突破了2万亿元大关，但增长速度较2012年的20.4%下降了2.5个百分点。八个子行业中，中药饮片、制药装备、卫生材料及医药用品、中成药的主营业务收入高于行业平均增长水平，生物制品、医疗器械、化药制剂、化学原料药的主营业务收入增速低于行业平均水平，化学原料药继2012年继续成为增长最慢的子行业。

据统计，截至2013年底，全国共有原料药和制剂生产企业4875家。为保证无菌药品生产企业于2013年底前完成GMP升级任务，保障市场供应，相关部门加强政策引导和资金支持，推动企业加快实施新修订的2010版GMP。在各项政策措施的推动下，截至2013年底，全国共有796家无菌药品生产企业全部或部分车间通过新修订药品GMP认证，占全部无菌药品生产企业（1319家）的60.3%；通过认证的品种覆盖《国家基本药物目录》（2012年版）中的全部无菌药品，覆盖国家医保药品目录和临床常用药品中无菌药品的98.7%，总产能达到2012年无菌药品市场实际需求的160%以上，对尚未覆盖的个别品种，企业进行了产品储备，整体上，市场供应得到有效保证，无菌药品生产质量标准升级实现了平稳过渡。新修订GMP参照世界卫生组织、欧盟等国际先进标准制定，通过实施，我国无菌药品质量保障能力和风险控制水平明显增强。此外，国家标准提高行动计划稳步推进，仿制药质量一致性评价逐步开展，都促进了我国药品质量水平的提升。

制药工业的上述发展与变化，为改进和提高药品生产管理水平奠定了基础、创造了条件。同时，国际医药市场竞争的日益加剧不断地给药品生产管理提出更高的要求。此外，近年来，我国药品生产管理的相关法律法规不断建立健全、对药品生产过程的技术与行政监督和检查不断加强。这三大方面的主要因素促使我国的药品生产企业对产品质量的重视程度不断提高，保证和提高药品质量的内在动力和外在压力不断增大，药品生产管理水平不断提高。

我国医药工业在快速发展的同时，仍然存在一些突出矛盾和问题，主要是：技术创新能力弱，企业研发投入低，高素质人才不足，创新体系有待完善；产品结构亟待升级，一些重大、多发性疾病药物和高端诊疗设备依赖进口，生物技术药物规模小，药物制剂发展水平低，药用辅料和包装材料新产品新技术开发应用不足；产业集中度低，企业多、小、散的问题依然突出，低水平重复建设严重，造成过度竞争、资源浪费和环境污染；药品质量安全保障水平有待提高，企业质量责任意识亟待加强。与制药发达国家相比，在生产装备水平、市场集中度、人员素质、产品种类与产品结构、创新能力、生产能力及其利用率等多方面还存在较大的差距。这些差距在资金、人员、物质基础等多方面构成了保证和提高药品质量的障碍，制约着药品生产管理水平的进一步改进与提高。

（二）我国药品生产管理的发展趋势

“十二五”以来，我国医药工业面临的国际国内环境总体有利，是调整结构转型升级的关键时期，但影响发展的不确定因素增多，机遇和挑战并存。

国际方面，我国医药工业发展面临有利的国际环境，有助于稳步提高医药出口和加快国际化进程，化学药和生物技术药物迅猛发展，为我国医药工业缩小与世界先进水平的差距提供了机遇。另一方面，跨国医药企业规模不断扩大，实力越来越强，在主导专利药市场的同时，大举进入化学药领域，市场竞争更趋激烈，我国医药工业面临严峻挑战。具体包括：

第一，全球医药市场继续保持增长。预计全球药品销售将保持3%~6%的增速，美欧日等发达国家市场仍居全球药品消费主导地位，以中国、巴西、俄罗斯和印度等为代表的十几个新兴医药市场预计将以14%~17%的速度增长，成为拉动全球药品消费增长的主要力量。

第二，生物技术药物进入大规模产业化阶段。随着化学新药创制难度增大，生物技术药物逐步成为创新药物的重要来源。2010年世界前20位畅销药中有7个生物技术药物，预计到2020年，生物技术药物占全部药品销售收入的比重将超过三分之一。

第三，化学药面临重大发展机遇。今后数年，全球将有一百多个专利药物陆续专利到期，总销售额在1000亿美元以上，其中一些品种的临床应用短期内很难有新品种替代，这将为化学药释放很大的市场空间。

第四，产业整合呈现新趋势。跨国并购重组活跃，大规模的并购交易不断涌现，专利药公司通过并购和联盟等方式大力发展通用名药成为新趋势。新兴医药市场愈发得到重视，跨国医药企业不断加大投入，加强生产基地和研发中心建设，积极推动新药全球同步研发和上市。

国内方面，我国医药工业发展面临的环境总体有利，市场需求快速增长，国家对医药工业的扶持力度加大，质量标准体系和管理规范不断健全，社会资本比较充裕，都有利于医药工业平稳快速发展。另一方面，由于环境和资源约束加强，企业生产成本不断上升，药品价格趋于下降，新产品开发难度加大，医药工业发展仍存在不少困难和制约因素。主要包括：

第一，医药需求快速增长。由于人口增长，老龄化进程加快，医保体系不断健全，居民支付能力增强，人民群众日益提升的健康需求逐步得到释放，我国已成为全球药品消费增速最快的地区之一，有望在2020年以前成为仅次于美国的全球第二大药品消费市场。

第二，医药卫生体制改革不断深化。深化医药卫生体制改革要求逐步建立覆盖城乡居民的公共卫生服务体系、医疗服务体系、医疗保障体系和药品供应保障体系，形成四位一体的基本医疗卫生制度，为群众提供安全、有效、方便、价廉的医疗卫生服务，这将进一步扩大消费需求和提高用药水平，为我国医药工业发展带来机遇。

第三，生物医药成为战略性新兴产业的发展重点。国务院《关于加快培育发展战略性新兴产业的决定》将培育发展战略性新兴产业作为当前推进产业结构升级和加快经济发展方式转变的重大举措，生物医药被列为重点发展领域之一，将为医药工业实现产业升级提供强有力的支持。

第四，资本市场快速发展。随着我国资本市场改革和发展，创业板股票市场开设，风险投资、私募股权投资规模不断扩大，医药成为受益最大的行业之一。越来越多的医药企业通过资本市场募集资金，为技术创新、开拓市场、兼并重组和中小企业发展创造了条件。同时，风险投资分散了新药开发的风险，有力支持了医药技术创新活动。

第五，药品质量安全要求提高。"国家药品标准提高行动计划"有序推进，新版《中国药典》药品安全性检测标准明显提高，药品注册申报程序进一步规范，不良反应监测和药品再评价工作得到加强，2010年修订GMP正式实施，药品电子监管体系逐步建立，均对药品生产质量提出了更高的要求，有利于提高药品质量安全水平，促进行业有序竞争和优胜劣汰。

第六，环境和资源约束更趋强化。制药工业污染物排放新标准全面实施，化学原料药生产面临更大的环保压力；能源成本上升，节能要求提高，水资源短缺，水价上涨，中药材供不应求，资源约束加剧，对医药工业转变发展方式形成了“倒逼机制”。

面向未来，中国需抓住国内外医药需求快速增长和全球市场结构调整的重大机遇，落实培育和发展战略性新兴产业的总体要求，大力发展生物技术药物、化学药新品种、现代中药、先进医疗器械、新型药用辅料包装材料和制药设备，加快推进各领域新技术的开发和应用，促进医药工业转型升级和快速发展。“十二五”乃至今后更长时间内我国医药工业的主要任务包括：①增强新药创制能力；②提升药品质量安全水平；③提高基本药物生产供应保障能力；④加强企业技术改造；⑤调整优化组织结构；⑥优化产业区域布局；⑦加快国际化步伐；⑧推动医药工业绿色发展；⑨提高医药工业信息化水平；⑩加强医药储备和应急体系建设。

“质量是生命”已成为国内外企业的共识，药品质量尤为如此。质量已经成为也将继续成为药品生产管理的重心与核心。同时，人们也越来越深刻地认识到，为了确保人民用药安全、有效、经济、适当，必须运用系统的理论和观点指导药品管理实践，不断强化药品研发、生产、流通和使用环节之间的相互促进作用，强化药品审批、药品定价及药品招标采购等环节之间的协同效应，从而促进药品管理水平整体提高。

随着管理水平的不断提升，我国药品管理的目标将更加科学、合理、明晰，所采取的措施将更加符合国情、切合实际，从而形成更加有利于企业优胜劣汰的环境与氛围，促进医药产业的健康发展。只有这样，才能落实好深化医药卫生体制改革的任务，加快结构调整和转型升级，促进医药工业由大变强，从而更好地满足人民群众日益增长的健康需要。

第四节　药品生产质量管理规范

《药品生产质量管理规范》(Good Manufacturing Practice，GMP)。GMP是在药品生产过程中，用科学、合理、规范化的条件和方法来保证生产符合预期标准的优良药品的一整套系统的、科学的管理规范，是药品生产和质量管理的基本准则。

一、GMP的产生与发展

GMP是社会发展过程中对药品生产实践的经验、教训的总结和人类智慧的结晶。

药品的特殊性使得世界各国政府对药品生产及质量管理都给予了特别的关注，对药品生产进行严格的管理和有关法规的约束，并先后以药典标准作为药品基本的、必须达到的质量标准。这些管理方法与措施的采用，严格规范了药品生产的出厂质量检验关，使药品质量得到了基本保证。然而，上述管理方式尚处于质量管理发展所经历的三大阶段中的质量检验阶段，未能摆脱“事后把关”的范畴。为促进药品质量管理水平的不断提高，美国率先于20世纪50年代末开始进行了在药品生产过程中如何有效地控制和保证药品质量的研究，并于1963年率先制订了GMP，由美国国会作为法令正式颁布，要求本国的药品生产企业按GMP的规定规范化地对药品的生产过程进行控制。否则，就认为所生产的药品为劣药。GMP的实施，使药品在生产过程中的质量有了切实的保证，效果显著。

知识拓展

质量管理的发展

质量管理的发展大体经历了三个阶段，即质量检验阶段、统计质量管理阶段和全面质量管理阶段。

质量检验是通过对产品进行质量检测、试验，作出合格与不合格的判断，以保证产品质量的方法。质量检验属于“事后检验”，即使通过检验发现了不合格品，损失也已经造成，一般难以补救；此外，质量检验要求对检验对象100%进行检验（即“全数检验”），一方面检验量大，另一方面对于破坏性检验而言技术上行不通。药品检验属于破坏性检验，不适合进行全数检验。

统计质量管理是通过运用数理统计的方法，预防不合格品的产生、保证产品质量的方法。

全面质量管理（Total Quality Management, TQM）是一个组织以质量为中心，以全员参与为基础，目的在于通过让顾客满意和本组织所有成员及社会受益而达到长期成功的管理途径。全面质量管理是一种预先控制和全面控制制度。它的主要特点在于“全”，全面质量管理有三个核心的特征：全面质量的管理，全过程的质量管理和全员参加的质量管理。

继美国颁布和实施GMP后，一些发达国家和地区纷纷仿照美国，先后制定和颁布了本国和本地区的GMP。1969年世界卫生组织（WHO）在第22届世界卫生大会上，建议各成员国的药品生产管理采用GMP制度，以确保药品质量。1975年，WHO的GMP正式颁布。1977年，WHO在第28届世界卫生组织大会上再次向其成员国推荐采用GMP，并确定为WHO的法规收载于《世界卫生组织正式记录》中。此后，世界上有越来越多的国家开始重视并起草本国GMP。早在1980年，世界上颁布了本国GMP的国家就已达63个。截至目前，已有包括很多第三世界国家在内的100多个国家和地区制订、实施了GMP，而且GMP的有关条款与规定也在与时俱进地不断修改和完善。

1999年日本和欧盟开始实行cGMP（current Good Manufacturing Practice）；2001年，美国FDA也开始实行，并且和欧盟签订了相关协议，承诺从2002年开始，美国FDA用3年的时间对欧盟cGMP认证检查官进行培训，实现cGMP认证的双边互认。cGMP是目前美欧日等国执行的GMP标准，也被称作“国际GMP标准”。2006年2月欧盟推出API（Active Pharmaceutical Ingredients）GMP指南，以实现GMP检查互认，包括15个欧盟国家以及澳大利亚、加拿大、新西兰和瑞典。

随着GMP的不断发展和完善，GMP对药品在生产过程中的质量保证作用日益增强，实施GMP的重要性随之得到了世界各国的普遍认同。早在1972年，美国就声明，不按GMP生产的药品不准进入美国市场。其后，世界卫生组织在“国际贸易中药品质量签证体制”中明确规定，出口药品的生产企业必须按GMP规定进行生产，并接受出口国药政管理部门的监督，参加这一签证体制的成员国早在1983年就已达到103个，目前绝大多数国家都已是该签证体制的成员国。符合GMP要求是药品融入国际医药市场的“通行证”早已成为不争的事实。

知识拓展

Good Manufacturing Practice（GMP）

"Good manufacturing practice" or "GMP" is part of a quality system covering the manufacture and testing of active pharmaceutical ingredients, diagnostics, foods, pharmaceutical products, and medical devices. GMPs are guidelines, and in some countries such as the USA regulations, that outline the aspects of production and testing that can impact the quality of a product. Many countries have legislated that pharmaceutical and medical device companies must follow GMP procedures, and have created their own GMP guidelines that correspond with their legislation.

Although there are a number of them, all guidelines follow a few basic principles. ①Manufacturing processes are clearly defined and controlled. All critical processes are validated to ensure consistency and compliance with specifications. ②Manufacturing processes are controlled, and any changes to the process are evaluated. Changes that have an impact on the quality of the drug are validated as necessary. ③Instructions and procedures are written in clear and unambiguous language.（Good Documentation Practices）④Operators are trained to carry out and document procedures. ⑤Records are made, manually or by instruments, during manufacture that demonstrate that all the steps required by the defined procedures and instructions were in fact taken and that the quantity and quality of the drug was as expected. Deviations are investigated and documented. ⑥Records of manufacture（including distribution）that enable the complete history of a batch to be traced are retained in a comprehensible and accessible form. ⑦The distribution of the drugs minimizes any risk to their quality. ⑧A system is available for recalling any batch of drug from sale or supply. ⑨Complaints about marketed drugs are examined, the causes of quality defects are investigated, and appropriate measures are taken with respect to the defective drugs and to prevent recurrence.

（来源：http://en.wikipedia.org/wiki/CGMP）

二、GMP的分类

从不同的角度可对GMP进行不同的分类。

1．按适用范围分类 可将GMP划分为以下三类：①适用于多个国家或地区的GMP，如WHO的GMP、欧盟制订的GMP、东南亚国家联盟的GMP等；②国家权力机构制定的、适用于某个国家的GMP，如美国FDA、英国卫生和社会保险部、日本厚生省及我国药品监督管理部门等制订的GMP；③工业组织制订的、仅适用于行业或组织内部的GMP，如美国制药工业联合会、中国医药工业公司、瑞典工业协会等制订的GMP。

GMP的适用范围不同，其有关条款和规定的严格程度也就不同。通常，适用范围越小其各项条款和规定的严格程度越高。

2．按性质分类 可将GMP划分为以下两类：①作为法律规定、具有法律效应的GMP，如美国、日本等发达国家的GMP；②作为建议性的规定、不具有法律效应的GMP。如我国医药工业公司于1982年制订的GMP就不具有法律效应（不具有强制执行的约束力）。

随着对GMP重要作用的认识不断加深，世界上已有越来越多的国家将GMP法制化，赋予其法律效力。

三、GMP的主导思想及特点

1. GMP的主导思想 药品质量至关重要，药品质量形成于生产过程，且药品的质量检验具有破坏性（经检验的药品不再具有使用价值，无法发挥其应有的作用），实现药品在生产过程中的质量控制与保证的关键在于有效的预防。因此，在药品生产过程中，要有效控制所有可能影响药品质量的因素，保证所生产的药品不混杂、无污染、均匀一致，再经取样检验分析合格。因此，GMP的主导思想是：药品质量是设计和生产出来的，而不是单纯检验出来的。只有严格执行GMP的各项要求，药品质量才能得到真正、切实的保证。

2. GMP的特点 GMP是对药品生产过程中质量管理实践的总结、抽象和升华，其目的是保证所生产的药品安全、有效、均一。事实证明，只有把握了GMP的特点，才能很好地实现其目的。制定与实施GMP的目的决定了GMP应具有以下主要特点：①GMP条款具有时效性，是与时俱进、不断发展和完善的。社会的进步、科学技术的发展以及人们对药品质量要求的不断提高，客观上要求GMP也必须不断发展和完善，因此，GMP条款不是一成不变的，是需要不断修订的，而且新版GMP颁布实施后，前版GMP即废止；②GMP条款通常仅严格规定所要求达到的标准，并不限定实现标准的具体办法。因为保证药品质量的方法、措施与手段多种多样，且药品生产企业的实际情况各不相同，因此GMP中有关标准的实现方式和方法不应盲目地加以限制，而是应给企业留有发挥其潜能和优势的空间。

四、我国GMP的制订与修订

1982年由中国医药工业公司制订的行业性质的GMP——《药品生产管理规范（试行本）》在行业内试行，该试行本经修订后于1985年作为GMP正式颁布，并要求全行业执行。代表我国政府的GMP的制订工作始于1984年，经过对我国药品生产状况历时近五年的调研、分析和多次修改，于1988年3月由中华人民共和国卫生部正式颁布，此为我国的第一版GMP；1992年修订颁布了第二版。1998年国家药品监督管理局对我国的GMP进行了第二次修订，并于1999年3月18日颁布了我国的第三版GMP，该版GMP自1999年8月1日起实施，其适用范围是药品制剂生产的全过程和原料药生产中影响成品质量的精、烘、包等关键环节。

1998版GMP自1999年颁布实施后，在发展过程中逐渐暴露出一些不足，如：强调药企的硬件建设，对软件管理特别是人员的要求涉及很少；处罚力度较轻，难以起到真正的规范制约作用等；此外，缺乏完整的质量管理体系要求，对质量风险管理、变更控制、偏差处理、纠正和预防措施、超标结果调查都缺乏明确的要求。为此，原国家食品药品监督管理局从2006年9月起正式启动了GMP的修订工作，并于2010年10月19日发布了第四版GMP，自2011年3月1日起施行。

知识链接

我国GMP的修订

在2010版药品GMP修订过程中，注重借鉴和吸收世界发达国家和地区的先进经验，并充分考虑中国国情，坚持从实际出发，总结借鉴与适度前瞻相结合，体现质量风险管理和药品生产全程管理的理念。

与1998版GMP相比，2010版GMP要求企业建立全面的质量保证系统和质量风险管理体系；对委托生产和委托检验也提出了明确要求；新增加了质量授权人、质量风险管理、产品质量回顾分析、持续稳定性考察计划、供应商的审计和批准等内容，要求每一个企业都有一个质量授权人，对企业最终产品放行负责。另外还增加了变更控制、偏差处理、超标调查、纠正和预防措施等内容。

新版本在技术要求水准上基本相当于WH0和欧盟GMP标准，但在具体条款上也结合我国国情作了相应的调整。同时，2010版GMP的一大亮点是强调药品生产与药品注册以及上市后监管的联系。

2010版GMP涉及基本要求以及无菌药品、中药制剂、原料药、生物制品和血液制品5个附录。原1998版GMP中的非无菌药品附录要求合并到基本要求中。

由于1998版GMP中的中药饮片、放射性药品、医用气体等附录暂不修订，将继续使用，而与2010版GMP不适应的应依据2010版。因此，供企业执行的药品GMP有一个基本要求、5个新附录以及3个旧附录。

GMP基本要求、无菌药品附录是新版GMP的重中之重，血液制品附录是新版GMP新增加的附录。

五、GMP的主要内容

药师考点

GMP的基本要求与实施

当今世界，按照GMP要求进行药品生产及质量管理早已成为必然趋势。尽管不同国家和地区的GMP在具体的规定和要求方面各具特色，但药品生产过程及其质量保证方法是不分国界的，各国、各地区GMP基本内容大同小异、基本一致。

我国现行的《药品生产质量管理规范》（2010年修订）包括总则、质量管理、机构与人员、厂房与设施、设备、物料与产品、确认与验证、文件管理、生产管理、质量控制与质量保证、委托生产与委托检验、产品发运与召回、自检和附则，共计十四章，三百一十三条，对药品生产过程所涉及的各个方面都作出了明确的规定，现概要介绍如下：

第一章（第一条至第四条）为总则。

我国《药品生产质量管理规范》（以下简称“规范”）的制定依据是《中华人民共和国药品管理法》和《中华人民共和国药品管理法实施条例》。企业应当建立药品质量管理体系，该体系应当涵盖影响药品质量的所有因素，包括确保药品质量符合预定用途的有组织、有计划的全部活动。该规范作为质量管理体系的一部分，是药品生产管理和质量控制的基本要求，旨在最大限度地降低药品生产过程中污染、交叉污染以及混淆、差错等风险，确保持续稳定地生产出符合预定用途和注册要求的药品。企业应当严格执行本规范，坚持诚实守信，禁止任何虚假、欺骗行为。

第二章（第五条至第十五条）为质量管理方面的规定与要求。

基本原则：企业应当建立符合药品质量管理要求的质量目标，将药品注册的有关安全、有效和质量可控的所有要求，系统地贯彻到药品生产、控制及产品放行、贮存及发运的全过程中，确保所生产的药品符合预定用途和注册要求。企业应当配备足够的、符合要求的人员、厂房、设施和设备，为实现质量目标提供必要的条件。

质量保证是质量管理体系的一部分。企业必须建立质量保证系统，同时建立完整的文件体系，以保证系统有效运行。质量控制包括相应的组织机构、文件系统以及取样、检验等，确保物料或产品在放行前完成必要的检验，确认其质量符合要求。

质量风险管理是在整个产品生命周期中采用前瞻或回顾的方式，对质量风险进行评估、控制、沟通和审核的系统过程。应当根据科学知识及经验对质量风险进行评估，以保证产品质量。质量风险管理过程所采用的方法、措施、形式及形成的文件应当与存在风险的级别相适应。

第三章（第十六条至第三十七条）为机构与人员方面的规定与要求。

基本原则：企业应当建立与药品生产相适应的管理机构，并有相应的组织机构图。企业应当设立独立的质量管理部门，履行质量保证和质量控制的职责。质量管理部门可以包括质量保证部门和质量控制部门。

药品生产企业关键人员应当为企业的全职人员，至少应当包括企业负责人、生产管理负责人、质量管理负责人和质量受权人。质量管理负责人和生产管理负责人不得互相兼任。质量管理负责人和质量受权人可以兼任。应当制定操作规程确保质量受权人独立履行职责，不受企业负责人和其他人员的干扰。具体人员资质要求和主要职责包括：

（1）企业负责人是药品质量的主要责任人，全面负责企业日常管理。为确保企业实现质量目标并按照本规范要求生产药品，企业负责人应当负责提供必要的资源，合理计划、组织和协调，保证质量管理部门独立履行其职责。

（2）生产管理负责人和质量管理负责人的任职资格和主要职责见表7-1。

表7-1　药品生产企业生产管理负责人和质量管理负责人的任职资格及主要职责

<table>
<tr><th>管理人员</th><th>任职要求</th><th>主要职责</th><th>共同职责</th></tr>
<tr><td>生产管理负责人</td><td>应当至少具有药学或相关专业本科学历（或中级专业技术职称或执业药师资格），具有至少三年从事药品生产和质量管理的实践经验，其中至少有一年的药品生产管理经验，接受过与所生产产品相关的专业知识培训</td><td>确保药品按照批准的工艺规程生产、贮存，确保严格执行与生产操作相关的各种操作规程，确保厂房和设备的维护保养，以及生产相关人员的上岗前培训和继续培训</td><td rowspan="2">审核和批准产品的工艺规程、操作规程等文件；监督厂区卫生状况；确保关键设备经过确认；确保完成生产工艺验证；确保企业所有相关人员都已经过必要的上岗前培训和继续培训，并根据实际需要调整培训内容；批准并监督委托生产；确定和监控物料和产品的贮存条件；保存记录；监督本规范执行状况；监控影响产品质量的因素</td></tr>
<tr><td>质量管理负责人</td><td>应当至少具有药学或相关专业本科学历（或中级专业技术职称或执业药师资格），具有至少五年从事药品生产和质量管理的实践经验，其中至少一年的药品质量管理经验，接受过与所生产产品相关的专业知识培训</td><td>确保产品符合经注册批准的要求和质量标准</td></tr>
</table>

（3）质量受权人应当至少具有药学或相关专业本科学历（或中级专业技术职称或执业药师资格），具有至少五年从事药品生产和质量管理的实践经验，从事过药品生产过程控制和质量检验工作。质量受权人应当具有必要的专业理论知识，并经过与产品放行有关的培训，方能独立履行其职责。其主要职责是参与企业质量体系建立、内部自检、外部质量审计、验证以及药品不良反应报告、产品召回等质量管理活动；承担产品放行的职责，确保每批已放行产品的生产、检验均符合相关法规、药品注册要求和质量标准；在产品放行前，质量受权人必须按要求出具产品放行审核记录，并纳入批记录。

人员卫生方面，所有人员都应当接受卫生要求的培训，企业应当建立人员卫生操作规程，最大限度地降低人员对药品生产造成污染的风险。企业应当对人员健康进行管理，并建立健康档案。直接接触药品的生产人员上岗前应当接受健康检查，以后每年至少进行一次健康检查。企业应当采取适当措施，避免体表有伤口、患有传染病或其他可能污染药品疾病的人员从事直接接触药品的生产。参观人员和未经培训的人员不得进入生产区和质量控制区，特殊情况确需进入的，应当事先对个人卫生、更衣等事项进行指导。任何进入生产区的人员均应当按照规定更衣。工作服的选材、式样及穿戴方式应当与所从事的工作和空气洁净度级别要求相适应。进入洁净生产区的人员不得化妆和佩戴饰物。生产区、仓储区应当禁止吸烟和饮食，禁止存放食品、饮料、香烟和个人用药品等非生产用物品。操作人员应当避免裸手直接接触药品、与药品直接接触的包装材料和设备表面。

第四章（第三十八条至第七十条）为厂房与设施方面的规定与要求。

基本原则：厂房的选址、设计、布局、建造、改造和维护必须符合药品生产要求，应当能够最大限度地避免污染、交叉污染、混淆和差错，便于清洁、操作和维护。企业应当有整洁的生产环境；厂区的地面、路面及运输等不应当对药品的生产造成污染；生产、行政、生活和辅助区的总体布局应当合理，不得互相妨碍；厂区和厂房内的人、物流走向应当合理。

在生产区，为降低污染和交叉污染的风险，厂房、生产设施和设备应当根据所生产药品的特性、工艺流程及相应洁净度级别要求合理设计、布局和使用。应当根据药品品种、生产操作要求及外部环境状况等配置空调净化系统，使生产区有效通风，并有温度、湿度控制和空气净化过滤，保证药品的生产环境符合要求。洁净区与非洁净区之间、不同级别洁净区之间的压差应当不低于10帕斯卡。必要时，相同洁净度级别的不同功能区域（操作间）之间也应当保持适当的压差梯度。

无菌药品生产所需的洁净区可分为以下4个级别：

A级：高风险操作区，如灌装区、放置胶塞桶和与无菌制剂直接接触的敞口包装容器的区域及无菌装配或连接操作的区域，应当用单向流操作台（罩）维持该区的环境状态。单向流系统在其工作区域必须均匀送风，风速为0.36~0.54m/s（指导值）。应当有数据证明单向流的状态并经过验证。在密闭的隔离操作器或手套箱内，可使用较低的风速。

B级：指无菌配制和灌装等高风险操作A级洁净区所处的背景区域。

C级和D级：指无菌药品生产过程中重要程度较低的操作步骤的洁净区。

以上各级别空气悬浮粒子的标准规定如下表7-2所示：

表7-2　无菌药品生产所需的洁净区洁净度级别要求

洁净度级别	悬浮粒子最大允许数/立方米			
	静态		动态	
	≥0.5 μm	≥5.0 μm	≥0.5 μm	≥5.0 μm
A级	3520	20	3520	20
B级	3520	29	352000	2900
C级	352000	2900	3520000	29000
D级	3520000	29000	不作规定	不作规定

应当按要求对洁净区的悬浮粒子进行动态监测，洁净区微生物监测的动态标准见表7-3所示。

表7-3　洁净区微生物监测的动态标准

洁净度级别	浮游菌 cfu/m^3	沉降菌（f90mm）cfu /4小时	表面微生物	
			接触（f55mm）cfu /碟	5指手套cfu /手套
A级	<1	<1	<1	<1
B级	10	5	5	5
C级	100	50	25	—
D级	200	100	50	—

注：（1）表中各数值均为平均值；（2）单个沉降碟的暴露时间可以少于4小时，同一位置可使用多个沉降碟连续进行监测并累积计数。

仓储区应当设置有足够的空间，确保有序存放待验、合格、不合格、退货或召回的原辅料、包装材料、中间产品、待包装产品和成品等各类物料和产品。质量控制实验室通常应当与生产区分开。生物检定、微生物和放射性同位素的实验室还应当彼此分开。

在辅助区，休息室的设置不应当对生产区、仓储区和质量控制区造成不良影响。更衣室和盥洗室应当方便人员进出，并与使用人数相适应。盥洗室不得与生产区和仓储区直接相通。维修间应当尽可能远离生产区。存放在洁净区内的维修用备件和工具，应当放置在专门的房间或工具柜中。

第五章（第三十八条至第一百零一条）为关于设备方面的规定与要求。

设备的设计、选型、安装、改造和维护必须符合预定用途，应当尽可能降低产生污染、交叉污染、混淆和差错的风险，便于操作、清洁、维护，以及必要时进行的消毒或灭菌。

生产设备不得对药品质量产生任何不利影响。与药品直接接触的生产设备表面应当平整、光洁、易清洗或消毒、耐腐蚀，不得与药品发生化学反应、吸附药品或向药品中释放物质。应当配备有适当量程和精度的衡器、量具、仪器和仪表。应当选择适当的清洗、清洁设备，并防止这类设备成为污染源。设备的维护和维修不得影响产品质量。

制药用水应当符合其用途，并符合《中华人民共和国药典》的质量标准及相关要求。制药用水至少应当采用饮用水。纯化水、注射用水储罐和输送管道所用材料应当无毒、耐腐蚀；储罐的通气口应当安装不脱落纤维的疏水性除菌滤器；管道的设计和安装应当避免死角、盲管。纯化水、注射用水的制备、贮存和分配应当能够防止微生物的滋生。纯化水可采用循环，注射用水可采用70℃以上保温循环。

第六章（第一百零二条至第一百三十七条）为物料与产品方面的规定与要求。

应当建立物料和产品的操作规程，确保物料和产品的正确接收、贮存、发放、使用和发运，防止污染、交叉污染、混淆和差错。应当制定相应的操作规程，采取核对或检验等适当措施，确认每一包装内的原辅料正确无误。中间产品和待包装产品应当在适当的条件下贮存。与药品直接接触的包装材料和印刷包装材料的管理和控制要求与原辅料相同。成品放行前应当待验贮存。麻醉药品、精神药品、医疗用毒性药品（包括药材）、放射性药品、药品类易制毒化学品及易燃、易爆和其他危险品的验收、贮存、管理应当执行国家有关的规定。不合格的物料、中间产品、待包装产品和成品的每个包装容器上均应当有清晰醒目的标志，并在隔离区内妥善保存。

第七章（第一百三十八条至第一百四十九条）为确认与验证方面的规定与要求。

企业应当确定需要进行的确认或验证工作，以证明有关操作的关键要素能够得到有效控制。确认或验证的范围和程度应当经过风险评估来确定。企业的厂房、设施、设备和检验仪器应当经过确认，应当采用经过验证的生产工艺、操作规程和检验方法进行生产、操作和检验，并保持持续的验证状态。应当建立确认与验证的文件和记录，并能以文件和记录证明达到预定的目标。

第八章（第一百五十条至第一百八十三条）为文件管理方面的规定与要求。

文件是质量保证系统的基本要素。企业必须有内容正确的书面质量标准、生产处方和工艺规程、操作规程以及记录等文件。企业应当建立文件管理的操作规程，系统地设计、制定、审核、批准和发放文件。与本规范有关的文件应当经质量管理部门的审核。文件的内容应当与药品生产许可、药品注册等相关要求一致，并有助于追溯每批产品的历史情况。

记录应当保持清洁，不得撕毁和任意涂改。记录填写的任何更改都应当签注姓名和日期，并使原有信息仍清晰可辨，必要时，应当说明更改的理由。记录如需重新誊写，则原有记录不得销毁，应当作为重新誊写记录的附件保存。每批药品应当有批记录，包括批生产记录、批包装记录、批检验记录和药品放行审核记录等与本批产品有关的记录。批记录应当由质量管理部门负责管理，至少保存至药品有效期后一年。

第九章（第一百八十四条至第二百一十六条）为生产管理方面的规定与要求。

所有药品的生产和包装均应当按照批准的工艺规程和操作规程进行操作并进行相关记录，以确保药品达到规定的质量标准，并符合药品生产许可和注册批准的要求。应当建立划分产品生产批次的操作规程，生产批次的划分应当能够确保同一批次产品质量和特性的均一性（药品生产批次划分原则见表7-4）。每次生产结束后应当进行清场，确保设备和工作场所没有遗留与本次生产有关的物料、产品和文件。下次生产开始前，应当对前次清场情况进行确认。

药师考点

药品批次划分原则

生产开始前应当进行检查，确保设备和工作场所没有上批遗留的产品、文件或与本批产品生产无关的物料，设备处于已清洁及待用状态。检查结果应当有记录。生产过程中应当采取措施，尽可能防止污染和交叉污染。包装操作规程应当规定降低污染和交叉污染、混淆或差错风险的措施。

表7-4　无菌药品和原料药生产批次划分的原则

药品	批次划分原则
无菌药品	（1）大（小）容量注射剂以同一配液罐最终一次配制的药液所生产的均质产品为一批；同一批产品如用不同的灭菌设备或同一灭菌设备分次灭菌的，应当可以追溯； （2）粉针剂以一批无菌原料药在同一连续生产周期内生产的均质产品为一批； （3）冻干产品以同一批配制的药液使用同一台冻干设备在同一生产周期内生产的均质产品为一批； （4）眼用制剂、软膏剂、乳剂和混悬剂等以同一配制罐最终一次配制所生产的均质产品为一批。
原料药	（1）连续生产的原料药，在一定时间间隔内生产的在规定限度内的均质产品为一批； （2）间歇生产的原料药，可由一定数量的产品经最后混合所得的在规定限度内的均质产品为一批。

第十章（第二百一十七条至第二百七十七条）为质量控制与质量保证方面的规定与要求。

质量控制实验室的人员、设施、设备应当与产品性质和生产规模相适应。质量控制负责人应当具有足够的管理实验室的资质和经验，可以管理同一企业的一个或多个实验室。质量控制实验室的检验人员至少应当具有相关专业中专或高中以上学历，并经过与所从事的检验操作相关的实践培训且通过考核。

应当分别建立物料和产品批准放行的操作规程，明确批准放行的标准、职责，并有相应的记录。药品的质量评价应当有明确的结论，如批准放行、不合格或其他决定；每批药品均应当由质量受权人签名批准放行；疫苗类制品、血液制品、用于血源筛查的体外诊断试剂以及国家药品监督管理部门规定的其他生物制品放行前还应当取得批签发合格证明。

企业应该开展持续稳定性考察，目的是在有效期内监控已上市药品的质量，以便发现药品与生产相关的稳定性问题（如杂质含量或溶出度特性的变化），并确定药品能够在标示的贮存条件下，符合质量标准的各项要求。企业应当建立变更控制系统，对所有影响产品质量的变更进行评估和管理。需要经药品监督管理部门批准的变更应当在得到批准后方可实施。

企业应当建立偏差处理的操作规程，规定偏差的报告、记录、调查、处理以及所采取的纠正措施，并有相应的记录。各部门负责人应当确保所有人员正确执行生产工艺、质量标准、检验方法和操作规程，防止偏差的产生。企业应当建立纠正措施和预防措施系统，对投诉、召回、偏差、自检或外部检查结果、工艺性能和质量监测趋势等进行调查并采取纠正和预防措施。质量管理部门应当对所有生产用物料的供应商进行质量评估，会同有关部门对主要物料供应商（尤其是生产商）的质量体系进行现场质量审计，并对质量评估不符合要求的供应商行使否决权。

药品生产企业应当建立药品不良反应报告和监测管理制度，设立专门机构并配备专职人员负责管理。应当主动收集药品不良反应，对不良反应应当详细记录、评价、调查和处理，及时采取措施控制可能存在的风险，并按照要求向药品监督管理部门报告。应当有专人及足够的辅助人员负责进行质量投诉的调查和处理，所有投诉、调查的信息应当向质量受权人通报。

药师考点

（1）委托生产的界定

（2）委托生产品种限制

第十一章（第二百七十八条至第二百九十条）为委托生产与委托检验方面的规定与要求，委托方和受托方的责任与义务见表7-5。

表7-5　药品委托生产中委托方和受托方的责任与义务

药品委托生产的主客体	责任与义务
委托方	①委托方应当对受托方进行评估，对受托方的条件、技术水平、质量管理情况进行现场考核，确认其具有完成受托工作的能力，并能保证符合本规范的要求 ②委托方应当向受托方提供所有必要的资料，以使受托方能够按照药品注册和其他法定要求正确实施所委托的操作 ③委托方应当使受托方充分了解与产品或操作相关的各种问题，包括产品或操作对受托方的环境、厂房、设备、人员及其他物料或产品可能造成的危害 ④委托方应当对受托生产或检验的全过程进行监督 ⑤委托方应当确保物料和产品符合相应的质量标准
受托方	①受托方必须具备足够的厂房、设备、知识和经验以及人员，满足委托方所委托的生产或检验工作的要求 ②受托方应当确保所收到委托方提供的物料、中间产品和待包装产品适用于预定用途 ③受托方不得从事对委托生产或检验的产品质量有不利影响的活动

第十二章（第二百九十三条至第三百零五条）为产品发运与召回方面的要求。

企业应当建立产品召回系统，必要时可迅速、有效地从市场召回任何一批存在安全隐患的产品。每批产品均应当有发运记录，发运记录应当至少保存至药品有效期后一年。企业应当制定召回操作规程，确保召回工作的有效性。应当指定专人负责组织协调召回工作，并配备足够数量的人员。产品召回负责人应当独立于销售和市场部门；如产品召回负责人不是质量受权人，则应当向质量受权人通报召回处理情况。

第十三章（第三百零六条至第三百零九条）为自检方面的规定与要求。

质量管理部门应当定期组织对企业进行自检，监控本规范的实施情况，评估企业是否符合本规范要求，并提出必要的纠正和预防措施。自检应当有计划，对机构与人员、厂房与设施、设备、物料与产品、确认与验证、文件管理、生产管理、质量控制与质量保证、委托生产与委托检验、产品发运与召回等项目定期进行检查。应当由企业指定人员进行独立、系统、全面的自检，也可由外部人员或专家进行独立的质量审计。

第十四章（第三百一十条至第三百一十三条）为附则部分。

本规范主要术语的含义是：

（1）包装：待包装产品变成成品所需的所有操作步骤，包括分装、贴签等。但无菌生产工艺中产品的无菌灌装，以及最终灭菌产品的灌装等不视为包装。

（2）操作规程：经批准用来指导设备操作、维护与清洁、验证、环境控制、取样和检验等药品生产活动的通用性文件，也称标准操作规程。

（3）产品：包括药品的中间产品、待包装产品和成品。

（4）产品生命周期：产品从最初的研发、上市直至退市的所有阶段。

（5）供应商：指物料、设备、仪器、试剂和服务等的提供方，如生产商、经销商等。

（6）交叉污染：不同原料、辅料及产品之间发生的相互污染。

（7）洁净区：需要对环境中尘粒及微生物数量进行控制的房间（区域），其建筑结构、装备及其使用应当能够减少该区域内污染物的引入、产生和滞留。

（8）批：经一个或若干加工过程生产的、具有预期均一质量和特性的一定数量的原辅料、包装材料或成品。例如：口服或外用的固体、半固体制剂在成型或分装前使用同一台混合设备一次混合所生产的均质产品为一批；口服或外用的液体制剂以灌装（封）前经最后混合的药液所生产的均质产品为一批。

（9）批号：用于识别一个特定批的具有唯一性的数字和（或）字母的组合。

（10）文件：本规范所指的文件包括质量标准、工艺规程、操作规程、记录、报告等。

（11）物料：指原料、辅料和包装材料等。例如：化学药品制剂的原料是指原料药；生物制品的原料是指原材料；中药制剂的原料是指中药材、中药饮片和外购中药提取物；原料药的原料是指用于原料药生产的除包装材料以外的其他物料。

（12）污染：在生产、取样、包装或重新包装、贮存或运输等操作过程中，原辅料、中间产品、待包装产品、成品受到具有化学或微生物特性的杂质或异物的不利影响。

案例分析

“欣弗”事件带给我们的思考

原卫生部于2006年8月3日发出紧急通知，停用上海华源股份有限公司安徽华源生物药业有限公司（以下简称安徽华源公司）生产的“欣弗”（克林霉素磷酸酯葡萄糖注射液）。安徽华源公司是一家大型正规的医药化工企业，早在1999年就通过了国家GMP认证。按照国家食品药品监督管理局（SFDA）批准的工艺，“欣弗”应当经过105℃、30分钟的灭菌过程。但该企业于2006年6月至7月间生产的“欣弗”注射液未按批准的工艺参数灭菌，擅自将灭菌温度降低到100℃~104℃不等，将灭菌时间缩短到1~4分钟，并增加了灭菌柜装载量，从而影响了灭菌效果。由此，造成了11人因使用该企业的不合格产品而死亡的严重后果。中国药品生物制品检定所对相关样品进行检验后认定，安徽华源公司违反规定生产，产品无菌检查和热源检查均不符合规定。依据国家有关法律规定，安徽华源公司应承担这起事件的全部责任。

“欣弗”事件发生以后，已通过GMP认证的企业遭遇到了前所未有的信任危机。SFDA决定从2006年8月起用一年左右的时间，在全国范围内深入开展整顿和规范药品市场秩序专项行动，并特别对注射液产品进行密切关注。在药品生产环节，主要是对GMP的执行情况进行全面检查。

由“欣弗”事件不难发现，GMP的实施远不能满足于通过认证，而是在具体生产过程中要严格按GMP要求执行。

第五节　国际标准化组织及ISO 9000族标准

一、国际标准化组织

所谓标准是“对重复性事物或概念所做的统一规定。它以科学、技术和实践经验的综合成果为基础，经有关方面协商一致，由主管机构批准，以特定形式发布，作为共同遵守的准则和依据”（国家标准GB3935。1—83中对“标准”的规定）。

所谓标准化是：“在经济、技术、科学及管理等社会实践中，对重复性事物和概念通过制订、发布和实施标准，达到统一，以获得最佳秩序和社会效益”（国家标准GB3935。1—83中对“标准化”的规定）。

ISO 9000族标准是当今世界被各国广泛采用和认同的国际标准。国际标准化组织（International Organization for Standardization，简称ISO）和国际电工委员会（International Electrotechnical Commission，缩写为IEC）是与ISO 9000族标准有关的两个具有代表性的国际标准化组织。其中，ISO成立于1947年，是由110多个国家级标准化团体组成的世界性的联合会，是世界上最大的具有民间性质的标准化机构，是联合国经社理事会和贸发理事会的最高一级咨询组织。其宗旨是：在世界范围内促进标准化工作的发展，以便于国际物资交流和互助，并扩大在文化、科学、技术和经济方面的合作。其主要活动是制订ISO标准，协调世界范围内的标准化工作，报导国际化的交流情况，同其他国际性组织进行合作，共同研究有关标准化问题。

国际标准是指ISO、IEC所制订的标准，以及ISO出版的国际标准题内关键词索引中收录的其他国际组织所制订的标准。目前世界上国际标准中约有60%是ISO制订的，20%是IEC制订的，20%是其他国际标准化组织制订的。由此不难看出ISO标准的影响面及影响力之大。

二、ISO 9000族标准

ISO 9000族（ISO 9000 Family）标准是指由ISO/TC176技术委员会所制订的质量管理和质量保证标准。ISO/TC176是ISO于1979年成立的“质量保证技术委员会”，1982年后改名为“质量管理和质量保证技术委员会”，于1986年和1987年先后发布ISO 8402标准、ISO 9000标准和ISO 9000 ~ ISO 9004系列标准。ISO/TC176的工作范围覆盖了国际贸易中对产品或服务的质量管理和质量保证要求的80% ~90%。

ISO 9000是一系列国际标准的集合，所以称之为ISO 9000族标准。ISO 9000族标准是总结了20世纪80年代以来国际上许多国家质量管理的经验而制订的，它指导企业选择和使用质量体系及要素，是建立企业质量体系及合同双方确定质量保证模式时的指导工具，是国际公认的质量保证基础，为企业建立质量体系、开展质量管理活动提供了规范化的依据。ISO 9000族标准的发布，取得了国际范围的一致，使质量管理和质量保证的术语、概念、原则、方法和程序都统一在国际标准的基础上，使规范化、程序化达到了一个新的高度，因此迅速得到了许多国家和地区团体的应用，并取代了以前的国家标准和工业行业性标准。ISO 9000族标准是一套精心设计、结构严谨、定义明确、内容具体、实用性强、适用于各行各业的管理标准。目前，世界上已有100多个国家和地区等同或等效采用ISO 9000族标准。

ISO 9000族标准可分为5个部分，包括：①ISO 8402术语标准；②ISO 9000质量管理和质量保证标准选择和使用指南，包括各分标准；③ISO 9001质量保证标准；④ISO 9004质量管理和质量体系标准，包括各分标准；⑤ISO 10001至ISO 10020所有国际标准（质量导则、技术指南等），包括各分标准。

ISO 9000族标准的适用于以下四种情况：

1. 质量管理指南 这种情况也就是通常所说的“非合同环境”。组织为增强自身的竞争能力，就必须以经济有效的方式实现产品的质量要求，因此必须建立、健全质量体系。ISO9004能够为此提供指南，ISO 9000族的其他标准可作为参考。

2. 在第一方和第二方之间的“合同环境”（如企业与顾客之间签定合同） 某些情况下，顾客不仅关注产品本身的质量，而且也关心供方质量体系中的某些要素对供方持续按要求生产产品的能力的影响以及由此而带来的相应的风险。因此，顾客通过规定某一具体的质量保证模式，在合同中对某些质量体系要素和过程作出要求。在这种情况下，供方的质量体系和所提供的产品都将受到合同的约束。ISO 9001标准适用于这种合同情况，ISO 9000族的其他标准可作为指南或参考。

3. 第二方认定或注册 顾客为了选择合格的供方，可能对其质量体系进行评定，并作出是否符合标准的正式决定。通常用于评价和选择合格的分供方（分承包方），对经认定合格的分供方予以注册。这种情况通常也被视为“合同环境”。ISO 9001标准适用于这种情况，ISO 9000族的其他标准也可作为指南或参考。

4. **第三方认定或注册**　第三方认证或注册指的就是质量体系认证。即供方使其质量体系接受有资格的认证机构的评价，并同意对所有的顾客都保持其质量体系，除非在某一具体合同中有特殊规定。ISO 9001标准的要求是认证机构用以对供方的质量体系进行评价和注册的依据。ISO 9000族的其他标准可作为指南或参考。药品生产企业面对的通常就是这种第三方认证的情况。因此，第三方用作评价和注册的依据显然就是企业要努力实现和尽量参考的标准。

三、我国采用ISO 9000族标准的概况

采用国际标准是商品进入国际市场的有力竞争武器。世界各国都踊跃采用ISO9000族标准。早在1988年12月我国就发布了等效采用ISO 9000族标准的GB/T10300质量管理和质量保证系列标准，并于1989年8月日起在全国实施。

所谓等效采用，是指在技术内容上基本相同，但在编写上不完全对应于国际标准。等效采用可用eqv或EQV（Equivalent）表示，也可用符号“=”表示。

随着我国改革开放的深入和社会主义市场经济体制的建立，等效采用ISO9000族标准已不能满足贸易往来和技术交流的需要，为了使我国的质量管理同国际接轨，提高我国产品在国际市场上的竞争能力，我国于1992年10月由等效采用转为等同采用ISO9000族标准，并于1994年随ISO9000族标准的修订而修订换版，发布了GB/T19000-1994 idt ISO 9000：1994族标准。

所谓等同采用，是指国家标准在技术内容上与国际标准完全相同，且在编写方法上完全相对应于国际标准。等同采用可用idt或IDT（Identical）表示，也可用符号“≡”表示。例如，GB/T6583-1994 idt ISO 8402：1994《质量管理和质量保证术语》。

2000年，国际标准化组织发布了经过修订的2000版ISO 9000族标准，我国的国家标准随之修订。修订后的国家标准GB/T19000-2000、GB/T19001-2000和GB/T19004-2000于2000年12月发布。新的国家标准的特点与2000版ISO 9000族标准的特点相同。

知识链接

国内标准及其编号

概况

1956年开始制订标准；1978年5月国家标准总局成立，9月中国标准化协会加入ISO组织

标准等级（分四级）：

国家标准：必须在国家范围内统一和实施的标准，由国家标准化管理委员会主管

行业标准：指行业的标准化主管部门发布的在某一行业范围内统一和实施的标准

地方标准：指在没有国家标准和国家标准不能满足需要的情况下依据某地区的特殊情况在该地区范围内统一的标准

企业标准：由企业或上级有关机构批准发布的标准

标准编号

由标准代号+顺序号+批准年代

国家标准标准代号（三种）

GB——强制性国家标准

GB/T——推荐性国家标准

GB/Z——中华人民共和国国家标准化指导性技术文件

四、GMP与ISO 9000族标准的比较

GMP和ISO 9000族标准都具有广泛的国际认同性，两者既有共性又有区别。

（一）GMP与ISO 9000族标准的主要共性

1. 目的一致 GMP与ISO 9000族标准的最终目的都是保证产品质量，确保产品质量持续、稳定地符合一定的要求。

2. 方式一致 两者都采取控制要素的方式实现对产品质量的控制，都要求影响质量的全部因素始终处于受控状态。

3. 特点相同 两者都强调"预防为主"，都强调质量及质量管理应持续改进，不断修订和完善相应的质量标准和要求。

4. 理论基础一致 都认为产品质量形成于产品的全过程，所以都要求质量体系贯穿于产品质量形成的全过程。且两者均与全面质量管理（TQM）密切相关。

5. 动力机制趋同 都旨在建立质量体系并保持体系有效运行和增强绩效。

6. 检查方相同 都强调由有资格的第三方对质量体系进行认证，并接受认证机构的监督检查。

（二）GMP与ISO 9000族标准的主要区别

1. 性质不同 绝大多数国家或地区的GMP都具有法律效应，强制企业实行；而ISO 9000族标准则是推荐性的技术标准，不具有强制企业实行的效力。当然，随着竞争的不断加剧，ISO 9000族标准也可能演变成国家或地区的强制性标准。

2. 适用范围不同 ISO 9000族标准适用于各类产品和各行各业，不是专门为某一具体的工业行业或经济部门制订的，具有较强的通用性；GMP则只适用于药品生产企业，是专门为药品生产企业制订的，因此对药品生产过程中的质量管理和质量保证的指导具有较强的针对性、专用性和可操作性。

从全球产品质量认证的总体情况来看，绝大多数产品的质量认证都采用ISO 9000族标准作为认证和注册的依据，但国际上对药品质量的认证却依然采用GMP作为认证的标准和依据。然而，这绝不表明GMP与ISO 9000族标准是相对立、互不相容的。实际上，实施GMP和执行ISO 9000族标准是相辅相成的，很多既通过了GMP认证又通过了ISO 9000认证的企业或产品就是很好的证明。

值得提出的是，药品生产企业不论是实施GMP还是同时执行ISO 9000族标准，都应使之与全面质量管理（TQM）紧密结合而进行。全面质量管理于20世纪60年代诞生于美国，是当今世界质量管理最基本、最经典、具有丰富内涵的理论。它的思想、原理和方法对各国质量管理的理论研究和实际应用的指导价值已得到充分的证实。

GMP和ISO 9000都是以标准为基础的质量管理，它们的基本活动是按标准的要求建立质量体系，进而对质量体系实施控制，使复杂的体系按标准化的要求进行操作，并确保过程的受

控状态，使体系持续有效地运行。但标准本身并不能带来发展，因为发展的动力不囿于标准所约束的活动。当今世界，顾客对质量的期望越来越高，企业只有坚持不断的质量改进和创新，才能持续地满足或激发顾客的需要，才能在竞争中求得发展。可以说GMP和ISO 9000是企业生存的要求，而TQM则是企业发展的动力。因此，药品生产企业要想求得生存和发展，就必须认真地实施GMP，并在此基础上积极开展全面质量管理。

本章小结

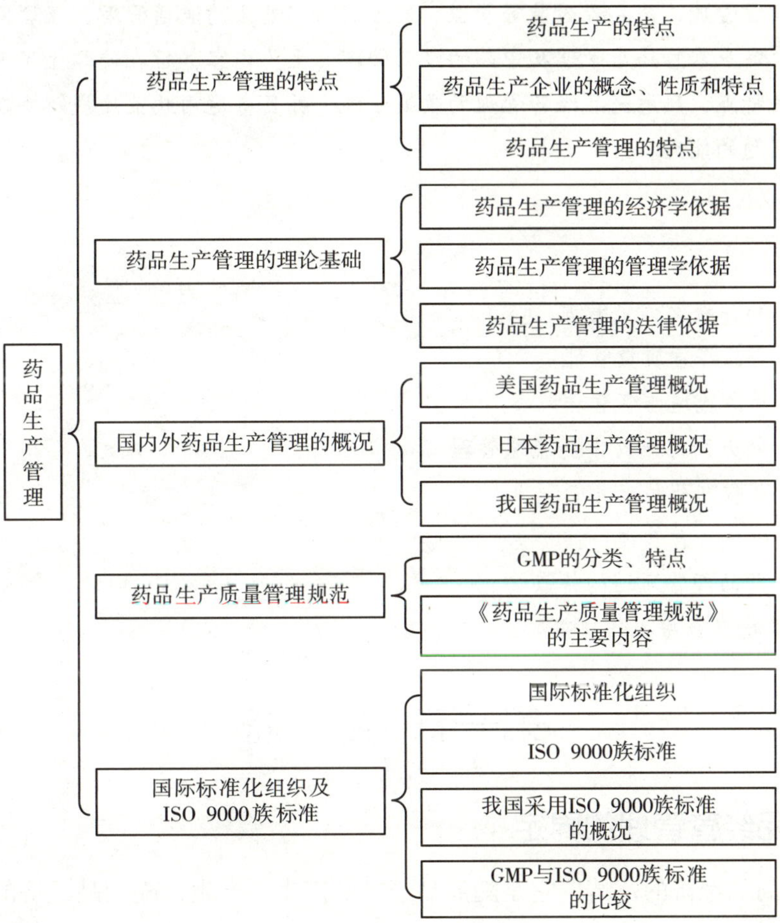

思考题

1. 定义生产企业、药品生产企业、国际标准化组织。
2. 药品生产管理的特点是什么?
3. 简述GMP的分类。
4. 简述GMP的主要内容及其特点。
5. 比较GMP与ISO9000族的异同。
6. 简述质量受权人的任职条件及其职责。
7. 概述药品生产管理的管理学依据。

扫码"练一练"

（方　宇）

扫码"学一学"

第八章　药品经营管理

教学目标

本章介绍药品经营管理的界定、药品流通的特殊性；药品经营许可管理、药品经营质量管理、药品流通监督管理、处方药与非处方药流通管理、互联网药品交易管理、定点零售药店管理及中药的经营管理的主要内容，旨在使学生了解药品经营活动的特点，熟悉药品经营管理的政策法规，并具备运用政策法规解决药品经营中实际问题的能力。

学习要求

掌握：1. 药品经营许可管理
2. 药品经营质量管理
3. 药品流通监督管理

熟悉：1. 处方药与非处方药流通管理
2. 互联网药品交易管理
3. 中药经营管理

了解：1. 药品经营活动的特点
2.《优良药房工作规范》

第一节　概　述

一、药品经营管理的界定

经营属于商品经济的范畴，它是随商品经济的产生而产生，随商品经济的发展而发展。在商品经济条件下，社会生产过程是直接生产过程与流通过程的统一。商品生产者不仅需要通过生产过程把物质产品生产出来，形成商品的使用价值和价值，而且还要进入市场，经过流通过程把商品销售出去，转移到消费者手中，这时商品的使用价值和价值才能实现。生产过程中消耗掉的物化劳动和活劳动才能得到补偿，再生产过程才能继续进行。因此，商品经济越发展，市场经营越重要。

经营的概念有广义和狭义之分。广义的经营，包括企业的经营目标、经营方针、经营思想、经营战略、经营体制在内的供产销全过程的一切经济活动。狭义的经营、专指市场营销活动，是在经营目标、经营方针、经营思想、经营战略指导下的市场营销机制及与直接有关的购销活动。

药品经营是指专门从事药品经营活动的独立的经济部门，它根据发展医药经济的内在要求和市场供求规律，将药品生产企业生产出来的药品，通过采购、储存、销售、储运等经营活动，供应给医疗机构、消费者，完成药品从生产领域向消费者领域的转移，从而满足人民防病治病、康复保健和防疫救灾的用药要求，实现药品的使用价值，以达到经济效益的过程。总而言之，药品经营管理，就是药品经营企业围绕经营活动，制定经营方针和目标，确定经营思想和战略，完善营销机制和策略，并用以指导经营的一系列管理活动。

二、药品经营活动的特点

药品作为特殊商品，经营活动的特点主要体现为专业性、政策性、综合性。

1. 专业性强　药品管理专业性强。药品经营企业经营的品种多、规格多、数量大、流动性大，参入药品流通的机构人员多，其过程较一般商品复杂。由于药品购进、储存、销售的过程中，易出差错和产生污染，所以对药品经营企业提出了严格的要求。必须具备符合《药品经营质量管理规范》的经营场所，仓储设施，运输条件及一系列质量保证的管理制度，同时必须配备具有依法经过资格认定的药学技术人员，确保药品在流通过程中的质量。

2. 政策性强　为加强药品监督管理，保证药品质量，保障人体用药安全，维护人民身体健康和用药的合法权益，我国修订颁布了《中华人民共和国药品管理法》和《中华人民共和国药品管理法实施条例》，分别自2001年12月1日和2002年9月15日起施行，对药品的研制、生产、经营、使用和监督管理等作出了规定。药品监督管理部门还制定了一系列有关药品流通管理的法规及规范性文件，主要有《药品经营质量管理规范》（2016年）《关于发布药品经营质量管理规范冷藏、冷冻药品的储存与运输管理等5个附录的公告》（2016年）《关于印发药品经营质量管理规范认证管理办法的通知》（2003年）《药品流通监督管理办法》（2007年）《药品经营许可管理办法》（2004年）《处方药与非处方药流通管理暂行规定》（1999年）《关于做好处方药与非处方药分类管理实施工作的通知》（2005年）《城镇职工基本医疗保险用药范围管理暂行办法》（1999年）《互联网药品信息服务管理办法》（2004年）《互联网药品交易服务审批暂行规定》（2005年）《中共中央 国务院关于深化医药卫生体制改革的意见》（2009年）及配套文件。此外，药品经营企业还要遵守价格管理政策、税务管理政策等。药品经营企业必须依法经营，确保人民用药安全、有效、合理。

3. 综合交融性强　药品经营企业开展经营活动，除了药品的采购、储存、销售，还要同金融、交通运输、医院药房、社会药房等各行业及医师、药师、患者等联系。既有专业技术性工作又有事务工作；企业还要处理好经济效益和社会效益之间的关系。

三、药品经营管理体制的沿革

新中国的成立至我国《药品管理法》（1985年）出台，医药流通体制基本上是集中统一管理模式。传统医药站始建于20世纪50年代初，最初设立是因为在计划经济体制下，药品紧缺，产品供不应求，国家出于宏观调控、合理分配药品资源的目的，在北京、广州、上海、天津和沈阳这五个制药企业相对集中的中心城市成立了一级药品采购供应站，并直属中国医药公司管理。中国医药公司是当时全国医药商业的行政主管单位。同时在其他省会城市、地级市和县市设立二级或三级批发站，药品供应的唯一渠道就是通过各级医药站层层下达指标、层层调拨，进口药品统一掌握，由一级批发站进口后，再层层分配。这种四级批发模式造成了整个医药流通渠道的效率低下。而药品按照国家计划生产，统购统销，价格上实行统一控制，分级管理。

进入20世纪80年代，中国开始从计划经济向市场经济转换，特别是到了20世纪90年代，医药商业管理体制发生了一系列深刻的变化。购销政策放开，企业自主权扩大，逐步形成了一个开放式，多渠道、少环节和跨地区跨层次收购供应的市场格局的新的医药商品流通体制。其内涵主要是：①调整政企关系，扩大企业自主权；②调整产销关系，打破统购包销的老办法；③调整购销关系，打破医药商业二三级界限；④开放区域范围，打破地区封锁和条块分割；⑤开放渠道选择，实行医药为主，多种经营；⑥放开价格，除国家和省管价格外，实行工商协商定价等等。在这一时期，流通体制增强了企业活动，扩大了医药商品的流通，促进了医药经济的发展。但是，流通领域内无序竞争和过度竞争现象严重。全国的医药批发企业由计划经济时代的2000家迅速发展到17000余家。

1998年以后，中国政府对医药行业加强了改革力度，尤其是在中国加入WTO以之后，医药商业面临的挑战更加严峻，医药市场真正成为买方市场，医药市场化的进程加快。以提高经济，社会效益为中心，以保证人民用药安全、及时、有效为目的。按照大医药、大市场、大流通的要求，进一步转变观念，转变经营机制，转变增长方式；努力实现资产一体化，经营集约化、零售连锁化；大力推行总经销、总代理制，实现集团化、规模化、专业化、连锁化、多元化经营；搞好资本运营，实行企业组织结构和资本结构的重组，组建大型医药集团，优化经营要素配置，增强企业发展实力；总之通过进一步深化改革，基本建立起布局合理、规模经营、服务高效、竞争有序、适应社会主义市场经济规律的医药流通体制。在此期间：①组建医药集团公司；②推动企业联合；③大力推行总经销、总代理；④加快城乡网点建设，切实把农村用药纳入国有主渠道的供应范围；⑤零售药店实行规模化、连锁化经营；⑥医药为主多种经营；⑦搞好资本运营。大大加快了医药商业的改革与发展。

随着我国药品流通领域的发展变化，为了加强药品经营质量的管理，保证人民用药安全有效，政府出台了一系列法律、法规规范药品流通市场。2000年国家食品药品监督管理总局出台了《药品经营质量管理规范》，随后又发布了《药品经营质量管理规范实施细则》，并多次发文布置GSP认证工作，强调药品经营企业必须在2004年12月31日通过GSP认证。2009年发出“关于做好换发《药品经营许可证》工作的通知”对药品经营企业实行《药品经营许可证》及GSP认证的换证，其目的是淘汰不符合要求的药品经营企业，净化药品流通秩序，规范药品经营企业的管理，保证在流通环节中的药品质量。

2016年7月13日原国家食品药品监督管理总局颁布了修订后的《药品经营质量管理规范》，全面提升了企业经营的软硬件标准和要求，在保障药品质量的同时，也提高了市场准入门槛。根据国家药品监督管理局2018年度药品监管统计年报，截至2018年11月底，全国共有《药品经营许可证》持证企业50.8万家，其中批发企业1.4万家；零售连锁企业5671家，零售连锁企业门店25.5万家；零售药店23.4万家。药品经营企业仍然规模小、行业集中度不够，与发达国家相比，还存在较大的差距，缺乏核心竞争力的企业。需要更进一步兼并、重组，推进产权变革，融入新的技术管理方式，提高企业的综合竞争力。

四、药品流通的特殊性

药品流通，除了受宏观环境影响外，更重要的是其固有的内在要素和经济特征决定的。

1. 药品流通过程的特点

（1）药品经营企业经营的药品品种多、规格多、数量大、流动性大。根据用户的需要，将来自不同地点、众多药品生产企业的药品经过组合又重新分送到其他批发、零售企业和医疗单位，在药品的购进、销售这个集散过程中，药品的差错和污染等情况随时有可能发生。

（2）药品在运输过程中会遇到恶劣气候和其他一些物理的因素带来的不利影响，会引起药品质量的变化。药品批发企业尽量创造良好条件使之不利影响减少到最低限度。

（3）药品在流通过程中均以包装的面目出现，其质量情况的识别，多数依靠外观、包装标志、文字所提示的品名、规格、有效期、序号、储存条件等作为管理的依据。

（4）药品从生产出来到使用之前，大部分时间是在仓库里存放，仓库的条件对药品质量会产生不可忽视的影响。

由于有这些影响药品质量的因素存在，因此在整个流通环节必须有一套严格的管理程序来管理药品，防止流通过程中可能出现的一些不利因素，保证药品的安全性、有效性和稳定性不受影响。

2. 药品的消费特点

药品流通的特殊性还表现在消费方式不同于其他消费品：①患者使用药品的间接性。处方药：凭医师处方销售、购买和使用。非处方药：必须仔细阅读药品使用说明书并按说明书或在药师指导下购买和使用。2009年出台的《医药卫生体制改革近期重点实施方案》中强调："零售药店必须配备执业药师为患者提供购药咨询和指导"；②一定时空范围内的应急性。药品是用与防病治病，而疾病往往具有突发性特征，必须让"药等病"而不能"病等药"，特别是一旦有灾情或疫情，药品的消费需求会急增，因而必须有必要的储备以应急需供应；③疾病对药品的特异选择性。药品的用途所防病治病，疾病对药品的特异性选择选定了其功能的专属性，这种特殊的选择作用无法替代，因而要求品种齐全、产销齐全、防止生产经营的盲目性。

3. 药品市场营销特点

从医药市场的角度研究药品的特殊性，其市场营销特点是：

（1）营销的责任重大　药品直接关系人的生命安危，药品的营销肩负着防病救命的重任，因此各国都是制定相当严格的产业政策、行业规范和专门法律、法规来引导药品的生产和经营行为。我国现行的《药品管理法》详细规定了药品生产、经营、使用的法律程序以及违反规定应负的法律责任。

（2）市场随机因素较多　影响医药市场需求的因素很多，如政策性对药品市场的影响；医师的用药观念对药品市场的影响；药品价格、广告宣传及药品市场的潜在顾客的影响。此外，季节性需求、气候异常引起的流行性疫情，突发的灾害和事故等等。这些情况一旦发生对药品的需求量增大。而且时间性强，对药品营销工作带来很大难度。

（3）营销的集约性程度高　它主要体现在三个方面：一是必须配备与经营药品相适应的检测设备和仪器，才能保证药品质量；二是必须按药品的理化性能具备相应的储存条件运输条件，才能保证药品的安全有效；三是必须配备具有一定专业基础知识和业务素质较高的营销人员，才能保证营销服务工作优质高效，满足用户需要。

第二节　药品经营企业管理

一、药品经营许可管理

国家对药品经营企业实行许可证制度。从事药品批发活动，应当经所在地省、自治区、直辖市人民政府药品监督管理部门批准，取得药品经营许可证。从事药品零售活动，应当经所在地县级以上地方人民政府药品监督管理部门批准，取得药品经营许可证。无药品经营许可证的，不得经营药品。

《中华人民共和国药品管理法》明确规定：从事药品经营活动应当具备以下条件：

（1）有依法经过资格认定的药师或者其他药学技术人员；

（2）有与所经营药品相适应的营业场所、设备、仓储设施和卫生环境；

（3）有与所经营药品相适应的质量管理机构或者人员；

（4）有保证药品质量的规章制度，并符合国务院药品监督管理部门依据本法制定的药品经营质量管理规范要求。

《药品经营许可证管理办法》（2004年4月1日起施行）对药品经营许可证的发证、换证、变更及监督管理工作做出了具体规定。

1. 药品批发企业的设置标准

（1）具有保证所经营药品质量的规章制度；

（2）企业、企业法定代表人、企业负责人、质量管理负责人无从事销售假药、劣药的情形，无骗取药品经营许可证的行为；

（3）具有与经营规模相适应的一定数量的执业药师。质量管理负责人具有大学以上学历，且必须是执业药师；

（4）具有能够保证药品储存质量要求的、与其经营品种和规模相适应的常温库、阴凉库、冷库。仓库中具有适合药品储存的专用货架和实现药品入库、传送、分检、上架、出库现代物流系统的装置和设备；

（5）具有独立的计算机管理信息系统，能覆盖企业内药品的购进、储存、销售以及经营和质量控制的全过程；能全面记录企业经营管理及实施《药品经营质量管理规范》方面的信息；符合《药品经营质量管理规范》对药品经营各环节的要求，并具有可以实现接受当地食品药品监管部门（机构）监管的条件；

（6）具有符合《药品经营质量管理规范》对药品营业场所及辅助、办公用房以及仓库管理、仓库内药品质量安全保障和进出库、在库储存与养护方面的条件。

2. 药品零售企业的设置标准

（1）具有保证所经营药品质量的规章制度；

（2）具有依法经过资格认定的药学技术人员：

①经营处方药、甲类非处方药的药品零售企业，必须配有执业药师或者其他依法经过资格认定的药学技术人员。质量负责人应有一年以上（含一年）药品经营质量管理工作经验。

②经营乙类非处方药的药品零售企业，以及农村乡镇以下地区设立药品零售企业的，应当配备经过药品监督管理机构组织考核合格的业务人员，有条件的应当配备执业药师。企业营业时间，以上人员应当在岗。

（3）企业、企业法定代表人、企业负责人、质量负责人无从事销售假药、劣药的情形，无骗取药品经营许可证的行为；

（4）具有与所经营药品相适应的营业场所、设备、仓储设施以及卫生环境。在超市等其他商业企业内设立零售药店的，必须具有独立的区域；

（5）具有能够配备满足当地消费者所需药品的能力，并能保证24小时供应。

3. 药品经营企业经营范围的核定

（1）药品经营企业经营范围

①麻醉药品、精神药品、医疗用毒性药品；

②生物制品；

③中药材、中药饮片、中成药、化学原料药及其制剂、抗生素原料药及其制剂、生化药品。

（2）药品零售经营类别的预先确定

从事药品零售的，应先核定经营类别，确定申办人经营处方药或非处方药、乙类非处方药的资格，并在经营范围中予以明确，再核定具体经营范围。

4. 申领《药品经营许可证》的程序

从事药品批发活动，应当经所在地的省、自治区、直辖市药品监督管理部门批准并发给《药品经营许可证》；从事药品零售活动，应当经所在地县级以上地方药品监督管理部门批准并发给《药品经营许可证》。

5. 药品经营许可证管理

药品经营许可证应当标明有效期和经营范围，到期重新审查发证。

（1）《药品经营许可证》应当载明的内容　《药品经营许可证》应当载明：企业名称、法定代表人或企业负责人姓名、经营方式、经营范围、注册地址、仓库地址、《药品经营许可证》证号、流水号 、发证机关、发证日期、有效期限等。

（2）《药品经营许可证》的版本和效力　《药品经营许可证》包括正本、副本。均具有同等法律效力，《药品经营许可证》由国家药品监督管理局统一制定。

（3）药品经营许可证的变更　《药品经营许可证》变更分为许可事项变更和登记事项变更。许可事项变更是指经营方式、经营范围、注册地址、仓库地址（包括增减仓库）、企业法定代表人或负责人以及质量负责人的变更。登记事项变更是指上述事项以外的其他事项的变更。

药品经营企业依法变更药品经营许可证的许可事项或登记事项变更后，重新核发药品经营许可证正本，变更后的药品经营许可证有效期不变。

（4）药品经营许可证的换发　《药品经营许可证》的有效期为5年，有效期届满，需要继续经营药品的，持证企业应在有效期届满前6个月内，向原发证机关申请换发许可证。

（5）药品监督管理部门对持证企业监督检查　监督检查的内容包括：①企业名称、经营地址、仓库地址、企业法定代表人（企业负责人）、质量负责人、经营方式、经营范围、分支机构等重要事项的执行和变动情况；②企业经营设施设备及仓储条件变动情况；③企业实施《药品经营质量管理规范》情况；④发证机关需要审查的其他有关事项。

监督检查采用书面检查、现场检查、书面检查与现场检查相结合的方式，《药品经营许可证》换证工作当年，监督检查和换证审查工作可一并进行。

①书面检查　发证机关可以要求持证企业报送《药品经营许可证》相关材料，通过核查有关材料，履行监督职责。

②现场检查　必须进行现场检查的企业：上一年度新开办的企业；上一年度检查中存在问题的企业；因违反有关法律、法规，受到行政处罚的企业；发证机

> **药师考点**
>
> 药品经营许可证的管理

关认为需要进行现场检查的企业。

（6）注销《药品经营许可证》的情形

①《药品经营许可证》有效期届满未换证的；

②药品经营企业终止经营药品或者关闭的；

③《药品经营许可证》被依法撤消、撤回、吊销、收回、缴销或者宣布无效的；

④不可抗力导致《药品经营许可证》的许可事项无法实施的；

⑤法律、法规规定的应当注销行政许可的其他情形。

二、药品流通的监督管理

国家药品监督管理局发布的《药品流通监督管理办法》自2007年5月1日起在全国施行，旨在规范药品流通秩序、整顿治理药品流通渠道。

1. 药品生产、经营企业对其购销人员的管理责任

（1）药品生产、经营企业对其药品购销行为负责，对其销售人员或设立的办事机构以本企业名义从事的药品购销行为承担法律责任。

（2）药品生产、经营企业应当加强对药品销售人员的管理，并对其销售行为作出具体规定。

（3）药品生产、经营企业应当对其购销人员进行药品相关的法律、法规和专业知识培训，建立培训档案，培训档案中应当记录培训时间、地点、内容及接受培训的人员。

2. 药品生产、经营企业销售药品应当提供的资料

药品生产企业、药品批发企业销售药品时，应当提供的资料如下。

（1）加盖本企业原印章的《药品生产许可证》或《药品经营许可证》和营业执照的复印件。

（2）加盖本企业原印章的所销售药品的批准证明文件复印件。

（3）销售进口药品的，按照国家有关规定提供相关证明文件。

药品生产企业、药品批发企业派出销售人员销售药品的，还应当提供加盖本企业原印章的授权书复印件。授权书原件应当载明授权销售的品种、地域、期限，注明销售人员的身份证号码，并加盖本企业原印章和企业法定代表人印章（或者签名）。销售人员应当出示授权书原件及本人身份证原件，供药品采购方核实。

3. 药品销售凭证的内容及保存期限

（1）药品生产、批发企业销售药品时开具的销售凭证的内容　药品生产企业、药品批发企业销售药品时，应当开具标明供货单位名称、药品名称、生产厂商、批号、数量、价格、规格等内容的销售凭证。

（2）药品零售企业销售药品时开具的销售凭证的内容　药品零售企业销售药品时，应当开具标明药品名称、生产厂商、数量、价格、批号、规格等内容的销售凭证。

（3）药品生产、经营企业销售凭证的保存　药品生产、经营企业的销售凭证，应当保存至少5年。

4. 药品生产、经营企业不得从事的经营活动

（1）药品生产、经营企业知道或者应当知道他人从事无证生产、经营药品行为的，不得为其提供药品。

（2）药品生产、经营企业不得为他人以本企业的名义经营药品提供场所，或者资质证明文件，或者票据等便利条件。

（3）药品生产、经营企业不得在经药品监督管理部门核准的地址以外的场所储存或者现货销售药品。

（4）药品生产、经营企业不得以展示会、博览会、交易会、订货会、产品宣传会等方式现货销售药品。

（5）药品生产、经营企业不得以搭售、买药品赠药品、买商品赠药品等方式向公众赠送处方药或者甲类非处方药。

（6）药品生产企业只能销售本企业生产的药品，不得销售本企业受委托生产的或者他人生产的药品。

（7）药品经营企业不得购进和销售医疗机构配制的制剂。

（8）未经药品监督管理部门审核同意，药品经营企业不得改变经营方式。

（9）药品经营企业不得超出《药品经营许可证》许可的经营范围经营药品。

（10）药品零售企业应当按照国家药品监督管理局药品分类管理规定的要求，没有处方不得销售处方药。

知识链接

新医改及配套文件对药品流通管理的规定

1.《中共中央 国务院关于深化医药卫生体制改革的意见》中强调：规范药品生产流通，完善医药产业发展政策和行业发展规划，严格市场准入和药品注册审批，大力规范和整顿生产流通秩序，推动医药企业提高自主创新能力和医药产业结构优化升级，发展药品现代物流和连锁经营，促进药品生产、流通企业的整合。建立便民惠农的农村药品供应网。完善药品储备制度。支持用量小的特殊用药、急救用药生产。规范药品采购，坚决治理医药购销中的商业贿赂。加强药品不良反应监测，建立药品安全预警和应急处置机制。

2.《关于建立国家基本药物制度的实施意见》规定：患者凭处方可以到零售药店购买药物。零售药店必须按规定配备执业药师或其他依法经资格认定的药学技术人员为患者提供购药咨询和指导，对处方的合法性与合理性进行审核，依据处方正确调配、销售药品。

加强基本药物质量安全监管。完善基本药物生产、配送质量规范，对基本药物定期进行质量抽检，并向社会及时公布抽检结果。加强和完善基本药物不良反应监测，建立健全药品安全预警和应急处置机制，完善药品召回管理制度，保证用药安全。

3.《关于加强基本药物质量监督管理的规定》简称《规定》要求：鼓励和推动基本药物配送企业兼并重组、整合配送资源，加强对基本药物进货、验收、储存、出库、运输等环节的管理；医疗机构和零售药店必须按照规定，加强对基本药物进货、验收、储存、调配等环节的管理。

三、处方药与非处方药流通管理

为了加强处方药、非处方药的流通管理，保障人民用药安全、有效、方便、及时，国家药品监督管理局发布《处方药与非处方药分类管理办法》（试行）和《处方药与非处方药流通管理暂行规定》，并于2000年1月1日起开始实施。

该规定共六章二十七条，主要内容是：

1. **适用范围** 本规定适用于国内的从事药品生产、批发、零售的企业及医疗机构。

2. **对特殊管理的药品监督管理** 分类管理后对特殊管理药品的监督管理政策不变。国家实行特殊管理的处方药的生产销售、批发销售、调配、零售、使用仍按有关法律、法规执行。

3. **对药品生产、批发企业销售的监督管理**

（1）处方药、非处方药的生产销售、批发销售业务必须由具有《药品生产许可证》、《药品经营许可证》的药品生产企业、药品批发企业经营。

（2）药品生产、批发企业必须按照分类管理、分类销售的原则和规定向相应的具有合法经营资格的药品零售企业和医疗机构销售处方药和非处方药，药品购销购进记录按有关药品监督管理规定保存备查。

（3）药品生产、批发企业不得以任何方式直接向病患者推荐、销售处方药。

4. **规定了零售处方药与甲类非处方药的条件和行为要求**

（1）销售处方药和甲类非处方药的零售药店必须具有《药品经营许可证》。销售处方药和甲类非处方药药品的零售药店必须配备驻店执业药师。《药品经营许可证》和执业药师证书应悬挂在醒目易见的地方。执业药师或相应的药学技术人员应佩戴标明其姓名、执业资格或技术职称内容的胸卡。

（2）处方药必须凭执业医师或执业助理医师处方销售、购买和使用。执业药师或药师必须对医师处方进行审核，签字后依据处方正确调配、销售药品。对处方不得擅自更改和代用。对有配伍禁忌和超剂量的处方，应当拒绝调配、销售，必要时，经处方医师更正或重新签字，方可调配、销售。零售药店对处方必须留存两年以上备查。

（3）甲类非处方药、乙类非处方药可不凭医师处方销售、购买和使用，但患者可以要求在执业药师的指导下进行购买和使用。执业药师或药师对病患者选购非处方药提供用药指导或提出寻求医生治疗的建议。

（4）处方药不得采用开架自选销售方式。处方药、非处方药不得采用有奖销售、附赠药品或礼品销售等销售方式，暂不允许采用网上销售方式。

（5）零售药店必须从具有《药品经营许可证》、《药品生产许可证》的药品批发企业、药品生产企业采购处方药和非处方药，并按有关药品监督管理规定保存采购记录备查。

四、定点零售药店协议管理

城镇基本医疗保险制度建立以来，我国实行“基本医疗保险定点零售药店资格审查”，并在此基础上，社会保险经办机构与通过审查的零售药店签订定点服务协议。2015年，人社部门出台《关于完善基本医疗保险定点医药机构协议管理的指导意见》（人社部发〔2015〕98号），意味着定点零售药店确认由行政部门进行两定资格审查后再由经办机构签订定点服务协议的“两步走”，转变为仅由经办机构与符合条件的零售药店签订服务协议的“一步走”，社保行政部门不再进行前置审批。

五、药品进口管理

1. **药品进口的备案与通关** 药品应当从允许药品进口的口岸进口，并由进口药品的企业向口岸所在地药品监督管理部门备案。海关凭药品监督管理部门出具的进口药品通关单办理通关手续。无进口药品通关单的，海关不得放行。

口岸所在地药品监督管理部门应当通知药品检验机构按照国务院药品监督管理部门的规定对进口药品进行抽查检验。允许药品进口的口岸由国务院药品监督管理部门会同海关总署提出，报国务院批准。

2. **少量药品的进口**　医疗机构因临床急需进口少量药品的，经国务院药品监督管理部门或者国务院授权的省、自治区、直辖市人民政府批准，可以进口。进口的药品应当在指定医疗机构内用于特定医疗目的。

个人自用携带入境少量药品，按照国家有关规定办理。

3. **麻醉药品、精神药品的进口**　进口、出口麻醉药品和国家规定范围内的精神药品，应当持有国务院药品监督管理部门颁发的进口准许证、出口准许证。

4. **禁止进口的药品**　禁止进口疗效不确切、不良反应大或者因其他原因危害人体健康的药品。

六、优良药房工作规范

2003年2月25日，中国非处方药物协会发布了《优良药房工作规范》（Good Pharmacy Practice，GPP）（试行），自发布之日起施行。《优良药房工作规范》是中国非处方药物协会倡导的行业自律性规范。并对社会药房面向大众的药学服务和社会药房从业人员的素质方面提出了指导原则和评价依据。其目的是保证药品使用的安全有效，从而促进病人或消费者健康水平和生活质量的提高。

《优良药房工作规范》的主要内容是对药学服务的概念和要求予以明确。药学服务是提供与药品使用相关的各种服务的一种现代化药房工作模式，是以病人或消费者的健康为中心所展开的各项活动和服务。包括提供药品、提供药品使用的信息。

2007年9月5日，中国非处方药物协会修订发布了《优良药房工作规范》，对药学服务的内容作了明确的规定。药学服务是药师应用药学专业知识向患者提供直接的、负责任的、与药物使用有关的各种关爱服务，以获得药物最佳的治疗效果，恢复患者健康，改善患者的生活质量。药学服务的内容包括：

1. 建立规范的药房专业分区和药学服务咨询区，药学服务咨询区要有利于保护患者咨询的隐私权，须配备一名有咨询能力的药学技术人员值班。药房从业人员依据其职责，为患者提供安全合理的用药指导，提供正确的资讯，根据需要进行售药和咨询记录。

2. 根据需要对患者或消费者进行售药记录和用药跟踪，建立药历制度。药历内容包括患者的一般资料、家族史、嗜好、过敏史，历次用药的药品名称、剂量、疗程，不良反应记录等。药历要有专人保管和维护，相关信息仅在患者同意或按法律要求必须提供时才可以提供给他人。社会药房应对患者，特别是建立药历的患者建立随访制度；应为患者或消费者提供多种多样的特色服务，其中必须包含对特殊人群的优良服务、社区公益性健康讲座和服务。

3. 社会药房应参与和组织公益性的社区健康服务活动；在门店适当区域提供和发放由政府、合法的学术或行业团体编写的自我药疗、自我保健等健康科普资讯，资讯内容要符合国家有关规定。社会药房应配备相应的药学服务参考书，供药店药学技术人员和患者或消费者参考。

4. 拆零销售时必须提供售药标签，即在患者或消费者所购药品的外包装上附加标签，内容包括所售药品的名称、使用剂量、使用方法、批号、效期、使用注意事项、禁忌等内容。

知识拓展

Good Pharmacy Practice（GPP）

The International Pharmaceutical Federation first adopted the guidelines for Good Pharmaceutical Practice（GPP）in 1993. These guidelines were developed as a reference to be used by national pharmaceutical organisations, governments, and international pharmaceutical organizations to set up nationally accepted standards of Good Pharmacy Practice.

As a result of the development of society and national economy, the Chinese people' s health care level and the sense of self-medication are gradually improving. Therefore, the demand for good pharmacy service especially for carrying out pharmaceutical care not only in hospital but also in community pharmacies are increasing.

The China Nonprescription Medicines Association（CNMA）is a guild of pharmaceutical manufacturers and distributors, especially of those manufacturers of non-prescription medicines and community pharmacies. Based on the pharmaceutical care and licensed pharmacists system, the CNMA under the auspices of government and membership units, consulted the "International Good Pharmacy Practice for Developing Countries" and the "Standards for Quality of Pharmacy Services" and GPP documents of other countries available to constitute the Good Pharmacy Practice and Evaluation Standards of GPP especially for community pharmacies.

（来源：http://www.fip.org/programmes_projects 和 http://en.wikipedia.org）

第三节　药品经营质量管理

《药品经营质量管理规范》（Good Supply Practice，GSP）是药品经营管理和质量控制的基本准则，要求企业在药品采购、储存、销售、运输等环节采取有效的质量控制措施，确保药品质量。现行的《药品经营质量管理规范》（国家食品药品监督管理总局第28号令）。药品经营企业应当严格执行GSP，药品生产企业销售药品、药品流通过程中其他涉及储存与运输药品的，也应当符合GSP相关要求。

一、药品批发企业质量管理

（一）药品批发企业质量管理体系的要求

1. 质量管理体系总的要求　药品批发企业应当建立质量管理体系，确定质量方针，制定质量管理体系文件，开展质量策划、质量控制、质量保证、质量改进和质量风险管理等活动。制定的质量方针文件应当明确企业总的质量目标和要求，并贯彻到药品经营活动的全过程。

2. 质量管理体系的内容　药品批发企业质量管理体系应当与其经营范围和规模相适应，包括组织机构、人员、设施设备、质量管理体系文件及相应的计算机系统等。

3. 质量管理体系的内审与改进　药品批发企业应当定期以及在质量管理体系关键要素发生重大变化时，组织开展内审。企业应当对内审的情况进行分析，依据分析结论制定相应的质量管理体系改进措施，不断提高质量控制水平，保证质量管理体系持续有效运行。

4. 供货单位、购货单位质量管理体系的评价　药品批发企业应当对药品供货单位、购货单位的质量管理体系进行评价，确认其质量保证能力和质量信誉,必要时进行实地考察。

5. 质量风险的管理　药品批发企业应当采用前瞻或者回顾的方式，对药品流通过程中的质量风险进行评估、控制、沟通和审核。

（二）药品批发企业的组织机构与质量管理职责

1. 企业负责人、质量负责人质量管理的职责

（1）企业负责人质量管理的职责　药品批发企业负责人是药品质量的主要责任人，全面负责企业日常管理，负责提供必要的条件，保证质量管理部门和质量管理人员有效履行职责，确保企业实现质量目标并按照GSP要求经营药品。

（2）质量负责人质量管理的职责　药品批发企业质量负责人应当由高层管理人员担任，全面负责药品质量管理工作，独立履行职责，在企业内部对药品质量管理具有裁决权。

2. 质量管理部门及其职责　药品批发企业应当设立质量管理部门，有效开展质量管理工作。质量管理部门的职责不得由其他部门及人员履行。质量管理部门的职责包括：

（1）督促相关部门和岗位人员执行药品管理的法律法规及GSP；

（2）组织制订质量管理体系文件，并指导、监督文件的执行；

（3）负责对供货单位和购货单位的合法性、购进药品的合法性以及供货单位销售人员、购货单位采购人员的合法资格进行审核，并根据审核内容的变化进行动态管理；

（4）负责质量信息的收集和管理，并建立药品质量档案；

（5）负责药品的验收，指导并监督药品采购、储存、养护、销售、退货、运输等环节的质量管理工作；

（6）负责不合格药品的确认，对不合格药品的处理过程实施监督；

（7）负责药品质量投诉和质量事故的调查、处理及报告；

（8）负责假劣药品的报告；

（9）负责药品质量查询；

（10）负责指导设定计算机系统质量控制功能；

（11）负责计算机系统操作权限的审核和质量管理基础数据的建立及更新；

（12）组织验证、校准相关设施设备；

（13）负责药品召回的管理；

（14）负责药品不良反应的报告；

（15）组织质量管理体系的内审和风险评估；

（16）组织对药品供货单位及购货单位质量管理体系和服务质量的考察和评价；

（17）组织对被委托运输的承运方运输条件和质量保障能力的审查；

（18）协助开展质量管理教育和培训；

（19）其他应当由质量管理部门履行的职责。

（三）药品批发企业的人员与培训

1. 药品批发企业人员资质

药品批发企业人员资质见表8-1。

表8-1　药品批发企业人员资质

	学历	职称/资格	其他
企业负责人	大学专科以上学历	或者中级以上专业技术职称	经过基本的药学专业知识培训，熟悉有关药品管理的法律法规及GSP
质量负责人	大学本科以上学历	执业药师资格	3年以上药品经营质量管理工作经历；在质量管理工作中具备正确判断和保障实施的能力
质量管理部门负责人		执业药师资格	3年以上药品经营质量管理工作经历；能独立解决经营过程中的质量问题
质量管理人员	药学中专或者医学、生物、化学等相关专业大学专科以上学历	或者药学初级以上专业技术职称	
验收、养护人员	药学或者医学、生物、化学等相关专业中专以上学历	或者药学初级以上专业技术职称	
中药材、中药饮片验收人员	中药学专业中专以上学历	或者中药学中级以上专业技术职称	
中药材、中药饮片养护人员	中药学专业中专以上学历	或者中药学初级以上专业技术职称	
直接收购地产中药材验收人员		中药学中级以上专业技术职称	
从事疫苗配送的	预防医学、药学、微生物学或者医学等专业本科以上学历	中级以上专业技术职称	3年以上从事疫苗管理或者技术工作经历
采购人员	药学或者医学、生物、化学等相关专业中专以上学历		
销售、储存人员	高中以上文化程度		

2. 质量管理、验收人员在岗、专职要求　药品批发企业从事质量管理、验收工作的人员应当在职在岗，不得兼职其他业务工作。

3. 岗前培训、继续培训和特殊岗位培训的要求　药品批发企业应当对各岗位人员进行与其职责和工作内容相关的岗前培训和继续培训。培训内容应当包括相关法律法规、药品专业知识及技能、质量管理制度、职责及岗位操作规程等。企业应当按照培训管理制度制定年度培训计划并开展培训，使相关人员能正确理解并履行职责。培训工作应当做好记录并建立档案。

药品批发企业从事特殊管理的药品和冷藏冷冻药品的储存、运输等工作的人员，应当接受相关法律法规和专业知识培训并经考核合格后方可上岗。

4. 直接接触药品岗位人员的健康检查　药品批发企业质量管理、验收、养护、储存等直接接触药品岗位的人员应当进行岗前及年度健康检查，并建立健康档案。

患有传染病或者其他可能污染药品的疾病的，不得从事直接接触药品的工作。身体条件不符合相应岗位特定要求的，不得从事相关工作。

（四）药品批发企业的质量管理体系文件

1. 质量管理体系文件的要求

（1）文件的类别　质量管理体系文件应当符合企业实际。包括质量管理制度、部门及岗位职责、操作规程、档案、报告、记录和凭证等。

（2）文件管理操作规程和记录　文件的起草、修订、审核、批准、分发、保管，以及修改、撤销、替换、销毁等应当按照文件管理操作规程进行，并保存相关记录。

（3）文件的内容、文字和存放　文件应当标明题目、种类、目的以及文件编号和版本号。文字应当准确、清晰、易懂。文件应当分类存放，便于查阅。

（4）文件的审核、修订和使用　药品批发企业应当定期审核、修订文件，使用的文件应当为现行有效的文本，已废止或者失效的文件除留档备查外，不得在工作现场出现。

2. 质量管理制度的内容　①质量管理体系内审的规定；②质量否决权的规定；③质量管理文件的管理；④质量信息的管理；⑤供货单位、购货单位、供货单位销售人员及购货单位采购人员等资格审核的规定；⑥药品采购、收货、验收、储存、养护、销售、出库、运输的管理；⑦特殊管理的药品的规定；⑧药品有效期的管理；⑨不合格药品、药品销毁的管理；⑩药品退货的管理；⑪药品召回的管理；⑫质量查询的管理；⑬质量事故、质量投诉的管理；⑭药品不良反应报告的规定；⑮环境卫生、人员健康的规定；⑯质量方面的教育、培训及考核的规定；⑰设施设备保管和维护的管理；⑱设施设备验证和校准的管理；⑲记录和凭证的管理；⑳计算机系统的管理；㉑药品追溯的规定；㉒其他应当规定的内容。

3. 记录、凭证的建立和要求

（1）记录、凭证的建立　药品批发企业应当建立药品采购、验收、养护、销售、出库复核、销后退回和购进退出、运输、储运温湿度监测、不合格药品处理等相关记录，做到真实、完整、准确、有效和可追溯。

（2）记录、凭证的填写　书面记录及凭证应当及时填写，并做到字迹清晰，不得随意涂改，不得撕毁。更改记录的，应当注明理由、日期并签名，保持原有信息清晰可辨。

（3）记录、凭证的保存　记录及凭证应当至少保存5年。疫苗、特殊管理的药品的记录及凭证按相关规定保存。

4. 电子记录数据的要求　通过计算机系统记录数据时，有关人员应当按照操作规程，通过授权及密码登录后方可进行数据的录入或者复核；数据的更改应当经质量管理部门审核并在其监督下进行，更改过程应当留有记录。

（五）药品批发企业的设施与设备

1. 库房总的要求　库房的选址、设计、布局、建造、改造和维护应当符合药品储存的要求，防止药品的污染、交叉污染、混淆和差错。

2. 库房的条件　库房的规模及条件应当满足药品的合理、安全储存，便于开展储存作业。

（1）库房内外环境整洁，无污染源，库区地面硬化或者绿化。

（2）库房内墙、顶光洁，地面平整，门窗结构严密。

（3）库房有可靠的安全防护措施，能够对无关人员进入实行可控管理，防止药品被盗、替换或者混入假药。

（4）有防止室外装卸、搬运、接收、发运等作业受异常天气影响的措施。

3. 库房应当配备的设施设备

（1）药品与地面之间有效隔离的设备。

（2）避光、通风、防潮、防虫、防鼠等设备。

（3）有效调控温湿度及室内外空气交换的设备。

（4）自动监测、记录库房温湿度的设备。

（5）符合储存作业要求的照明设备。

（6）用于零货拣选、拼箱发货操作及复核的作业区域和设备。

（7）包装物料的存放场所。

（8）验收、发货、退货的专用场所。

（9）不合格药品专用存放场所。

（10）经营特殊管理的药品有符合国家规定的储存设施。

（11）经营中药材、中药饮片的，应当有专用的库房和养护工作场所，直接收购地产中药材的应当设置中药样品室（柜）。

4. 储存和运输冷藏、冷冻药品的设施设备和要求

（1）与其经营规模和品种相适应的冷库，储存疫苗的应当配备两个以上独立冷库。

（2）用于冷库温度自动监测、显示、记录、调控、报警的设备。

（3）冷库制冷设备的备用发电机组或者双回路供电系统。

（4）对有特殊低温要求的药品，应当配备符合其储存要求的设施设备。

（5）冷藏车及车载冷藏箱或者保温箱等设备。

（六）药品批发企业的校准与验证

1. 验证范围 药品批发企业应当对计量器具、温湿度监测设备等定期进行校准或者检定。药品批发企业应当对冷库、储运温湿度监测系统以及冷藏运输等设施设备进行使用前验证、定期验证及停用时间超过规定时限的验证。

2. 验证要求 药品批发企业应当根据相关验证管理制度，形成验证控制文件，包括验证方案、报告、评价、偏差处理和预防措施等。验证应当按照预先确定和批准的方案实施，验证报告应当经过审核和批准，验证文件应当存档。

（七）药品批发企业的计算机系统

1. 建立计算机系统的目的和要求

（1）建立计算机系统的目的 药品批发企业应当建立能够符合经营全过程管理及质量控制要求的计算机系统，实现药品质量可追溯。

（2）建立计算机系统的要求 有支持系统正常运行的服务器和终端机；有安全、稳定的网络环境，有固定接入互联网的方式和安全可靠的信息平台；有实现部门之间、岗位之间信息传输和数据共享的局域网；有药品经营业务票据生成、打印和管理功能；有符合GSP要求及药品批发企业管理实际需要的应用软件和相关数据库。

2. 数据操作和数据安全 计算机系统运行中涉及药品批发企业经营和管理的数据应当采用安全、可靠的方式储存并按日备份，备份数据应当存放在安全场所，记录类数据的保存时限应当至少保存5年。

（八）药品批发企业的采购

1. 采购活动的要求

（1）确定供货单位的合法资格。

（2）确定所购入药品的合法性。

（3）核实供货单位销售人员的合法资格。

（4）与供货单位签订质量保证协议。

2. 首营企业、首营品种的审核

（1）首营企业、首营品种的审核批准　采购中涉及的首营企业、首营品种，采购部门应当填写相关申请表格，经过质量管理部门和企业质量负责人的审核批准。必要时应当组织实地考察，对供货单位质量管理体系进行评价。

（2）首营企业的审核内容　对首营企业的审核，应当查验加盖其公章原印章的以下资料，确认真实、有效：

①《药品生产许可证》或者《药品经营许可证》复印件；②营业执照、税务登记、组织机构代码的证件复印件及上一年度企业年度报告公示情况；③《药品生产质量管理规范》认证证书或者《药品经营质量管理规范》认证证书复印件；④相关印章、随货同行单（票）样式；⑤开户户名、开户银行及账号。

（3）首营品种的审核内容　采购首营品种应当审核药品的合法性，索取加盖供货单位公章原印章的药品生产或者进口批准证明文件复印件并予以审核，审核无误的方可采购。

3. 核实、留存供货单位销售人员的资料

（1）加盖供货单位公章原印章的销售人员身份证复印件。

（2）加盖供货单位公章原印章和法定代表人印章或者签名的授权书，授权书应当载明被授权人姓名、身份证号码，以及授权销售的品种、地域、期限。

（3）供货单位及供货品种相关资料。

4. 质量保证协议

药品批发企业与供货单位签订的质量保证协议至少包括以下内容：

（1）明确双方质量责任。

（2）供货单位应当提供符合规定的资料且对其真实性、有效性负责。

（3）供货单位应当按照国家规定开具发票。

（4）药品质量符合药品标准等有关要求。

（5）药品包装、标签、说明书符合有关规定。

（6）药品运输的质量保证及责任。

（7）质量保证协议的有效期限。

5. 发票管理的要求　采购药品时，药品批发企业应当向供货单位索取发票。发票应当列明药品的通用名称、规格、单位、数量、单价、金额等；不能全部列明的，应当附《销售货物或者提供应税劳务清单》，并加盖供货单位发票专用章原印章、注明税票号码。

发票上的购、销单位名称及金额、品名应当与付款流向及金额、品名一致，并与财务账目内容相对应。发票按有关规定保存。

6. 采购记录的内容　药品批发企业采购药品应当建立采购记录。采购记录应当有药品的通用名称、剂型、规格、生产厂商、供货单位、数量、价格、购货日期等内容，采购中药材、中药饮片的还应当标明产地。

7. 直调方式购销药品的情形和质量保证　发生灾情、疫情、突发事件或者临床紧急救治等特殊情况，以及其他符合国家有关规定的情形，企业可采用直调方式购销药品，将已采购的药品不入本企业仓库，直接从供货单位发送到购货单位，并建立专门的采购记录，保证有效的质量跟踪和追溯。

8. 综合质量评审和动态跟踪管理　药品批发企业应当定期对药品采购的整体情况进行综合质量评审，建立药品质量评审和供货单位质量档案，并进行动态跟踪管理。

（九）药品批发企业的收货与验收

1. 收货要求

（1）收货与核对　药品批发企业应当按照规定的程序和要求对到货药品逐批进行收货、验收，防止不合格药品入库。药品到货时，收货人员应当核实运输方式是否符合要求，并对照随货同行单（票）和采购记录核对药品，做到票、账、货相符。

（2）冷藏、冷冻药品收货　冷藏、冷冻药品到货时，药品批发企业应当对其运输方式及运输过程的温度记录、运输时间等质量控制状况进行重点检查并记录。不符合温度要求的应当拒收。

（3）药品存放待验　收货人员对符合收货要求的药品，药品批发企业应当按品种特性要求放于相应待验区域，或者设置状态标志，通知验收。冷藏、冷冻药品应当在冷库内待验。

2. 验收与抽样

（1）检验报告书查验　药品批发企业验收药品应当按照药品批号查验同批号的检验报告书。供货单位为批发企业的，检验报告书应当加盖其质量管理专用章原印章。检验报告书的传递和保存可以采用电子数据形式，但应当保证其合法性和有效性。

（2）药品抽样　药品批发企业应当按照验收规定，对每次到货药品进行逐批抽样验收，抽取的样品应当具有代表性。

①同一批号的药品应当至少检查一个最小包装，但生产企业有特殊质量控制要求或者打开最小包装可能影响药品质量的，可不打开最小包装；

②破损、污染、渗液、封条损坏等包装异常以及零货、拼箱的，应当开箱检查至最小包装；

③外包装及封签完整的原料药、实施批签发管理的生物制品，可不开箱检查。

（3）药品验收　验收人员应当对抽样药品的外观、包装、标签、说明书以及相关的证明文件等逐一进行检查、核对；验收结束后，应当将抽取的完好样品放回原包装箱，加封并标示。

（4）验收记录

①药品验收记录：验收药品应当做好验收记录，包括药品的通用名称、剂型、规格、批准文号、批号、生产日期、有效期、生产厂商、供货单位、到货数量、到货日期、验收合格数量、验收结果等内容。验收人员应当在验收记录上签署姓名和验收日期。

②中药材验收记录：中药材验收记录应当包括品名、产地、供货单位、到货数量、验收合格数量等内容。中药饮片验收记录应当包括品名、规格、批号、产地、生产日期、生产厂商、供货单位、到货数量、验收合格数量等内容，实施批准文号管理的中药饮片还应当记录批准文号。

验收不合格的还应当注明不合格事项及处置措施。

3. 入库和库存记录　药品批发企业应当建立库存记录，验收合格的药品应当及时入库登记；验收不合格的，不得入库，并由质量管理部门处理。

（十）药品批发企业的储存与养护

1. 药品储存要求

（1）按包装标示的温度要求储存药品，包装上没有标示具体温度的，按照《中华人民共和国药典》规定的贮藏要求进行储存。

（2）储存药品相对湿度为35%~75%。

（3）在人工作业的库房储存药品，按质量状态实行色标管理：合格药品为绿色，不合格药品为红色，待确定药品为黄色。

（4）储存药品应当按照要求采取避光、遮光、通风、防潮、防虫、防鼠等措施。

（5）搬运和堆码药品应当严格按照外包装标示要求规范操作，堆码高度符合包装图示要求，避免损坏药品包装。

（6）药品按批号堆码，不同批号的药品不得混垛，垛间距不小于5厘米，与库房内墙、顶、温度调控设备及管道等设施间距不小于30厘米，与地面间距不小于10厘米。

（7）药品与非药品、外用药与其他药品分开存放，中药材和中药饮片分库存放。

（8）特殊管理的药品应当按照国家有关规定储存。

（9）拆除外包装的零货药品应当集中存放。

（10）储存药品的货架、托盘等设施设备应当保持清洁，无破损和杂物堆放。

（11）未经批准的人员不得进入储存作业区，储存作业区内的人员不得有影响药品质量和安全的行为。

（12）药品储存作业区内不得存放与储存管理无关的物品。

2. 药品养护管理

药品批发企业养护人员应当根据库房条件、外部环境、药品质量特性等对药品进行养护主要内容如下。

（1）指导和督促储存人员对药品进行合理储存与作业。

（2）检查并改善储存条件、防护措施、卫生环境。

（3）对库房温湿度进行有效监测、调控。

（4）按照养护计划对库存药品的外观、包装等质量状况进行检查，并建立养护记录；对储存条件有特殊要求的或者有效期较短的品种应当进行重点养护。

（5）发现有问题的药品应当及时在计算机系统中锁定和记录，并通知质量管理部门处理。

（6）对中药材和中药饮片应当按其特性采取有效方法进行养护并记录，所采取的养护方法不得对药品造成污染。

（7）定期汇总、分析养护信息。

3. 药品破损导致泄漏的处理　药品因破损而导致液体、气体、粉末泄漏时，药品批发企业应当迅速采取安全处理措施，防止对储存环境和其他药品造成污染。

4. 质量可疑药品的应对措施　药品批发企业对质量可疑的药品应当立即采取停售措施，并在计算机系统中锁定，同时报告质量管理部门确认。对存在质量问题的药品应当采取以下措施：

（1）存放于标志明显的专用场所，并有效隔离，不得销售；

（2）怀疑为假药的，及时报告药品监督管理部门；

（3）属于特殊管理的药品，按照国家有关规定处理；

（4）不合格药品的处理过程应当有完整的手续和记录；

（5）对不合格药品应当查明并分析原因，及时采取预防措施。

药师考点

药品批发的质量管理

（十一）药品批发企业的销售

1. 对购货单位的审核要求 药品批发企业应当将药品销售给合法的购货单位，并对购货单位的证明文件、采购人员及提货人员的身份证明进行核实，保证药品销售流向真实、合法。

药品批发企业应当严格审核购货单位的生产范围、经营范围或者诊疗范围，并按照相应的范围销售药品。

2. 销售记录的内容

（1）药品销售记录 销售应当做好药品销售记录。销售记录应当包括药品的通用名称、规格、剂型、批号、有效期、生产厂商、购货单位、销售数量、单价、金额、销售日期等内容。进行药品直调的，应当建立专门的销售记录。

（2）中药材销售记录 中药材销售记录应当包括品名、规格、产地、购货单位、销售数量、单价、金额、销售日期等内容；中药饮片销售记录应当包括品名、规格、批号、产地、生产厂商、购货单位、销售数量、单价、金额、销售日期等内容。

（十二）药品批发企业的出库

1. 出库复核和出库记录

（1）出库复核 出库时应当对照销售记录进行复核。发现以下情况不得出库，并报告质量管理部门处理：①药品包装出现破损、污染、封口不牢、衬垫不实、封条损坏等问题；②包装内有异常响动或者液体渗漏；③标签脱落、字迹模糊不清或者标识内容与实物不符；④药品已超过有效期；⑤其他异常情况的药品。

（2）出库记录 药品出库复核应当建立记录，包括购货单位、药品的通用名称、剂型、规格、数量、批号、有效期、生产厂商、出库日期、质量状况和复核人员等内容。

2. 拼箱发货要求 药品拼箱发货的代用包装箱应当有醒目的拼箱标志。

3. 冷藏、冷冻药品装箱、装车要求 冷藏、冷冻药品的装箱、装车等项作业，应当由专人负责并符合以下要求。

（1）车载冷藏箱或者保温箱在使用前应当达到相应的温度要求。

（2）应当在冷藏环境下完成冷藏、冷冻药品的装箱、封箱工作。

（3）装车前应当检查冷藏车辆的启动、运行状态，达到规定温度后方可装车。

（4）启运时应当做好运输记录，内容包括运输工具和启运时间等。

（十三）药品批发企业的运输与配送

1. 运输药品的要求 药品批发企业应当按照质量管理制度的要求，严格执行运输操作规程，并采取有效措施保证运输过程中的药品质量与安全。

药品批发企业运输药品，应当根据药品的包装、质量特性并针对车况、道路、天气等因素，选用适宜的运输工具，采取相应措施防止出现破损、污染等问题。

药品批发企业发运药品时，应当检查运输工具，发现运输条件不符合规定的，不得发运。运输药品过程中，运载工具应当保持密闭。

药品批发企业应当严格按照外包装标示的要求搬运、装卸药品。

2. 具有特殊温度要求的药品运输　药品批发企业应当根据药品的温度控制要求，在运输过程中采取必要的保温或者冷藏、冷冻措施。运输过程中，药品不得直接接触冰袋、冰排等蓄冷剂，防止对药品质量造成影响。

在冷藏、冷冻药品运输途中，应当实时监测并记录冷藏车、冷藏箱或者保温箱内的温度数据。

药品批发企业应当制定冷藏、冷冻药品运输应急预案，对运输途中可能发生的设备故障、异常天气影响、交通拥堵等突发事件，能够采取相应的应对措施。

3. 委托运输的要求　委托其他单位运输药品的，应当对承运方运输药品的质量保障能力进行审计，索取运输车辆的相关资料，符合GSP运输设施设备条件和要求的方可委托。

委托运输药品应当与承运方签订运输协议，明确药品质量责任、遵守运输操作规程和在途时限等内容。

委托运输药品应当有记录，实现运输过程的质量追溯。记录至少包括发货时间、发货地址、收货单位、收货地址、货单号、药品件数、运输方式、委托经办人、承运单位，采用车辆运输的还应当载明车牌号，并留存驾驶人员的驾驶证复印件。记录应当至少保存5年。

已装车的药品应当及时发运并尽快送达。委托运输的，应当要求并监督承运方严格履行委托运输协议，防止因在途时间过长影响药品质量。

（十四）药品批发企业的投诉管理及应对

药品批发企业应当按照质量管理制度的要求，制定投诉管理操作规程，内容包括投诉渠道及方式、档案记录、调查与评估、处理措施、反馈和事后跟踪等。

药品批发企业应当配备专职或者兼职人员负责售后投诉管理，对投诉的质量问题查明原因，采取有效措施及时处理和反馈，并做好记录，必要时应当通知供货单位及药品生产企业。

药品批发企业应当及时将投诉及处理结果等信息记入档案，以便查询和跟踪。

二、药品零售企业质量管理

（一）药品零售企业的质量管理与职责

1. 经营条件　药品零售企业应当具有与其经营范围和规模相适应的经营条件，包括组织机构、人员、设施设备、质量管理文件，并按照规定设置计算机系统。

2. 企业负责人的职责　药品零售企业负责人是药品质量的主要责任人，负责企业日常管理，负责提供必要的条件，保证质量管理部门和质量管理人员有效履行职责，确保企业按照GSP要求经营药品。

3. 质量管理部门或人员的职责　药品零售企业应当设置质量管理部门或者配备质量管理人员，履行以下职责。

（1）督促相关部门和岗位人员执行药品管理的法律法规及GSP。

(2)组织制订质量管理文件，并指导、监督文件的执行。

(3)负责对供货单位及其销售人员资格证明的审核。

(4)负责对所采购药品合法性的审核。

(5)负责药品的验收，指导并监督药品采购、储存、陈列、销售等环节的质量管理工作。

(6)负责药品质量查询及质量信息管理。

(7)负责药品质量投诉和质量事故的调查、处理及报告。

(8)负责对不合格药品的确认及处理。

(9)负责假劣药品的报告。

(10)负责药品不良反应的报告。

(11)开展药品质量管理教育和培训。

(12)负责计算机系统操作权限的审核、控制及质量管理基础数据的维护。

(13)负责组织计量器具的校准及检定工作。

(14)指导并监督药学服务工作。

(15)其他应当由质量管理部门或者质量管理人员履行的职责。

(二)药品零售企业的人员管理

1. 药品零售企业的人员的资格 药品零售企业人员资格见表8-2。

表8-2 药品零售企业人员资格

人员	学历	职称/资格	其他
企业法定代表人		执业药师资格	
企业负责人		执业药师资格	
质量管理、验收、采购人员	药学或者医学、生物、化学等相关专业学历	或者药学专业技术职称	
中药饮片质量管理、验收、采购人员	中药学中专以上学历	或者中药学专业初级以上专业技术职称	
营业员	高中以上文化程度		或者符合省级药品监督管理部门规定的条件
中药饮片调剂人员	中药学中专以上学历	或者中药调剂员资格	
处方审核人员		执业药师资格	

2. 岗前培训、继续培训和特殊岗位培训的要求 药品零售企业各岗位人员应当接受相关法律法规及药品专业知识与技能的岗前培训和继续培训，以符合GSP要求。

药品零售企业应当按照培训管理制度制定年度培训计划并开展培训，使相关人员能正确理解并履行职责。培训工作应当做好记录并建立档案。

药品零售企业应当为销售特殊管理的药品、国家有专门管理要求的药品、冷藏药品的人员接受相应培训提供条件，使其掌握相关法律法规和专业知识。

3. 直接接触药品岗位人员的健康检查 药品零售企业应当对直接接触药品岗位的人员进行岗前及年度健康检查，并建立健康档案。患有传染病或者其他可能污染药品的疾病的，不得从事直接接触药品的工作。

（三）药品零售企业的文件

1. 质量管理文件的要求　药品零售企业应当按照有关法律法规及GSP规定，制定符合企业实际的质量管理文件。文件包括质量管理制度、岗位职责、操作规程、档案、记录和凭证等，并对质量管理文件定期审核、及时修订。

2. 质量管理制度的内容　①药品采购、验收、陈列、销售等环节的管理，设置库房的还应当包括储存、养护的管理；②供货单位和采购品种的审核；③处方药销售的管理；④药品拆零的管理；⑤特殊管理的药品和国家有专门管理要求的药品的管理；⑥记录和凭证的管理；⑦收集和查询质量信息的管理；⑧质量事故、质量投诉的管理；⑨中药饮片处方审核、调配、核对的管理；⑩药品有效期的管理；⑪不合格药品、药品销毁的管理；⑫环境卫生、人员健康的规定；⑬提供用药咨询、指导合理用药等药学服务的管理；⑭人员培训及考核的规定；⑮药品不良反应报告的规定；⑯计算机系统的管理；⑰执行药品电子监管的规定；⑱其他应当规定的内容。

3. 不得代为履行职责的岗位　质量管理岗位、处方审核岗位的职责不得由其他岗位人员代为履行。

4. 药品零售操作规程的内容

（1）药品采购、验收、销售。

（2）处方审核、调配、核对。

（3）中药饮片处方审核、调配、核对。

（4）药品拆零销售。

（5）特殊管理的药品和国家有专门管理要求的药品的销售。

（6）营业场所药品陈列及检查。

（7）营业场所冷藏药品的存放。

（8）计算机系统的操作和管理。

（9）设置库房的还应当包括储存和养护的操作规程。

5. 记录、凭证的建立和保存　药品零售企业应当建立药品采购、验收、销售、陈列检查、温湿度监测、不合格药品处理等相关记录，做到真实、完整、准确、有效和可追溯。记录及相关凭证应当至少保存5年。

6. 电子记录数据的要求　通过计算机系统记录数据时，相关岗位人员应当按照操作规程，通过授权及密码登录计算机系统，进行数据的录入，保证数据原始、真实、准确、安全和可追溯。电子记录数据应当以安全、可靠方式定期备份。

（四）药品零售企业的设施与设备

1. 营业场所的条件和设备

（1）营业场所的条件　药品零售企业的营业场所应当与其药品经营范围、经营规模相适应，并与药品储存、办公、生活辅助及其他区域分开。营业场所应当具有相应设施或者采取其他有效措施，避免药品受室外环境的影响，并做到宽敞、明亮、整洁、卫生。

（2）营业场所的设备要求　①货架和柜台；②监测、调控温度的设备；③经营中药饮片的，有存放饮片和处方调配的设备；④经营冷藏药品的，有专用冷藏设备；⑤经营第二类精神药品、毒性中药品种和罂粟壳的，有符合安全规定的专用存放设备；

⑥药品拆零销售所需的调配工具、包装用品。

2. 计算机管理的要求 药品零售企业应当建立能够符合经营和质量管理要求的计算机系统，并满足药品电子监管的实施条件。

3. 库房及其设施设备的要求 药品零售企业设置库房的，应当做到库房内墙、顶光洁，地面平整，门窗结构严密；有可靠的安全防护、防盗等措施。

药品零售企业仓库应当有以下设施设备：①药品与地面之间有效隔离的设备；②避光、通风、防潮、防虫、防鼠等设备；③有效监测和调控温湿度的设备；④符合储存作业要求的照明设备；⑤验收专用场所；⑥不合格药品专用存放场所；⑦经营冷藏药品的，有与其经营品种及经营规模相适应的专用设备；⑧储存中药饮片应当设立专用库房。

（五）药品零售企业的采购与验收

1. 采购活动的要求 药品零售企业采购药品，应当符合药品批发企业采购药品的要求。

2. 收货、验收与抽样

（1）收货 药品到货时，收货人员应当按采购记录，对照供货单位的随货同行单（票）核实药品实物，做到票、账、货相符。

（2）验收 药品零售企业应当按规定的程序和要求对到货药品逐批进行验收，并做好验收记录。验收记录要求同药品批发企业，冷藏药品检查要求同药品批发企业，药品检验报告书查验要求同药品批发企业。

（3）抽样 验收抽取的样品应当具有代表性。

（六）药品零售企业的陈列与储存

1. 药品陈列的要求

（1）按剂型、用途以及储存要求分类陈列，并设置醒目标志，类别标签字迹清晰、放置准确。

（2）药品放置于货架（柜），摆放整齐有序，避免阳光直射。

（3）处方药、非处方药分区陈列，并有处方药、非处方药专用标识。

（4）处方药不得采用开架自选的方式陈列和销售。

（5）外用药与其他药品分开摆放。

（6）拆零销售的药品集中存放于拆零专柜或者专区。

（7）第二类精神药品、毒性中药品种和罂粟壳不得陈列。

（8）冷藏药品放置在冷藏设备中，按规定对温度进行监测和记录，并保证存放温度符合要求。

（9）中药饮片柜斗谱的书写应当正名正字；装斗前应当复核，防止错斗、串斗；应当定期清斗，防止饮片生虫、发霉、变质；不同批号的饮片装斗前应当清斗并记录。

> **药师考点**
>
> 药品零售的质量管理

（10）经营非药品应当设置专区，与药品区域明显隔离，并有醒目标志。

2. 药品检查和处理 药品零售企业应当定期对陈列、存放的药品进行检查，重点检查拆零药品和易变质、近效期、摆放时间较长的药品以及中药饮片。发现有质量疑问的药品应当及时撤柜，停止销售，由质量管理人员确认和处理，并保留相关记录。

3. 效期管理 药品零售企业应当对药品的有效期进行跟踪管理，防止近效期药品售出后可能发生的过期使用。

4. 储存和养护管理 药品零售企业设置库房的，库房的药品储存与养护管理应当符合药品批发企业储存与养护的规定。

（七）药品零售企业的销售管理

1. 挂牌明示的规定 药品零售企业应当在营业场所的显著位置悬挂《药品经营许可证》、营业执照、执业药师注册证等。

营业人员应当佩戴有照片、姓名、岗位等内容的工作牌，是执业药师和药学技术人员的，工作牌还应当标明执业资格或者药学专业技术职称。在岗执业的执业药师应当挂牌明示。

2. 销售药品的要求

（1）处方经执业药师审核后方可调配；对处方所列药品不得擅自更改或者代用，对有配伍禁忌或者超剂量的处方，应当拒绝调配，但经处方医师更正或者重新签字确认的，可以调配；调配处方后经过核对方可销售。

（2）处方审核、调配、核对人员应当在处方上签字或者盖章，并按照有关规定保存处方或者其复印件。

（3）销售近效期药品应当向顾客告知有效期。

（4）销售中药饮片做到计量准确，并告知煎服方法及注意事项；提供中药饮片代煎服务，应当符合国家有关规定。

3. 销售凭证和记录 药品零售企业销售药品应当开具销售凭证，内容包括药品名称、生产厂商、数量、价格、批号、规格等，并做好销售记录。

4. 药品拆零销售

（1）负责拆零销售的人员经过专门培训。

（2）拆零的工作台及工具保持清洁、卫生，防止交叉污染。

（3）做好拆零销售记录，内容包括拆零起始日期、药品的通用名称、规格、批号、生产厂商、有效期、销售数量、销售日期、分拆及复核人员等。

（4）拆零销售应当使用洁净、卫生的包装，包装上注明药品名称、规格、数量、用法、用量、批号、有效期以及药店名称等内容。

（5）提供药品说明书原件或者复印件。

（6）拆零销售期间，保留原包装和说明书。

（八）药品零售企业的售后管理

1. 药品非质量原因不得退换的规定 除药品质量原因外，药品一经售出，不得退换。

2. 投诉管理及应对 品零售企业应当在营业场所公布药品监督管理部门的监督电话，设置顾客意见簿，及时处理顾客对药品质量的投诉。

第四节 互联网药品交易管理

国家食品药品监督管理总局发布的《互联网药品交易服务审批暂行规定》于2005年12月1日开始实施，旨在加强药品监督管理，规范互联网药品交易。

一、互联网药品交易服务的形式

互联网药品交易服务，是指通过互联网提供药品（包括医疗器械、直接接触药品的包装材料和容器）交易服务的电子商务活动。

互联网药品交易服务的形式 ①为药品生产企业、药品经营企业和医疗机构之间的互联网药品交易提供的服务；②药品生产企业、药品批发企业通过自身网站与本企业成员之外的其他企业进行的互联网药品交易；③药品连锁零售企业向个人消费者提供的互联网药品交易服务。

药师考点

互联网药品交易服务的类型

二、互联网交易服务的资质条件

1. 为药品生产企业、药品经营企业和医疗机构之间的互联网药品交易提供服务的企业应当具备的条件

（1）依法设立的企业法人；

（2）提供互联网药品交易服务的网站已获得从事互联网药品信息服务的资格；

（3）拥有与开展业务相适应的场所、设施、设备，并具备自我管理和维护的能力；

（4）具有健全的网络与交易安全保障措施以及完整的管理制度；

（5）具有完整保存交易记录的能力、设施和设备；

（6）具备网上查询、生成订单、电子合同、网上支付等交易服务功能；

（7）具有保证上网交易资料和信息的合法性、真实性的完善的管理制度、设备与技术措施；

（8）具有保证网络正常运营和日常维护的计算机专业技术人员，具有健全的企业内部管理机构和技术保障机构；

（9）具有药学或者相关专业本科学历，熟悉药品、医疗器械相关法规的专职专业人员组成的审核部门负责网上交易的审查工作。

2. 通过自身网站与本企业成员之外的其他企业进行互联网药品交易的药品生产企业和药品批发企业应当具备的条件

（1）提供互联网药品交易服务的网站已获得从事互联网药品信息服务的资格；

（2）具有与开展业务相适应的场所、设施、设备，并具备自我管理和维护的能力；

（3）具有健全的管理机构，具备网络与交易安全保障措施以及完整的管理制度；

（4）具有完整保存交易记录的设施、设备；

（5）具备网上查询、生成订单、电子合同等基本交易服务功能；

（6）具有保证网上交易的资料和信息的合法性、真实性的完善管理制度、设施、设备与技术措施。

3. 向个人消费者提供互联网药品交易服务的企业应当具备的条件

（1）依法设立的药品零售连锁企业；

（2）提供互联网药品交易服务的网站已获得从事互联网药品信息服务的资格；

（3）具有健全的网络与交易安全保障措施以及完整的管理制度；

（4）具有完整保存交易记录的能力、设施和设备；

（5）具备网上咨询、网上查询、生成定单、电子合同等基本交易服务功能；

（6）对上网交易的品种有完整的管理制度与措施；

（7）具有与上网交易的品种相适应的药品配送系统；

（8）具有执业药师负责网上实时咨询，并有保存完整咨询内容的设施、设备及相关管理制度；

（9）从事医疗器械交易服务，应当配备拥有医疗器械相关专业学历、熟悉医疗器械相关法规的专职专业人员。

三、提供交易服务的企业药品交易行为

1. 审核资格和合法性　药品网络交易第三方平台提供者应当按照国务院药品监督管理部门的规定，向所在地省、自治区、直辖市人民政府药品监督管理部门备案。第三方平台提供者应当依法对申请进入平台经营的药品上市许可持有人、药品经营企业的资质等进行审核，保证其符合法定要求，并对发生在平台的药品经营行为进行管理。第三方平台提供者发现进入平台经营的药品上市许可持有人、药品经营企业有违法行为的，应当及时制止并立即报告所在地县级人民政府药品监督管理部门；发现严重违法行为的，应当立即停止提供网络交易平台服务。

2. 首次上网交易的审核　对首次上网交易的药品生产企业、药品经营企业、医疗机构以及药品，提供互联网药品交易服务的企业必须索取、审核交易各方的资格证明文件和药品批准证明文件并进行备案。

3. 网上交易药品的限制

（1）通过自身网站与本企业成员之外的其他企业进行互联网药品交易的药品生产企业和药品批发企业只能交易本企业生产或者本企业经营的药品，不得利用自身网站提供其他互联网药品交易服务。

（2）在互联网上进行药品交易的药品生产企业、药品经营企业和医疗机构必须通过合法的互联网药品交易服务企业进行交易。参与互联网药品交易的医疗机构只能购买药品，不得上网销售药品。

（3）向个人消费者提供互联网药品交易服务的企业只能在网上销售本企业经营的非处方药，不得向其他企业或者医疗机构销售药品。

2019年修订的《药品管理法》规定疫苗、血液制品、麻醉药品、精神药品、医疗用毒性药品、放射性药品、药品类易制毒化学品等国家实行特殊管理的药品不得在网络上销售。

第五节　中药经营管理

一、中药材专业市场管理

1996年经国家中医药管理局、卫生部、国家工商行政管理局审核批准设立了17个中药材专业市场，近20年来没有审批新的中药材专业市场。17个中药材专业市场所在地是：河北保定市，黑龙江哈尔滨市，安徽亳州市，江西宜春市，山东菏泽市，河南许昌市，湖北黄冈市，湖南长沙市、邵阳市，广东广州市、揭阳市，广西玉林市，重庆渝中区，四川成都市，云南昆明市，陕西西安市，甘肃兰州市。

1. 中药材专业市场应具备的条件

（1）营业场所与设施　具有与所经营中药材规模相适应的营业场所、营业设施和仓储

运输及生活服务设施等配套条件。

（2）管理机构与人员　具有专业市场的管理机构和管理人员，中药材专业市场的管理人员必须是经县以上主管部门认定的主管中药师、相当于主管中药师以上技术职称的人员或有经验的老药工。

（3）检测人员与设备　具有与经营中药材规模相适应的质量检测人员和基本检测仪器、设备、以负责对进入市场交易的中药材商品进行检查和监督。

2. 中药材专业市场经营者应具备的条件

（1）专业人员　具有与所经营中药材规模相适应的药学技术人员，或经县级以上主管部门认定的，熟悉并能鉴别所经营中药材药性的人员。了解国家有关法规、中药材商品规格标准和质量标准。

（2）许可证照　进入中药材专业市场经营中药材的企业和个体工商户必须依照法定程序，向中药材专业市场所在地省级药品监督管理部门申请并取得《药品经营许可证》，然后，持证向工商行政管理部门申请办理《营业执照》。证照齐全者准予进入中药材专业市场固定门店从事中药材批发业务。

（3）租用摊位经营自产中药材　申请在中药材专业市场租用摊位从事自产中药材业务的经营者，必须经所在中药材专业市场管理机构审查批准后，方可经营中药材。

（4）明码标价　在中药材专业市场从事中药材批发和零售业务的企业和个体工商户，必须遵纪守法，明码标价、照章纳税。

3. 中药材专业市场的管理

（1）城乡集市贸易市场管理　城乡集贸市场不得出售中药材以外的药品。

（2）中药材销售发运管理　销售中药材，必须标明产地。发运中药材必须有包装，在每件包装上，必须注明品名、产地、日期、调出单位，并附有质量合格的标志。

（3）销售禁止性规定　①严禁销售假、劣中药材；②严禁未经批准以任何名义或方式经营中药饮片、中成药和其他药品；③严禁销售国家规定的27种毒性药材；④严禁非法销售国家规定的42种濒危药材。

（4）中药材市场经营者要求　①完善购进记录、验收、储存、运输、调剂、临方炮制等过程的管理制度和措施；②严禁从事饮片分包装、改换标签等活动；③严禁从中药材市场或其他不具备饮片生产经营资质的单位或个人采购中药饮片，确保中药饮片安全。

（5）中药材专业市场监管　中药材专业市场要建立健全交易管理部门和质量管理机构，完善市场交易和质量管理的规章制度，逐步建立起公司化的中药材经营模式。构建中药材电子交易平台和市场信息平台，建设中药材流通追溯系统，配备使用具有药品现代物流水平的仓储设施设备，提高中药材仓储、养护技术水平，切实保障中药材质量。

中药材专业市场所在地人民政府按照“谁开办，谁管理”的原则，承担管理责任，明确市场开办主体及其责任。

中药材专业市场所在地的药品监督管理部门负责制定质量检查制度，对中药材专业市场经营品种组织抽验。发现中药材质量有问题，依据《药品管理法》进行处罚。

各级市场监督管理部门指导建立各项市场管理制度，规范经营行为，严禁国家规定禁止进入市场的药品进入市场，查处制售假冒伪劣的行为，维护市场经营秩序。

二、中药饮片经营管理

批发零售中药饮片必须持有《药品经营许可证》；中药饮片必须从合法的药品生产企业或经营企业采购。

药品批发企业销售给医疗机构、药品零售企业和使用单位的中药饮片，应随货附加盖单位公章的生产、经营企业资质证书及检验报告书（复印件）。

严禁药品经营企业从事饮片分包装、改换标签等活动，严禁从中药材市场或其他不具备饮片生产经营资质的单位或个人采购中药饮片。

本章小结

- 药品经营管理
  - 药品经营管理概述
    - 药品经营管理的特点
    - 药品流通的特殊性
  - 药品经营企业的管理
    - 药品经营许可管理
    - 药品流通监督管理
    - 处方药与非处方药流通管理
    - 定点零售药店协议管理
    - 优良药房工作规范
  - 药品经营质量管理规范
    - 药品批发企业的质量管理
    - 药品零售企业的质量管理
  - 互联网药品交易管理
  - 中药经营管理
    - 中药材专业市场管理
    - 中药饮片经营管理

思考题

1. 药品经营活动有何特点？
2. 简述《药品经营许可证》的申请与审批程序。
3. 《药品经营质量管理规范》（GSP）对药品批发企业有哪些要求？
4. 《药品经营质量管理规范》（GSP）对药品零售企业有哪些要求？
5. 药品生产企业、经营企业不得从事的经营活动有哪些？
6. 简述互联网药品交易的三种形式及交易限制。

（宿　凌）

扫码“练一练”

扫码“学一学”

第九章　医疗机构药事管理

教学目标

本章介绍医疗机构药事管理的概念、内容，药事管理与药物治疗学委员会的组成和任务，药学部门的任务、组织机构和人员职责，处方与调剂业务管理、医疗机构制剂管理，药品采购与供应管理和临床药学服务等内容。旨在使同学们对医疗机构药事活动的组织、协调、监督管理过程以及对医疗机构药事的发展方向有一明确的认识。

学习要求

掌握： 1．医疗机构药事管理的概念及内容

2．药剂科（部）的组成和主要任务

3．处方书写规则、开具要求及处方审核规范

4．调剂的概念、流程与步骤、调剂工作管理

5．抗菌药物分级管理要求

熟悉： 1．药剂科（部）各级人员的职责

2．药事管理与药物治疗委员会的任务

3．处方权限及保管要求

4．静脉药物配置概念与要求

5．医疗机构制剂的品种与管理

6．药品采购管理、库存管理

7．临床药学的概念和主要内容

了解： 1．门诊调剂室的布局设计

2．制剂许可证申请程序、自配制剂的质量管理

3．抗菌药物使用强度评价指标

第一节　概　述

一、医疗机构药事管理的概念

医疗机构（Medical Institutions）是指依照法定程序设立的，从事疾病诊断、治疗活动的医院、卫生院、疗养院、门诊部、社区卫生服务中心、诊所、卫生所（室）以及急救中心（站）等机构。医疗机构药事管理（Institutional Pharmacy Administration）或医院药事管理（Hospital Pharmacy Administration）是对医院中一切与药品和药学服务相关事务的协调与管理，是研究医院药事管理活动及其规律和方法的综合型应用科学。它是以医疗机构为活动

范围，以药剂科（部）为职能机构，运用现代管理理论、方法和技术，对医疗机构药事各个组成部分的活动进行组织、协调和监督的管理过程。

医疗机构药事管理作为药事管理学科中的一个重要分支，在近些年已作为一门独立的学科进行研究。1978年日本出版了《病院药局管理学》；1979年美国《医院药学（房）实践手册》（Handbook of Institution Pharmacy Practice）详细叙述了药学人员实践培训、药品供应管理、药房财务管理与成本控制、药品采购与库存管理、用药差错管理、药品配发体系、药师职业伦理、药物治疗方案的执行与监测及临床药学服务等内容。我国1984年第二军医大学药学院正式开设了“医院药局管理”课程并编写了《医院药局管理》教材；2003年人民卫生出版社出版了《医院管理学—药事管理分册》（吴永佩、张钧主编）（2011年再版）；2006年人民卫生出版社出版了由杨世民主编的《医院药事管理》教材，2010年再版。医院药学服务模式的转型，使得临床药学服务已越来越被人们理解和接受，药师的服务理念和技能也不断提升，这些新的需求和新的理念对现代药师和药房提出了更高的要求。我国部分高等药学教育院（系）在药事管理与法规的课程基础上也开设了“医院药房管理”等课程。

随着21世纪不断推进医院药学发展，医疗机构药事管理的工作模式、管理理念以及药学工作人员的职责发生了一系列的变化。2011年3月1日，国家卫生管理部门修订颁布了《医疗机构药事管理规定》，对医疗机构药事管理的概念做出了明确的界定：“医疗机构药事管理，是指医疗机构以病人为中心，以临床药学为基础，对临床用药全过程进行有效的组织实施与管理，促进临床药学、合理用药的药学技术服务和相关的药品管理工作”。2019年8月26日，新修订的《中华人民共和国药品管理法》通过表决，于2019年12月1日起正式实施。新修订的《药品管理法》对于医疗机构药学技术人员配备、药品保管制度、药物临床应用及医疗机构制剂管理等药事管理作出进一步的完善。

知识拓展

医院药学的发展

传统药学阶段：这一时期医院药学工作主要以保障药品供应和调剂处方为主。主要任务为药品采购供应、医疗机构制剂管理、药品调剂。

过渡阶段：是指传统药学向临床药学过渡的阶段。此阶段医院药学不断尝试调剂工作模式的改变，并逐渐开始关注临床合理用药管理。对药品质量的评价由体外向药物临床应用的安全、有效、经济和适当性发展，为医院药学从保障供应型向技术服务型迈出了一大步。

“以患者为中心”的药物临床实践阶段：过渡阶段并未完全摆脱“以药物为核心”的工作格局，自20世纪90年代“以患者为中心”的药物临床实践阶段以来，逐步建立完善临床药师制，实现医院药学工作模式的转型和药师观念与职责的转变。其主要任务是：促进临床合理用药、保障患者用药的合法权益。

二、医疗机构药事管理的内容

传统的医院药事管理主要为药品的采购、储存、分发的管理，自配制剂的管理，药品的质量管理和经济管理等，即主要对物——药品的管理。随着现代医药卫生事业的发展，医院药学工作模式由过去单纯供应型逐渐向技术服务型转变，医院药事管理的重心，也由面向物（products-oriented），转而面向病人（patients-oriented），即对以病人安全、有效、合理用药为中心的系统药事管理。

医院药事管理具有专业性、实践性和服务性的特点。是一个相对完整的体系，它包括了医疗机构药事的组织管理、制度管理、业务技术管理、质量管理、经济管理、信息管理、科研及继续教育管理等内容。同时体现药品生产（医疗机构制剂）、流通和使用的多环节的管理模式。

1. 组织管理 组织管理是研究医院药学部门的结构和人员的管理，完善组织管理就可以提升药学部门的整体系统功能。其管理功能十分广泛，涵盖了医院药学实践的组织体制和结构、各项规章制度的建立。如，药学部门的组成、人员编配、岗位设置与职责、人员结构、培养教育、沟通协调能力、思想政治工作等素质提高，以及领导艺术与方法，以及对上述各项目的设计、计划和管理工作等。

2. 业务管理 包括：调剂管理、医疗机构制剂管理、药品库存管理、质量控制、临床用药管理、药学信息管理等。其任务是通过科学的组织、计划与控制，使药品制剂流通过程中的诸因素—药学人员、药学技术、仪器设备、药事法规、药学信息得到合理的结合和有序的实施，提高效益、保证药品质量，达到安全、有效、经济的临床合理用药目的。随着临床药学工作的发展和工作模式的转变，业务管理还涵盖了建立临床药师制，以培养和配备临床药师，直接参与临床药物治疗，协同医师合理遴选治疗药物；个体化给药方案与药物基因组学的研究与检测；门诊药房设置要务咨询服务，实施大窗口或柜台式发药模式，面对面与患者交流，药师承担处方点评工作；设置静脉用药调配中心，对全胃肠外营养（total parenteral nutrition, TPN）、高危药品（high-alert medications）等静脉用药实行集中调配与供应；药学专业人员单剂量调剂配发药品，以及全自动分包装系统的应用：工作信息技术在医院药学工作中的应用等。这些新业务项目的建立和开展，其目的是提高医院药学服务的技术含量，为医院药学向临床学科转化创造条件以促进药物的合理使用，充分体现了以人为本、为患者服务的宗旨。因此，也必然会牵涉到这些新业务中制度化、规范化的管理问题。

3. 技术管理 技术管理是指医院药学事件中的技术活动以及提高与发展所进行的计划、组织、调控和实施的管理。其内容包括药品质量的控制管理；本机构药品处方集和基本用药供应目录的制定与品种遴选管理；临床用药路径与管理；静脉用药集中调配和医院制剂操作规程、药品制定与药学服务质量控制办法的制定与管理；药学科研活动和成果的管理；药学技术人员业务技术培训与考核的管理；信息技术在医院药学领域的应用与管理；药学信息资料与技术档案管理等。

4. 物资设备管理 物资设备管理是指医疗过程中需要的药品、相关医用材料以及仪器设备的选购、保管、使用等一系列管理工作。例如本院基本药品目录的遴选、采购计划的审核、存量的控制、药品分类分级、特殊管理药品的管理，以及相关仪器设备的选购、操作、维护等管理。

5. 质量管理 质量管理是指按照质量形成规律，通过科学方法，保证和提高工作质量所进行的管理。具体来说，就是运用标准、规范、规程、监控等管理措施，对临床用药和医院药学部门工作质量实施管理。其质量管理内容主要有：药品采购、验收、保管过程的质量管理，药品供应与药学技术服务过程的质量管理，药学信息提供与咨询服务过程的质量管理；临床药物治疗工作的质量管理，药品评价利用的质量管理，临床药师参与临床用药工作的质量管理，等等。

6. 成本管理 在保证基本用药供应目录的情况下，应及时掌握新药动态和市场信息，根据治疗需要在安全、疗效评估的前提下适宜地引进新药；在确保药品质量和服务的前提下，制定药品采购计划，减少库存，加速资金周转，合理增加收入、减少开支；做好药品成本核算和账务管理，保证社会效益和经济效益同步增长；积极开展药物经济学的研究，制定合理的药物治疗方案，取得较好的成本-效果（效益）；开展医院处方点评，找出存在问题，分析原因，减少用药盲点和资源浪费；随着临床药师参与临床药物治疗工作，以及药学部门根据临床需要开展心动业务工作，有关部门和医院应解决药学部门顺利发展和药师积极性持久发挥的重要激励措施。

7. 信息管理　在医院药学部门的整个活动中始终贯穿着两种“流动”：一种是物流（主要是药品、制剂），另一种是伴随物流产生而又引导物流有序运动的信息流。信息流的任何阻塞都会使物流混乱。某些决策失误、指挥失灵、用药不适宜，追究其主要原因就是信息不畅通或与信息阻塞密切相关。反馈信息不及时或不正确或无法反馈，从而对物流失去了控制。信息管理的任务就是研究药学部门工作和临床用药的信息特点、信息收集、信息处理和信息反馈。

药师考点

医疗机构药事管理的主要内容

第二节　医疗机构药事管理与药物治疗学委员会

一、药事管理与药物治疗学委员会的概念

为了协调和指导全院计划用药、合理用药，对医院药事各项重要问题做出专门决定，并使药品在各个环节上加强科学管理。根据我国《医疗机构药事管理规定》（2011年），二级以上的医院应成立药事管理与药物治疗学委员会（Pharmacy Administration and Drug Therapeutics Committee）。其他医疗机构应当成立药事管理与药物治疗学组。医院建立药事管理组织，充分发挥科学管理作用，对密切医药关系，避免药品乱购、滥用和浪费，提高药品的使用质量，保证临床治疗效果和安全等方面都起到重要作用。

知识拓展

药学与治疗学委员会

国外医院也设立药事管理机构，此类机构在日本称之为药事委员会或药品选用委员会，在美国、英国则称为药学与治疗委员会（Pharmacy and therapeutic committee, Pharmacy committee, Formulary committee 或 Therapeutics committee），在德国称之为药品委员会。国外把此类机构看作为咨询组织，起着沟通药学人员和其他医务人员的作用。其目的有两个：一是咨询。推荐医院用药，帮助制订药品的评价、遴选和治疗使用的有关规定；二是教育。完善医师、护士、药师与药品及其使用有关问题的知识。

二、药事管理与药物治疗学委员会的组成

我国《医疗机构药事管理规定》确定了药事管理与药物治疗学委员会的组成。二级以上医院药事管理与药物治疗学委员会委员由具有高级技术职务任职资格的药学、临床医学、

护理和医院感染管理、医疗行政管理等人员组成。

成立医疗机构药事管理与药物治疗学组的医疗机构由药学、医务、护理、医院感染、临床科室等部门负责人和具有药师、医师以上专业技术职务任职资格人员组成。

医疗机构负责人任药事管理与药物治疗学委员会（组）主任委员，药学和医务部门负责人任药事管理与药物治疗学委员会（组）副主任委员。医疗机构医务部门应当指定专人，负责与医疗机构药物治疗相关的行政事务管理工作。

三、药事管理与药物治疗学委员会的职责

药事管理与药物治疗学委员会（组）应当建立健全相应工作制度，日常工作由药学部门负责。药事管理与药物治疗学委员会（组）的主要职责：

1. 贯彻执行医疗卫生及药事管理等有关法律、法规、规章。审核制定本机构药事管理和药学工作规章制度，并监督实施；

2. 制定本机构药品处方集和基本用药供应目录；

3. 推动药物治疗相关临床诊疗指南和药物临床应用指导原则的制定与实施，监测、评估本机构药物使用情况，提出干预和改进措施，指导临床合理用药；

4. 分析、评估用药风险和药品不良反应、药品损害事件，并提供咨询与指导；

5. 建立药品遴选制度，审核本机构临床科室申请的新购入药品、调整药品品种或者供应企业和申报医院制剂等事宜；

6. 监督、指导麻醉药品、精神药品、医疗用毒性药品及放射性药品的临床使用与规范化管理；

7. 对医务人员进行有关药事管理法律法规、规章制度和合理用药知识教育培训；向公众宣传安全用药知识。

知识链接

常见医疗机构药事管理制度

1. 药事管理与药物治疗学委员会章程	21. 放射性药品管理制度
2. 药品质量监督管理制度	22. 化学危险品管理制度
3. 麻醉药品、精神药品使用和管理制度	23. 药品类易制毒化学品管理制度
4. 基本药物优先合理使用监督管理办法	24. 抗肿瘤药物临床应用管理制度
5. 医疗机构处方审核规范	25. 生物制品临床应用管理制度
6. 处方点评管理规范	26. 肠外营养疗法临床使用规范
7. 抗菌药物临床应用管理制度	27. 肠外营养疗法管理办法
8. 抗菌药物定期评估管理制度	28. 激素类药物临床应用管理规范
9. 抗菌药物规范化培训和考核制度	29. 病区备用药品管理制度
10. 抗菌药物遴选管理制度	30. 病区急救药品管理制度
11. 药品采购管理制度	31. 病人自备药品使用管理制度
12. 药害事件监测报告管理制度	32. 药品召回制度
13. 药品不良反应报告和监测管理制度	33. 捐赠药品管理制度
14. 临床合理用药管理制度	34. 药品引进遴选制度
15. 处方管理制度	35. 特殊需要药品临时采购管理制度
16. 注射剂开具与使用管理制度	36. 静脉输液反应预防与应急预案
17. 高危药品管理制度	37. 临床药师工作制度
18. 易混淆药品管理制度	38. 临床药师考核制度
19. 含兴奋剂药品管理制度	39. 药物过敏试验管理制度
20. 医疗用毒性药品管理制度	

第三节　医疗机构药学部门

一、医疗机构药剂科的性质

医疗机构药事管理和药学工作是医疗工作的重要组成部分，《医疗机构药事管理规定》指出：“医疗机构应当根据本机构功能、任务、规模设置相应的药学部门，配备和提供与药学部门工作任务相适应的专业技术人员、设备和设施”。三级医院设置药学部，并可根据实际情况设置二级科室；二级医院设置药剂科；其他医疗机构设置药房。以适应现代临床药学学科和医院药学发展的需要。为统一起见，下文统称为药剂科。

医院药剂科是在院长领导下的医院药学技术职能部门。虽然药剂科各部门工作性质不同，但设置合理的药剂科组织机构和良好的人员管理有利于临床药学学科的发展和医院药学专业技术人才的成长；有利于医院药学各项药学技术服务和药事管理工作的开展；有利于促进临床合理用药；有利于提高药学技术工作质量和工作效率；有利于临床药物治疗水平的提升和医疗质量的提高。

1. 专业技术性　药学部门具体负责药品管理、药学专业技术服务和药事管理工作，开展以病人为中心，以合理用药为核心的临床药学工作，组织药师参与临床药物治疗，提供药学专业技术服务。我国《药品管理法》明确规定医疗机构必须配备依法经资格认定的药师或者其他药学技术人员，非药学技术人员不得直接从事药剂技术工作。

2. 监督管理职能　医院药剂科既要不断发展专业技术能力，又有执行药品政策法规和药品管理的职能性，是代表医院对全院药品实施监督管理的职能机构。医院药学工作，无论从参与临床用药，提高医疗质量以及直接为患者提供用药咨询服务的社会效益来说，还是从医院加强经营管理，获取合理的经济效益来看，对医院管理和发展都起到了很大的作用。

二、医疗机构药剂科的任务

医院药剂科的基本任务是根据药事管理的有关法规，制订相关规章制度，充分运用现代医药科学技术，最大限度地提供医、教、研所需的各种药品、器材，同时参与临床用药实践，提供用药咨询，提高医疗质量，为患者服务。具体任务主要有：

1. 在院长直接领导下贯彻执行药品管理法及其他有关法律、法规、规章等，建立健全本院药品供应、配制、使用和监督管理制度并执行之。

2. 根据本院医疗、科研需要和药品经费指标，编制本院用药目录和用药计划，经批准后组织药品采购、自制、储备、保管和合理分配，做好药品供应工作。常用药、急救药要保证供应，新药、特药重点供应，贵重药应有控制地使用。

3. 根据医师处方或科室请领单，及时、准确地调配和分发药剂；经有关部门审批后按临床需要有计划地配制制剂、加工炮制中药材，供临床使用。

4. 建立健全药品质量监督和检验制度。对药品质量进行严格检查，不合格的药品不准使用，保证临床用药安全、有效。

5. 提供用药咨询，介绍新药，协助临床做好新药的临床研究和上市药品的再评价工作，提出需改进和淘汰品种意见；收集药品不良反应，及时向上级有关部门报告。

6. 运用新理论、新技术，积极研制临床需要的中、西药新制剂，创制新剂型，为临床提供疗效好、不良反应小的药品。

7. 开展治疗药物监测工作，协助医师制订和调整个体给药方案，力求达到提高疗效，降低不良反应，确保患者用药安全、有效。

8. 重视在职人员培训工作。举办各种层次的培训班，促使各级人员更新知识、提高水平。

9. 承担药学人员进修、学生实习的教研任务。

三、医疗机构药剂科的组织机构

国家卫生行政管理部门对医院药学的组织机构并无具体的统一要求，《医疗机构药事管理规定》（2011年）明确提出，医疗机构应当根据本机构功能、任务、规模设置相应的药学部门，配备和提供与药学部门工作任务相适应的专业技术人员、设备和设施。以此适应当今医院药学发展，满足现代医院高质量药物治疗的需要。因此综合医院药剂科设置既要符合相关规定，也应当以医院规模与工作量、药剂科的任务、医院和药学工作发展的需要以及医院分级管理原则为依据。

我国的医院按专业划分为综合医院、专科医院。综合医院提供医疗服务的面广、就诊病人多、规模大，故相应药剂科设置的部门也多；按担任任务、技术力量、装备和规模分全国重点医院、省级医院、地区（市）级医院和县级医院；按功能和相应规模、技术、管理及服务质量等综合水平，医院分三级十等。一级医院为直接为社区服务的初级卫生保健机构，分甲乙丙三等。二级医院为几个社区的地区性医院，分甲乙丙三等。三级医院为跨地区、省、市面向全国的医院，规模大、就诊病人多，其药剂科的机构设置比较齐全。

根据《医疗机构药事管理规定》的要求，综合性医院药剂科的科室设置模式，可根据医院规模，专业性质和工作职责范围，有所调整。图9-1为我国县以上综合性医院药剂科组织机构示意图。

药师考点

药事管理组织和药学部门

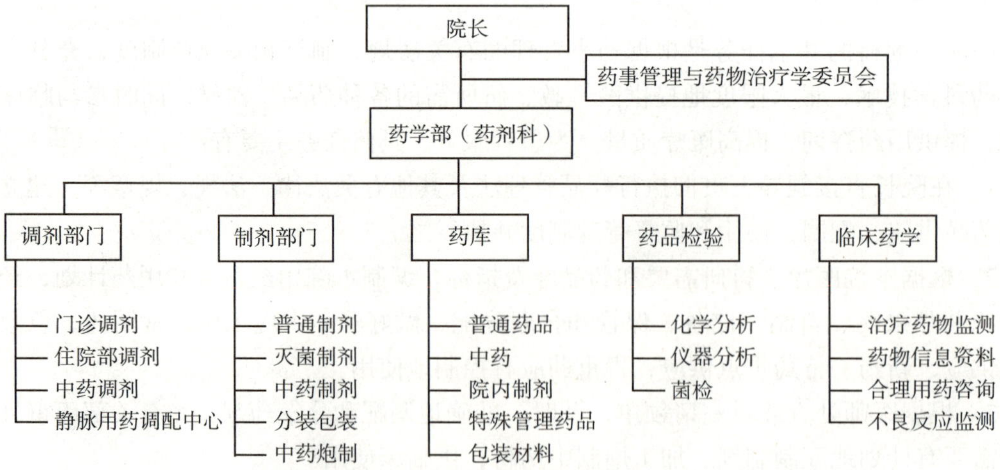

图9-1　我国县以上综合性医院药剂科组织机构示意图

四、医疗机构药剂科各级人员的职责

医疗机构药学专业技术人员应按照有关规定取得相应的药学专业技术职务任职资格，方可从事药学专业技术工作，非药学专业技术人员不得从事药学专业技术工作。在人员编制上，我国《医疗机构药事管理规定》(2011年)、《二、三级综合医院药学部门基本标准(试行)》(2010年)明确规定，医疗机构药学专业技术人员不得少于本机构卫生专业技术人员的8%。建立静脉用药调配中心(室)的，医疗机构应当根据实际需要另行增加药学专业技术人员数量。具体人员配备要求见下表。

表9-1　医疗机构药剂科人员配备要求

	药学专业技术人员总数占全院专业技术人员总数	临床药学或药学专业全日制本科以上学历	副高级以上药学专业技术人员	临床药师
二级综合医院	≥8%	≥20%	≥6%	≥3名
三级综合医院	≥8%	≥30%	≥13%	≥5名

各级药学专业技术人员应履行的岗位责任如下。

(一)药剂科主任职责

1. 在分管院长的领导下，贯彻执行医疗机构药事管理相关法律法规，全面负责药学部的工作。协助分管院长督查全院药学的管理和使用，组织检查和指导本院各科室合理用药情况，制定相应措施，向院领导提出药事管理建议。

2. 协助分管院长做好药事管理与药物治疗学委员会的日常工作。

3. 熟悉国内外先进的管理模式，发展药学部药学服务体系，建立以病人为中心的药学服务模式。负责制订学科的发展方向，制订学科五年或十年发展计划。

4. 负责科室人事安排及岗位调整，确定药学部各部门负责工作。组织、指导、协调药学部各部门工作。

5. 审定药品采购供应计划。

6. 按照药事工作相关的管理制度，组织、督查药品供应、调剂和药检工作，督查麻醉药品、精神药品、医用毒性药品、贵重药品和高危药品的管理及使用情况。

7. 组织开展药学信息服务、临床药学、处方审查评价工作、ADR监测工作等。

8. 组织审定本科室员工的年度考核、晋升考核、经济分配等。

9. 制订并落实科室员工政治、业务学习、继续教育、业务培训及进修计划。

10. 组织新技术、新项目的申报、研究和开发；组织科研成果的开发或转让。

11. 应对处理各种突发事件，负责相关单位、部门和科室的联系、沟通和协调。

12. 对科主任基金有审批权和支配权，对直属下级有监督、指导权以及医院科主任负责制赋予的其他权利。

13. 对药学部重大决策负主要责任，对药学部全体员工负管理责任。

(二)医疗机构药师工作职责

1. 负责药品采购供应、处方或者用药医嘱审核、药品调剂、静脉用药集中调配和医院制剂配制，指导病房(区)护士请领、使用与管理药品；

2. 参与临床药物治疗，进行个体化药物治疗方案的设计与实施，开展药学查房，为患者提供药学专业技术服务；

3. 参加查房、会诊、病例讨论和疑难、危重患者的医疗救治，协同医师做好药物使用遴选，对临床药物治疗提出意见或调整建议，与医师共同对药物治疗负责；

4. 开展抗菌药物临床应用监测，实施处方点评与超常预警，促进药物合理使用；

5. 开展药品质量监测，药品严重不良反应和药品损害的收集、整理、报告等工作；

6. 掌握与临床用药相关的药物信息，提供用药信息与药学咨询服务，向公众宣传合理用药知识；

7. 结合临床药物治疗实践，进行药学临床应用研究；开展药物利用评价和药物临床应用研究；参与新药临床试验和新药上市后安全性与有效性监测；

8. 其他与医院药学相关的专业技术工作。

（三）医疗机构临床药师工作职责

临床药师，是指以系统药学专业知识为基础，并具有一定医学和相关专业基础知识与技能，直接参与临床用药，促进药物合理应用和保护患者用药安全的药学专业技术人员。随着我国医疗卫生体制改革的不断深化，医院药学得到了快速的发展，我国的医院药学由传统的药品供应、调剂、制剂的模式，开始进入临床药学服务阶段。临床药师是临床医疗治疗团队成员之一，应与临床医师一起坚持通过临床实践，发挥药学专业技术人员在药物治疗过程中的作用，在临床用药实践中发展、解决、预防潜在的或实际存在的用药问题，促进药物合理使用。

1. 深入临床了解药物使用情况，直接参与临床药物治疗工作，审核用药医嘱或处方，与临床医师共同进行药物治疗方案设计、实施与监护。

2. 参与日常性医疗查房和会诊，参加危重病人的救治和病案讨论，协助临床医师做好药物鉴别遴选工作。在用药实践中发现、解决、预防潜在的或实际存在的用药问题。对用药难度大的病人，应实施药学监护、查房和书写药历。

3. 根据临床药物治疗的需要进行治疗药物的监测，并依据其临床诊断和药动学、药效学的特点设计个体化给药方案。

4. 指导护士做好药物请领、保管和正确使用工作。

5. 掌握与临床用药有关的药物信息，为医务人员和病人提供及时、准确、完整的用药信息及咨询服务；开展合理用药教育，宣传用药知识，指导病人安全用药。

6. 协助临床医师共同做好各类药物临床观察，特别是新药上市后的安全性和有效性监测，并进行相关资料的收集、整理、分析、评估和反馈工作。

7. 结合临床药物治疗实践，进行用药调查，开展合理用药、药物评价和药物利用的研究。

第四节　处方与调剂业务管理

一、处方管理

处方管理是药品使用管理的重要组成部分，其目的在于提高处方质量，促进合理用药，保障医疗安全。2007年国家卫生管理部门第53号令发布了《处方管理办法》，对处方的开具、调剂、保管相关的医疗机构及相关人员做出了具体的规定，并确定了违反该部门规章应负的法律责任，进一步完善了我国的处方管理制度。另外，为了落实《处方管理办法》第44条“医疗机构应当建立处方点评制度”的规定，卫生部在2010年2月以卫医管发〔2010〕28号文件发布了《医院处方点评管理规范（试行）》。对处方点评管理从组织、实施、结果、监督管理等方面进行了细化规定，有利于处方管理制度不断规范、完善。2018年6月，为进一步规范医疗机构处方审核工作，促进临床合理用药，保障患者用药安全，由国家卫生健康委员会办公厅、国家中医药管理局办公室、中央军委后勤保障部办公厅3部门联合制定发布了《医疗机构处方审核规范》。

1. 处方含义　处方（Prescription）是医疗和生产中关于药剂调制的一项重要书面文件，是指由注册的执业医师和执业助理医师在诊疗活动中为患者开具的、由药学专业技术人员审核、调配、核对，并作为发药凭证的医疗用药的医疗文书。医院使用的处方主要有三类：

> **药师考点**
>
> （1）处方和处方管理
>
> （2）处方开具、调剂和审核
>
> （3）处方保存期限及销毁程序
>
> （4）麻醉药品、精神药品专册登记的规定

（1）医师处方　指由注册的执业医师和执业助理医师在诊疗活动中为患者开具的、由取得药学专业技术职务任职资格的药学专业技术人员审核、调配、核对，并作为患者用药凭证的医疗文书。处方包括医疗机构病区用药医嘱单。

（2）协定处方　根据医院日常医疗用药的需要，医院药剂科与临床医师共同协商制订的处方。适于大量配制和储备，可控制药品的品种和质量，提高工作效率，减少患者取药等候时间。每个医院的协定处方仅限于在本单位使用。

（3）法定处方　指中国药典等国家药品标准收载的处方，具有法律约束力，在生产或医师开写法定制剂时，必须遵照法定处方的规定。

2. 处方性质

（1）法律性　医疗机构中，处方是处方开具者与处方调配者之间共同为病人健康服务的纽带。两者既有共同的目标，又有明确的分工。医师具有诊断权和处方权，但无处方调配权；药师有审核和调配处方权，但无诊断权和处方权。开具或调配处方造成的医疗差错或事故，医师和药师分别承担相应的法律责任，处方就是判定法律责任的原始依据之一，故处方具有法律上的意义。

（2）技术性　处方中写明了药品的名称、剂型、规格、数量及用法用量等，其内容反映了医生对病人药物治疗方案的设计和对病人的用药指导，开具或调配处方者都必须由经过系统专业学习，并经资格认定的医药专业技术人员担任。表现出开具或调配处方的技术性。

（3）经济性　处方是药品消耗以及药品经济收入结账的凭证和原始依据，也是患者在治疗过程中用药费用支出的有效清单。医疗机构还可以按照处方来检查和统计药品，尤其是贵重药品、特殊管理药品等的消耗量和调剂工作量，处方还可以作为报销、查核、采购等的依据以及药品经济收入结账的凭据，故处方还具有经济上的意义。

医师开具处方和药师调剂处方应当遵循安全、有效、经济的原则。处方必须认真调配，仔细核对，防止差错，并加以妥善保管。

3. 处方内容　按照国家卫生管理部门统一规定的处方标准，处方内容包括前记、正文、后记三部分。

处方前记包括医疗机构名称、费别、患者姓名、性别、年龄、门诊或住院病历号，科

别或病区和床位号、临床诊断、开具日期等。可添列特殊要求的项目。麻醉药品和第一类精神药品处方还应当包括患者身份证明编号，代办人姓名、身份证明编号。认真填写前记内容便于结合患者的情况审查处方，避免差错，必要时便于和患者联系。

处方正文以Rp或℞（拉丁文Recipe“请取”的缩写）标示，分列药品名称、剂型、规格、数量、用法用量。这部分内容是处方的核心，它直接关系到病人用药的安全有效，因此医师必须根据诊断、药品的性能、不良反应以及病人的整体情况，周密考虑，认真开写；药师调配和发药也务须小心谨慎，加强审核，避免差错。

处方后记包含医师签名或者加盖专用签章，药品金额以及审核、调配，核对、发药药师签名或者加盖专用签章，以示对患者高度负责。

4. 处方权限

（1）经注册的执业医师在执业地点取得相应的处方权。经注册的执业助理医师在医疗机构开具的处方，应经所在执业地点执业医师签名或加盖专用签章后方有效。进修医师需经所在医疗机构批准后方有处方权。

（2）经注册的执业助理医师在乡、民族乡、镇、村的医疗机构独立从事一般的执业活动，可以在注册的执业地点取得相应的处方权。

（3）医师应当在注册的医疗机构签名留样或者专用签章后，方可开具处方。

（4）医疗机构应当按照有关规定，对本机构执业医师和药师进行麻醉药品和精神药品使用知识和规范化管理的培训。执业医师经考核合格后取得麻醉药品和第一类精神药品的处方权。医师取得麻醉药品和第一类精神药品处方权后，方可在本机构开具麻醉药品和第一类精神药品处方，但不得为自己开具该类药品处方。

（5）试用期人员开具处方，应当经所在医疗机构有处方权的执业医师审核，并签名或加盖专用签章后方有效。

5. 处方格式及书写规范 处方由医疗机构按照国家卫健委规定的标准和省、自治区、直辖市卫生行政部门统一制定的格式印制。处方用纸颜色：普通处方为白色；急诊处方为淡黄色，右上角标注“急诊”；儿科处方为淡绿色，右上角标注“儿科”；麻醉药品和第一类精神药品处方为淡红色，右上角标注“麻、精一”；第二类精神药品处方为白色，右上角标注“精二”。

处方书写时应符合以下要求：

（1）患者一般情况、临床诊断填写清晰、完整，并与病历记载相一致；

（2）每张处方限于一名患者的用药；

（3）字迹清楚，不得涂改；如需修改，应当在修改处签名并注明修改日期；

（4）药品名称应当使用规范的中文名称书写，没有中文名称的可以使用规范的英文名称书写；医疗机构或者医师、药师不得自行编制药品缩写名称或者使用代号；书写药品名称、剂量、规格、用法、用量要准确规范，药品用法可用规范的中文、英文、拉丁文或者缩写体书写，但不得使用“遵医嘱”“自用”等含糊不清字句；

（5）患者年龄应当填写实足年龄，新生儿、婴幼儿写日、月龄，必要时要注明体重；

（6）西药和中成药可以分别开具处方，也可以开具一张处方，中药饮片应当单独开具处方；

（7）开具西药、中成药处方，每一种药品应当另起一行，每张处方不得超过5种药品；

（8）中药饮片处方的书写，一般应当按照“君、臣、佐、使”的顺序排列；调剂、煎煮的特殊要求注明在药品右上方，并加括号，如布包、先煎、后下等；对饮片的产地、炮制有特殊要求的，应当在药品名称之前写明；

（9）药品用法用量应当按照药品说明书规定的常规用法用量使用，特殊情况需要超剂量使用时，应当注明原因并再次签名；

（10）除特殊情况外，应当注明临床诊断；

（11）开具处方后的空白处划一斜线以示处方完毕；

（12）处方医师的签名式样和专用签章应当与院内药学部门留样备查的式样相一致，不得任意改动，否则应当重新登记留样备案；

（13）药品剂量与数量用阿拉伯数字书写。剂量应当使用法定剂量单位：重量以克（g）、毫克（mg）、微克（μg）、纳克（ng）为单位；容量以升（L）、毫升（ml）为单位；国际单位（IU）、单位(U)；中药饮片以克（g）为单位；片剂、丸剂、胶囊剂、颗粒剂分别以片、丸、粒、袋为单位；溶液剂以支、瓶为单位；软膏及乳膏剂以支、盒为单位；注射剂以支、瓶为单位，应当注明含量；中药饮片以剂为单位。

知识拓展

处方常见的外文缩写词表

英文缩写词	中文	英文缩写词	中文
Aa	各、各个	ml	毫升
Ac.	餐前(服)	NS	生理盐水
Add.	加至	OD.	右眼
Ad.	加	OS.（OL.）	左眼
Am	上午，午前	OU.	双眼
Aq.	水、水剂	OTC	非处方药
Aq dest.	蒸馏水	pc.	餐后
bid.	每日2次	pH	酸碱度
Cap.	胶囊(剂)	pm.	下午
cc.	毫升、立方厘米	po.	口服
Co.	复方的、复合的	prn.（sos.）	必要时
Dil.	释稀	qd.	每日
Dos	剂量	qh.	每时
g	克	q4h.	每4小时
gtt.	滴、量滴、滴剂	qid.	每日4次
H.	皮下的（尤指皮下注射）	qn.	每晚
hs.	临睡时	qod.	隔日1次
im.	肌内注射	qs.	适量
Inj.	注射剂	Sig.	标记（标明用法）
iv.	静注	Sol.	溶液
iv gtt.	静滴	ss.	一半
kg	千克	St.	立即
Liq.	液、溶液	Tab.	片剂
mg	毫克	tid.	每日3次
μg	微克	U	单位
mist.	合剂	ung.	软膏剂

6. 处方的开具

（1）处方依据　医师应当根据医疗、预防、保健需要，按照诊疗规范、药品说明书中的药品适应证、药理作用、用法、用量、禁忌、不良反应和注意事项等开具处方。

（2）医疗机构应当根据本机构性质、功能、任务，制定药品处方集。

（3）医疗机构应当按照经药品监督管理部门批准并公布的药品通用名称购进药品。同一通用名称药品的品种，注射剂型和口服剂型各不得超过2种，处方组成类同的复方制剂1～2种。因特殊诊疗需要使用其他剂型和剂量规格药品的情况除外。

（4）处方药品名称　医师开具处方应当使用经药品监督管理部门批准并公布的药品通用名称、新活性化合物的专利药品名称和复方制剂药品名称。医师开具院内制剂处方时应当使用经省级卫生行政部门审核、药品监督管理部门批准的名称。医师可以使用由国家卫健委公布的药品习惯名称开具处方。

（5）特殊管理药品　按照2005年国务院《麻醉药品和精神药品管理条例》、2005年卫生部《医疗机构麻醉药品、第一类精神药品管理规定》和卫生部制定的麻醉药品和精神药品临床应用指导原则等开具麻醉药品、第一类精神药品处方。

门（急）诊癌症疼痛患者和中、重度慢性疼痛患者需长期使用麻醉药品和第一类精神药品的，首诊医师应当亲自诊查患者，建立相应的病历，要求其签署《知情同意书》。病历中应当留存下列材料复印件：①二级以上医院开具的诊断证明；②患者户籍簿、身份证或者其他相关有效身份证明文件；③为患者代办人员身份证明文件。另外，除需长期使用麻醉药品和第一类精神药品的门（急）诊癌症疼痛患者和中、重度慢性疼痛患者外，麻醉药品注射剂仅限于医疗机构内使用。医疗机构应当要求长期使用麻醉药品和第一类精神药品的门（急）诊癌症患者和中、重度慢性疼痛患者，每3个月复诊或者随诊一次。

（6）处方限量　为防止药疗事故和造成卫生资源的浪费，对每张处方的药品均有限量要求。处方一般不得超过7日用量；急诊处方一般不得超过3日用量；对于某些慢性病、老年病或特殊情况，处方用量可适当延长，但医师应当注明理由。

为门（急）诊患者开具的麻醉药品注射剂，每张处方为一次常用量；控缓释制剂，每张处方不得超过7日常用量；其他剂型，每张处方不得超过3日常用量。第一类精神药品注射剂，每张处方为一次常用量；控缓释制剂，每张处方不得超过7日常用量；其他剂型，每张处方不得超过3日常用量。哌醋甲酯用于治疗儿童多动症时，每张处方不得超过15日常用量。第二类精神药品一般每张处方不得超过7日常用量；对于慢性病或某些特殊情况的患者，处方用量可以适当延长，医师应当注明理由。

为门（急）诊癌症疼痛患者和中、重度慢性疼痛患者开具的麻醉药品、第一类精神药品注射剂，每张处方不得超过3日常用量；控缓释制剂，每张处方不得超过15日常用量；其他剂型，每张处方不得超过7日常用量。

为住院患者开具的麻醉药品和第一类精神药品处方应当逐日开具，每张处方为1日常用量。

对于需要特别加强管制的麻醉药品，盐酸二氢埃托啡处方为一次常用量，仅限于二级以上医院内使用；盐酸哌替啶处方为一次常用量，仅限于医疗机构内使用。

医疗用毒性药品每次处方剂量不得超过2日极量。放射性药品的处方用量按照国家有关规定执行。

（7）处方的有效期　为避免病情变化，处方开具当日有效。特殊情况下需延长有效期的，由开具处方的医师注明有效期限，但有效期最长不得超过3天。

（8）电子处方 医师利用计算机开具、传递普通处方时，应当同时打印出纸质处方，其格式与手写处方一致；打印的纸质处方经签名或者加盖签章后有效。

7. 处方保管 处方由调剂处方药品的医疗机构妥善保存。普通处方、急诊处方、儿科处方保存期限为1年；医疗用毒性药品、第二类精神药品处方保存期限为2年；药师应当对麻醉药品和第一类精神药品处方，按年月日逐日编制顺序号，麻醉药品和第一类精神药品处方保存期限为3年。处方保存期满后，经医疗机构主要负责人批准、登记备案，方可销毁。

医疗机构应当根据麻醉药品和精神药品处方开具情况，按照麻醉药品和精神药品品种、规格对其消耗量进行专册登记，登记内容包括发药日期、患者姓名、用药数量。专册保存期限为3年。

二、调剂工作概述

调剂工作是医院工作的前沿，是药剂科（部）直接面对临床、患者的服务窗口，是沟通病人与医护人员之间完成医疗过程的桥梁与纽带。调剂工作量约占医院药剂科（部）整个业务工作量的50%～80%。因此，调剂工作做的好坏对药品使用过程的质量保证、医疗质量的优劣甚至医院的声誉有直接的影响。

（一）调剂的概述

1. 调剂的概念 调剂（dispensing）指配药，即配方、发药，又称调配处方。它是从接受处方至给患者（或护士）发药并进行交代和答复询问的全过程。调剂是专业性、技术性、管理性、法律性、事务性、经济性综合一体的活动过程，也是药师、医师、护士、病人（或其家属）等协同活动的过程。

2. 调剂人员的资格 按照我国《药品管理法》及《处方管理办法》规定，依法经资格认定的药师或者其他药学技术人员方可从事处方调剂工作，负责处方审核、评估、核对、发药以及安全用药指导。对于麻醉药品和第一类精神药品的调剂，医疗机构应当按照有关规定，对本医疗机构执业医师和药师进行麻醉药品和精神药品使用知识和规范化管理的培训，药师经考核合格后取得麻醉药品和第一类精神药品调剂资格，方可在本机构调剂此类药品。

（二）调剂的流程与步骤

1. 调剂活动的流程 调剂活动涉及多个部门、科室及不同种类的病人，现以门诊调剂为例，其流程如图9-2所示。

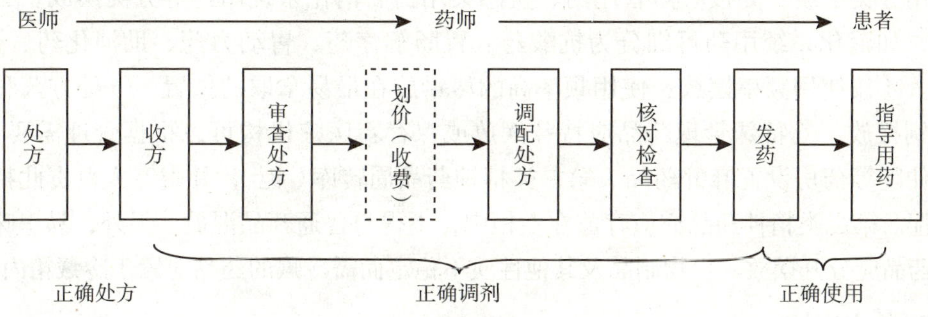

图9-2 调剂活动流程示意图

2. 调剂工作的步骤 以门诊调剂为例，调剂过程可分以下几个步骤：

（1）收方 从病人或病房护理人员处接受处方或药品请领单；

（2）审查处方 主要审查处方书写是否正确与合理；

（3）配方 按处方调配药剂或取出药品；

（4）包装与贴标签 包装袋与药瓶标签上应标示病人姓名、药品品名、规格、用法用量等；

（5）核对处方 仔细查对所取的药品与处方药品是否一致，防止差错；

（6）发药 发药时应对病人进行解释、交代工作。

三、调剂业务管理

调剂业务的管理可以概括为运转管理和技术管理。运转管理包括处方笺处理的合理化、分装的机械化、候药室管理、帐卡管理、处方笺统计、环境和人员管理等。技术管理主要包括从处方接受至发药全过程技术方面的管理以及对差错事故的处理管理。本节主要讨论调剂业务技术管理。调剂业务技术管理的目的一是运用调剂技术，保证配发给患者的药品准确无误，质量优良，疗效良好，使用合理；二是提高配方效率，缩短候药时间，改善服务态度，为患者提供优质服务。

（一）门诊调剂室的布局设计

门诊调剂室应根据以病人为中心的服务思想来设置，既方便门诊病人就医，又使医院各科室工作秩序井然。通常门诊调剂室宜设于门诊部建筑物底层，与各诊疗科室的距离基本相等，且宜与收费部门比邻，便于病人收费、取药同时进行。根据医院的性质、规模和门诊量的大小，门诊调剂一般可设门诊西药调剂室、门诊中药调剂室、儿科调剂室、传染科调剂室和急诊调剂室。

门诊调剂室的设计原则：①保证药品配方工作的顺利进行；②方便病人取药；③位置适中，便于调配处方及药品请领；④可减轻劳动强度，提高工作效率；⑤具有良好的卫生条件，与其他诊疗科室隔离；⑥具有充足的光线、足够的供水和供暖及适当的空气调节装置。

为保证配方质量，提高发药速度，减小配方差错，配方室室内药品应合理定位排列。药品摆放的原则是：①按剂型分别摆放：通常注射剂、片剂等品种数量多，应放在容易拿取的地方。其他剂型也应根据使用情况来排列。②按内服、外用药分别摆放：内服、外用药要严格区别，分别摆放。内服、外用药架也应有醒目的标记，提示调配人员注意。③按药理作用分类摆放：如按心血管用药、抗感染用药、消化系统用药等分类摆放。必要时还可细分，如消化系统用药可细分为抗酸药、胃肠解痉药、胃动力药、助消化药、止泻药、泻药等。④按使用频率摆放：使用频率高的尽量放在最易拿取的位置。⑤处方药和非处方药应分别摆放。⑥特殊管理药品应特殊摆放或保存：医疗机构可以根据管理需要在门诊、急诊、住院等药房设置麻醉药品、第一类精神药品周转库（柜），并由专人负责此特殊管理药品调配。第二类精神药品亦应存放在专柜中，不得与普通药品混放。另外，易串味的药品与一般药品应分开摆放。生物制品及其他性质不稳定而需冷藏的药品应置于冷藏箱内存放。

（二）处方审核

根据《医疗机构处方审核规范》，处方审核是指药学专业技术人员运用专业知识与实践技能，根据相关法律法规、规章制度与技术规范等，对医师在诊疗活动中为患者开具的处方，进行合法性、规范性和适宜性审核，并作出是否同意调配发药决定的药学技术服务。二级以上医院、妇幼保健院和专科疾病防治机构应当按照规范执行，其他医疗机构参照执行。

审核的处方包括纸质处方、电子处方和医疗机构病区用药医嘱单。

从事处方审核的药学专业技术人员（以下简称药师）应当满足以下条件：

①取得药师及以上药学专业技术职务任职资格。

②具有3年及以上门急诊或病区处方调剂工作经验，接受过处方审核相应岗位的专业知识培训并考核合格。药师是处方审核工作的第一责任人。药师应当对处方各项内容进行逐一审核。医疗机构可以通过相关信息系统辅助药师开展处方审核。对信息系统筛选出的不合理处方及信息系统不能审核的部分，应当由药师进行人工审核。

1. 合法性审核

（1）处方开具人是否根据《执业医师法》取得医师资格，并执业注册。

（2）处方开具时，处方医师是否根据《处方管理办法》在执业地点取得处方权。

（3）麻醉药品、第一类精神药品、医疗用毒性药品、放射性药品、抗菌药物等药品处方，是否由具有相应处方权的医师开具。

2. 规范性审核

（1）处方是否符合规定的标准和格式，处方医师签名或加盖的专用签章有无备案，电子处方是否有处方医师的电子签名。

（2）处方前记、正文和后记是否符合《处方管理办法》等有关规定，文字是否正确、清晰、完整。

（3）条目是否规范。

①年龄应当为实足年龄，新生儿、婴幼儿应当写日、月龄，必要时要注明体重；

②中药饮片、中药注射剂要单独开具处方；

③开具西药、中成药处方，每一种药品应当另起一行，每张处方不得超过5种药品；

④药品名称应当使用经药品监督管理部门批准并公布的药品通用名称、新活性化合物的专利药品名称和复方制剂药品名称，或使用由原卫生部公布的药品习惯名称；医院制剂应当使用药品监督管理部门正式批准的名称；

⑤药品剂量、规格、用法、用量准确清楚，符合《处方管理办法》规定，不得使用"遵医嘱""自用"等含糊不清字句；

⑥普通药品处方量及处方效期符合《处方管理办法》的规定，抗菌药物、麻醉药品、精神药品、医疗用毒性药品、放射药品、易制毒化学品等的使用符合相关管理规定；

⑦中药饮片、中成药的处方书写应当符合《中药处方格式及书写规范》。

3. 用药适宜性审核

（1）西药及中成药处方，应当审核以下项目：

①处方用药与诊断是否相符；

②规定必须做皮试的药品，是否注明过敏试验及结果的判定；

③处方剂量、用法是否正确，单次处方总量是否符合规定；

④选用剂型与给药途径是否适宜；

⑤是否有重复给药和相互作用情况，包括西药、中成药、中成药与西药、中成药与中药饮片之间是否存在重复给药和有临床意义的相互作用；

⑥是否存在配伍禁忌；

⑦是否有用药禁忌：儿童、老年人、孕妇及哺乳期妇女、脏器功能不全患者用药是否有禁忌使用的药物，患者用药是否有食物及药物过敏史禁忌证、诊断禁忌证、疾病史禁忌证与性别禁忌证；

⑧溶媒的选择、用法用量是否适宜，静脉输注的药品给药速度是否适宜；

⑨是否存在其他用药不适宜情况。

（2）中药饮片处方，应当审核以下项目：

①中药饮片处方用药与中医诊断（病名和证型）是否相符；

②饮片的名称、炮制品选用是否正确，煎法、用法、脚注等是否完整、准确；

③毒麻贵细饮片是否按规定开方；

④特殊人群如儿童、老年人、孕妇及哺乳期妇女、脏器功能不全患者用药是否有禁忌使用的药物；

⑤是否存在其他用药不适宜情况。

知识拓展

用药适宜性审查具体内容

1．规定必须做皮试的药品，处方医师是否注明过敏试验及结果的判定。有些药物如β内酰胺用后极易引起过敏反应，甚至出现过敏性休克。为安全起见，应根据情况在注射给药前进行皮肤敏感试验，皮试后观察15~20分钟，以确定阳性或阴性反应。

2．处方用药与临床诊断的相符性。实践中有以下几种情况：

非适应证用药：例如流感的病原体主要是流感病毒A、B、C型及变异型等(也称甲、乙、丙型及变异型)，并非细菌感染，但在临床治疗中常被给予抗菌药物。

超适应证用药：如二甲双胍用于非糖尿病患者的减肥；口服黄连素用于降低血糖等。

撒网式用药：表现在两个方面。一是轻度感染，就立即使用抗菌谱广或最新的抗菌药物；二是无依据地选用，单凭经验用药，或超剂量、超抗菌范围应用。

非规范用药：在不了解抗菌药物的药动学参数、不良反应、血浆半衰期、作用维持时间、不良反应的情况下用药，或在用药后不认真观察患者的反应。

盲目联合用药：联合用药而无明确的应用指征，不仅不能治疗疾病，而且增加了不良反应的发生几率。

过度治疗用药：如滥用抗菌药物、糖皮质激素等。

3．剂量、用法的正确性。如果使用的剂量过小，药物不能在体内达到有效浓度，起不到治疗作用，特别是抗生素类药品长期不规范使用可导致耐药菌株的产生；如果剂量过大，则可能产生毒性作用，危害人的健康甚至生命。审查剂量应依据病情，按药品使用说明书或《中国药典》等规定的常用量进行治疗。特殊情况下，因治疗需要，必须超过剂量时，经处方医师重新签字或盖章后方可调配。

审查剂量时，特别要注意儿童、老人、妊娠期、哺乳期、肝肾功能不良者的用药是否有禁忌。儿童和老年人的组织器官及其功能与成年人不同，使用药品的剂量要进行适当调整。另外，对于肝、肾等器官功能损害的患者，也应根据其损害的程度酌情减少剂量。尤其应注意血浆半衰期的影响。血浆半衰期长的药品一般每日1~2次，血浆半衰期短的药品一般每日3~4次。

药师在审核处方时除了注意核对剂量和剂量单位外，还应同时注意单位时间内进入机体的药量，特别是静注或静滴时的速度，以防引起毒性反应。

4．选用剂型与给药途径的合理性。药物为适应治疗或预防的需要而制成的药物应用形式，称为药物剂型。药物的剂型和给药途径能改变某些药物的作用，它能影响药物在体内的药动学过程。给药途径往往与药物的性质、起效的快慢、作用的部位及用药目的等有关。给药剂量及给药时间间隔常取决于药物被机体吸收的情况及其在体内消除的快慢，因此，这与患者的病理、生理状况、遗传因素、体重、器官功能状态等有关。审查处方时，既应重视药物性质与用途，亦应考虑患者的具体情况。

5．是否有重复给药现象。重复用药系指一种化学单体的药物，同时或序贯应用，导致作用和剂量的重复。由于一药多名、中成药中含有化学药成分等原因，使得重复用药现象时有发生，重复用药易发生药品不良反应和用药过量。

6．是否有潜在临床意义的药物相互作用和配伍禁忌。

药物相互作用是指两种或两种以上的药物合并或先后序贯使用时，所引起的药物作用和效应的变化。药物相互作用有体外和体内两种。体外相互作用是指药物使用前由于调剂混合发生的物理或化学变化，如固体药物产生潮解、液化和结块等现象，液体药物出现变色、混浊和沉淀等变化，乳剂、混悬剂等非均相液体药剂发生分散状态的改变等。体内相互作用是指药物联合使用后在体内药理作用的变化，引起了药效的协同、增强或拮抗、减弱作用，甚至发生副作用及毒性作用。药物配伍后能影响疗效或引起不良后果的称为配伍禁忌。审查处方要尽可能地预见到这种药物的相互作用，防止有配伍禁忌的药物在一起使用。有时一个病人可能有几种疾病而在不同科室就诊，因此审查处方时，不仅要审查一张处方中的配伍变化，而且要审查同一病人，几张处方的药物间有无不利的配伍变化和配伍禁忌。

4. 处方审核程序

（1）药师接收待审核处方，对处方进行合法性、规范性、适宜性审核。

（2）若经审核判定为合理处方，药师在纸质处方上手写签名（或加盖专用印章）、在电子处方上进行电子签名，处方经药师签名后进入收费和调配环节。

（3）若经审核判定为不合理处方，由药师负责联系处方医师，请其确认或重新开具处方，并再次进入处方审核流程。

药师经审核后，认为存在用药不适宜时，应当告知处方医师，建议其修改或者重新开具处方；药师发现不合理用药，处方医师不同意修改时，药师应当作好记录并纳入处方点评；药师发现严重不合理用药或者用药错误时，应当拒绝调配，及时告知处方医师并记录，按照有关规定报告。

5. 调配处方

经审查合格的处方应及时调配，为确保配方准确无误，药师调剂处方时必须做到“四查十对”，以减少差错事故的发生率，提高药品调剂的质量。“四查十对”的内容为：

查处方，对科别、姓名、年龄；

查药品，对药名、剂型、规格、数量；

查配伍禁忌，对药品性状、用法用量；

查用药合理性，对临床诊断。

知识链接

处方调配的注意事项

1．仔细阅读处方，按照药品的顺序逐一调配。

2．对贵重药品、麻醉药品等分别登记账卡。

3．调配药品时应检查药品的批准文号，并注意药品的有效期，以确保使用安全。

4．药品调配齐全后，与处方逐一核对药品名称、剂型、规格、数量和用法，准确、规范地书写标签。

5．对需特殊保存条件的药品应加贴醒目标签，以提示患者注意，如2℃~10℃冷处保存。

6．尽量在每种药品上分别贴上用法、用量、储存条性等标签，并正确书写药袋或粘贴标签。特别注意标识以下几点：①药品通用名或商品名、剂型、剂量和数量；②用法用量；③患者姓名；④调剂日期；⑤处方号或其他识别号；⑥药品贮存方法和有效期；⑦有关服用注意事项（如餐前、餐后、冷处保存、驾车司机不宜服用、需振荡混合后服用等）；⑧调剂药房的名称、地址和电话。

7．调配好一张处方的所有药品后再调配下一张处方，以免发生差错。

8．核对后签名或盖名章。

6．**发药** 发药是调配工作的最后一个环节。发药时，应主动热情、态度和蔼，应详细交待药剂的用量、间隔时间和用法，解释使用注意事项。例如，发放外用药剂应说明用药部位及方法，且强调“不得内服”；混悬剂、乳剂发放时要交待“用时摇匀”；有的滴眼液（如白内停滴眼液）将药片与溶剂均装在同一个包装内，临用前将其配成溶液才能使用；还有的药片瓶中装有干燥剂，也有被病人误服的；抗组织胺药、镇静药和催眠药服用期间要嘱咐不得驾驶车辆等；有些药物与食物可产生相互作用，服用后引起尿黄色和大便变色的亦应向病人交代，以免引起病人的疑虑和不安。另外，还要答复患者或其家属的询问。注意尊重病人隐私。对于麻醉药品、精神药品和医疗用毒性药品，其用法用量特别要交待清楚。对于儿童、老人和精神不健全患者，应作重点交待、解释，既要说清楚，又要写明白，以免发生服用差错。

（三）差错事故的预防

差错事故发生率的高低，直接影响到调剂工作的质量，一旦发生差错事故，轻者贻误疾病的治疗，重者给病人带来不应有的痛苦、生理和心理创伤，严重的甚至造成死亡。因此，对差错事故一定要找出原因，采取有效措施加以杜绝。更要预防差错事故的发生，降低其发生率，是调剂管理的重要内容。

1．**差错事故的种类** ①处方错误：医师处方中出现错误，但收方审方、调配、发药时未能发现，依照错误处方调配，发给病人。②调配错误：调配时发生药品名称、规格、数量或用量用法方面的错误，未能及时核对发现而发给病人，或将甲病人的药错发给了乙病人等。③标示错误：配方人员在药袋、药瓶的标签上错标了患者姓名、药品名称、规格或用法用量。④药品管理不当：药品储存不当、变质，配发了过期、失效、霉变的药品。⑤特殊管理药品未按国家有关规定执行。⑥其他：如擅自脱离岗位，延误病人的抢救时机等行为。

2. 发生差错事故的原因　①责任心不强：大部分差错事故的发生是由于工作人员工作态度不认真，作风松懈、马虎，责任心不强，在配方过程中不按操作规程进行。②专业技术水平不高：未经过系统的药学专业教育与训练、上岗前培训工作未达到要求或人员轮转过于频繁等，致使配方人员业务水平不高，是造成差错事故的又一重要原因。③缺乏科学管理：如处方书写不规范，处方中不写明剂型、规格等，配方人员又想当然地配发，常会造成差错。又如配方核对是一项重要措施，有些药房不认真实施核对措施，配方后无人把关，导致差错屡次发生。另外，有的药房药品放置无序，组织管理不力，致使分工不明确，工作抢时间、赶任务，忙中出现差错。

3. 差错事故的防范

（1）加强药品货位管理　①药品的码放应有利于药品调配，药品可按中、英文的首字字母顺序，或按药理作用系统，制剂剂型进行分类，不宜经常调换位置。②只允许受过训练并经授权的药学人员码放药品，并确保药品与货架上的标签严格对应（药品名称、规格）。③相同品种而不同规格的药品分开码放。④包装相似或读音相似的药品分开码放。⑤在易发生差错的药品码放的位置上，可加贴醒目的警示标签，以便药师在配方时注意。⑥增加高危药品摆放标识，避免调配错误。⑦每月检查药品有效期，做到先进先出，近期先出，避免出现发放过期药品的情况。

（2）制定调配岗位操作规程　①调配处方前应先读懂处方所写的药品名称、剂型、规格与数量，有疑问时绝对不可猜测，可咨询上级药师或电话与处方医师联系。②一张处方药品调配结束后再取下一张处方，以免发生混淆。③张贴标签时再次与处方逐一核对。④如果核对人发现调配错误，应将药品和处方退回配方人，并提示配方人注意改正。

（3）制定发药岗位操作规程　①认真审方，严格执行“四查十对”。②确认患者的身份，以确保药品发给相应的患者。③对照处方逐一向患者交代每种药品的使用方法。④对理解服药标签有困难的患者或老年人，需耐心仔细地说明药品的用法并辅以更详细、明确的服药标签。⑤在承接的用药咨询服务中提示或确认患者及家属了解药品的用法。

（4）制订明确的差错防范措施　①制订标准的药品调配操作规程，可有助于提醒工作人员在工作中注意操作要点。②保证轮流值班人员的数量，减少由于疲劳而导致的调配差错。③及时让工作人员掌握药房中新药的信息。④发生差错后，及时召开讨论会，分析和检查出现差错的原因、后果和杜绝措施，及时让所有的工作人员了解如何避免类似差错发生。⑤定期召开工作人员会议，接受关于差错隐患的反馈意见，讨论并提出改进建议。⑥合理安排人力资源，调配高峰时间适当增加调配人员。管理和辅助工作可安排在非调配高峰时间。

（四）住院调剂室的配方发药方式

住院调剂工作与门诊调剂工作不同，它只把住院病人所需的药剂定期发至病区。供药的方式有多种，各家医院的做法不一，但主要的方式有三种，任何一种方式都有其优点，但也有其不足之处。因此，医院可以针对具体情况，采用两种发药方式相结合，取长补短。

1. 凭处方发药　医师给住院病人开出处方，由护士或病人（家属）凭处方到住院调剂室由药剂人员按方发药。这种发药方式的优点是药师可直接了解病人的用药情况，便于发挥药师的监督作用，及时发现药品的滥用、浪费等现象，并采取措施纠正，有利于病人安全、合理用药。但其缺点是工作量较大，故仅适合于特殊情况下的取药，如病人麻醉药品、精神药品和贵重药品等及少数临时用药，以及出院病人带药和紧急用药的情况。

2. 病区小药柜制 按各病区的专业特点和床位数，在病区内设小药柜，储备一定数量的常用药及少量急救药品、麻醉药品，由护士按医嘱取药发给病人服用。一段时间后填写药品请领单向住院调剂室领取补充消耗的药品，药师按请领单将药配齐，经核对后送到病区或由护士核对后领回。此种方式方便病人及时用药，减轻了护士和调剂人员的工作量和忙乱现象，药师也能主动有计划地安排发药时间。但其缺点是药师看不到医嘱，不易及时了解药品使用情况和病人的用药情况，不能及时纠正用药过程中出现的问题。此外，病区保存的药品，由于没有专业人员的管理，不容易及时发现变质或过期失效的品种，小药柜药品为共用，缺少监督管理，也容易造成药品的流失。加上领药人常常不固定，领药计划不周，容易造成药品积压、浪费等后果。

3. 中心摆药制 在病区的适中位置设立中心摆药室，其人员由药师和护士组成。药品的请领、补充、保管、账目登记统计由药师负责。护士负责摆药及有关的准备工作。病区护士将治疗单或医嘱，送至中心摆药室，摆药室护士将病区每一个病人的一天服药量，分次摆在药盘的投药杯中。摆好的药品经护、药相互核对后，再经病区药疗护士核对无误签字后领回。小针剂、大输液、外用药品由护士填写领药单，送至住院调剂室由药师发给。此种方式的优点为药品保管集中，由药师保管，可避免药品变质、过期失效、积压、浪费。摆药经多重核对，可避免差错事故的发生。缺点是摆好的药品置于投药杯中，运送不便，且容易在运送中受污染。

4. 药品单位剂量调配系统 针对住院病人用药，美国从20世纪 60年代起就开始采用单元调剂（Unit dose dispensing，UDD），目前美国、日本的大多数医院都采用了这种方法。单元调剂，即单位剂量调剂，要求发给住院病人服用的固体药品均以单位剂量（如每1片、每1粒）用铝薄或塑薄进行包装，上面标有药名、剂量，便于药师、护士及病人自己进行核对，避免了过去发给病人的散片无法识别、无法核对的缺点，从而保证所用药品正确无误。

医疗机构门急诊药品调剂室应当实行大窗口或者柜台式发药。住院（病房）药品调剂室对注射剂按日剂量配发，对口服制剂药品实行单剂量调剂配发。

（五）静脉用药调配管理

静脉药物治疗是将各种有治疗、预防或营养支持作用的药物通过注射的方式（直接注射或加入载体输液中）输入人体静脉，它是临床药物治疗的重要方式之一。长期以来，我国静脉输注药品的调配都是遵循“医师开医嘱、处方，药师配发药品，护士配置”的模式。而且输液的配伍都是由护士在病区开放的环境中进行的，对药品质量影响很大，特别在配置细胞毒性药品时，对人体和周边环境也会带来一定的危害。国外自1963年美国俄亥俄州立大学附属医院建立了世界上第一个“静脉药物配置中心”（Pharmacy Intravenous Admixture Services, PIVAS），至20世纪60年代末期，此项工作扩展到了世界各地。1999年几乎所有美国政府医院都建立了这类配置中心，美国药典23版（1995年）制定了静脉药物配置服务的标准。另据1999年的统计，澳大利亚国立医院和医学院附属医院中80%～90%都开展了这一工作。我国是从20世纪90年代末起步的，首先在一些大医院、有条件的医院建立静脉药物配置中心，在保证静脉用药安全有效、促进临床药师参与药品使用、提升医疗质量等方面取得了成效。

我国《医疗机构药事管理规定》中规定：医疗机构根据临床需要建立静脉用药调配中心（室），实行集中调配供应。静脉用药调配中心（室）应当符合静脉用药集中调配质量管理规范，由所在地设区的市级以上卫生行政部门组织技术审核、验收，合格后方可集中调配静脉用药。在静脉用药调配中心（室）以外调配静脉用药，参照静脉用药集中调配质量管理规范执行。医疗机构建立的静脉用药调配中心（室）应当报省级卫生行政部门备案。目前，全国已有越来越多的医院开展了静脉药物配置工作。

1. 静脉药物配置的概念　静脉药物配置（Pharmacy Intravenous Admixture，PIVA）是在依据药物特性设计的洁净间内，由受过专门培训的药师和技术人员（包括经培训合格的护士），严格按照操作程序进行包括全肠道外营养、肿瘤化疗药物及抗菌药物等在内的静脉药物的配置。

2. 静脉药物配置的目的意义

（1）保证静脉药物配置的质量　PIVA从过去的普通环境移至空气洁净环境进行，可保证静脉输注药物的无菌性，防止微粒污染，最大程度地降低输液反应，确保患者安全用药。尤其是肠外营养液、危害药品静脉用药应当实行集中调配供应。

（2）避免药物对环境的污染　由于层流净化装置的防护作用，可大大降低细胞毒性药物对患者和医务人员的职业伤害以及对环境的污染。

（3）有利于合理用药，减少用药差错　静脉药物配置前需通过药师的审核，及时发现药物相容性和稳定性问题，防止配伍禁忌等不合理用药现象，将给药错误减至最低。药品集中管理，集中配置，提高工作效率，还可防止过期失效药品的混入。

（4）提高药学服务质量　PIVA作为医院药学的组成部分，在静脉药物使用中将医、药、护整合为一体，建立了一个与临床医护人员密切联系，探讨合理用药的良好机制。另外，与传统的做法相比，“无菌调剂”的药学实践拓展了药学工作的范围与效应空间，有利于为患者提供更加优质的药学服务。

3. 静脉药物调配的要求　静脉用药调配的流程是是指从临床医师的用药医嘱信息进入配置中心，到静脉药物输液产品按时、准确地发送至病房的全过程。这一过程包括了人员、设施设备及信息的管理。

（1）人员　工作人员由药师、护士和辅助人员组成。各类人员应根据工作需要按合理比例搭配，并应接受严格培训。培训内容包括药物治疗学、药物配伍、无菌配置技术、洁净间操作实践以及质量管理规范等内容。我国《医疗机构药事管理规定》中规定。

（2）设施设备　应具有适合静脉药物配置的硬件设施，如空气净化设施、层流操作台、生物安全柜等，并应备有必要的工具书，确保静脉药物配置质量和必要的职业防护。

（3）信息　静脉药物调配需要医嘱信息在整个过程中达到唯一性、保密性及安全性，以保证患者用药权益。静脉药物配置信息系统功能除了应用性强、有利于保证输液产品质量安全之外，还应符合我国《电子病历基本规范（试行）》的有关规定。

（4）配置质量管理规范　参照国家和行业的相关规范建立全面质量管理体系，制订岗位责任制、清洁卫生和健康检查等各项制度以及岗位操作规程。各项操作须严格按操作规程进行，确保配置输液质量和患者用药安全有效。配置流程包括药品管理、药师审方、备药、配置、核对、运送、清洁卫生等。配置所用药品均应符合静脉注射剂标准，药品生产厂家或批号应及时登记。发现药品包装或外观有疑问时，应立即停止使用并与药库联系，做出相应处理。配置全过程要实行全面核对，出现问题时应及时查找原因，并做出相应处理。出现的问题、原因、当事人、处理结果等记录在案。每道工作程序结束时，执行人要签字确认。配置完毕要彻底清场。

PIVA在实施过程中，仍有许多需要解决的问题。例如，集中配置中的交叉污染问题，药物因素中的微粒增加、热原叠加、稳定性、稀释剂的选择等；配置操作中的安瓿的切割和消毒不当；针头穿刺瓶塞造成的污染；配置以后的存放时间、药事服务费的问题。所有这些都得在实践中不断探索、总结与提高（图9-3）。

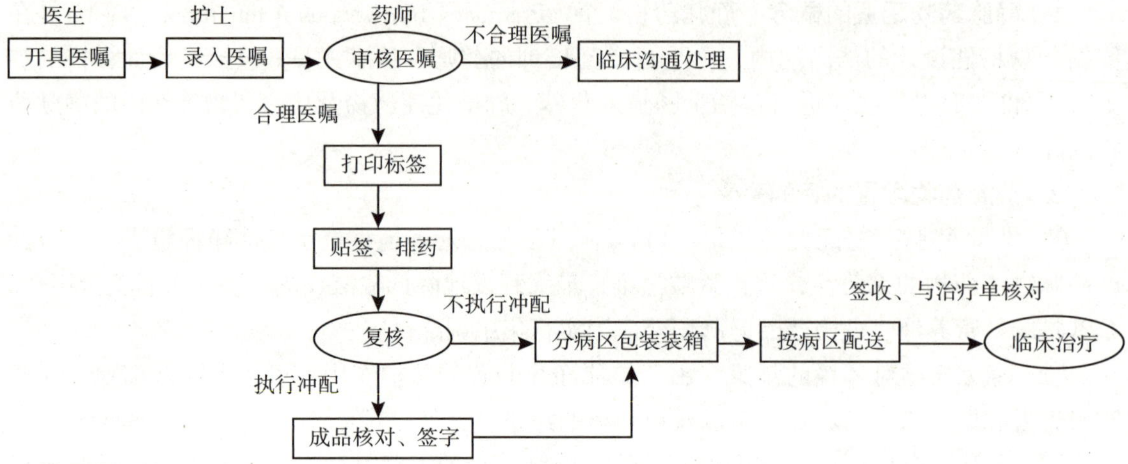

图9-3　静脉用药调配发药流程图

第五节　医疗机构制剂管理

医疗机构制剂（Pharmaceutical Preparation），是指医疗机构根据本单位临床需要经批准而配制、自用的固定处方制剂。它属于药品生产的范畴。在制药工业尚不发达时期，医疗机构制剂是药品临床供应的有力补充和支持手段。几十年来，它在医疗机构中切实解决了一些药品市场供应短缺的问题，满足临床治疗的需要。但是医疗机构制剂存在小批量、多品种、配制环境及设施设备不足，质量检验机构不健全等特点，因此，国内外药品监管部门普遍加强了对医院制剂质量的监督管理，并限制配制大输液等生产条件要求很高的品种。

为保证医疗机构制剂的质量安全性和有效性，1984年，原国家卫生部根据《药品管理法》的规定，对配制医疗机构制剂实行制剂许可证管理制度，建立了医疗机构制剂法制化管理机制。2001年修订实施的《药品管理法》以及《药品管理法实施条例》对医疗机构配制制剂做出了更为明确的规定。医疗机构配制制剂必须首先申请取得《医疗机构制剂许可证》，制剂品种按照2005年原国家食品药品监督管理局的《医疗机构制剂注册管理办法（试行）》要求经过批准，制剂配制实施2001年国家药品监督管理局的《医疗机构制剂配制质量管理规范（试行）》和2005年原国家食品药品监督管理局的《医疗机构制剂配制监督管理办法（试行）》。

随着我国经济体制的转变，医药事业也得到了长足的进步，药品供应已由卖方市场转变为买方市场。人民群众对健康的要求越来越高。国家进一步加强了药品生产的全过程质量管理。在这样背景下，医疗机构配制制剂的门槛也在不断加高，制剂质量保证措施在不断强化。医疗机构配

药师考点

（1）医疗机构制剂与许可证管理
（2）医疗机构自配制剂注册和品种范围

制制剂可以充分利用自身在药品使用方面的优势，提供适合于临床使用的、安全有效的制剂，弥补市售品的缺失。此外，制剂配制作为新药研发的源头之一，同样具有其不可替代的、独特的作用。

一、医疗机构制剂许可制度

根据我国新修订的《药品管理法》第74条规定："医疗机构配制制剂，应当经所在地省、自治区、直辖市人民政府药品监督管理部门批准，取得医疗机构制剂许可证。无医疗机构制剂许可证的，不得配制制剂"。本条规定了医疗机构制剂审批的主体和审批程序。获得此许可证是医疗机构自配制剂的法定资格证明，该许可证所要求的条件是医疗机构自配制剂的法定最低条件。

1. **申请**　医疗机构自配制剂的申请应向省级药品监督管理部门提出，经其审核同意后，发给《医疗机构制剂许可证》。

2. **审批**　省级药品监督管理部门收到申请后在规定时间内，按照2000年国家药品监督管理局制定的《医疗机构制剂许可证验收标准》组织验收。验收合格的，予以批准，核发《医疗机构制剂许可证》，并向国家药品监督管理局备案；验收不合格的，做出不予批准的决定，书面通知申请人并说明理由，同时告知申请人享有依法申请行政复议或者提起行政诉讼的权利。《医疗机构制剂许可证》上注明配制制剂的范围及有效期限等项内容，此证有效期为5年。《医疗机构制剂许可证》有效期届满需要继续配制制剂的，医疗机构应当在有效期届满前6个月，向原发证机关申请换发。

二、医疗机构制剂的品种与管理

1. **品种范围**　按照《药品管理法》规定："医疗机构配制的制剂，应当是本单位临床需要而市场上没有供应的品种"。自配制剂品种范围包括临床常用而疗效确切的协定处方制剂、某些性质不稳定或效期短的制剂、市场上不能满足的不同规格、容量的制剂、其他临床需要的以及科研用的制剂等。

依据我国2005年《医疗机构制剂注册管理办法》，有下列情形之一者，不得申请注册的医疗机构制剂：①市场上已有供应的品种；②含有未经国家药品监督管理部门批准的活性成份的品种；③除变态反应原外的生物制品；④中药注射剂；⑤中药、化学药组成的复方制剂；⑥麻醉药品、精神药品、医疗用毒性药品、放射性药品⑦其他不符合国家有关规定的制剂。

2. **品种管理**

（1）医疗机构制剂品种实行注册制度　《药品管理法》规定医疗机构配制的制剂应当经所在地省、自治区、直辖市人民政府药品监督管理部门批准后方可配制。这是从源头上保证自配制剂质量，提高制剂配制水平，加强对制剂进行监督管理的重要措施。

医疗机构自配制剂均须经本院药事管理与药物治疗学委员会审查后，报省级药品监督管理部门或者其委托的设区的市级药品监督管理机构审批。需组织现场考察，抽取连续3批检验用样品，由指定药品检验所进行样品检验和质量标准技术复核。技术审评符合规定的，发给《医疗机构制剂临床研究批件》。申请配制的化学制剂已有同品种获得制剂批准文号的，可以免于进行临床研究。完成临床研究后，再次向审批机构报送临床研究总结资料，再次进行技术审评，符合规定的，向申请人核发《医疗机构制剂注册批件》及制剂批准文号，同时报国家药品监督管理局备案。医疗机构制剂批准文号的格式为：X药制字H（Z）+4位年号+4位流水号。其中X-省、自治区、直辖市简称，H-化学制剂，Z-中药制剂。医疗机构制剂批准文号的有效期为3年。有效期届满需要继续配制的，申请人应当在有效期届满前3个月按照原申请配制程序提出再注册申请。

（2）医疗机构制剂须经本单位药检室检验质量合格，由药检室签发制剂合格证，方可凭医生处方使用，不合格的制剂不准供临床使用。《药品管理法》规定，医疗机构配制制剂，应当有能够保证制剂质量的设施、管理制度、检验仪器和卫生环境。医疗机构配制制剂，应当按照经核准的工艺进行，所需的原料、辅料和包装材料等应当符合药用要求。

（3）医疗机构制剂不得在市场销售或变相销售，也不得进行广告宣传。只限供本单位临床使用。特殊情况下，确属临床需要，经国务院或者省级药品监督管理部门批准，医疗机构自配制剂方可在指定的医疗机构之间调剂使用。

药师考点

（1）医疗机构制剂注册批件及批准文号格式

（2）医疗机构制剂的调剂使用

三、医疗机构制剂质量管理

（一）质量管理组织人员管理

2000年国家药品监督管理局下发的《医疗机构制剂配制质量管理规范》（试行）第六条规定："医疗机构制剂配制应在药剂部门设制剂室、药检室和质量管理组织。机构与岗位人员的职责应明确，并配备具有相应素质及相关数量的专业技术人员。"根据这条要求，药学部门应当设立制剂质量管理组织。质量管理组织机构人员组成原则如下：

1. 质量管理组织机构应由药学部门主要负责人根据《医疗机构制剂配制质量管理规范》的要求，结合单位实际工作情况和人员情况建立。

2. 配制机构和质量检验机构的负责人应当具有医药或相关专业大专以上学历，并有5年以上的制剂生产经验或药品检验经验。

3. 配制机构负责人与质量检验机构负责人不得相互兼任。

（二）质量管理组织机构职责

1. 质量管理组织负责制定制剂与配制管理相关的规章制度和操作规程等管理文件。
2. 分析处理不合格制剂的投诉问题并制定处理方案。
3. 研究解决各部门不能自行解决的制剂生产过程中出现的技术问题。
4. 定期听取制剂生产各部门负责人及药检室负责人的工作汇报，并作出评价。
5. 对制剂生产有关质量的人和事负有监督实施、改正及阻止的责任。
6. 负责审查本院新制剂与新工艺的技术资料，报食品药品监督管理局审批。
7. 组织制剂生产各部门人员与药品检验室人员的技术与法规培训。

（三）药品检验室的设施与管理

1. **设施** 药检室按工作内容划分为化学检验和卫生学检验两部分。相配套的空间设施有化学分析室、微生物检验室、仪器分析室和留样观察室等。应配备的检测仪器有电子天平、紫外分光光度计、高效液相仪、溶出度测定仪、崩解仪、黏度检测仪、水分检测仪、集菌仪、培养箱、冰箱、无菌操作台、离心机等常规设备，有条件的单位还可以配备薄层扫描仪、红外色谱、原子吸收、质谱等设备。

2. **管理**　用于制剂配制和检验的仪器、仪表、量具、衡器等设备，其适用范围和精密度应符合制剂配制和检验的要求，应当定期校验，并有合格标志。校验记录应至少保存一年。药检室负责制剂配制全过程的检验。其主要职责如下：

（1）制定和修订物料、中间品和成品的内控标准和检验操作规程，制定取样和留样制度。

（2）制定检验用设备、仪器、试剂、试液、标准品(或参考品)、滴定液与培养基及实验动物等管理办法。

（3）对物料、中间品及成品进行取样、检验、留样，并出具检验报告。

（4）检测洁净室（区）的微生物数和尘粒数。

（5）评价原料、中间品及成品的质量稳定性，为确定物料储存期和制剂有效期提供数据。

（6）在医疗机构制剂质量管理组织的领导下定期组织自检。自检应有记录并写出自检报告，包括评价及改进措施等。

（7）配合质量管理组织分析解决制剂生产过程中的疑难问题。

（8）完成质量管理组织交办的其他工作。

第六节　药品供应管理

药品供应管理主要是指医疗机构的医疗、科研所需药品的采购、储存以及调剂管理等。从管理对象来看可分为：一般医疗用药品管理；麻醉药品、精神药品和医疗用毒性药品的管理；科研用药品，特别是临床实验阶段药物的管理；中药材（中药饮片）的管理等。医疗机构药品供应管理的主要目标是：①保证医疗、科研所用药品供应及时、准确无误；②贯彻国家药事法律、法规，保证所供应药品的质量安全有效；③符合医疗单位成本管理和新时期医疗卫生改革政策。

随着医学与医药科技的进步、医药生产的发展，新药不断上市，药品品种日趋增多，医疗机构的药品供应管理工作的难度也在不断增加。药品供应管理是医疗机构内涉及面广的全院性的工作，除药剂科外，涉及多个职能科室、医护人员，涉及药品生产企业、药品经营企业和国家医疗保障部门，涉及国家医药卫生政策法规和制度，是医疗机构药事管理工作的重要环节。本节主要讨论医疗机构的药品采购、保管和分级管理。

> **药师考点**
>
> （1）药品采购规定
>
> （2）药品进货检查验收制度和购进（验收）记录管理
>
> （3）药品库存管理和保管、养护规定

一、药品采购

采购合格的药品，是医疗机构药品管理的首要环节。药品采购管理主要是指对医疗机构医疗、科研所需药品的供应渠道、采购程序、采购方式、采购计划和采购文件的管理。其主要目标是依法、适时购进质量优良、价格合理的药品。采购药品管理应遵守国家法律、法规，依法购药。

医疗机构应当根据《国家基本药物目录》《处方管理办法》国家处方集》《医疗机构药

事管理规定》等制订本机构《药品处方集》和《基本用药供应目录》，编制药品采购计划，按规定购入药品。《关于进一步加强公立医疗机构基本药物配备使用管理的通知》（国卫药政发〔2019〕1号）明确提出，“公立医疗机构在编制药品采购计划和预算时应当优先纳入基本药物。”2015年2月，《国务院办公厅关于完善公立医院药品集中采购工作的指导意见（国办发〔2015〕7号）》对于完善公立医院药品集中招标采购工作也做出了具体的指导意见。明确了药品集中采购要有利于破除以药补医机制，加快公立医院改革；有利于降低药品虚高价格，减轻人民群众用药负担；有利于预防和遏制药品购销领域腐败行为，抵制商业贿赂；有利于推动药品生产流通企业整合重组、公平竞争，促进医药产业健康发展。

（一）计划预算

药剂科（部）药品采购预算过大，会造成药品积压；相反，预算过小，将会造成“供不应求”，影响医疗。为此，编造预算除了必须熟悉医院业务外，还应深入细致地收集有关资料，加以分析研究，综合考虑，才会不出偏差。在编制药品的计划预算中，应注意以下几点：

1．药品年度计划应提前编制，以本院基本用药目录为依据，并经药事管理与药物治疗学委员会审定、院领导批准后组织实施。季度计划是年度计划的具体化，由药剂科（部）主任批准后实施。月计划是季度计划的补充，由药剂科（部）主任批准实施。临床需要的药品新品种，由使用科室提出申请，经药剂科（部）主任审核，药事管理与药物治疗学委员会审定后方可采购。

2．量入为出、精打细算。一般依据上年度医疗收入情况、医院分配给予的经费、上年度药品消耗数和消耗趋势、库存情况来编制需要的品种和数量，使药品预算的总金额不超过经费指标，同时留存一定机动经费（一般控制在10%之内），应付特殊需要。

3．统筹兼顾、保证重点。处理好各类药品在计划中的比例关系。防治常见病、多发病的常用药品要保证供应，基本药物优先保证供应，急救药品满足供应，贵重药品、新药有限制地供应。

4．编制及时、数字准确。编制计划时要采用可靠资料，运用预测技术，提高预算的准确性，并严格核对，防止差错。

5．注意当地常见病、多发病的发病率和季节性用药问题。如春夏季流行病、传染病发生多，冬季又是呼吸道疾病高发季节，作预算时一定要掌握这些用药的规律性，做到“未雨绸缪”。

6．根据医院药品历年消耗情况以及从订购到进库的周期长短，订出每种药品最高和最低库存量。

（二）实施采购

采购药品应把质量放在选择药品和供货单位条件的首位。

1．购进药品的条件

（1）从合法渠道采购药品　我国《药品管理法》规定，医疗机构必须从具有药品生产、经营资格的企业购进药品；但是，生产没有实施批准文号管理的中药材和中药饮片除外。另外，根据2007年国家食品药品监督管理局局令第26号发布的《药品流通监督管理办法》规定，医疗机构购进药品时，应当按照规定，索取、查验、保存供货企业有关证件、资料，例如，加盖供货企业原印章的许可证和营业执照复印件等。供货企业派出销售人员销售药品的，还应当提供加盖本企业原印章的授权书复印件。授权书原件应当载明授权销售的品种、地域、期限，注明销售人员的身份证号码，并加盖本企业原印章和企业法定代表人印章（或者签名）。销售人员应当出示授权书原件及本人身份证原件，供药品采购方核实。

（2）具有法定的质量标准　即符合国务院药品监督管理部门颁布的现行版的中国药典和药品标准、省级药品监督管理部门制定的中药饮片炮制规范等。

（3）除国家未规定的以外，药品应具有批准文号和生产批号；进口药品应有符合规定的、加盖了供货单位质量检验机构原印章的《进口药品注册证》和《进口药品检验报告书》复印件。

（4）包装和标识符合有关规定和储运要求。

（5）中药材应标明产地。

2. 药品分类采购

我国《医疗机构药事管理规定》明确了医疗机构临床使用的药品应当由药学部门统一采购供应。经药事管理与药物治疗学委员会（组）审核同意，核医学科可以购用、调剂本专业所需的放射性药品。其他科室或者部门不得从事药品的采购、调剂活动，不得在临床使用非药学部门采购供应的药品。依据《国务院办公厅关于完善公立医院药品集中采购工作的指导意见》（国办发〔2015〕7号），按照市场在资源配置中起决定性作用和更好发挥政府作用的总要求，借鉴国际药品采购通行做法，坚持以省（区、市）为单位的网上药品集中采购方向，实行一个平台、上下联动、公开透明、分类采购，采取招生产企业、招采合一、量价挂钩、双信封制、全程监控的公立医院药品集中采购措施。

（1）对临床用量大、采购金额高、多家企业生产的基本药物和非专利药品，由省级药品采购机构采取双信封制公开招标采购，医院作为采购主体，按中标价格采购药品。

在公立医院改革试点城市，允许以市为单位在省级药品集中采购平台上自行采购。试点城市成交价格不得高于省级中标价格。试点城市成交价格明显低于省级中标价格的，省级中标价格应按试点城市成交价格进行调整，具体办法由各省（区、市）制定。

（2）对部分专利药品、独家生产药品，建立公开透明、多方参与的价格谈判机制。谈判结果在国家药品供应保障综合管理信息平台上公布，医院按谈判结果采购药品。

（3）对妇儿专科非专利药品、急（抢）救药品、基础输液、临床用量小的药品（上述药品的具体范围由各省区市确定）和常用低价药品，实行集中挂网，由医院直接采购。

（4）对临床必需、用量小、市场供应短缺的药品，由国家招标定点生产、议价采购。

（5）对麻醉药品、精神药品、防治传染病和寄生虫病的免费用药、国家免疫规划疫苗、计划生育药品及中药饮片，按国家现行规定采购，确保公开透明。

医院使用的所有药品（不含中药饮片）均应通过省级药品集中采购平台采购。省级药品采购机构应汇总医院上报的采购计划和预算，依据国家基本药物目录、医疗保险药品报销目录、基本药物临床应用指南和处方集等，按照上述原则合理编制本行政区域医院药品采购目录，分类列明招标采购药品、谈判采购药品、医院直接采购药品、定点生产药品等。鼓励省际跨区域、专科医院等联合采购。采购周期原则上一年一次。对采购周期内新批准上市的药品，各地可根据疾病防治需要，经过药物经济学和循证医学评价，另行组织以省（区、市）为单位的集中采购。

知识拓展

药品采购相关术语

带量采购：医院按照不低于上年度药品实际使用量的80%制定采购计划和预算，并具体到品种、剂型和规格，每种药品采购的剂型原则上不超过3种，每种剂型对应的规格原则上不超过2种，兼顾成人和儿童用药需要。省级药品采购机构应根据医院用药需求汇总情况，编制公开招标采购的药品清单，合理确定每个竞价分组的药品采购数量，并向社会公布。

双信封评价办法：投标的药品生产企业须同时编制经济技术标书和商务标书。经济技术标书主要对企业的药品生产质量管理规范（GMP）资质认证、药品质量抽验抽查情况、生产规模、配送能力、销售额、市场信誉、电子监管能力等指标进行评审，并将通过《药品生产质量管理规范（2010年修订）》认证情况，在欧盟、美国、日本等发达国家（地区）上市销售情况，标准化的剂型、规格、包装等作为重要指标。通过经济技术标书评审的企业方可进入商务标书评审。在商务标书评审中，同一个竞价分组按报价由低到高选择中标企业和候选中标企业。对竞标价格明显偏低、可能存在质量和供应风险的药品，必须进行综合评估，避免恶性竞争。优先采购达到国际水平的仿制药。

3. 集中招标采购的具体规定　药品分类采购方式中的集中招标采购，是指药品招标采购方和共同委托招标代理机构组织实施的药品招标采购。药品集中招标采购应遵循公开、公正、公平竞争和诚实信用的原则，坚持质量第一，依照质量价格比优化的原则确定中标药品。集中招标采购工作首先由医疗机构提交拟集中采购的药品品种（规格）和数量计划，并由专家委员会审核确认集中采购的品种、规格、数量；再确认投标人（药品供应企业）的资格（审核其合法性及其信誉和能力），审核投标药品的批准文件和近期质检合格证明文件；组织开标、评标或谈判，确定中标企业和药品品种品牌、规格、数量、价格、供应（配送）方式等；组织医疗机构直接与中标企业按招标（洽谈）结果签订购销合同，并监督供销双方做好药品配送工作。

为了规范药品采购工作，原国家卫生部等五部委于2000年7月发布了《医疗机构药品集中招标采购试点工作若干规定》。2010年7月再次联合发布实施《医疗机构药品集中采购工作规范》和《药品集中采购监督管理办法》（国纠办发〔2010〕6号）。对于医疗机构药品集中招标采购的原则等事项做出了具体明确规定：

（1）医疗机构药品集中采购必须坚持质量优先、价格合理的原则，做好药品的评价工作。

（2）医疗机构必须通过政府建立的非营利性药品集中采购平台采购药品。

（3）医疗机构应当在规定时间内，根据本单位的药品使用目录，编制采购计划，签订采购合同，明确采购品种和数量。

（4）医疗机构原则上不得购买药品集中采购入围药品目录外的药品。有特殊需要的，须经省级药品集中采购工作管理机构审批同意。

（5）医疗机构应当执行价格主管部门公布的集中采购药品零售价格。

（6）医疗机构应当严格按照《合同法》的规定签订药品购销合同，明确品种、规格、数量、价格、回款时间、履约方式、违约责任等内容，合同周期一般至少一年。合同采购数量应当与医疗机构上报的计划采购数量相符。如合同采购数量不能满足临床用药需要，可以签订追加合同。有条件的省（区、市）可同时签订电子合同备查，接受社会和有关部门监督。

（7）药品集中采购实行药品生产企业直接投标。药品生产企业设立的仅销售本公司产品的商业公司、境外产品国内总代理可视同生产企业。集团公司所属全资及控股子公司的产品参加投标的，应当允许以集团公司名义进行，并提供相应证明材料。

药品生产企业必须委托本企业的工作人员，持法人委托书在内的生产企业证明文件等材料办理相关集中采购手续。对委托其他企业人员（或个人）办理集中采购相关手续的，由此而产生的一切法律责任由生产企业承担。

（8）国家实行特殊管理的麻醉药品和第一类精神药品不纳入药品集中采购目录。第二类精神药品、医疗放射药品、医疗毒性药品、原料药、中药材和中药饮片等药品可不纳入药品集中采购目录。

医疗机构使用上述药品以外的其他药品必须全部纳入集中采购目录。

（9）对纳入集中采购目录的药品，实行公开招标、邀请招标和直接采购等方式进行采购。各省（区、市）可结合实际情况，确定药品集中采购方式。

公开招标，是指以招标公告的方式，邀请不特定的药品生产企业投标的采购方式。

邀请招标，是指以投标邀请书的方式，邀请特定的药品生产企业投标的采购方式。

直接采购，是指医疗机构按照价格部门规定的价格或历史成交价格直接向符合资质的药品生产企业购买药品的采购方式。

（10）对通过公开招标采购能够成交的药品，原则上不得进行邀请招标采购。对采购量较小、潜在投标人较少或者无投标的，可以进行邀请招标采购。部分廉价常用药，经多次集中采购价格已基本稳定，可以进行直接采购。直接采购具体品种和办法由省级药品集中采购工作管理机构确定。

4. 改进药款结算方式

（1）加强药品购销合同管理　医院签订药品采购合同时应当明确采购品种、剂型、规格、价格、数量、配送批量和时限、结算方式和结算时间等内容。合同约定的采购数量应是采购计划申报的一个采购周期的全部采购量。

（2）规范药品货款支付　医院应将药品收支纳入预算管理，严格按照合同约定的时间支付货款，从交货验收合格到付款不得超过30天。依托和发挥省级药品集中采购平台集中支付结算的优势，鼓励医院与药品生产企业直接结算药品货款、药品生产企业与配送企业结算配送费用。

5. 加强药品配送管理

（1）药品生产企业是保障药品质量和供应的第一责任人。药品可由中标生产企业直接配送或委托有配送能力的药品经营企业配送到指定医院。药品生产企业委托的药品经营企业应在省级药品集中采购平台上备案，备案情况向社会公开。省级药品采购机构应及时公布每家医院的配送企业名单，接受社会监督。

（2）对偏远、交通不便地区的药品配送，各级卫生计生部门要加强组织协调，按照远近结合、城乡联动的原则，提高采购、配送集中度，统筹做好医院与基层医疗卫生机构的药品供应配送管理工作。鼓励各地结合实际探索县乡村一体化配送。

（3）对因配送不及时影响临床用药或拒绝提供偏远地区配送服务的企业，省级药品采购机构应及时纠正，并督促其限期整改。对逾期不改的企业取消其中标资格，医院因此被迫使用其他企业药品替代的，超支费用由原中标企业承担，具体办法由各省（区、市）制定。

为了保障医疗机构的药品采购供应，还应加强医务人员合理用药培训和考核，发挥药师的用药指导作用，规范医生处方行为，切实减少不合理用药。建立处方点评和医师约谈制度，重点跟踪监控辅助用药、医院超常使用的药品；建立健全以基本药物为重点的临床用药综合评价体系，推进药品剂型、规格、包装标准化；以省（区、市）为单位，选择若干医院和基层医疗卫生机构作为短缺药品监测点，及时收集分析药品供求信息，强化短缺药品监测和预警；医疗机构应当将药品集中采购情况作为相关负责人的重要考核内容，纳入目标管理及医院评审评价工作。

知识拓展

国家组织药品集中采购和使用试点方案

《国务院办公厅关于印发国家组织药品集中采购和使用试点方案的通知（国办发〔2019〕2号）》中关于国家组织药品集中采购的试点工作方案如下：

1. 目标任务

选择北京、天津、上海、重庆和沈阳、大连、厦门、广州、深圳、成都、西安11个城市，从通过质量和疗效一致性评价（含按化学药品新注册分类批准上市，简称一致性评价，下同）的仿制药对应的通用名药品中遴选试点品种，国家组织药品集中采购和使用试点，实现药价明显降低，减轻患者药费负担；降低企业交易成本，净化流通环境，改善行业生态；引导医疗机构规范用药，支持公立医院改革；探索完善药品集中采购机制和以市场为主导的药品价格形成机制。

2. 集中采购范围及形式

（1）参加企业。经国家药品监督管理部门批准、在中国大陆地区上市的集中采购范围内药品的生产企业（进口药品全国总代理视为生产企业），均可参加。

（2）药品范围。从通过一致性评价的仿制药对应的通用名药品中遴选试点品种。

（3）入围标准。包括质量入围标准和供应入围标准。质量入围标准主要考虑药品临床疗效、不良反应、批次稳定性等，原则上以通过一致性评价为依据。供应入围标准主要考虑企业的生产能力、供应稳定性等，能够确保供应试点地区采购量的企业可以入围。入围标准的具体指标由联合采购办公室负责拟定。

（4）集中采购形式。根据每种药品入围的生产企业数量分别采取相应的集中采购方式：入围生产企业在3家及以上的，采取招标采购的方式；入围生产企业为2家的，采取议价采购的方式；入围生产企业只有1家的，采取谈判采购的方式。

3. 具体措施

（1）带量采购，以量换价。在试点地区公立医疗机构报送的采购量基础上，按照试点地区所有公立医疗机构年度药品总用量的60%~70%估算采购总量，进行带量采购，量价挂钩、以量换价，形成药品集中采购价格，试点城市公立医疗机构或其代表根据上述采购价格与生产企业签订带量购销合同。剩余用量，各公立医疗机构仍可采购省级药品集中采购的其他价格适宜的挂网品种。

（2）招采合一，保证使用。通过招标、议价、谈判等不同形式确定的集中采购品种，试点地区公立医疗机构应优先使用，确保1年内完成合同用量。

（3）确保质量，保障供应。要严格执行质量入围标准和供应入围标准，有效防止不顾质量的唯低价中标，加强对中选药品生产、流通、使用的全链条质量监管。在此前提下，建立对入围企业产品质量和供应能力的调查、评估、考核、监测体系。生产企业自主选定有配送能力、信誉度好的经营企业配送集中采购品种，并按照购销合同建立生产企业应急储备、库存和停产报告制度。出现不按合同供货、不能保障质量和供应等情况时，要相应采取赔偿、惩戒、退出、备选和应急保障措施，确保药品质量和供应。

（4）保证回款，降低交易成本。医疗机构作为药款结算第一责任人，应按合同规定与企业及时结算，降低企业交易成本。严查医疗机构不按时结算药款问题。医保基金在总额预算的基础上，按不低于采购金额的30%提前预付给医疗机构。有条件的城市可试点医保直接结算。

二、药品保管

我国《药品管理法》规定："医疗机构购进药品，应当建立并执行进货检查验收制度，验明药品合格证明和其他标识；不符合规定要求的，不得购进和使用"。对于购进、调进或退库药品，由药库管理人员、采购人员进行严格检查验收。检查验收的主要内容有：药品品名、规格、数量、批准文号、生产批号、有效期、外观性状、包装情况、进价等。特殊管理药品、外用药品、非处方药包装的标签、说明书上有规定的标识和警示说明。验收合格填写验收入库记录，采购、保管人员双签字后，方可入库。

入库药品应在规定的条件下进行保管和养护。药品出库时，必须凭科室的请领单和领导的批件才能发出。出库要遵循"先产先出""近期先出"的原则，严格查对，保证数量、质量。领发双方均在请领单上签字，按凭证及时出账。

（一）药品的保管养护

经招标采购入库的药品需严格按规定保管，保证药品质量。《医疗机构药事管理规定》中规定，"医疗机构应当制订和执行药品保管制度，定期对库存药品进行养护与质量检查。药品库的仓储条件和管理应当符合药品采购供应质量管理规范的有关规定。""化学药品、生物制品、中成药和中药饮片应当分别储存，分类定位存放。易燃、易爆、强腐蚀性等危险性药品应当另设仓库单独储存，并设置必要的安全设施，制订相关的工作制度和应急预案。"药品有其不同的理化性质，在储存过程中，受内在因素和外在因素的影响，可能会产生质量变化。要做好药品储存和保管工作就应根据药品本身的性质，创造适宜的储存条件，采取有效措施，维护药品质量，降低药品损耗，最大限度地实现药品的使用价值。

1. 药品的分类储存　药品储存的基本原则是分类储存。可以按照：

（1）药品的剂型分类储存　习惯上剂型分为片剂、针剂、水剂、软膏剂、粉剂几大类，分类保管。各大类在储存上有共同特点，了解各大类药品本身的特性及外界的各种因素对其的不良影响，可按不同的储存条件妥善储存保管。

（2）按储存条件分类储存　药品理化性质不同，储存条件也就不同，储存条件中最重要的就是温度和湿度。应根据每种药品的要求，分别储存于阴凉库（0℃～20℃）或者冷藏库（柜）（2℃～10℃）内。各库房的相对湿度均应保持在35%～75%之间。

（3）按药品的性质分类储存　①药品与非药品（指不具备药品批准文号的物品）应分库

存放；②性质相互影响，容易串味的西药、中药材、中药饮片亦应分库存放；③内服药与外用药分区存放；④处方药与非处方药分区存放；⑤品名或外包装容易混淆的品种应分区或隔垛存放；⑥麻醉药品与第一类精神药品可存放在同一个专用库（柜）内，而毒性药品应专库（柜）存放，药品中的危险品应存放在专用危险品库内；⑦不合格药品应与合格药品分开。

2. 主要剂型的保管养护要点

（1）针剂　①温度：注射剂在储存中要注意温度的变化，温度过低或过高都会影响其质量。其中，水针剂要注意防冻，生物制品、酶制剂、抗生素最适宜的温度是2℃～10℃。②防潮：粉针剂由于压盖、储存、运输等原因，造成密封不严，当空气中水蒸气含量过高时，会产生吸潮、粘瓶、结块等现象，影响质量，因此在储存保管中要注意防潮，严格控制空气湿度，相对湿度应保持在35%～75%。③避光：日光中的紫外线能加速药品的氧化分解，因此药库的门窗应悬挂遮光用帘子。④加强澄明度检查：注射剂在储存中，有时会产生澄明度的变化，尤其如中药注射剂，久储会变混浊甚至沉淀；化学药注射剂中的某些含盐类品种，久储会侵蚀安瓿玻璃，造成脱片，影响澄明度。

（2）片剂　①防潮：片剂的保管主要是防潮。因片剂中使用淀粉等辅料，在湿度较大时，易吸湿产生粘连、碎片、潮解等现象；糖衣片吸潮后产生花斑变色，失去光泽，严重的产生粘连、膨胀、霉变等现象。因此，一般片剂可储存于常温库，糖衣片最好储存于阴凉库，库房的相对湿度应控制在35%～75%。②避光：某些片剂的主药对光敏感，故应采取避光措施。

（3）胶囊剂　胶囊剂的保管要点在于控制温度和湿度。胶囊剂在受热、吸潮后容易粘连、变形或破裂；有色胶囊会出现变色、色泽不均等现象。所以胶囊剂应储存于阴凉库，不要过于干燥，否则会使胶囊过于失水而脆裂。

（4）水剂　水溶液剂应存放在常温库。温度过高，若溶液中含乙醇会挥发，产生沉淀；芳香水剂中的芳香物质也会挥发；乳剂温度过高会产生凝集，甚至油相、乳化剂的变质，温度过低会冻结分层，所以应存放在阴凉库；糖浆剂受热、光照等因素影响，易产生霉败和沉淀，因此也应存放于阴凉库。

（5）软膏剂　乳剂基质和水溶性基质制成的软膏，在冬季应注意防冻，以免水和基质分离，一般在常温库存放。

（6）栓剂　若储存温度过高会熔化变形，温度过低也会干裂，故栓剂一般储存在常温库中密闭保存，并控制好相对湿度。

3. 一些需特殊管理的药品保管养护

（1）麻醉药品和第一类精神药品　麻醉药品和第一类精神药品的使用单位应当设立专库或者专柜储存麻醉药品和第一类精神药品。专库应当设有防盗设施并安装报警装置；专柜应当使用保险柜。专库和专柜应当实行双人双锁管理。储存麻醉药品、第一类精神药品实行专人负责、专库（柜）加锁。对进出专库（柜）的麻醉药品、第一类精神药品建立专用账册，进出逐笔记录，内容包括：日期、凭证号、领用部门、品名、剂型、规格、单位、数量、批号、有效期、生产单位、发药人、复核人和领用签字，做到帐、物、批号相符。专用账册的保存期限应当自药品有效期期满之日起不少于5年。

（2）医疗用毒性药品　建立保管、验收、领发、核对制度，须由责任心强、业务熟练的专业人员负责保管，专柜加锁，专账登记。

（3）危险品　危险品系指易受光、热、空气水分、摩擦、撞击等外界因素影响而引起自燃、助燃、爆炸或具有强腐蚀性、刺激性、剧烈毒性的物质。此类药品一般不得与其他药品同库储存而专库存放，且应远离电源，同时有专人负责保管。危险品应分类堆放，隔离存放。危险品库严禁烟火，不准进行明火操作，并应有消防安全设备。

（4）贵重药品　定期检查有效期，严防过期失效。每月盘点一次。

（5）中药　中药在储存期间，其质量除受到空气、湿度、日光和温度等因素影响以外，还受到昆虫和微生物的侵蚀。如保管不当将会发生霉变、虫蛀、失性、变色等现象而影响质量，甚至完全失效。其中，防霉和防虫蛀最重要。防霉主要应控制中药本身的水分和储存库内的温度、湿度，避免日光和空气的影响等。防蛀可在中药材进库前，彻底清理库房，还可用6%可湿性六六六或滴滴涕乳剂进行喷洒。发现虫害时，可用高温暴晒、烘烤、热蒸等，也可以用化学药剂如硫磺、三氯硝基甲烷等熏蒸，还可用红外线照射处理。

4. 药品保管养护其他应注意的问题

（1）库存药品要建立帐卡，凡药品入库、出库、挪位，保管人员应在帐卡上登记，做到货与帐卡相符。

（2）每年应对库存药品进行1～2次全面质量检查。平时应定期进行循环质量检查，一般品种每季检查一次，对于在规定条件下仍易变质的品种及有效期在2年以内的品种应作为重点养护的品种，酌情增加检查次数。必要时，还需抽样送验。

（3）为了收发和保管药品方便，应对不同药品做出不同的货位安排。量大、搬运难度大的药品应放在搬运方便的地方。收发频繁的药品应放在靠近库出入口、存取方便的地方。

三、药品分级管理

根据药品的特点，目前一般医疗单位都对药品实行三级管理。

1. 一级管理

（1）管理范围　麻醉药品和毒性药品的原料药。

（2）管理方法　处方要求单独存放，每日清点，必须做到账物相符，如发生药品缺少时，要及时追其原因，并上报领导。详见有关特殊管理药品规定的内容。

2. 二级管理

（1）管理范围　精神药品、贵重药品、自费药品。

（2）管理方法　专柜存放、专账登记、贵重药品要每日清点、精神药品定期清点。

3. 三级管理

（1）管理范围　普通药品。

（2）管理方法　金额管理、季度盘点、以存定销。

第七节　临床药学与药学服务

随着改革开放的逐步深入，医药卫生体制也在发生变化。这促使医院药学工作重点不再是传统的保证临床所需的药品供应，而是转向如何提高药学专业技术服务水平，更有效地、全方位地为临床服务，以满足广大人民群众对健康日益增长的需求。因此更高层次的药学服务则强调药师要直接为患者提供药学技术服务。药师在药物治疗中提供的所有与药品有关的知识和服务都是为了使患者获取最佳的治疗结果。这种工作模式可以大幅度地减少由于药物治疗不当导致就医、住院或住院天数延长，病人及社会的经济负担增加的情况。

一、临床药学

临床药学工作反映了现代医院药学服务模式和健康的新理念，体现了“以人为本”的宗旨。药学服务是科技进步和医药卫生事业发展的必然结果，是时代的呼唤、患者的需要和社会发展的必然趋势。临床药学工作是联系医院药学服务与临床治疗的纽带，是实践药品临床应用管理目标的客观需要。

（一）临床药学的概念

2011年我国修订的《医疗机构药事管理规定》明确了临床药学（clinical pharmacy）的概念，是指药学与临床相结合，直接面向患者，以病人为中心，研究与实践临床药物治疗，提高药物治疗水平的综合性应用学科。其目的是促进临床安全、有效、合理地使用药品，提高药物治疗质量。临床药学在医院药学中逐渐占有核心的地位，是由于它的工作范围广泛，从药物治疗、药物不良反应监测直至药物信息咨询等方面。药学服务的对象除了患者，还可以是医护等专业技术人员，积极拓宽了医院药学的学科领域。临床药学是每一个医院应开展的一项工作，只是根据医院的规模和性质的不同在开展的范围和程度上有所差别。

（二）临床药学的发展历程

20世纪中叶以后，由于医药科技和生产的迅猛进发展，新药品种不断增加。特别近几十年来，人类进入“知识爆炸”的信息时代，药品的品种和数量均以惊人的速度扩张，使得药品使用的情况越来越复杂，因而药源性疾病（drug-induced disease）也越来越严重。尤其是1961年西德的“反应停”致畸药害事故及1970年日本的“8-羟基喹啉”造成失明或下肢瘫痪的药害事故，受害人数成千上万，此等惨案举世震惊。于是世界各国均开始重视药品，特别是新药的安全性问题，纷纷采取各种预防措施加强监督管理力度，同时进行药品不良反应的监测和相互作用等方面的研究，临床药学便应运而生。

“临床药学”一词于1953年首先在美国提出，至20世纪60年代逐渐推广。美国的药学教育也在临床药学人才的培养上做了很多工作，1966年，Herfindal等人在美国南加州大学药学院率先创立了临床药学专业，实行药学博士（Pharm.D.）的培养计划。即在取得药学教育学士学位（B.S.）再进行2年临床药学教育和实践，或者实行六年制的Pharm.D.教育。除药学课程外，还增加了和治疗有关的课程及临床训练项目，目的是为临床培养能协助医师做好药物治疗的临床药师。凡取得Pharm.D.学位的药师便被称为临床药师。据1997年初美国药学院校协会统计，在20世纪90年代全美药学院校已有57所设立“临床药学专业”6年制Pharm. D.教育，58所院校还办了在职医院药师Pharm. D.教育班。日本药剂师协会及药学教育协会也制订并公布了“医疗药学课程计划”，药学院校开设了“临床药学”或“医疗药学”两年制的硕士研究生专业。目前在国外的一些大的医学中心里，均设临床药学服务中心，其中有些临床药师还根据医院专业科室的设置进一步分工，服务于传染病、肿瘤疾病、心血管疾病等不同的科室。他们中许多人还具有处方权，直接参与临床治疗活动，已成为医师选药和用药的重要参谋和参与者，在抉择治疗方案和药物治疗中发挥了重要作用。

我国从20世纪60年代初期起，就开始酝酿临床药学工作。1964年全国药剂学研究工作经验交流会在上海召开，上海的医院药师们在会上首次提出了在国内医院开展临床药学的建议，得到药学界的赞同。但是，直至20世纪70年代，国内一些大医院和高校才根据各自的条件，逐渐地开展了临床药学研究和培训人才的工作。1983年中国药学会在黄山召开了全国首届临床药学学术论文交流和专题讨论会，以后又陆续举行了多次学术交流会。我国的临床药学工作也受到了政府有关部门的重视和支持，1980年原国家卫生部药政局在成都召开了全国第一次临床药学座谈会。1981年原卫生部批准了12家重点医院作为全国临床药学工作的试点单位。1987年国家教委决定在高等药学教育中开设临床药学专业。1989年原卫生部颁发的《医院药剂工作条例》明确提出："医院药剂科要结合临床开展临床药学科研工作，以提高业务水平""积极创造条件开展临床药学研究，结合临床协助医生制订合理给药方案，力求达到提高疗效、降低毒副反应，确保用药安全有效"，并要求卫生行政部门和医院领导对药剂科的科学研究工作，要在人力、物力、财力和时间上切实予以安排，给予保证。1991年卫生部进一步将是否开展临床药学工作列为医院的等级考核标准之一，其中规定三级医院必须开展临床药学工作。2002年我国《医疗机构药事管理暂行规定》中进一步提出医疗机构中临床药学的定位和要求，要求医疗机构要"逐步建立临床药师制"。2005年11月原国家卫生部办公厅发布开展为期3年的临床药师培训试点工作。3年来在全国16个省（自治区、直辖市）建立临床药师培训基地50个，培养具有独立工作能力的临床药师415名。在此基础上，2007年12月原卫生部医政司又组织开展临床药师制试点工作，确定了全国42家试点医院，探索临床药师的准入标准、工作模式、岗位责任和管理制度等，促进临床药师制的健康发展。这说明国家卫生管理部门已将临床药师纳入了制度建设的日程，我国临床药师制的实施工作上了一个新台阶。2011年，我国新修订的《医疗机构药事管理规定》明确了临床药学工作的概念以及临床药师的岗位职数，规定了医疗机构应当根据本机构性质、任务、规模配备适当数量临床药师，三级医院临床药师不少于5名，二级医院临床药师不少于3名。临床药师应当具有高等学校临床药学专业或者药学专业本科毕业以上学历，并应当经过规范化培训。2017年国家卫健委在《关于加强药事管理转变药学服务模式的通知（国卫办医发〔2017〕26号）》中进一步明确了医疗机构药学服务工作模式的转变，提出推进药学服务从"以药品为中心"转变为"以病人为中心"，从"以保障药品供应为中心"转变为"在保障药品供应的基础上，以重点加强药学专业技术服务、参与临床用药为中心"。促进药学工作更加贴近临床，努力提供优质、安全、人性化的药学专业技术服务。

（三）临床药学的发展趋势

从20世纪50年代国外开始临床药学工作算起，至今已经有半个世纪的发展历史。美国卫生系统药师协会（American Society of Health-system Pharmacists, ASHP）曾将临床药学的发展归纳为三个阶段：

（1）第一个阶段为20世纪50～80年代。临床药师主要在医院开展这项工作，以确保病人合理用药为主要内容，如临床药师参与一些临床工作，为医师用药提供参谋作用；进行治疗药物监测，确保用药的安全有效；向医护人员和病人提供药物咨询服务等。在这阶段，药师对病人药疗质量不承担直接责任。

（2）第二阶段为20世纪80～90年代。临床药学工作范围逐渐扩大，临床药师参与对病人的药疗工作，并且更注重于直接面对病人进行用药指导，提高病人对药物治疗的依从性。另外，临床药师监测报告药物不良反应和药物相互作用，进行血药浓度的监测，调整给药方案，实现给药的个体化，这表明合理用药由监测用药过程上升到优化用药过程。此外，临床药师的目光开始转向医院以外的药物治疗，如已涉及到在健康中心开展合理用药工作。

（3）第三阶段为20世纪90年代以后。对临床药师的职业观念发生了根本的改变，认为药学服务的对象是人而不是药物，将过去以供应药品、治疗疾病为主的传统模式转变为以病人为中心的模式。现在的临床药师已开始直接面向病人，面向所有的医疗机构，面向整个社会。他们不仅为到医院就诊的病人，而且为社区居民提供药学服务，关心全体用药者的用药后果和身心健康，协助和指导人们接受最佳的药物治疗，开始了全面的、全方位的药学服务，旨在推进整个社会的合理用药，提高医疗质量、人的生命质量和健康水平，同时降低卫生资源的消耗。这一时期也就是目前国际上提出的药学保健（Pharmaceutical care）阶段。由于Pharmaceutical care一词的内涵十分丰富，很难用一简洁、对应的中文进行表达，故目前国内它的中文译名有多个，除药学保健以外，还有如药学监护、药学服务、药学关怀、药学照顾等。

实施药学保健的核心是药师的工作直接面向病人，要求药师具有扎实的专业知识和技能，对确保获得预期的治疗目标且不发生药源性疾病承担责任。药学保健中最根本的关系是药师与病人的关系。这是一种新型的信托关系，病人赋予药师执行药学保健的权利并给予充分的信任；药师必须将病人的健康和生命放在首位，监控病人的药物使用情况，承担药学保健的责任与义务，保证病人承受最小的药疗风险。

药学保健的工作范围取决于患者的临床需要，可以遍及能够为病人提供治疗的各类医疗机构，包括家庭病房，并在各个医疗机构之间保持连续性，如转院或出院病人，可以将其药学保健移交给相应的医疗机构或负责家庭病房的药师。总之，临床药学和药学保健是关系非常密切的两个阶段，可以将药学保健看作是临床药学的扩展与延伸，或者说是临床药学发展的高级阶段。因此，药学保健必须在临床药学实践积累比较丰富、临床药学的体系比较成熟的基础上才有可能进行。

二、临床药学的主要任务

临床用药管理的基本出发点和核心目标是促进合理用药（rational use of drugs）。合理用药的基本要求：将适当的药物，以适当的剂量，在适当的时间，经适当的途径，给适当的病人使用适当的疗程，达到适当的治疗目标。WHO规定合理用药应达到以下标准：①正确选定临床用药的适应证；②所选用的药物具备安全、有效、经济、适当四要素；③个体化确定用药剂量、用法及疗程；④受治患者对所用药物无禁忌，引发ADR的可能性最低；⑤药物调配适当，并提供适合患者阅读的有关资料；⑥患者对治疗用药有良好的依从性；⑦药物对患者和社会所产生的经济负担最低。因此，合理用药的四个基本要素是：安全性、有效性、经济性、适当性。为达到临床合理用药的目标，临床药学工作主要有以下几方面。

> **药师考点**
>
> （1）合理用药的原则
>
> （2）药物临床应用管理的具体规定

（一）药学信息资料的收集和提供咨询服务

药学信息服务（Pharmaceutical Information Service）是药学服务的重要组成内容之一。药学信息服务开展的目的就是针对患者特定疾病，向临床医生提供合理用药的最新资料，提高药物疗法和医治的水平，尽量减少或避免发生药品不良反应，使药物安全、有效地用在病人身上。同时通过开展药学信息服务，沟通了医师、药师、护师以及患者之间的关系，组成一个紧密的集体，共同正确掌握药物这一有效武器，更好地为医疗工作和患者服务。

主要工作包括收集药品供应、使用、评价以及新药的研究、开发等方面的信息，建立药学信息资料室。应配备相应的人员和条件，如配备有关专业书籍、工具书、期刊及药品说明书等；配备计算机及其软件、数据储存设备，进行计算机联网，建立药学信息资料检索系统，更快、更多、更有效地获取信息。以各种形式定期向医护人员介绍新药、老药新用、药物相互作用和药物不良反应等信息。另外，指导病人正确用药，提供用药咨询服务。

（二）实施治疗药物监测及参与制订个体化给药方案

治疗药物监测（Therapeutical Drug Monitoring，TDM）是通过运用各种灵敏的现代分析手段，如高效液相色谱法、放射免疫法等，定量分析生物样品中（血液、尿液等）的药物及代谢物的浓度，探讨患者体内血药浓度与疗效及毒性之间的关系，从而确定个体的最适治疗剂量及最佳用药方案，实现给药方案个体化，提高药物疗效和减少不良反应。TDM对于实现临床合理用药具有重要的意义。

知识拓展

全国合理用药监测方案

药品的合理应用是医疗机构保障医疗质量和医疗安全的核心内容之一，需要医、药、护协作，更需要建立起统一、规范的药品使用管理机制。为此，2005年卫生部、国家中医药管理局和总后卫生部联合组织开展了抗菌药物临床合理应用和细菌耐药监测工作。在规范医疗机构和医务人员用药行为，促进临床合理用药，降低医药费用等方面发挥了积极的作用。2009年1月上述国家卫生部等三部局联合下发了卫办医政发〔2009〕13号文，公布了全国合理用药监测工作方案。方案规定的工作目标是截至2012年底，分四个实施阶段，建立并全面运行覆盖全国二级以上医院的监测系统，建立覆盖全国的基层医疗机构抗菌药物临床应用抽样监测系统，完善药物合理使用和不良事件监测制度，增强对药物不良事件的敏感性并有效应对，实现安全、有效、经济的临床合理用药目标。监测工作由国家卫生管理部门医政司负责组织与管理。采用行政管理与专业运行相结合、国家监测系统与地方监测系统相结合和日常管理与应急处置相结合的组建原则。2010年3月原卫生部又以卫办医政发〔2010〕33号文发布了全国合理用药监测方案（技术部分）和第一批960家全国合理用药监测系统监测点医院名单。全国合理用药监测系统包括4个子系统，分别为：药物临床应用监测子系统、处方监测子系统、用药（械）相关医疗损害事件监测子系统、重点单病种监测子系统。

临床需要实施治疗药物监测的药物主要有以下几类：①治疗指数低、安全范围窄、毒副作用大的药物，如地高辛、洋地黄毒苷、茶碱、碳酸锂、氨基糖苷类抗生素及某些抗心率失常药等。地高辛毒性反应的发生率为35%，用于控制心率失常时，剂量过量也可引起心率失常不易区别。抗癫痫药苯妥英钠，中毒引起的抽搐与癫痫发作的抽搐，临床症状都十分相似，亦难以区别。②具有非线性药动学特征的药物，如保泰松、苯妥英钠、水杨酸钠等，其剂量与血药浓度不呈线性关系，当剂量增加到一定程度，再稍加量即会引起血药浓度的明显增高，毒性也会增加。③患有肾、肝、心、胃肠道等疾病，常会引起药动学参数的明显变化。④一些需要长期使用，特别是用于预防某些慢性发作性疾病，临床效果不易很快被觉察的药物，由于种种原因造成血药浓度逐渐升高，就会出现积蓄中毒，或者引起血药浓度逐渐降低而造成疗效不佳。⑤药物配伍时，由于药物相互作用而引起药物的吸收、分布、代谢或排泄的改变。

（三）深入临床实践，参与临床药物治疗

深入临床第一线，参与药物治疗是临床药师最基本、最重要的实践。临床药师随同医师一起参与查房、会诊、抢救、病案讨论等医疗实践活动，掌握患者的病情，发挥自己的专业特长，协助医师选择治疗药物，制订给药方案，参与用药治疗；向临床推荐和介绍新药，提供药物信息；及时为医护人员提供有关药物治疗、相互作用、配伍禁忌及不良反应等方面问题的咨询服务，指导临床合理用药。

（四）药品不良反应监测及管理工作

国家实行药品不良反应监测报告制度。在医疗机构内，药品不良反应监测为药学部门常规工作，应有专人负责，逐级定期报告。一旦发现可疑药品不良反应，一般由临床医师按规定及时填写报告表，交临床药学室，由临床药师对其进行整理、加工，对疑难病例由医院药物不良反应监测组进行因果关系分析，做出客观评价，确定可疑不良反应的性质、类型和等级，并将登记的情况定期上报给所在地省级药品不良反应监测中心。发现严重、罕见或新的不良反应病例和在其他医疗机构使用药品发生不良反应后来本单位就诊的病例，应先经医护人员诊治和处理，并应按规定快速上报药品监督管理部门和卫生行政部门。

（五）药物相互作用研究

临床联合用药日趋复杂，产生的药物配伍变化中有体外的物理、化学方面的变化，如临床普遍遇到的静脉输液添加药物的混合问题，就是个复杂的药学问题。美国从上世纪70年代以后，改变了由医师、护士进行混合注射的作法，而由临床药师承担此项工作，而且在洁净室或层流洁净工作台上进行操作。国内也有一些医院的临床药师（或药师）开展了这方面的工作。另外药物相互作用的研究已从体外进入到生物体内。药物在体内不仅有药物与药物之间，还可能有药物与食物、药物与机体之间的相互作用，更增添了临床用药的复杂性。临床药学开展这方面的工作可以避免不合理的配伍变化，保证药品使用的安全有效。

（六）药历分析

药历（Medication History）是药师为参与药物治疗和实施药学服务而为患者建立的用药档案，其源于病历，但又有别于病历。是药师进行规范化药学服务的具体体现。药历是客观记录患者用药史和药师为保证患者用药安全、有效、经济所采取的措施，是药师以药物治疗为中心，发现、分析和解决药物相关问题的技术档案，也是开展个体化药物治疗的重要依据。书写药历要客观真实地记录药师实际工作的具体内容、咨询的重点及相关因素。此外还应注意的是药历的内容应该完整、清晰、易懂，不用判断性的语句。

2006年初，中国药学会医院药学专业委员会结合国外药历模式，发布了国内药历的书写原则与推荐格式，具体如下。

（1）基本情况　包括患者姓名、性别、年龄、出生年月、职业、体重或体重指数、婚姻状况、病案号或病区病床号、医疗保险和费用情况、生活习惯和联系方式。

（2）病历摘要　包括既往病史、体格检查、临床诊断、非药物治疗情况、既往用药史、药物过敏史、主要实验室检查数据、出院或转归。

（3）用药记录　包括药品名称、规格、剂量、给药途径、起始时间、停药时间、联合用药、不良反应或药品短缺品种记录。

（4）用药评价　包括用药问题与指导、药学监护计划、药学干预内容、治疗药物监测数据、对药物治疗的建设性意见、结果评价。

知识拓展

美国SOAP药历模式

国内尚未对药历具体内容和格式作统一的规定。在国外有一些标准模式，比如SOAP药历模式、TITRS模式为我国药师书写药历的格式和内容提供了有益参考。

SOAP药历是美国临床药师协会推荐的药历书写格式，也是美国绝大多数药师采用的一种格式。SOAP药历模式是指患者主诉（subjective）信息，体检（objective）信息，评价（assessment）和提出治疗方案（plan）模式；TITRS药历模式指主题（title），诊疗的介绍（introduction），正文部分（text），提出建议（recommendation）和签字（signature）模式。

临床药师参与处方点评、分析工作。并综合药历分析，掌握本单位或本地区的用药情况，进行本单位不同时期或不同单位之间用药情况的比较，了解药品的动态消耗规律；按相关规定，对处方实施动态监测及超常预警，登记并通报不合理处方，对不合理用药及时予以干预，使临床用药引以为戒；熟悉药物的临床应用，了解影响药物治疗的相关因素，以及所用药物之间的相互作用，并可将这些回顾性研究分析的结果反馈给临床，指导临床合理用药。

（七）处方点评

根据2010年卫生部发布的《医院处方点评管理规范（试行）》，处方点评结果分为合理处方和不合理处方。不合理处方包括不规范处方、用药不适宜处方及超常处方。

1．有下列情况之一的，应当判定为不规范处方：

（1）处方的前记、正文、后记内容缺项，书写不规范或者字迹难以辨认的；

（2）医师签名、签章不规范或者与签名、签章的留样不一致的；

（3）药师未对处方进行适宜性审核的（处方后记的审核、调配、核对、发药栏目无审核调配药师及核对发药药师签名，或者单人值班调剂未执行双签名规定）；

（4）新生儿、婴幼儿处方未写明日、月龄的；

（5）西药、中成药与中药饮片未分别开具处方的；

（6）未使用药品规范名称开具处方的；

（7）药品的剂量、规格、数量、单位等书写不规范或不清楚的；

（8）用法、用量使用“遵医嘱”“自用”等含糊不清字句的；

（9）处方修改未签名并注明修改日期，或药品超剂量使用未注明原因和再次签名的；

（10）开具处方未写临床诊断或临床诊断书写不全的；

（11）单张门急诊处方超过五种药品的；

（12）无特殊情况下，门诊处方超过7日用量，急诊处方超过3日用量，慢性病、老年病或特殊情况下需要适当延长处方用量未注明理由的；

（13）开具麻醉药品、精神药品、医疗用毒性药品、放射性药品等特殊管理药品处方未执行国家有关规定的；

（14）医师未按照抗菌药物临床应用管理规定开具抗菌药物处方的；

（15）中药饮片处方药物未按照“君、臣、佐、使”的顺序排列，或未按要求标注药物调剂、煎煮等特殊要求的。

2. 有下列情况之一的，应当判定为用药不适宜处方：

（1）适应证不适宜的；

（2）遴选的药品不适宜的；

（3）药品剂型或给药途径不适宜的；

（4）无正当理由不首选国家基本药物的；

（5）用法、用量不适宜的；

（6）联合用药不适宜的；

（7）重复给药的；

（8）有配伍禁忌或者不良相互作用的；

（9）其它用药不适宜情况的。

3. 有下列情况之一的，应当判定为超常处方：

（1）无适应证用药；

（2）无正当理由开具高价药的；

（3）无正当理由超说明书用药的；

（4）无正当理由为同一患者同时开具2种以上药理作用相同药物的。

药师考点

处方点评制度

三、抗菌药物临床应用管理

加强抗菌药物临床用药管理是临床药学服务的重要任务之一。依据我国《医疗机构药事管理规定》，“医疗机构应当依据国家基本药物制度，抗菌药物临床应用指导原则和中成药临床应用指导原则，制定本机构基本药物临床应用管理办法，建立并落实抗菌药物临床应用分级管理制度。”

国家卫生管理部门在2012年8月1日起施行《抗菌药物临床应用管理办法》，旨在加强医疗机构抗菌药物的临床应用管理，提高抗菌药物临床合理应用水平，规范抗菌药物临床应用，有效遏制细菌耐药。2016年，国家卫生管理部门和发展改革委员会等14个部门联合印发了《遏制细菌耐药国家行动计划（2016-2020年）》旨在从国家层面多个领域打出组合拳，有效遏制细菌耐药，维护人民群众身体健康，促进经济社会可持续发展。

（一）医疗机构抗菌药物管理人员及组织机构要求

抗菌药物临床合理应用管理是临床药师实践药学服务的重要领域，需要临床科室、药学、护理、医院感染管理等部门共同参与。作为药学专业技术人员，应按职责需要，积极参与医院抗感染药物目录遴选及药品采购供应工作、经培训考核获得抗菌药物调剂权后的调剂工作、抗菌药物临床合理应用评价及细菌耐药监测等工作。

1. 医疗机构主要负责人是本机构抗菌药物临床应用管理的第一责任人。

2. 医疗机构应当建立本机构抗菌药物管理工作制度。

3. 医疗机构应当设立抗菌药物管理工作机构或者配备专（兼）职人员负责本机构的抗菌药物管理工作。

二级以上的医院、妇幼保健院及专科疾病防治机构（以下简称二级以上医院）应当在药事管理与药物治疗学委员会下设立抗菌药物管理工作组。抗菌药物管理工作组由医务、药学、感染性疾病、临床微生物、护理、医院感染管理等部门负责人和具有相关专业高级技术职务任职资格的人员组成，医务、药学等部门共同负责日常管理工作。

其他医疗机构设立抗菌药物管理工作小组或者指定专（兼）职人员，负责具体管理工作。

4. 医疗机构抗菌药物管理工作机构或者专（兼）职人员的主要职责是：

（1）贯彻执行抗菌药物管理相关的法律、法规、规章，制定本机构抗菌药物管理制度并组织实施；

（2）审议本机构抗菌药物供应目录，制定抗菌药物临床应用相关技术性文件，并组织实施；

（3）对本机构抗菌药物临床应用与细菌耐药情况进行监测，定期分析、评估、上报监测数据并发布相关信息，提出干预和改进措施；

（4）对医务人员进行抗菌药物管理相关法律、法规、规章制度和技术规范培训，组织对患者合理使用抗菌药物的宣传教育。

（二）抗菌药物分级管理规定

抗菌药物临床应用实行分级管理。根据安全性、疗效、细菌耐药性、价格等因素，将抗菌药物分为三级：非限制使用级、限制使用级与特殊使用级。具体划分标准如下：

1. 非限制使用级抗菌药物是指经长期临床应用证明安全、有效，对细菌耐药性影响较小，价格相对较低的抗菌药物；

2. 限制使用级抗菌药物是指经长期临床应用证明安全、有效，对细菌耐药性影响较大，或者价格相对较高的抗菌药物；

3. 特殊使用级抗菌药物是指具有以下情形之一的抗菌药物：

（1）具有明显或者严重不良反应，不宜随意使用的抗菌药物；

（2）需要严格控制使用，避免细菌过快产生耐药的抗菌药物；

（3）疗效、安全性方面的临床资料较少的抗菌药物；

（4）价格昂贵的抗菌药物。

抗菌药物分级管理目录由各省级卫生行政部门制定，报国家卫健委备案。

（三）医师抗菌药物处方权限和药师抗菌药物调剂资格管理

1. 具有高级专业技术职务任职资格的医师，可授予特殊使用级抗菌药物处方权；

2. 具有中级以上专业技术职务任职资格的医师，可授予限制使用级抗菌药物处方权；

3. 具有初级专业技术职务任职资格的医师，在乡、民族乡、镇、村的医疗机构独立从事一般执业活动的执业助理医师以及乡村医生，可授予非限制使用级抗菌药物处方权。

4. 药师经培训并考核合格后，方可获得抗菌药物调剂资格。

二级以上医院应当定期对医师和药师进行抗菌药物临床应用知识和规范化管理的培训。医师经本机构培训并考核合格后，方可获得相应的处方权。

其他医疗机构依法享有处方权的医师、乡村医生和从事处方调剂工作的药师，由县级以上地方卫生行政部门组织相关培训、考核。经考核合格的，授予相应的抗菌药物处方权或者抗菌药物调剂资格。

（四）抗菌药物供应品种数量规定

国家卫生行政部门《2012年全国抗菌药物临床应用专项整治活动方案》中对抗菌药物

购用品种、品规数量做出严格规定。

1. **购用品种管理** 三级综合医院抗菌药物品种原则上不超过50种，二级综合医院抗菌药物品种原则上不超过35种；口腔医院抗菌药物品种原则上不超过35种，肿瘤医院抗菌药物品种原则上不超过35种，儿童医院抗菌药物品种原则上不超过50种，精神病医院抗菌药物品种原则上不超过10种，妇产医院（含妇幼保健院）抗菌药物品种原则上不超过40种。

2. **购用品规数量** 同一通用名称注射剂型和口服剂型各不超过2种，具有相似或者相同药理学特征的抗菌药物不得重复采购。头霉素类抗菌药物不超过2个品规；三代及四代头孢菌素（含复方制剂）类抗菌药物口服剂型不超过5个品规，注射剂型不超过8个品规；碳青霉烯类抗菌药物注射剂型不超过3个品规；氟喹诺酮类抗菌药物口服剂型和注射剂型各不超过4个品规；深部抗真菌类抗菌药物不超过5个品种。医疗机构抗菌药物采购目录（包括采购抗菌药物的品种、品规）要向核发其《医疗机构执业许可证》的卫生行政部门备案。

（五）抗菌药物临床应用管理相关指标

1．抗菌药物临床应用相关指标要求：综合医院住院患者抗菌药物使用率不超过60%，门诊患者抗菌药物处方比例不超过20%，急诊患者抗菌药物处方比例不超过40%，抗菌药物使用强度力争控制在每百人天40DDDs以下。

知识链接

药物利用研究——限定日剂量法

限定日剂量（defined daily dose，DDD）是用来反映抗菌药物使用强度的重要指标。

1．DDD的概念：是指某特定药物为治疗主要适应证而设定的用于成人的平均日剂量。是根据临床药品应用情况人为制定的每日用药剂量，但DDD本身并不是一种用药剂量，而只是一种测量药物利用的单位。限定日剂量数（DDDs）是指以限定日剂量为单位的某药品消耗量，反映的是用药频度的大小。

用DDD作为标准的剂量单位 使用时必须保证“四特”，即特定药物、特定适应证、特指用于成人、特指日平均剂量。

2．根据药物的总用量估计用药人数：可测算接受某一特定药物治疗的患者人数，使各种水平上进行的药物利用研究数据有一个相对的标准。

用药人次数（DDDs）＝药物的总用量÷DDD值

例8-1：某日文拉法辛（25mg/胶囊）用于治疗抑郁症用量为10盒（16胶囊/盒），已知该药的DDD值为50mg，则预计该日用药人数为多少？

计算过程如下：

DDDs＝（25×16×10）÷50=80（人次）

3．DDD方法的局限性：①大样本的研究中，患者依从性不易保证，可能造成结果的不准确。②不同区域的人群用药情况不尽相同，即DDD值可能会存在差异。③不适用于儿童的药物利用的研究，如未能将儿童用药从总量中剔除，会造成用药人数预测结果偏低。④只考虑主要适应证的用药剂量，当病程不同时期的用药剂量变异大，会合并用药时要对药物剂量进行增减，再或一种药物有多种适应证（如阿司匹林）时，使用DDD法受限。

2．儿童医院住院患者抗菌药物使用率不超过60%，门诊患者抗菌药物处方比例不超过25%，急诊患者抗菌药物处方比例不超过50%，抗菌药物使用强度力争控制在每百人天20DDDs以下（按成人规定日剂量标准计算）。

3．住院患者手术预防使用抗菌药物时间控制在术前30分钟至2小时（剖宫产手术除外），抗菌药物品种选择和使用疗程合理。I类切口手术患者预防使用抗菌药物比例不超过30%，其中，腹股沟疝修补术（包括补片修补术）、甲状腺疾病手术、乳腺疾病手术、关节镜检查手术、颈动脉内膜剥脱手术、颅骨肿物切除手术和经血管途径介入诊断手术患者原则上不预防使用抗菌药物；I类切口手术患者预防使用抗菌药物时间不超过24小时。

4．抗菌药物遴选和定期评估　医疗机构应当建立抗菌药物遴选和定期评估制度。医疗机构遴选和新引进抗菌药物品种，应当由临床科室提交申请报告，经药学部门提出意见后，由抗菌药物管理工作组审议。

抗菌药物管理工作组三分之二以上成员审议同意，并经药事管理与药物治疗学委员会三分之二以上委员审核同意后方可列入采购供应目录。

抗菌药物临床应用管理还需要进一步依据处方点评的结果进行规范管理。医疗机构组织感染、药学等相关专业技术人员对抗菌药物处方、医嘱实施专项点评。充分运用信息化手段，每个月组织对25%的具有抗菌药物处方权医师所开具的处方、医嘱进行点评，每名医师不少于50份处方、医嘱，重点抽查感染科、外科、呼吸科、重症医学科等临床科室以及I类切口手术和介入诊疗病例。当抗菌药物品种或者品规存在安全隐患、疗效不确定、耐药率高、性价比差或者违规使用等情况时，临床科室、药学部门、抗菌药物管理工作组可以提出清退或者更换意见。清退意见经抗菌药物管理工作组二分之一以上成员同意后执行，并报药事管理与药物治疗学委员会备案；更换意见经药事管理与药物治疗学委员会讨论通过后执行。

清退或者更换的抗菌药物品种或者品规原则上12个月内不得重新进入本机构抗菌药物供应目录。

药师考点

（1）抗菌药物分级管理

（2）抗菌药物的购进、使用及定期评估

（3）抗菌药物处方权、调剂资格授予和监督管理

（六）抗菌药物临床应用监测

医疗机构应当开展抗菌药物临床应用监测工作，分析本机构及临床各专业科室抗菌药物使用情况，评估抗菌药物使用适宜性；对抗菌药物使用趋势进行分析，对抗菌药物不合理使用情况应当及时采取有效干预措施。

医疗机构应当根据临床微生物标本检测结果合理选用抗菌药物。临床微生物标本检测结果未出具前，医疗机构可以根据当地和本机构细菌耐药监测情况经验选用抗菌药物，临床微生物标本检测结果出具后根据检测结果进行相应调整。

医疗机构应当开展细菌耐药监测工作，建立细菌耐药预警机制，并采取下列相应措施：

（1）主要目标细菌耐药率超过30%的抗菌药物，应当及时将预警信息通报本机构医务人员；

（2）主要目标细菌耐药率超过40%的抗菌药物，应当慎重经验用药；

（3）主要目标细菌耐药率超过50%的抗菌药物，应当参照药敏试验结果选用；

（4）主要目标细菌耐药率超过75%的抗菌药物，应当暂停针对此目标细菌的临床应用，根据追踪细菌耐药监测结果，再决定是否恢复临床应用。

（七）抗菌药物临床应用异常情况处理

医疗机构应当对以下抗菌药物临床应用异常情况开展调查，并根据不同情况作出处理：

（1）使用量异常增长的抗菌药物；

（2）半年内使用量始终居于前列的抗菌药物；

（3）经常超适应证、超剂量使用的抗菌药物；

（4）企业违规销售的抗菌药物；

（5）频繁发生严重不良事件的抗菌药物。

医疗机构应当加强对抗菌药物生产、经营企业在本机构销售行为的管理，对存在不正当销售行为的企业，应当及时采取暂停进药、清退等措施。

> **药师考点**
>
> （1）抗菌药物临床应用监测、细菌耐药监测和合理使用
>
> （2）抗菌药物临床应用异常情况及处理

四、药学服务

（一）药学服务的目标与基本要素

药学服务是医疗机构诊疗活动的重要内容，是促进合理用药、提高医疗质量、保证患者用药安全的重要环节。药师是提供药学服务的重要医务人员，是参与临床药物治疗、实现安全有效经济用药目标不可替代的专业队伍。药学服务（Pharmaceutical Sevice）的概念最初是由美国明尼苏达州大学药学院Helper教授和Strand教授在二十世纪九十年代提出的，其含义是药师应用药学专业知识向公众（包活医护人员、患者及家属）提供直接的、负责任的、与药物使用有关的服务，以期提高药物治疗的安全性、有效性和经济性，实现改善和提高人类生命质量的理想目标。即通过药学服务，寻求达到预定的治疗结果：治愈患者的疾病、消除或减轻患者的症状、阻止或减慢疾病的过程、预防疾病或症状。

药学服务是医院药学发展的一个新阶段，药学服务理念的提出是一种观念上的根本转变。这标志着医院药学从以前的提供药品、合理规范用药的观念转向“药与人之间相互作用”“以患者为中心”提供全方位服务的全新理念；从以前间接为患者服务转向直接为患者服务；这意味着药学教育模式又进一步从生物医学模式推向生物-心理-社会医学模式。

药学服务最基本的要素是“与药物有关”的“服务”。药学服务不仅仅涉及药物治疗，而且涉及对各个患者的药物使用决策，包括药物的选择、剂型、给药途径和给药方法，以及药物治疗监测、药物相关信息的提供和个别患者的咨询。药学服务是一个“服务”的全过程，包含的是一个群体对另一个群体的关怀和责任。提供服务的是一个团队，它包括医学、护理和药学的服务，不同专业特长的医疗卫生技术人员在药学服务的全过程中合作。

（二）药学服务的主要内容

药学服务的具体工作，除传统的处方调剂工作以外，还包括参与并实施药物治疗、治疗药物监测、进行药物利用研究与评价、开展药学信息服务、药品不良反应监测与报告以

及健康教育等。对于药学服务来说，正是药学专业技术人员贡献了独特的知识和技术，才得以保证药物使用的最佳结果。其主要包括三个组成部分：

（1）药学监护（Pharmaceutical Care） 即以患者为中心，药师在参与药物治疗中，负责患者与用药相关的各种需求并为之承担责任。监护需要设计和寻觅多个药学监护点，药师应从专业观点阐述患者的药学需求，权衡利弊，规避用药风险。药学监护计划是药师为个体患者制定的一个或多个监护计划，包括药学监护点、期望结果和为达到结果而采取的药学干预措施。

（2）药学干预（pharmaceutical intervention） 即对医师处方的规范性和适宜性进行监测，包括对处方的规范性（前记、正文、后记的完整性）的逐项检查；对长期药物治疗方案的合理性进行干预；对处方用药的适宜性（诊断与用药）、安全性、经济性进行审查和抽样评价；对药品用量、用法、疗程、不良反应、禁忌证、有害的药物相互作用和配伍禁忌等进行监控。

（3）药学咨询（pharmaceutical consultation） 承接患者和医护人员有关用药的咨询，解答与用药相关的各种问题，普及用药常识，指导合理用药。

（三）药学服务模式的转变

为推进实施健康中国战略，进一步转变药学服务模式，提高药学服务水平，2018年国家卫健委和国家中医药管理局联合印发了《关于加快药学服务高质量发展的意见（国卫医发〔2018〕45号）》，对转变药学服务模式、加强药师队伍建设、积极推进“互联网+药学服务”健康发展提出了明确的指导意见，具体举措如下。

1. 进一步提高对药学服务重要性的认识。强调药学服务和药师队伍的重要性，要求各级卫生健康行政部门（含中医药主管部门）和各级各类医疗机构必须高度重视药学服务，适应新形势新要求，加快药学服务模式转变，加强药师队伍建设，探索构建适应人民群众需求的药学服务体系。

2. 推进分级诊疗建设，构建上下贯通的药学服务体系。在构建医疗联合体、推进分级诊疗工作中，要将药学服务统筹考虑，纳入整体工作安排；加强医疗联合体内各医疗机构用药衔接，以基本药物为基础，实施统一采购、统一配送；促进药学服务向基层下沉，实现医疗联合体内药学服务连续化、同质化；探索慢性病长期处方管理。

3. 加快药学服务转型，提供高质量药学服务。进一步转变药学服务模式，履行药师职责，提升服务能力；加强药学部门建设，重点强调公立医院不得承包、出租药房，不得向营利性企业托管药房；通过多种有力举措，促进临床合理用药。

4. 加强药师队伍建设，充分调动药师队伍积极性。加强药学人员配备培养，使药学人员的数量和能力水平满足药学服务需要；深入落实临床药师制，进一步发挥临床药师作用；完善多种绩效考核管理机制，激发药师服务于患者、服务于临床的积极性。

5. 积极推进“互联网+药学服务”健康发展。落实国务院办公厅关于“互联网+医疗健康”的文件要求，按照互联网诊疗的相关规定，加强电子处方规范管理，实行线上线下统一监管；探索提供互联网和远程药学服务；加快药学服务信息互联互通；探索推进医院“智慧药房”等。

随着医疗体制改革的深入和药学学科的发展，现代社会对药学专业技术人员提出了更高的要求和希望。药学服务在临床药学的基础上扩展为以患者为中心的全方位服务，推进合理用药，提高人们的健康水平，降低卫生资源的消耗。享受药学服务已成为所有药物使用者的权利，实施全程化的药学服务是社会发展的必然趋势。

本章小结

- 医疗机构药事管理
  - 概述
    - 医疗机构药事管理的概念
    - 医疗机构药事管理的内容
  - 医疗机构药事管理组织
    - 药事管理与药物治疗学委员会概念
    - 药事管理与药物治疗学委员会组成
    - 药事管理与药物治疗学委员会职责
  - 医疗机构药学部门
    - 性质、任务、组织机构及人员职责
  - 处方和调剂业务管理
    - 处方管理
    - 调剂工作的概念、流程、步骤
    - 调剂业务管理及差错事故的预防
    - 静脉用药调配管理
  - 医疗机构制剂管理
    - 医疗机构制剂许可制度
    - 医疗机构制剂的品种与管理
    - 医疗机构制剂质量管理
  - 药品供应管理
    - 药品采购
    - 药品保管
    - 药品分级管理
  - 临床药学与药学服务
    - 临床药学（概念、发展与主要任务）
    - 抗菌药物临床应用管理
    - 药学服务（目标、要素与主要内容）

思考题

1. 简述医疗机构药事管理的概念和内容。
2. 医疗机构药剂科（部）的任务有哪些？
3. 简述药剂科（部）主任和临床药师的职责。
4. 医疗机构药事管理与药物治疗学委员会的任务是什么？
5. 处方的书写和开具有何要求？
6. 写出调剂工作的步骤。
7. 处方审核的主要内容有哪些？
8. 简述医疗机构药品三级管理的方法。
9. 临床药学的概念和主要任务是什么？
10. 简述抗菌药物分级管理的主要内容。

扫码“练一练”

（解雪峰）

第十章　药品信息管理

扫码“学一学”

教学目标

本章介绍药品说明书和标签的含义、格式及内容要求，药品广告发布的管理规定以及互联网药品信息服务的申请、审核及管理要求。旨在使同学们对药品相关信息的主要内容和信息管理有初步的认识，为今后从事药品研究、生产、经营、使用以及监督管理工作奠定基础。

学习要求

掌握： 1．药品说明书的格式及内容规定
2．药品标签分类，内、外标签的内容
3．药品名称标注与通用名称规范
4．药品广告的内容规定
5．互联网药品信息服务的定义和分类

熟悉： 1．药品电子监管码的内容及查询方法
2．不得发布、限制发布广告的药品
3．药品广告审批程序
4．互联网药品信息服务资格的申请、审核及管理

了解： 1．药品说明书和标签相关文字规定
2．原料药标签以及用于运输、储藏的包装的标签规定
3．药品广告违法相关法律责任
4.《互联网药品信息服务资格证书》的管理

现代社会药品信息内容广泛，从广义上讲，所有与药品相关的信息，包括有关药品特征、特性和变化的信息，有关药品研制、生产、经营、使用、监督管理等活动方面的信息都属于这个范围。药品信息管理包括对药品信息活动的管理和国家对药品信息的监督管理。本章主要介绍国家对药品信息的监督管理，基本目标是保证药品信息的真实、准确与全面，以充分保障公众用药安全有效和维护公众健康权益。本章主要内容包括药品说明书和标签的管理、药品广告管理和互联网药品信息服务管理。

第一节　药品说明书和标签的管理

药品说明书和标签属于药品标识物，也是药品外在质量的主要体现，是传递药品信息、医务人员选择药品与指导用药，患者使用药品，为药品储存、运输、保管条件提供参考的重要资料之一，如果管理不当或药品信息有误，将对药品使用造成重大不利影响。因此，

国际上对药品说明书和标签的监督管理都十分重视，许多国家出台相关法律法规进行规范。

我国早已将药品说明书和标签纳入法制化管理，2000年开始，国家陆续出台相关法律法规。比如2001年6月国家药品监督管理局颁布《药品说明书规范细则（暂行）》，2001年11月颁布《药品包装、标签规范细则（暂行）》，逐步建立我国药品说明书和标签规范；2001年12月出台的《中华人民共和国药品管理法》第五十四条对此亦做出明确规定，法律效力也得到增强。为了进一步规范药品说明书和标签的管理，根据《中华人民共和国药品管理法》及其实施条例的要求，国家食品药品监督管理局在2006年3月15日公布《药品说明书和标签管理规定》（局令第24号），并自2006年6月1日起正式施行。

> **药师考点**
>
> 药品说明书和标签的界定和作用

一、药品说明书和标签的管理规定

根据《药品管理法》第四十九条的规定，药品包装必须按照规定印有或者贴有标签并附有说明书，药品说明书和标签由药品生产企业印制并提供。

（一）药品说明书和标签需要国家审批

在中华人民共和国境内上市销售的药品，药品说明书和标签由国家食品药品监督管理局予以核准，不得擅自增加或删改原批准内容。

（二）对药品说明书和标签的内容原则规定

1. 药品的标签应当以说明书为依据，其内容不得超出说明书的范围，不得印有暗示疗效、误导使用和不适当宣传产品的文字和标识。

2. 药品包装必须按照规定印有或者贴有标签，不得夹带其他任何介绍或者宣传产品、企业的文字、音像及其他资料。药品生产企业生产供上市销售的最小包装必须附有说明书。

（三）对药品说明书和标签的文字规定、印刷要求

1. 文字表述应当科学、规范、准确。非处方药说明书还应当使用容易理解的文字表述，以便患者自行判断、选择和使用。

2. 文字应当清晰易辨，标识应当清楚醒目，不得有印字脱落或者粘贴不牢等现象，不得以粘贴、剪切、涂改等方式进行修改或者补充。

3. 应当使用国家语言文字工作委员会公布的规范化汉字，增加其他文字对照的，应当以汉字表述为准。

> **药师考点**
>
> 药品说明书、标签印制和文字表述要求

（四）加注警示语的要求

为保护公众健康和指导正确合理用药，药品生产企业可以主动提出在药品说明书或者标签上加注警示语，国家药品监督管理部门也可以要求企业在说明书或者标签上加注警示语。

知识链接

说明书的警示语

警示语是指对药品严重不良反应及其潜在的安全性问题的警告，还可以包括药品禁忌、注意事项及剂量过量等需提示用药人群特别注意的事项。有该方面内容的，应当在说明书标题下以醒目的黑体字注明。

我国药品生产企业按照《药品说明书和标签管理规定》提出在药品说明书或者标签上增加警示语的，应当按照《药品注册管理办法》补充申请的要求和程序申报。涉及药品安全性信息或者根据国家药品监督管理部门要求增加的，由省级药品监督管理部门受理，报国家食品药品监督管理总局审批。

美国药品说明书的【加框警告】类似我国的警示语，其中的资料置于黑框内，以粗体字印刷并以前置粗体圆点形式或某些可选择的形式（如小标题）表达，以便使资料醒目。

（五）药品名称标注与通用名称规范

1. 药品说明书和标签中标注的药品名称必须符合国家食品药品监督管理局公布的药品通用名称和商品名称的命名原则，并与药品批准证明文件的相应内容一致。

2. 药品通用名称应当显著、突出，其字体、字号和颜色必须一致。具体要求为：

（1）对于横版标签，必须在上三分之一范围内显著位置标出；对于竖版标签，必须在右三分之一范围内显著位置标出；

（2）不得选用草书、篆书等不易识别的字体，不得使用斜体、中空、阴影等形式对字体进行修饰；

（3）字体颜色应当使用黑色或者白色，与相应的浅色或者深色背景形成强烈反差；

（4）除因包装尺寸的限制而无法同行书写的，不得分行书写。

药师考点

药品名称的标注和使用要求

3. 药品商品名称不得与通用名称同行书写，其字体和颜色不得比通用名称更突出和显著，其字体以单字面积计不得大于通用名称所用字体的二分之一。

（六）注册商标使用与标注规范

1. 药品说明书和标签中禁止使用未经注册的商标以及其他未经国家食品药品监督管理局批准的药品名称。

2. 药品标签使用注册商标的，应当印刷在药品标签的边角，含文字的，其字体以单字面积计不得大于通用名称所用字体的四分之一。

药师考点

注册商标的标注和使用要求

二、药品说明书的内容、格式及修订要求

（一）药品说明书应包含的内容

药品说明书应当包含药品安全性、有效性的重要科学数据、结论和信息，用以指导安全、合理使用药品。药品说明书应当列出全部活性成份或者组方中的全部中药药味。注射剂和非处方药还应当列出所用的全部辅料名称。药品处方中含有可能引起严重不良反应的成份或者辅料的，应当予以说明。

药师考点

药品说明书的编写要点

（二）药品说明书修改规定

由于药品在上市前的安全性研究中存在客观的局限性，在药品上市前临床研究过程中，受到许多客观因素限制，例如，病例少、研究时间短、试验对象年龄范围窄、用药条件控制较严等。因此，药品不良反应发现上存在时滞现象，这也决定了药品说明书的修改是动态的、不断完善的，药品说明书的核准日期和修改日期应醒目标示。

因此药品生产企业应当主动跟踪药品上市后的安全性、有效性情况，需要对药品说明书进行修改的，应当及时提出申请。根据药品不良反应监测、药品再评价结果等信息，国家食品药品监督管理总局也可以要求药品生产企业修改药品说明书。

知识拓展

修订吡格列酮说明书

2012年4月24日原国家食品药品监督管理局发通知要求修改吡格列酮（适应证为2型糖尿病）说明书，这是根据不良反应评估结果，为控制药品使用风险而做出的修订要求。说明书修订内容如下：

1．在［禁忌］项下增加以下内容：现有或既往有膀胱癌病史的患者或存在不明原因的肉眼血尿的患者禁用本品。

2．在［不良反应］项下增加以下内容：

膀胱癌：在国外开展的流行病学研究中，观察到与糖尿病患者使用吡格列酮相关的膀胱癌风险，长期服用吡格列酮有风险增加的趋势。一项流行病学研究的中期分析显示，总体分析结果并没有显示膀胱癌的风险显著性增加（HR 1.2［95%CI 0.9~1.5］，但分层分析显示治疗期为2年或更长时间的患者膀胱癌的风险有所增加（HR 1.4［95%CI 1.03~2.0］）。另一项流行病学研究显示，使用吡格列酮与膀胱癌风险的增加相关（HR 1.22，［95%CI 1.05~1.43］），使用期为1年或更长时间的患者膀胱癌风险进一步升高（HR 1.34［95%CI 1.02~1.75］）。

3．在［注意事项］项下增加以下内容：①治疗开始之前，应向患者或其家属充分解释膀胱癌风险。当发生任何血尿、尿急、排尿疼痛症状时，病人必须立即咨询医生。②服用吡格列酮过程中应定期检查，如尿液检查。如观察到异常，应采取适当的措施。此外，停止服用吡格列酮后应继续观察。

（三）药品说明书的格式

2006年国家食品药品监督管理局以国食药监注〔2006〕202号文发布《关于印发化

学药品和生物制品说明书规范细则的通知》，对化学药品和生物制品的说明书格式和各项内容书写做出明确规定。同年又以国食药监注〔2006〕283号文发布《关于印发中药、天然药物处方药说明书格式内容书写要求及撰写指导原则的通知》，规范中药、天然药物处方药说明书的书写和印制。

药师考点

药品说明书的格式基本内容

1. **化学药品和治疗用生物制品说明书格式**

核准日期：	特殊药品、外用药品标识
修改日期：	X XX说明书

请仔细阅读说明书并在医师指导下使用

警示语

【药品名称】（Drug name）（通用名称、商品名称、英文名称、汉语拼音）
【成分】（Ingredients）（化学名称、化学结构式、分子式、分子量）
【性状】（Description）
【适应证】（Indications）
【规格】（Specification）
【用法用量】（Dosage and Administration）
【不良反应】（Adverse reaction）
【禁忌】（Contraindictions）
【注意事项】（Precautions）
【孕妇及哺乳期妇女用药】（Use in pregnancy and lactation）
【儿童用药】（Use in children）
【老年用药】（Useinpatientsofoldage）
【药物相互作用】（Interactions）
【药物过量】（Overdosage）
【临床试验】（Clinical trial）
【药理毒理】【药代动力学】（Pharmacokinetics）
【包装】（Package）
【有效期】（Validity date）
【执行标准】（Implementing quality standards）
【批准文号】（Drug approval number）
【生产企业】（Manufacturing enterprise）

说明书中核准日期为国家药品监督管理局批准该药品注册的时间。修改日期为此后历次修改的时间。麻醉药品、精神药品、医疗用毒性药品、放射性药品和外用药品等专用标识在说明书首页右上方标注。外用药标识为红色方框底色内标注白色“外”字，样式：外。药品标签中的外用药标识应当彩色印制，说明书中的外用药标识可以单色印制。

药师考点

外用药品的标识

2. 中药、天然药物处方药说明书格式

核准日期： 特殊药品、外用药品标识

修改日期： X XX说明书

请仔细阅读说明书并在医师指导下使用

警示语

【药品名称】（通用名称、汉语拼音）【成分】
【性状】【功能主治】/【适应证】
【规格】【用法用量】
【不良反应】【禁忌】
【注意事项】【孕妇及哺乳期妇女用药】
【儿童用药】【老年用药】
【药物相互作用】【临床试验】
【药理毒理】【药代动力学】
【贮藏】【包装】
【有效期】【执行标准】
【批准文号】【生产企业】

需要说明的是，中药、天然药物处方药说明书进行过多次修改的，仅列最后一次的修改日期；未进行修改的，可不列修改日期。按医疗用毒性药品管理的药材及其饮片制成的单方制剂，必须标注医疗用毒性药品标识。凡国家标准中用法项下规定只可外用，不可口服、注射、滴入或吸入，仅用于体表或某些特定黏膜部位的液体、半固体或固体中药、天然药物，均需标注外用药品标识。

对于既可内服，又可外用的中药、天然药物，可不标注外用药品标识。

三、药品说明书各项内容书写要求

本节以化学药品和治疗用生物制品说明书为例对其主要内容书写要求做一介绍。

【药品名称】按下列顺序列出：

> **药师考点**
>
> 药品说明书书写要求基本内容

通用名称：中国药典收载的品种，其通用名称应当与药典一致；药典未收载的品种，其名称应当符合药品通用名称命名原则。

商品名称：未批准使用商品名称的药品不列该项。

英文名称：无英文名称的药品不列该项。

汉语拼音：

【成分】列出活性成分的化学名称、化学结构式、分子式、分子量。

复方制剂可以不列出每个活性成分化学名称、化学结构式、分子式、分子量内容。本项可以表达为“本品为复方制剂，其组份为：　”。组份按一个制剂单位（如每片、粒、支、瓶等）分别列出所含的全部活性成份及其量。

多组份或者化学结构尚不明确的化学药品或者治疗用生物制品，应当列出主要成份名称，简述活性成份来源。

处方中含有可能引起严重不良反应的辅料的，该项下应当列出该辅料名称。

注射剂应当列出全部辅料名称。

【性状】包括药品的外观、臭、味、溶解度以及物理常数等。

【适应证】应当根据该药品的用途，采用准确的表述方式，明确用于预防、治疗、诊断、缓解或者辅助治疗某种疾病（状态）或者症状。

【规格】指每支、每片或其他每一单位制剂中含有主药（或效价）的重量或含量或装量。生物制品应标明每支（瓶）有效成分的效价（或含量及效价）及装量（或冻干制剂的复溶后体积）。表示方法一般按照中国药典要求规范书写，有两种以上规格的应当分别列出。

【用法用量】应当包括用法和用量两部分。需按疗程用药或者规定用药期限的，必须注明疗程、期限。

应当详细列出该药品的用药方法，准确列出用药的剂量、计量方法、用药次数以及疗程期限，并应当特别注意与规格的关系。用法上有特殊要求的，应当按实际情况详细说明。

【不良反应】应当实事求是地详细列出该药品不良反应。并按不良反应的严重程度、发生的频率或症状的系统性列出。

【禁忌】应当列出禁止应用该药品的人群或者疾病情况。

【注意事项】列出使用时必须注意的问题，包括需要慎用的情况（如肝、肾功能的问题），影响药物疗效的因素（如食物、烟、酒），用药过程中需观察的情况（如过敏反应，定期检查血象、肝功、肾功）及用药对于临床检验的影响等。滥用或者药物依赖性内容可以在该项目下列出。

【孕妇及哺乳期妇女用药】着重说明该药品对妊娠、分娩及哺乳期母婴的影响，并写明可否应用本品及用约注意事项。未进行该项实验且无可靠参考文献的，应当在该项下予以说明。

【儿童用药】主要包括儿童由于生长发育的关系而对于该药品在药理、毒理或药代动力学方面与成人的差异，并写明可否应用本品及用药注意事项。未进行该项实验且无可靠参考文献的，应当在该项下予以说明。

【老年用药】主要包括老年人由于机体各种功能衰退的关系而对于该药品在药理、毒理或药代动力学方面与成人的差异，并写明可否应用本品及用药注意事项。未进行该项实验且无可靠参考文献的，应当在该项下予以说明。

【药物相互作用】列出与该药产生相互作用的药品或者药品类别，并说明相互作用的结果及合并用药的注意事项。

未进行该项实验且无可靠参考文献的，应当在该项下予以说明。

【药物过量】详细列出过量应用该药品可能发生的毒性反应、剂量及处理方法。未进行该项实验且无可靠参考文献的，应当在该项下予以说明。

【临床试验】为本品临床试验概述，应当准确、客观地进行描述。包括临床试验的给药方法、研究对象、主要观察指标、临床试验的结果包括不良反应等。没有进行临床试验的药品不书写该项内容。

【药理毒理】包括药理作用和毒理研究两部分内容：药理作用为临床药理中药物对人体作用的有关信息。也可列出与临床适应证有关或有助于阐述临床药理作用的体外试验和（或）动物实验的结果。复方制剂的药理作用可以为每一组成成分的药理作用。

毒理研究所涉及的内容是指与临床应用相关，有助于判断药物临床安全性的非临床毒理研究结果。应当描述动物种属类型，给药方法（剂量、给药周期、给药途径）和主要毒性表现等重要信息。复方制剂的毒理研究内容应当尽量包括复方给药的毒理研究结果，若无该信息，应当写入单药的相关毒理内容。未进行该项实验且无可靠参考文献的，应当在该项下予以说明。

【药代动力学】应当包括药物在体内吸收、分布、代谢和排泄的全过程及其主要的药代动力学参数，以及特殊人群的药代动力学参数或特征。说明药物是否通过乳汁分泌、是否通过胎盘屏障及血脑屏障等。应以人体临床试验结果为主，如缺乏人体临床试验结果，可列出非临床试验的结果，并加以说明。

未进行该项实验且无可靠参考文献的，应当在该项下予以说明。

【贮藏】具体条件的表示方法按《中国药典》要求书写，并注明具体温度。如：阴凉处（不超过20℃）保存。

生物制品应当同时注明制品保存和运输的环境条件，特别应明确具体温度。

【包装】包括直接接触药品的包装材料和容器及包装规格，并按该顺序表述。

【有效期】以月为单位表述。

【执行标准】列出执行标准的名称、版本，如《中国药典》2005年版二部。或者药品标准编号，如WS－10001（HD-0001）－2002。

【批准文号】指该药品的药品批准文号，进口药品注册证号或者医药产品注册证号。

麻醉药品、精神药品、蛋白同化制剂和肽类激素还需注明药品准许证号。

【生产企业】国产药品该项内容应当与《药品生产许可证》载明的内容一致，进口药品应当与提供的政府证明文件一致。并按下列方式列出：

企业名称：

生产地址：

邮政编码：

电话和传真号码：须标明区号。

网址：如无网址可不写，此项不保留。

知识拓展

FDA对处方药说明书【患者须知】的要求

美国食品药品管理局（FDA）于2013年9月发布了“人用处方药和生物制品说明书【患者须知】部分内容和形式（草案）”的指导原则，这是为落实美国在2006年1月发布的对处方药说明书内容和形式要求的新法规，提供给注册药品申请人参考。新法规规定单独设立【患者须知】项，替代旧法规规定的说明书【注意事项】中的“供患者用资料小项（precautions，information for patients）”并将原该小项删除。

处方药说明书【患者须知】部分的内容和形式通常与FDA批准的患者说明书，如包装内患者说明书、用药指南和使用说明不同。【患者须知】部分应包括医护人员告诉患者安全和有效用药的重要资料。因此，其内容应囊括FDA批准的患者说明书讨论的所有问题。处方药说明书的【患者须知】和FDA批准的患者说明书，连同医生和患者的对话，对处方药的安全和有效使用都是必要的并且可相互补充。如果产品有 FDA 批准的患者说明书，在【患者须知】部分应说明，要参考这类说明书。

【患者须知】一般的重点是严重的药物风险以及在某些情况下患者如何减轻或处理这些风险。在某些情况下，还应包括医护人员传递给患者的其他相关信息，如关键的给药方法说明、特有的贮存方法和操作说明。【患者须知】部分往往不包括说明书中讨论的所有风险，而只包括安全有效用药关键的风险和适合医护人员一患者讨论的风险。这些风险通常包括应告诉患者的最重要的风险以及患者需要采取措施，如与处方医生联系、立即停止用药或寻求紧急医疗的风险。说明书其他部分只是提供给处方医生或其他医护人员的风险资料，通常不应出现在【患者须知】部分，如正确选择患者的资料、实验结果的解释或与住院患者正确给药相关的问题。

四、药品标签的内容及要求

（一）药品标签的含义和分类

药品的标签是指药品包装上印有或者贴有的内容，分为内标签和外标签。药品内标签指直接接触药品的包装的标签，外标签指内标签以外的其他包装的标签。

（二）药品标签需要标注的内容

1．药品的内标签应当包含药品通用名称、适应证或者功能主治、规格、用法用量、生产日期、产品批号、有效期、生产企业等内容。包装尺寸过小无法全部标明上述内容的，至少应当标注药品通用名称、规格、产品批号、有效期等内容。

2．药品外标签应当注明药品通用名称、成分、性状、适应证或者功能主治、规格、用法用量、不良反应、禁忌、注意事项、贮藏、生产日期、产品批号、有效期、批准文号、生产企业等内容。适应证或者功能主治、用法用量、不良反应、禁忌、注意事项不能全部注明的，应当标出主要内容并注明“详见说明书”字样。

> **药师考点**
>
> 药品标签的分类和标示内容要求

（三）用于运输、储藏的包装和原料药标签

用于运输、储藏的包装的标签，至少应当注明药品通用名称、规格、贮藏、生产日期、产品批号、有效期、批准文号、生产企业，也可以根据需要注明包装数量、运输注意事项或者其他标记等必要内容。

原料药的标签应当注明药品名称、贮藏、生产日期、产品批号、有效期、执行标准、批准文号、生产企业，同时还需注明包装数量以及运输注意事项等必要内容。

（四）对于同一药品生产企业生产的同一药品标签的规定

同一药品生产企业生产的同一药品，药品规格和包装规格均相同的，其标签的内容、格式及颜色必须一致；药品规格或者包装规格不同的，其标签应当明显区别或者规格项明显标注。

> **药师考点**
>
> 同品种药品标签的规定

同一药品生产企业生产的同一药品，分别按处方药与非处方药管理的，两者的包装颜色应当明显区别。

（五）有效期标注

药品标签中的有效期应当按照年、月、日的顺序标注，年份用四位数字表示，月、日用两位数字表示。其具体标注格式为“有效期至 ×××× 年 ×× 月”或者“有效期至 ×××× 年 ×× 月 ×× 日”；也可以用数字和其他符号表示为“有效期至 ××××.××.”或者“有效期至 ××××/××/××”等。

> 药师考点
>
> 药品标签上药品有效期的规定

预防用生物制品有效期的标注按照国家食品药品监督管理局批准的注册标准执行，治疗用生物制品有效期的标注自分装日期计算，其他药品有效期的标注自生产日期计算。

（六）药品电子监管码

药品电子监管是运用信息技术、网络技术和编码技术，给药品最小包装标签上面赋上一个电子监管码。通过这个电子监管码给药品一个合格的身份证。电子监管码是中国政府对产品实施电子监管为每件产品赋予的标识，每件产品的电子监管码唯一，即“一件一码”，实施电子监管以后，企业通过电子监管系统上传信息，使得赋码药品不管走到哪里都能被实时监控。药品电子监管码管理系统是针对药品在生产及流通过程中的状态监管，实现监管部门及生产企业产品追溯和管理，维护药品生产商及消费者的合法权益。

药品电子监管码的基本形式或码的组成是一维条码，由20位数字组成。为满足不同形状包装的需要，提供三种监管码样式，药品生产企业可根据具体情况任选其一使用。

药品电子监管码的查询方法有三种途径，一是通过电话95001111查询，二是通过编辑药品包装上的电子监管码发送短信至106695001111，回复短信会告知有关该药品的所有内含信息，三是登陆中国药品电子监管平台（网址：www.drugadmin.com），首页输入电子监管码进行查询。

根据《国家食品药品监督管理总局关于药品生产经营企业全面实施药品电子监管有关事宜的公告（2015年第1号）》，2015年12月31日前，境内药品制剂生产企业、进口药品制药厂商须全部纳入中国药品电子监管网（以下简称入网），按照国家食品药品监督管理局《关于印发药品电子监管工作指导意见的通知》（国食药监办〔2012〕283号）的要求，完成生产线改造，在药品各级销售包装上加印（贴）统一标识的中国药品电子监管码，并进行数据采集上传，通过中国药品电子监管平台核注核销。2016年1月1日后生产的药品制剂应做到全部赋码。

第二节　药品广告的管理

根据《中华人民共和国广告法》，广告是指商品经营者或服务提供者承担费用，通过一定媒介和形式直接或间接地介绍自己所推销的商品或所提供的服务的商业广告。广告对促进经济发展、开拓商品市场、传递产品信息、方便人民生活发挥着巨大的作用。但是由于药品的特殊性，药品广告与其他商品广告相比，最显著的特点是更加受到法律的严格监管。

一、药品广告概述

（一）药品广告的界定

药师考点

药品广告的界定

凡利用各种媒介或者形式发布的广告含有药品名称、药品适应证（功能主治）或者与药品有关的其他内容的，均属于药品广告。

所谓广告媒介就是指能够借以实现广告主与广告对象之间信息传播的物质工具。现代社会广告媒介主要包括报纸杂志、广播、电视、互联网等，其分类形式多样。如果按广告媒体所接触的视、听、读者的不同，可分为大众化媒体和专业性媒体。大众媒体包括报纸、杂志、广播、电视，专业性媒体包括专业报刊、杂志、专业性说明书等。

（二）广告主、广告经营者及广告发布者

广告主，是指为推销商品或者提供服务，自行或者委托他人设计、制作、发布广告的法人、其他经济组织或者个人。

广告经营者，是指受委托提供广告设计、制作、代理服务的法人、其他经济组织或者个人。

广告发布者，是指为广告主或者广告主委托的广告经营者发布广告的法人或者其他经济组织。

广告主、广告经营者、广告发布者从事广告活动，应当遵守法律、行政法规，遵循公平、诚实信用的原则。

（三）药品广告管理的发展

新中国成立以来，我国政府对于药品广告的管理经历了初期行政管理阶段、法制化管理阶段并不断努力完善，药品广告市场已经步入法制化、规范化轨道，呈现出有序发展的趋势，我国出台的药品广告相关法律法规见表10-1。

目前与药品广告相关的法律法规主要有1994年10月27日第八届全国人民代表大会常务委员会第十次会议通过的《中华人民共和国广告法》、2007年3月3日以国家工商总局局令第27号发布的《药品广告审查发布标准》，2007年3月13日以国家食品药品监督管理局局令第27号发布的《药品广告审查办法》。

2015年4月24日第十二届全国人民代表大会常务委员会第十四次会议通过了修订后的《中华人民共和国广告法》。

表10-1　1959~2007年我国药品广告相关法律法规

年份（年）	法律法规名称	发布部门
1959	关于未大批生产的药品不登宣传广告的通知	卫生部、化工部和商业部
1982	广告管理暂行条例	国务院
1985	药品广告管理办法	国家工商局和卫生部
2018	中华人民共和国广告法	第十三届全国人民代表大会常务委员会六次会议修订
1995	药品广告审查标准 药品广告审查办法	国家工商局、卫生部

续表

年份（年）	法律法规名称	发布部门
2001	关于国家药品监督管理局停止受理药品广告申请的通知 关于停止在大众媒介发布小容量注射剂药品广告的通知 关于加强药品广告审查监督管理工作的通知	国家药品监督管理局
2007	药品广告审查办法 药品广告审查发布标准	国家食品药品监督管理局、 国家工商行政管理总局

虽然药品广告管理日趋规范，但是药品广告市场仍存在着未经审查擅自发布药品广告，虚假宣传、夸大治疗效果，擅自篡改审查内容发布广告等违法问题。这些严重影响了药品市场流通秩序，侵害了药品消费者合法权益，亟待进一步规范。

二、药品广告发布的标准和要求

加强药品广告管理的根本目的是保证药品广告的真实性和合法性。药品广告内容涉及药品适应症或者功能主治、药理作用等内容的宣传，应当以国务院药品监督管理部门批准的说明书为准，不得进行扩大或者恶意隐瞒的宣传，不得含有说明书以外的理论、观点等内容。我国对药品广告从内容审查到发布品种均作出了严格规定。

（一）不得发布广告的药品

1. 麻醉药品、精神药品、医疗用毒性药品、放射性药品。
2. 医疗机构配制的制剂。
3. 军队特需药品。
4. 国家药品监督管理局依法明令停止或者禁止生产、销售和使用的药品；

（二）处方药广告发布的要求

处方药可以在国家卫生健康部门和国家药品监督管理部门共同指定的医学、药学专业刊物上发布广告，但不得在大众传播媒介发布广告或者以其他方式进行以公众为对象的广告宣传。不得以赠送医学、药学专业刊物等形式向公众发布处方药广告。

处方药名称与该药品的商标、生产企业字号相同的，不得使用该商标、企业字号在医学、药学专业刊物以外的媒介变相发布广告。不得以处方药名称或者以处方药名称注册的商标以及企业字号为各种活动冠名。

（三）非处方药广告发布的要求

非处方药广告不得利用公众对于医药学知识的缺乏，使用公众难以理解和容易引起混淆的医学、药学术语，造成公众对药品功效与安全性的误解。

（四）药品广告的内容原则规定

1. 药品广告中必须标明的内容 药品广告中必须标明药品的通用名称、忠告语、药品广告批准文号、药品生产批准文号；药品广告必须标明药品生产企业或者药品经营企业名称，不得单独出现“咨询热线”、“咨询电话”等内容。

非处方药广告必须同时标明非处方药专用标识（OTC）。

处方药广告的忠告语是：“本广告仅供医学药学专业人士阅读”。

非处方药广告的忠告语是：“请按药品说明书或在药师指导下购买和使用”。

2. 药品广告中不得出现的情形　为确保药品广告中有关药品功能疗效的宣传科学准确，规定不得出现下列情形：

（1）含有不科学地表示功效的断言或者保证的；

（2）说明治愈率或者有效率的；

（3）与其他药品的功效和安全性进行比较的；

（4）违反科学规律，明示或者暗示包治百病、适应所有症状的；

（5）含有“安全无毒副作用”、“毒副作用小”等内容的；含有明示或者暗示中成药为“天然”药品，因而安全性有保证等内容的；

（6）含有明示或者暗示该药品为正常生活和治疗病症所必需等内容的；

（7）含有明示或暗示服用该药能应付现代紧张生活和升学、考试等需要，能够帮助提高成绩、使精力旺盛、增强竞争力、增高、益智等内容的；

（8）其他不科学的用语或者表示，如“最新技术”“最高科学”“最先进制法”等。

3. 药品广告不得含有的内容　为引导合理用药，规定药品广告不得含有下列内容，防止直接或者间接怂恿任意、过量地购买和使用药品：

（1）含有不科学的表述或者使用不恰当的表现形式，引起公众对所处健康状况和所患疾病产生不必要的担忧和恐惧，或者使公众误解不使用该药品会患某种疾病或加重病情的；

（2）含有免费治疗、免费赠送、有奖销售、以药品作为礼品或者奖品等促销药品内容的；

（3）含有“家庭必备”或者类似内容的；

（4）含有“无效退款”、“保险公司保险”等保证内容的；

（5）含有评比、排序、推荐、指定、选用、获奖等综合性评价内容的。

4. 其他禁止性规定

（1）药品广告不得含有利用医药科研单位、学术机构、医疗机构或者专家、医生、患者的名义和形象作证明的内容。

药品广告不得使用国家机关和国家机关工作人员的名义。

药品广告不得含有军队单位或者军队人员的名义、形象。

（2）药品广告不得含有涉及公共信息、公共事件或其他与公共利益相关联的内容，如各类疾病信息、经济社会发展成果或医药科学以外的科技成果。

（3）药品广告不得在未成年人出版物和广播电视频道、节目、栏目上发布。

药品广告不得以儿童为诉求对象，不得以儿童名义介绍药品。

（4）药品广告不得含有医疗机构的名称、地址、联系办法、诊疗项目、诊疗方法以及有关义诊、医疗（热线）咨询、开设特约门诊等医疗服务的内容。

> **药师考点**
>
> 药品广告内容的要求

三、药品广告审批程序及要求

规范药品广告审批流程是加强广告监管的重要举措，《药品广告审查办法》对此也作出明确的要求。

（一）药品广告审批机关

省级市场监督管理部门是法定的药品广告审查机关，负责本行政区域内药品广告的审查工作；县级以上市场监督管理部门是药品广告的监督管理机关，有权对违法广告进行行政处罚等处理。

国家市场监督管理部门对药品广告审查机关的药品广告审查工作进行指导和监督，对药品广告审查机关违反本办法的行为，依法予以处理。

（二）不需广告审查的情形

非处方药仅宣传药品名称（含药品通用名称和药品商品名称）的，或者处方药在指定的医学药学专业刊物上仅宣传药品名称（含药品通用名称和药品商品名称）的，无需审查。

（三）药品广告的审批程序

药品广告批准文号的申请人必须是具有合法资格的药品生产企业或者药品经营企业。药品经营企业作为申请人的，必须征得药品生产企业的同意。申请药品广告批准文号，应当向药品生产企业所在地的药品广告审查机关提出，申请进口药品广告批准文号，应当向进口药品代理机构所在地的药品广告审查机关提出。

欲发布药品广告的企业要在不同的媒体上发布广告，首先必须向省级市场监督管理部门提出申请，并提交相应文件。征得同意并取得药品广告批准文号后，方可在媒体上发布药品广告。具体阐述如下。

1. 申请药品广告批准文号 须提交的文件①《药品广告审查表》；②与发布内容相一致的样稿（样片、样带）；③申请人的《营业执照》复印件；④申请人《药品生产许可证》或《药品经营许可证》复印件；⑤申请人是药品经营企业的，应提交药品生产企业同意其作为申请人的证明文件原件；⑥代办人代为申办药品广告批准文号的，应提交申请人的委托书原件和代办人的营业执照复印件等主体资格证明文件；⑦药品批准证明文件（含《进口药品注册证》、《医药产品注册证》）复印件、批准的说明书复印件和实际使用的标签及说明书；⑧非处方药品提交非处方药品审核登记证书复印件或相关证明文件的复印件；⑨申请进口药品广告批准文号的，应提供进口药品代理机构的相关资格证明文件的复印件；⑩广告中涉及商品名、注册商标、专利等内容，提交相关有效证明文件复印件及其他确认广告内容真实性的证明文件。

2. 异地发布药品广告 在药品生产企业所在地和进口药品代理机构所在地以外的地方发布药品广告，在发布前要到发布地药品广告审查机关办理备案。须提交的材料：①《药品广告审查表》复印件；②批准的药品说明书复印件；③电视广告和广播广告需提交与通过审查的内容相一致的录音带、光盘或者其他介质载体。

3. 广告内容的审查程序 药品广告审查机关收到药品广告批准文号申请后，对申请材料齐全并符合法定要求的，发给《药品广告受理通知书》；申请材料不齐全或者不符合法定要求的，应当场或在5个工作日内一次告知申请人需要补正的全部内容；逾期不告知的，自收到申请材料之日起即为受理。

药品广告审查机关应自受理之日起10个工作日内，对申请人提交的证明文件的真实性、合法性、有效性进行审查，并依法对广告内容进行审查。对审查合格

> **药师考点**
>
> 药品广告的申请、审查与发布

的药品广告，发给药品广告批准文号；对审查不合格的药品广告，应当作出不予核发药品广告批准文号的决定，书面通知申请人并说明理由，同时告知申请人享有依法申请行政复议或者提起行政诉讼的权利。

对批准的药品广告，药品广告审查机关应报国家市场监督管理部门备案，并将批准的《药品广告审查表》送同级广告监督管理机关备案。审批流程见图10-1。

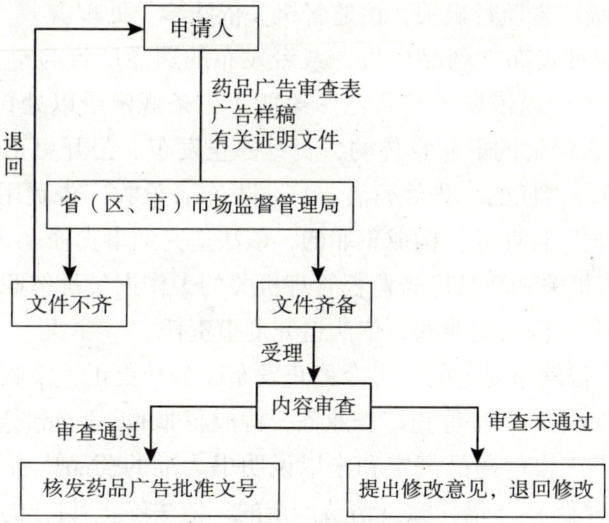

图10-1　药品广告审批流程图

（四）药品广告批准文号

药品广告批准文号的格式为："X药广审（视）第0000000000号""X药广审（声）第0000000000号""X药广审（文）第0000000000号"。

其中"X"为省、自治区、直辖市的简称。"0"为由10位数字组成，前6位代表审查年月，后4位代表广告批准序号。"视""声""文"代表用于广告媒介形式的分类代号。

> **药师考点**
>
> 药品广告批准文号格式、有效期

药品广告批准文号的有效期限为1年。

经批准的药品广告，在发布时不得更改广告内容。药品广告内容需要改动的，应当重新申请药品广告批准文号。

四、违反药品广告管理的法律责任

1. 篡改经批准的药品广告内容进行虚假宣传的，由药品广告审查机关责令立即停止该药品广告的发布，撤销该品种药品广告批准文号，1年内不受理该品种的广告审批申请，由药品广告监督机关依法给予处理。

2. 对任意扩大产品适应证（功能主治）范围、绝对化夸大药品疗效、严重欺骗和误导消费者的违法广告，省级以上药品监督管理部门一经发现，应当采取行政强制措施，暂停该药品在辖区内的销售，同时责令违法发布药品广告的企业在当地相应的媒体发布更正启事。违法发布药品广告的企业按要求发布更正启事后，省级以上药品监督管理部门应当在15个工作日内做出解除行政强制措施的决定；需要进行药品检验的，药品监督管理部门应当自检验报告书发出之日起15日内，做出是否解除行政强制措施的决定。

3. 对提供虚假材料申请药品广告审批，被药品广告审查机关在受理审查中发现的，1年内不受理该企业该品种的广告审批申请。

4. 对提供虚假材料申请药品广告审批，取得药品广告批准文号的，药品广告审查机关在发现后应当撤销该药品广告批准文号，立即停止发布，3年内不受理该企业该品种的广告审批申请。并通知同级广告监督机关，由监督机关依法给予处理。

5. 对未经审查批准发布的药品广告，或者发布的药品广告与审查批准的内容不一致的，广告监督管理机关应当依据《广告法》第四十三条规定予以处罚；对违法药品广告，构成虚假广告或者引人误解的虚假宣传的，责令停止发布、公开更正消除影响，并处广告费1～5倍罚款，对负有责任的广告经营者、广告发布者没收广告费用，并处1～5倍罚款，情节严重的，依法停止广告业务。构成犯罪的，依法追究刑事责任。

6. 药品广告审查机关和药品广告监督管理机关的工作人员玩忽职守、滥用职权、徇私舞弊的，给予行政处分。构成犯罪的，依法追究刑事责任。

7. 违反处方药广告发布规定的，责令停止发布、公开更正，没收广告费，并处广告费1～5倍罚款。情节严重的，依法停止广告业务，构成犯罪的，追究刑事责任。

8. 违反不得发布广告的药品规定和未以说明书为准的药品广告，责令改正或停止发布，没收广告费用，并处1～5倍罚款。情节严重的，依法停止其广告业务。

9. 违反《药品广告审查发布标准》其他规定发布广告，《广告法》有规定的，依照《广告法》处罚；《广告法》没有具体规定的，对负有责任的广告主、广告经营者、广告发布者，处以1万元以下罚款；有违法所得的，处以违法所得3倍以下但不超过3万元的罚款。

知识拓展

消费者可起诉虚假药品广告代言人

2014年1月9日，最高法召开新闻发布会，对外发布《最高人民法院关于审理食品药品纠纷案件适用法律若干问题的规定》。该规定有18个条文，其中明确了虚假食品、药品广告代言人的法律责任。该《规定》于2014年3月15日起施行。

近年来，利用虚假食品、药品广告坑害消费者的情况较为普遍，社会危害十分严重。不少商家为扩大其市场销售份额，利用媒体、个人代言人做虚假广告，或者利用虚假广告推销食品、药品，严重损害了消费者生命健康和财产安全。针对这种不法行为，《规定》第11条第1款规定："消费者因虚假广告推荐的食品、药品存在质量问题遭受损害，依据消费者权益保护法等法律相关规定请求广告经营者、广告发布者承担连带责任的，人民法院应予支持。"

该条第2款规定："社会团体或者其他组织、个人，在虚假广告中向消费者推荐食品、药品，使消费者遭受损害，消费者依据消费者权益保护法等法律相关规定请求其与食品、药品的生产者、销售者承担连带责任的，人民法院应予支持。"根据消费者权益保护法、侵权责任法的相关规定精神，在连带责任中，消费者既可以一并起诉食品、药品的生产商、销售商、广告经营者、广告发布者、广告代言人，请求其共同承担赔偿责任，也可以起诉其中一个或者几个作为被告，由其承担全部赔偿责任，然后再向其他责任主体行使追偿权。

第三节　互联网药品信息服务管理

互联网药品信息服务作为现代新型信息服务形式，对药品信息的有效和广泛传播起着积极作用。但如果缺乏监管，也会导致一些虚假信息的传播甚至泛滥，甚至药品非法交易，严重影响药品流通秩序。为加强药品监督管理，规范互联网药品信息服务活动，保障互联网药品信息的合法性、真实性、安全性，2001年1月11日，国家药品监督管理局以第26号局令发布了《互联网药品信息服务管理暂行规定》。2004年7月8日，国家食品药品监督管理局以第9号局令出台了《互联网药品信息服务管理办法》。

一、互联网药品信息服务概述

（一）互联网药品信息服务的定义

互联网药品信息服务，是指通过互联网向上网用户提供药品（含医疗器械）信息的服务活动。

（二）互联网药品信息服务的分类

互联网药品信息服务分为经营性和非经营性两类。经营性互联网药品信息服务是指通过互联网向上网用户有偿提供药品信息等服务的活动。非经营性互联网药品信息服务是指通过互联网向上网用户无偿提供公开的、共享性药品信息等服务的活动。

二、互联网药品信息服务资格的申请与审核

（一）互联网药品信息服务资格申请

拟提供互联网药品信息服务的网站，应当在向国务院信息产业主管部门或者省级电信管理机构申请办理经营许可证或者办理备案手续之前，按照属地监督管理的原则，向该网站主办单位所在地省级药品监督管理部门提出申请，经审核同意后取得提供互联网药品信息服务的资格。

1. 申请提供互联网药品信息服务的条件　除应当符合《互联网药品信息服务管理办法》规定的要求外，还应当具备下列条件：

（1）互联网药品信息服务的提供者应当为依法设立的企事业单位或者其他组织；

（2）具有与开展互联网药品信息服务活动相适应的专业人员、设施及相关制度；

（3）有两名以上熟悉药品、医疗器械管理法律、法规和药品、医疗器械专业知识，或者依法经过资格认定的药学、医疗器械技术人员。

> **药师考点**
>
> 从事互联网药品信息服务的资格

2. 申请互联网药品信息服务提交的材料　应当填写国家食品药品监督管理局统一制发的《互联网药品信息服务申请表》，向网站主办单位所在地省级药品监督管理部门提出申请，同时提交以下材料：

（1）企业营业执照复印件（新办企业提供工商行政管理部门出具的名称预核准通知书及相关材料）；

（2）网站域名注册的相关证书或者证明文件。从事互联网药品信息服务网站的中文名称，除与主办单位名称相同的以外，不得以 “中国”“中华”“全国” 等冠名；除取得药品招标代理机构资格证书的单位开办的互联网站外，其他提供互联网药品信息服务的网站名称中不得出现“电子商务”“药品招商”“药品招标”等内容；

（3）网站栏目设置说明（申请经营性互联网药品信息服务的网站需提供收费栏目及收费方式的说明）；

（4）网站对历史发布信息进行备份和查阅的相关管理制度及执行情况说明；

（5）药品监督管理部门在线浏览网站上所有栏目、内容的方法及操作说明；

（6）药品及医疗器械相关专业技术人员学历证明或者其专业技术资格证书复印件、网站负责人身份证复印件及简历；

（7）健全的网络与信息安全保障措施，包括网站安全保障措施、信息安全保密管理制度、用户信息安全管理制度；

（8）保证药品信息来源合法、真实、安全的管理措施、情况说明及相关证明。

（二）互联网药品信息服务资格审批程序

各省、自治区、直辖市药品监督管理局对本辖区内申请提供互联网药品信息服务的互联网站进行审核，符合条件的核发《互联网药品信息服务资格证书》。提供互联网药品信息服务的网站，应当在其网站主页显著位置标注《互联网药品信息服务资格证书》的证书编号。具体审批程序见图10-2。

药师考点

从事互联网药品信息服务的申请与审批

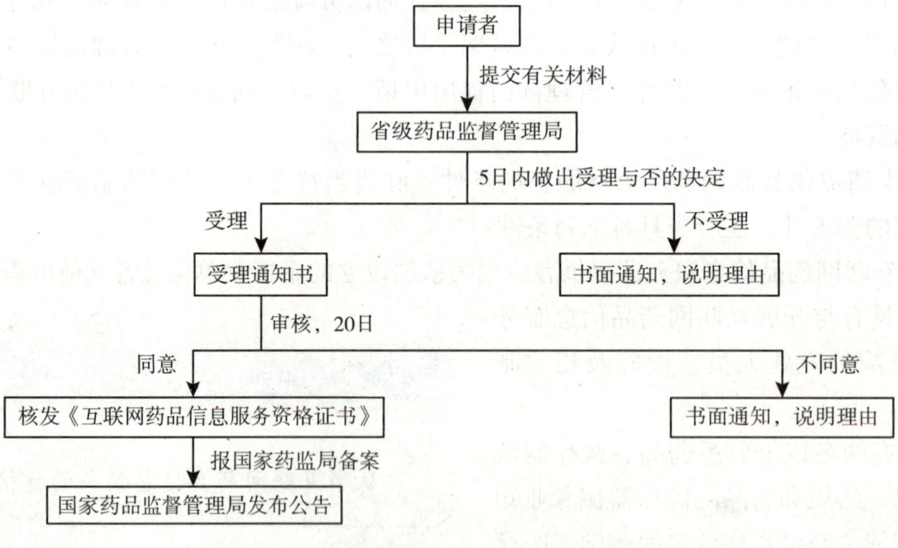

图10-2　互联网药品信息服务资格审批程序

三、《互联网药品信息服务资格证书》的管理

（一）《互联网药品信息服务资格证书》的有效期及换发

《互联网药品信息服务资格证书》有效期为5年。有效期届满，需要继续提供互联网药

品信息服务的，持证单位应当在有效期届满前6个月内，向原发证机关申请换发《互联网药品信息服务资格证书》。原发证机关进行审核后，认为符合条件的，予以换发新证；认为不符合条件的，发给不予换发新证的通知并说明理由，原《互联网药品信息服务资格证书》由原发证机关收回并公告注销。

省级药品监督管理部门根据申请人的申请，应当在《互联网药品信息服务资格证书》有效期届满前作出是否准予其换证的决定。逾期未作出决定的，视为准予换证。

（二）互联网药品信息服务项目的变更

互联网药品信息服务的项目需变更时，应当向原发证机关申请办理变更手续，填写《互联网药品信息服务项目变更申请表》，同时提供下列相关证明文件：①《互联网药品信息服务资格证书》中审核批准的项目（互联网药品信息服务提供者单位名称、网站名称、IP地址等）；②互联网药品信息服务提供者的基本项目（地址、法定代表人、企业负责人等）；③网站提供互联网药品信息服务的基本情况（服务方式、服务项目等）。

省级药品监管部门自受理变更申请之日起20个工作日内作出是否同意变更的审核决定。同意变更的，将变更结果予以公告并报国家药品监督管理局备案；不同意变更的，以书面形式通知申请人并说明理由。

四、互联网药品信息服务的管理规定

提供互联网药品信息服务的网站所登载的药品信息必须科学、准确，必须符合国家的法律、法规和国家有关药品、医疗器械管理的相关规定。信息服务网站不得发布麻醉药品、精神药品、医疗用毒性药品、放射性药品、戒毒药品和医疗机构制剂的产品信息。

提供互联网药品信息服务的网站发布的药品（医疗器械）广告，必须经过广告审查机关审查批准。提供互联网药品信息服务的网站发布的药品（医疗器械）广告要注明药品广告批准文号。

药师考点

互联网药品信息服务的监督管理

五、相关法律责任

违反《互联网药品信息服务管理办法》相关规定应承担相应的法律责任。具体情况见表10-4。

表10-4 违反《互联网药品信息服务管理办法》应承担的法律责任

规定条款	违法情形	法律责任
第22条	未取得或超出有效期使用《互联网药品信息服务资格证书》从事互联网药品信息服务的	由国家药品监督管理局或省（区、市）药品监督管理部门给予警告，并责令其停止从事互联网药品信息服务；情节严重的，移送相关部门，依照有关法律、法规给予处罚
第23条	服务网站未在其主页的显著位置标注《互联网药品信息服务资格证书》的证书编号的	由国家药品监督管理局或省（区、市）药品监督管理部门给予警告，责令限期改正；在限定期限内拒不改正的，对提供非经营性互联网药品信息服务的网站处以500元以下罚款，对提供经营性互联网药品信息服务的网站处以5000元以上1万元以下罚款

续表

规定条款	违法情形	法律责任
第24条	①已经获得《互联网药品信息服务资格证书》，但提供的药品信息直接撮合药品网上交易 ②已经获得《互联网药品信息服务资格证书》，但超出审核同意的范围提供互联网药品信息服务的 ③提供不真实互联网药品信息服务并造成不良社会影响的 ④擅自变更互联网药品信息服务项目的	由国家药品监督管理局或者省、自治区、直辖市药品监督管理部门给予警告，责令限期改正；情节严重的，对提供非经营性互联网药品信息服务的网站处以1000元以下罚款，对提供经营性互联网药品信息服务的网站处以1万元以上3万元以下罚款。构成犯罪的，移送司法部门追究刑事责任
第25条	互联网药品信息服务提供者在其业务活动中违法使用《互联网药品信息服务资格证书》的	由国家药品监督管理局或省（区、市）药品监督管理部门依照有关法律、法规的规定处罚
第26条	省级药品监督管理部门违法对互联网药品信息服务申请作出审核批准的	原发证机关应当撤销原批准的《互联网药品信息服务资格证书》，由此给申请人的合法权益造成损害的，由原发证机关依照国家赔偿法的规定给予赔偿；对直接负责的主管人员和其他直接责任人员，由其所在单位或者上级机关依法给予行政处分

案例分析

网站非法撮合药品交易被责令停止

案情介绍：2012年，四川省食品药品监督管理局发出通知，责令成都医药商品网（www.cds.net）停止非法撮合药品网上交易、停止超范围提供药品信息服务。

据悉，四川省局根据《转发关于进一步严厉打击利用互联网发布虚假药品信息及非法销售药品的通知的通知》等文件的要求，对辖区内持有《互联网药品信息服务资格证书》的企业进行了检查。在检查中发现该网站存在以下三项违法行为：非法撮合药品网上交易；超出审核范围提供互联网药品信息服务；擅自变更互联网药品信息服务项目。

根据《互联网药品信息服务管理办法》第二十四条的规定，四川省局责令其立即停止非法撮合药品网上交易、停止超出审核范围提供互联网药品信息服务；同时要求其尽快接受处理。

问题讨论：

1．为何提供互联网药品信息服务的网站直接撮合药品网上交易是法规禁止的？

2．对互联网药品信息服务监督管理的难点在什么地方？

本章小结

- 药品信息管理
  - 药品说明书和标签的管理
    - 药品说明书和标签的管理规定
    - 药品标签的内容、格式及修订要求
    - 药品说明书各项内容书写要求
    - 药品标签的内容和要求
  - 药品广告的管理
    - 药品广告概述
    - 药品广告发布的标准和要求
    - 药品广告审批程序及要求
    - 违反药品广告管理的法律责任
  - 互联网药品信息服务管理
    - 互联网药品信息服务的定义和分类
    - 互联网药品信息服务资格的申请与审核
    - 《互联网药品信息服务资格证书》的管理
    - 互联网药品信息服务的管理规定
    - 相关法律责任

思考题

1. 简述药品标签的分类和内容。
2. 简述化学药品和中药说明书的基本格式。
3. 简述药品广告的审批程序。
4. 药品广告中不得出现的情形有哪些？
5. 简述互联网药品信息服务资格的审批程序。
6. 申请提供互联网药品信息服务的条件有哪些？

课程实践

【实践名称】药品标签调查分析

【实践目的】通过对常用药品标签的收集与整理，考察目前市场上药品标签的规范性，并写出一篇分析报告。

【实践内容】主要收集国产化学药、中成药的供销售最小包装标签信息，作为分析资料。

【实践安排】

1. 每位学生选择化学药或中成药两类之一进行标签收集，品种数量尽可能多，包括处方药与非处方药，并包括不同品牌、不同品种、不同剂型药品。重点是内、外标签的标注信息。

2. 法规对药品内、外标签的内容和文字、标注有明确规定，学生需要根据法规要求据此对药品内外标签中的以下项目进行调查：药品标签上是否包含了必备内容项目，药品名称标注与通用名称是否规范，特殊管理药品、外用药品、非处方药品是否印有规定标志。并对标签的规范性或存在的问题进行归纳、分析和评述。

3. 独立完成一份不少于2500字的分析报告。要求内容真实、客观、完整。

【实践测试】老师根据提交的调查分析报告评定成绩。

扫码“练一练”

（贡 庆）

第十一章　特殊管理的药品

扫码"学一学"

教学目标

本章概述了特殊管理药品的特点，重点介绍了麻醉药品、精神药品、医疗用毒性药品、放射性药品的研制、生产、经营、使用等环节的管理规定。旨在使学生了解特殊药品管理的重要性，熟悉我国生产和使用的品种，掌握四类药品生产、经营、使用的管理要点，从而树立安全、有效、合理使用该类药品的理念，严防滥用和流入非法渠道。

学习要求

掌握：1．麻醉药品、精神药品、医疗用毒性药品的概念、分类
2．麻醉药品、精神药品实验研究、生产、经营、使用的管理要点
3．医疗用毒性药品生产、经营、使用的管理要点

熟悉：1．麻醉药品、精神药品储存、运输的管理规定
2．放射性药品的概念，研制、生产、经营、包装、运输和使用规定
3．我国生产和使用的麻醉药品、精神药品、医疗用毒性药品的品种

了解：1．特殊管理药品的特点
2．麻醉药品和精神药品的二重性

第一节　特殊管理药品概述

《中华人民共和国药品管理法》第一百一十二条规定：国务院对麻醉药品、精神药品、医疗用毒性药品、放射性药品、药品类易制毒化学品等有其他特殊管理规定的，依照其规定。因而上述药品通常被称为特殊管理的药品。所谓特殊管理药品，并不是指他们是特殊药品，而是指如果管理、使用得当，就能发挥药品固有的防病治病功效，对维护人民身心健康、医疗保健发挥重要作用。反之，如果管理、使用不当，不仅危害人民身心健康，而且危害社会，祸国殃民。因此，必须对它们实施特殊的管理办法。

一、特殊管理药品的定义和范围

1．麻醉药品的定义和范围　2005年国务院发布的《麻醉药品和精神药品管理条例》所称麻醉药品是指列入麻醉药品目录的药品和其他物质。麻醉药品具有依赖性潜力，不合理使用或者滥用可以产生身体依赖性和精神依赖性（即成瘾性）的药品、药用原植物或物质，包括天然、半合成、合成的阿片类、可卡因类、大麻类等。原国家食品药品监督管理局、公安部、卫生部联合发

> **药师考点**
>
> 麻醉药品和精神药品的界定和专有标志

布的2013年版麻醉药品品种目录共收录了121种，其中22种为我国生产及使用的品种。

2. 精神药品的定义和范围 《麻醉药品和精神药品管理条例》所称精神药品是指列入精神药品目录的药品和其他物质。依据精神药品对人体的依赖性和危害人体健康的程度将其分为第一类精神药品和第二类精神药品。

精神药品作用于中枢神经系统使之兴奋或者抑制，具有依赖性潜力，不合理使用或者滥用可以产生药物依赖性的药品或物质，包括兴奋剂、致幻剂、镇静催眠剂等。原国家食品药品监督管理局、公安部、卫生部联合发布的2013年版精神药品品种目录共收录了149种，其中第一类精神药品68种，我国生产及使用的有7种；第二类精神药品81种，我国生产及使用的有29种。

3. 医疗用毒性药品的定义及范围 医疗用毒性药品（以下简称“毒性药品”）是指毒性剧烈、治疗剂量与中毒剂量相近，使用不当会致人中毒或死亡的药品。

医疗用毒性药品分为中药和西药两大类；其中毒性中药27种，毒性西药13种。

4. 放射性药品的定义及范围 放射性药品是指用于临床诊断或者治疗的放射性核素制剂或者其标记药物。包括裂变制品、推照制品、加速器制品、放射性核素发生器及其配套药盒、放射免疫分析药盒等。《中国药典》2010年版收载了17种放射性药品。

药师考点

医疗用毒性药品的界定和专有标志

5. 药品类易制毒化学品 是指《易制毒化学品管理条例》中所确定的麦角酸、麻黄素等物质。

二、特殊管理药品的特点

特殊管理药品的特点就是管理的特殊性。

麻醉药品、精神药品、医疗用毒性药品、放射性药品的管理、使用得当，可起到药品的防病治病作用；若管理使用不当，不仅危害人民的身心健康，而且危害社会，贻害无穷。

许多麻醉药品对中枢神经系统有不同程度的抑制作用，从而影响精神活动。一些麻醉药品和精神药品能引起各种知觉变化，使人产生幻觉，被称为致幻药。除此之外，麻醉药品和精神药品都具有致命的毒副作用——成瘾性，连续使用会使人形成强烈的、病态的生理依赖和精神依赖性，这就是常常被用于非医疗行为——吸毒的原因。毒性药品由于其治疗剂量和中毒剂量相近，因而不仅强调生产、经营环节的管理，更要注重使用环节的管理，以免造成毒性药品中毒现象的发生。

放射性药品由于具有放射性，所放射出的射线具有较强的穿透力，当它通过人体时，可对人体组织发生电离作用，如掌握不好，能对人体产生放射性损害。因此，除对放射性药品生产、经营、贮存、运输等环节实行严格管理外，对其使用也做出了严格的规定，即医疗单位设立的核医学科（室）必须具备与其医疗任务相适应的专业技术人员。非核医学专业技术人员未经培训，不得从事核医学工作，不得使用放射性药品。

对麻醉药品、精神药品、医疗用毒性药品、放射性药品实行特殊管理的目的在于正确发挥这些药品防病治病的积极作用，严防因管理不善或使用不当而造成对人民健康、公共卫生及社会治安的危害。

三、麻醉药品和精神药品具有二重性

麻醉药品和精神药品在医疗中广泛使用，不可缺少，其中有的药品疗效独特，目前尚无其他药品可以代替。这些药品在防治疾病，维护人们健康方面起了积极作用，具有不可否认的医疗和科学价值。但是这几类药品各有独特的毒副作用，若管理不当，滥用或流入非法渠道，将会严重影响服用者个人健康，并造成严重的公共卫生和社会问题。

第二节　麻醉药品和精神药品的管理

我国历来重视麻醉药品和精神药品的管理。1985年我国加入联合国《修正的1961年麻醉品单一公约》和《1971年精神药物公约》；1987年和1988年国务院分别重新制定了《麻醉药品管理办法》和《精神药品管理办法》，对两药依法加强管理，采取严格审批、定点控制等多项管制措施。2005年7月26日，国务院发布了新的《麻醉药品和精神药品管理条例》，国家食品药品监督管理局、卫生部等陆续制定了一系列有关规定，进一步严格规定国家对麻醉药品药用原植物以及麻醉药品和精神药品实行管制。除按规定批准外，任何单位、个人不得进行麻醉药品药用原植物的种植以及麻醉药品和精神药品的实验研究、生产、经营、使用、储存、运输等活动。同时加强了对麻醉药品和精神药品的监督管理工作，以进一步保证麻醉药品和精神药品的合法、安全、合理使用，防止流入非法渠道，为人民健康服务。

一、麻醉药品和精神药品的品种范围

（一）麻醉药品的品种范围

根据《麻醉药品和精神药品管理条例》第三条规定，麻醉药品是指列入麻醉药品目录的药品和其他物质。

世界各国对麻醉药品品种范围的规定各不相同。在国际上，联合国《1961年麻醉品单一公约》（1961 Single Conventionon Narcotic Drugs）于1961年在纽约签订，它简化、汇总了以前制定的各项麻醉品管制条约，于1964年12月起生效，是目前各国公认的关于管制麻醉药品的国际公约。该公约将所有被列入管制的药物都按其医疗价值和药物依赖性特殊毒性大小分别列入四个表中进行国际管制（截止到1988年为128种）：

列入表Ⅰ的麻醉药品将近100种，除阿片类如吗啡、鸦片、蒂巴因、海洛因、度冷丁、芬太尼、美沙酮、埃托啡等以外，还有古柯叶、可卡因、大麻等非阿片类物质，其中包括临床常用的麻醉性镇痛药（如吗啡）和不能作医疗使用的违禁毒品（如海洛因）。列入表Ⅰ管制的物质药物依赖性强，管制最为严格。

列入表Ⅱ管制的麻醉药品有可待因、乙基吗啡等，管制程度低于表Ⅰ。

列入表Ⅲ管制的药品为表Ⅱ药品（如可待因）的制剂，管制程度低于表Ⅱ。

列入表Ⅳ管制的麻醉药品是表Ⅰ中已列出的6种具有特别危险性质的毒品，这6种药品分别是海洛因（Heroinum）、印度大麻和印度大麻树脂（Indian Hemp and Resin of Indian Hemp）、埃托啡（Etorphinum）、乙酰氧戊甲吗啡（Acetorphinum）、二氢去氧吗啡（Desomorphinum）、酚哌丙酮（Ketobemidonum）。列入表Ⅳ管制的物质只能用于科研而禁止用于医疗目的使用。

我国对现行的麻醉药品品种范围实行动态管理。对上市销售但尚未列入品种范围的药品和其他物质发生滥用，已经造成或者可能造成严重社会危害的，国家将及时把该药品和该物质列入管制范围。2007年10月11日，国家食品药品监督管理局会同公安部和卫生部公布了《麻醉药品品种目录（2007年版）》，共计123种，自2008年1月1日起施行。2013年11月11日，国家食品药品监督管理局会同公安部和国家卫生计生委公布了《麻醉药品品种目录（2013年版）》，共计121种，自2014年1月1日起施行。

《麻醉药品品种目录（2013版）》共121个品种，其中我国生产及使用的品种有22种，具体品种有：

1. 可卡因
2. 罂粟秆浓缩物（包括罂粟果提取物、罂粟果提取物粉）
3. 二氢埃托啡
4. 地芬诺酯
5. 芬太尼
6. 氢可酮
7. 氢吗啡酮
8. 美沙酮
9. 吗啡（包括吗啡阿托品注射液）
10. 阿片（包括复方樟脑酊、阿桔片）
11. 羟考酮
12. 哌替啶
13. 瑞芬太尼
14. 舒芬太尼
15. 蒂巴因
16. 可待因
17. 右丙氧芬
18. 双氢可待因
19. 乙基吗啡
20. 福尔可定
21. 布桂嗪
22. 罂粟壳

上述品种包括其可能存在的盐和单方制剂（除非另有规定）；包括其可能存在的化学异构体及酯、醚（除非另有规定）。

《条例》规定，麻醉药品目录中的罂粟壳只能用于中药饮片和中成药的生产以及医疗配方使用。

药师考点

我国生产及使用的麻醉药品品种

（二）精神药品的品种范围

根据《麻醉药品和精神药品管理条例》第三条规定，精神药品（psychotropic substances）是指列入精神药品目录的药品和其他物质。精神药品分为第一类精神药品和第二类精神药品。

精神药品的品种范围，世界各国的规定不尽相同。由于上个世纪60年代后精神活性物质不断出现，并发现一些药品发生流行性滥用问题，联合国在维也纳签订了《1971年精神药物公约》（1971 Convention Psychotopic Substancs）。该公约于1976年8月起生效。该公约也将被管制的精神药品按其医疗价值和有害程度及管制严格程度的顺序分别列入四个表中（共99种）：

列入表Ⅰ的主要是各种致幻剂，如二乙酰麦角胺（LDS）、麦司卡林、裸盖菇素、四氢大麻酚（THC）等，对这类物质的管制最严格，只能用于科研禁止用于医疗目的使用。

列入表Ⅱ的包括中枢兴奋剂苯丙胺类以及安眠酮、苯环已哌啶（PCP）、甲苯吗啡等。

列入表Ⅲ的包括中效和短效巴比妥类及一些镇痛药（异戊巴比妥、戊巴比妥、司可巴比妥、导眠能、镇痛新等药物）。

列入表Ⅳ的包括长效巴比妥类（巴比妥、苯巴比妥）和苯二氮䓬类镇静催眠药物。

列入精神药品表Ⅰ管制的物质管制最严，且不能用于医疗目的使用，列入表Ⅱ至表Ⅳ的物质管制级别递减。

我国对精神药品品种范围实行动态管理。2007年10月11日，国家食品药品监督管理局会同公安部和卫生部公布了《精神药品品种目录（2007年版）》，共计132种，并依据精神药品对人体产生的依赖性和危害人体健康的程度将其分为第一类精神药品（53种）和第二类精神药品（79种），自2008年1月1日起施行。2013年11月11日，国家食品药品监督管理局会同公安部和国家卫生计生委公布了《精神药品品种目录（2013年版）》，共计149种，并依据精神药品对人体产生的依赖性和危害人体健康的程度将其分为第一类精神药品（68种）和第二类精神药品（81种），自2014年1月1日起施行。

《精神药品品种目录（2013版）》共有149个品种，其中第一类精神药品有68个品种，第二类精神药品有81个品种。

第一类精神药品品种

目前，我国生产及使用的第一类精神药品有7个品种，具体品种有：

1.哌醋甲酯
2.司可巴比妥
3.丁丙诺啡
4.γ-羟丁酸
5.氯胺酮
6.马吲哚
7.三唑仑

第二类精神药品品种

目前，我国生产及使用的第二类精神药品有27个品种，具体品种有：

1. 异戊巴比妥
2. 格鲁米特
3. 喷他佐辛
4. 戊巴比妥
5. 阿普唑仑
6. 巴比妥
7. 氯硝西泮
8. 地西泮
9. 艾司唑仑
10. 氟西泮
11. 劳拉西泮
12. 甲丙氨酯
13. 咪达唑仑
14. 硝西泮
15. 奥沙西泮
16. 匹莫林
17. 苯巴比妥
18. 唑吡坦
19. 丁丙诺啡透皮贴剂
20. 布托啡诺及其注射剂
21. 咖啡因
22. 安钠咖
23. 地佐辛及其注射剂
24. 麦角胺咖啡因片
25. 氨酚氢可酮片
26. 曲马多
27. 扎来普隆
28. 氯氮䓬
29. 佐匹克隆

上述品种包括其可能存在的盐和单方

药师考点

我国生产及使用的精神药品品种

制剂（除非另有规定）；包括其可能存在的化学异构体及酯、醚（除非另有规定）。

二、麻醉药品和精神药品的管理规定

对于上述麻醉药品和精神药品管制的依据是这些药物具有致依赖性作用，已经或可能造成药物滥用；另一方面，如果该物质不具有医疗价值，或其所具有的医疗价值小于药物依赖性程度，则不能用于医疗目的的使用；如果该物质有医疗作用，或其所具有的医疗价值大于其所有的药物依赖弊端，则可用于医疗目的，但必须依法使用和管理。

麻醉药品与精神药品的管理，使用得当，有利于治疗疾病，反之，如果流入非法渠道，则造成滥用，成为毒品，危害人民健康，并造成社会问题。因此，必须对麻醉药品和精神药品在生产经营、保管和临床应用中依法实行特殊管理。

（一）种植、实验研究和生产

1. 麻醉药品药用原植物的种植 国家对麻醉药品药用原植物的种植实行总量控制。国家药品监督管理部门和农业主管部门根据麻醉药品年度生产计划，制定麻醉药品药用原植物年度种植计划。

麻醉药品药用原植物种植企业由国家药品监督管理部门和农业主管部门共同确定，其他单位和个人不得种植麻醉药品药用原植物。

麻醉药品药用原植物种植企业应当根据年度种植计划，种植麻醉药品药用原植物，并定期向国家药品监督管理部门和农业主管部门报告种植情况。

2. 麻醉药品和精神药品的实验研究 开展麻醉药品和精神药品实验研究活动应当具备下列条件，并经国家药品监督管理部门批准：

（1）以医疗、科学研究或者教学为目的；

（2）有保证实验所需麻醉药品和精神药品安全的措施和管理制度；

（3）单位及其工作人员2年内没有违反有关禁毒的法律、行政法规规定的行为。

有下列情况之一的，不得申请麻醉药品、精神药品实验研究：

（1）医疗不得使用的麻醉药品、精神药品；

（2）仿制国内监测期内的麻醉药品、精神药品；

（3）仿制国内药品标准试行期内的麻醉药品、精神药品；

（4）含罂粟壳的复方制剂；

（5）不符合麻醉药品、精神药品生产企业数量规定；

（6）申请人在药品实验研究或生产中曾有过违反有关禁毒法律、行政法规规定的行为；

（7）其他不符合国家麻醉药品、精神药品有关规定的情况。

申请单位经批准开展麻醉药品和精神药品实验研究的，应当在3年内完成药物临床前研究，并申报药品注册。因特殊原因，3年内未完成临床前研究的，应当向国家食品药品监督管理局说明情况。经过批准延长该品种实验研究有效期的，可继续开展研究。《麻醉药品和精神药品实验研究立项批件》不得转让。

麻醉药品和精神药品的实验研究单位取得研究成果需要转让的，应当经国家药品监督管理部门批准。

药品研究单位在普通药品的实验研究过程中，产生规定的管制品种的，应当立即停止实验研究活动，并向国家药品监督管理部门报告，经过批准才能继续实验研究。

麻醉药品和第一类精神药品的临床试验，不得以健康人为受试对象。

3. 麻醉药品和精神药品的生产　国家对麻醉药品和精神药品实行定点生产制度。麻醉药品和精神药品的定点生产企业应当具备下列条件：

（1）有药品生产许可证；

（2）有麻醉药品和精神药品实验研究批准文件；

（3）有符合规定的麻醉药品和精神药品生产设施、储存条件和相应的安全管理设施；

（4）有通过网络实施企业安全生产管理和向药品监督管理部门报告生产信息的能力；

（5）有保证麻醉药品和精神药品安全生产的管理制度；

（6）有与麻醉药品和精神药品安全生产要求相适应的管理水平和经营规模；

（7）麻醉药品和精神药品生产管理、质量管理部门的人员应当熟悉麻醉药品和精神药品管理以及有关禁毒的法律、行政法规；

（8）没有生产、销售假药、劣药或者违反有关禁毒的法律、行政法规规定的行为；

（9）符合国家药品监督管理部门公布的麻醉药品和精神药品定点生产企业数量和布局的要求。

从事麻醉药品、第一类精神药品生产以及第二类精神药品原料药生产的企业，由国家药品监督管理部门批准；从事第二类精神药品制剂生产的企业，由所在地省、自治区、直辖市药品监督管理部门批准。

定点生产企业生产麻醉药品和精神药品，应当取得药品批准文号。未取得药品批准文号的，不得生产麻醉药品和精神药品。

定点生产企业应当严格按照国家批准的麻醉药品和精神药品年度生产计划安排生产，并依照规定报告生产情况。经批准定点生产的麻醉药品、第一类精神药品和第二类精神药品原料药不得委托加工。第二类精神药品制剂可以委托加工。

（二）麻醉药品和精神药品的经营

1. 麻醉药品和精神药品的批发　国家对麻醉药品和精神药品实行定点经营制度。未经批准的任何单位和个人不得从事麻醉药品和精神药品经营活动。

麻醉药品和精神药品定点批发企业应当具备下列条件：

（1）具备药品经营企业的条件；

（2）有符合要求的麻醉药品和精神药品储存条件；

（3）有通过网络实施企业安全管理和向药品监督管理部门报告经营信息的能力；

（4）本单位及其工作人员2年内没有违反有关禁毒的法律、行政法规规定的行为；

（5）符合国家药品监督管理部门公布的定点批发企业布局。

（6）麻醉药品和第一类精神药品的定点批发企业，还应当具有保证供应责任区域内医疗机构所需麻醉药品和第一类精神药品的能力，并具有保证麻醉药品和第一类精神药品安全经营的管理制度。

从事麻醉药品和第一类精神药品批发业务的定点批发企业分为全国性批发企业和区域性批发企业。

全国性批发企业应当从定点生产企业购进麻醉药品和第一类精神药品；应当具备经营90%以上品种规格的麻醉药品和第一类精神药品的能力，并保证储备4个月的销售量；可以向区域性批发企业，或者经批准向取得麻醉药品和第一类精神药品使用资格的医疗机构以及批准的其他单位销售麻醉药品和第一类精神药品，并将药品送至医疗机构。医疗机构不得自行提货。

区域性批发企业应从全国性批发企业或经批准，从定点生产企业购进麻醉药品和第一类精神药品；应当具备经营60%以上品种规格的麻醉药品和第一类精神药品的能力，并保证储备2个月的销售量；可以向区域内取得麻醉药品和第一类精神药品使用资格的医疗机构销售该类药品，并将药品送至医疗机构；需要就近向其他区域内取得麻醉药品和第一类精神药品使用资格的医疗机构销售的，应当经国家药品监督管理部门批准。区域性批发企业之间因医疗急需、运输困难等特殊情况需要调剂麻醉药品和第一类精神药品的，应当在调剂后2日内将调剂情况分别报有关药品监督管理部门备案。

全国性批发企业和区域性批发企业可以从事第二类精神药品批发业务。

药师考点

麻醉药品和精神药品定点经营企业必备条件

第二类精神药品定点批发企业可以向医疗机构、定点批发企业和符合规定的药品零售企业以及批准的其他单位销售第二类精神药品。

2. 第二类精神药品的零售与其他规定

禁止使用现金进行麻醉药品和精神药品交易，但是个人合法购买麻醉药品和精神药品的除外。

第二类精神药品零售企业应当凭执业医师出具的处方，经执业药师或其他依法经过资格认定的药学技术人员复核，按规定剂量销售第二类精神药品，并将处方保存2年备查；禁止超剂量或者无处方销售第二类精神药品。

不得向未成年人销售第二类精神药品。

（三）麻醉药品和精神药品的储存

麻醉药品药用原植物种植企业、定点生产企业、全国性批发企业和区域性批发企业以及国家设立的麻醉药品储存单位，应当设置储存麻醉药品和第一类精神药品的专库。该专库应当符合下列要求：

（1）安装专用防盗门，实行双人双锁管理；

（2）具有相应的防火设施；

（3）具有监控设施和报警装置，报警装置应当与公安机关报警系统联网。

麻醉药品定点生产企业应当将麻醉药品原料药和制剂分别存放。

麻醉药品和第一类精神药品的使用单位应当设立专库或者专柜储存麻醉药品和第一类精神药品。专库应当设有防盗设施并安装报警装置；专柜应当使用保险柜。专库和专柜应当实行双人双锁管理。

麻醉药品药用原植物种植企业、定点生产企业、全国性批发企业和区域性批发企业、国家设立的麻醉药品储存单位以及麻醉药品和第一类精神药品的使用单位，应当专人负责管理，并建立储存麻醉药品和第一类精神药品的专用账册。药品出入库双人验收复核，做到账物相符。专用账册的保存期限应当自药品有效期期满之日起不少于5年。

第二类精神药品经营企业应当在药品库房中设立独立的专库或者专柜储存第二类精神药品，并建立专用账册，实行专人管理。专用账册的保存期限应当自药品有效期期满之日起不少于5年。

药师考点

麻醉药品和第一类精神药品的储存

（四）麻醉药品和精神药品的使用

1. 生产企业对麻醉药品和精神药品的使用　药品生产企业需要以麻醉药品和第一类精神药品为原料生产普通药品的，须经国家药品监督管理部门批准后，向定点生产企业购买。

药品生产企业需要以第二类精神药品为原料生产普通药品的，应当将年度需求计划报所在地省、自治区、直辖市人民政府药品监督管理部门，并向定点批发企业或者定点生产企业购买。

食品、食品添加剂、化妆品、油漆等非药品生产企业需要使用咖啡因作为原料的，应当经所在地省、自治区、直辖市人民政府药品监督管理部门批准，向定点批发企业或者定点生产企业购买。

2. 科研教学对麻醉药品和精神药品的使用　科学研究、教学单位需要使用麻醉药品和精神药品开展实验、教学活动的，应当经所在地省、自治区、直辖市人民政府药品监督管理部门批准，向定点批发企业或者定点生产企业购买。

需要使用麻醉药品和精神药品的标准品、对照品的，应当经所在地省、自治区、直辖市人民政府药品监督管理部门批准，向国家药品监督管理部门批准的单位购买。

3. 医疗机构对麻醉药品和精神药品的使用

（1）医疗机构对麻醉药品和第一类精神药品的使用　医疗机构需经有关卫生主管部门批准，取得《麻醉药品、第一类精神药品购用印鉴卡》（以下称印鉴卡），才能向定点批发企业购买麻醉药品和第一类精神药品。

药师考点

使用审批和印鉴卡管理

知识链接

医疗机构申请《印鉴卡》的条件

①有与使用麻醉药品和第一类精神药品相关的诊疗科目；

②有获得麻醉药品和第一类精神药品处方资格的执业医师；

③具有经过麻醉药品和第一类精神药品培训的、专职从事麻醉药品和第一类精神药品管理的药学专业技术人员；

④有保证麻醉药品和第一类精神药品安全储存的设施和管理制度。

《印鉴卡》有效期为三年。《印鉴卡》有效期满前三个月，医疗机构应重新提出申请。当《印鉴卡》中医疗机构名称、地址、医疗机构法人代表（负责人）、医疗管理部门负责人、药学部门负责人、采购人员等项目发生变更时，医疗机构应当在变更发生之日起3日内办理变更手续。

医疗机构抢救病人急需麻醉药品和第一类精神药品时，可以从其他医疗机构或者定点批发企业紧急借用；抢救工作结束后，应当及时将借用情况报所在地的药品监督管理部门和卫生主管部门备案。

取得麻醉药品和第一类精神药品的处方资格的执业医师，只准在本医疗机构开具麻醉药品和第一类精神药品处方，但不得为自己开具该种处方；对确需使用麻醉药品或者第一类精神药品的患者，应当根据临床应用指导原则，满足其合理用药需求；对前来就诊的癌症疼痛患者和其他危重患者需要麻醉药品或者第一类精神药品时，应当满足其合理要求，及时为患者提供所需药品。

（2）麻醉药品和精神药品的处方管理　执业医师应当使用专用处方开具麻醉药品和精神药品。

具有处方权的医师为患者首次开具麻醉药品、第一类精神药品处方时，应当亲自诊查患者，建立病历，与其签署《知情同意书》；对在医疗机构外使用麻醉药品非注射剂型和第一类精神药品的患者，须持二级以上医院的诊断证明及相关身份证明后，方可为其开具药品处方，并每4个月复诊或者随诊一次；麻醉药品注射剂仅限于医疗机构内使用，或者医师出诊至患者家中使用。

麻醉药品、第一类精神药品注射剂处方为一次用量；其他剂型处方不得超过3日用量；控缓释制剂处方不得超过7日用量。为癌痛、慢性中、重度非癌痛患者开具的麻醉药品、第一类精神药品注射剂处方不得超过3日用量；其他剂型处方不得超过7日用量。第二类精神药品处方一般不得超过7日用量；对于某些特殊情况，处方用量可适当延长，但医师应当注明理由。对于需要特别加强管制的麻醉药品，盐酸二氢埃托啡处方为一次用量，药品仅限于二级以上医院内使用；盐酸哌替啶处方为一次用量，药品仅限于医疗机构内使用。

知识链接

麻醉药品、精神药品处方格式和处方颜色

麻醉药品、精神药品处方格式由三部分组成：①前记：医疗机构名称、处方编号、患者姓名、性别、年龄、身份证明编号、门诊病历号、代办人姓名、性别、身份证名编号等，并可添列专科项目。②正文：病情及诊断；以Rp或者R标示，分列药品名称、规格、数量、用法用量。③后记：医师签章、药品金额以及审核、调配、核对、发药的药学专业技术人员签名。

麻醉药品和第一类精神药品处方的用纸为淡红色，处方右上角分别标注“麻”“精一”；第二类精神药品处方的用纸为白色，处方右上角标注“精二”。

对麻醉药品和精神药品处方，处方的调配人、核对人应当仔细核对，签署姓名，并予以登记；对不符合规定的，处方的调配人、核对人应当拒绝发药。

药师考点

麻醉药品和精神药品的处方管理

医疗机构应当对麻醉药品和精神药品处方进行专册登记，加强管理。麻醉药品处方至少保存3年，精神药品处方至少保存2年。

（3）医疗机构对麻醉药品和精神药品的管理　医疗单位应加强对麻醉药品和精神药品的管理，指定专职人员负责麻醉药品和精神药品日常管理工作；定期对管理和专业人员进行法律法规、专业知识及职业道德的培训。

医疗单位使用麻醉药品和精神药品时，凡是管制范围内的各种制剂，必须向麻醉药品和精神药品定点批发企业购买。对临床需要而市场无供应的麻醉药品和精神药品，医疗单

位可以持《制剂许可证》和《印鉴卡》申请配制制剂，经所在省、自治区、直辖市药品监督管理部门批准后自行配制。医疗机构配制的麻醉药品和精神药品制剂只能在本医疗单位使用，不得对外销售。

医务人员为了医疗需要携带少量麻醉药品和精神药品出入境的，应当持有省级以上药品监督管理部门的携带证明。因治疗疾病需要，个人凭医疗机构出具的医疗诊断书、本人身份证明，可以携带单张处方最大用量以内的麻醉药品和第一类精神药品。

医疗机构、戒毒机构以开展戒毒治疗为目的，可以使用美沙酮或者国家确定的其他用于戒毒治疗的麻醉药品和精神药品。

门诊药房要设立固定的发药窗口，并要有明显标识，并由专人负责麻醉药品、第一类精神药品调配。处方的调配人、核对人应当仔细核对麻醉药品、第一类精神药品处方，签名并进行登记；对不符合规定的麻醉药品和精神药品处方，拒绝发药。

医疗机构储存麻醉药品和精神药品应实行专人负责、专库专柜、专用账册、专册保存。

专人负责：入库验收麻醉药品和精神药品时，必须货到即验，清点到最小包装，双人验收，双人签字，出库双人复核；专库专柜：专库设防盗设施并尽可能安装报警装置，专柜使用保险柜，专库专柜双人双锁管理；专用账册：进出逐笔记录详细内容，做到账、物、批号相符；专册保存：专用账册的保存应当在药品有效期满后不少于2年。

（4）癌症病人三阶梯止痛治疗指导原则　为了提高癌症病人的生活质量，世界卫生组织（WHO）于1982年成立了世界卫生组织癌痛治疗专家委员会，提出2000年达到全世界范围内“使癌症病人不痛”的目标。WHO提出的癌痛病人三阶梯止痛方案于1991 年开始在我国推广。按照三阶梯用药原则，WHO 推荐的最佳给药方案首选口服给药，减少创伤给药。

中华人民共和国卫生部于1991年以卫药发（1991）第十二号文件下达了关于我国“癌症病人三阶梯止痛治疗”工作的通知。1993年参照WHO的方案，制定了适合我国情况的指导原则。1994年2月19日，卫生部以卫药发（1994）第8号文件发布了《癌症病人申领麻醉药品专用卡的规定》。由于麻醉药品的限量供应具有一定盲目性，国家药品监督管理局1998年11月17日160号文件发布了《关于癌症病人治疗使用吗啡极量问题的通知》，决定“对癌症病人镇痛使用吗啡应由医师根据病情需要和耐受情况决定剂量”；1999年6月25日以第48号文件下达了《关于癌痛治疗使用麻醉药品有关问题的通知》，对麻醉药品的处方量作了规定。2000年版《临床用药须知》就已强调癌症患者使用吗啡时，医生应根据患者的病情需要和耐受情况给予适当剂量，方便癌痛患者镇痛对麻醉药品的合理需求。

三阶梯止痛是在对癌痛的性质和原因作出正确的评估后，根据病人疼痛的轻、中、重不等的程度分别选择第一、第二及第三阶梯的不同止痛药物。第一阶梯用药是以阿司匹林为代表的非阿片类药物，可选择的药物还有扑热息痛、去痛片、布洛芬。第二阶梯用药是以可待因为代表的弱阿片类药物，可选择的药物还有强痛定、舒尔芬、氨酚待因、曲马多、达宁。第三阶梯用药是以吗啡为代表的强阿片类药物，可选择的药物有吗啡片、吗啡针、美菲康、美施康啶、芬太尼透皮制剂。

对于重度癌痛患者，吗啡或替代物包括氢吗啡酮和左啡诺（羟甲左吗喃）是首选药物。吗啡在临床应用中最严重的问题是易致成瘾，所以，非癌痛患者不应连续超过一周使用。但是，疼痛是癌症的严重并发症，有效的止痛治疗，尤其对晚期癌症病人十分必要。根据1997年的一项全国调查显示，各期癌症病人中51%~61%伴有不同程度的慢性疼痛。WTO

提出“三阶梯止痛”治疗癌症疼痛的方案，指导思想是通过癌症止痛和姑息治疗，使包括吗啡在内的镇痛药使患者无痛。而某些癌症患者使用吗啡中，不可避免地会对吗啡产生身体依赖性，如果其癌痛缓解后需要停药时（突然停用吗啡等麻醉性镇痛药）就会出现一些戒断症状。但出现戒断症状并不意味着该患者对吗啡“成瘾”。一个因病痛长期使用麻醉性镇痛药的患者，为防止由于用药而产生身体依赖状态下突然停药的戒断反应，在疾病痊愈后需要停药时，可采用原药递减的方法逐渐撤药，以避免出现严重的急性戒断反应。因此，疼痛病人，特别是患晚期癌症慢性疼痛患者，不必为使用镇痛药“成瘾”而担忧。

（五）麻醉药品和精神药品的运输与邮寄

1. 麻醉药品和精神药品的运输 为加强麻醉药品和精神药品运输管理，确保运输安全，防止丢失、损毁、被盗，根据《麻醉药品和精神药品管理条例》等有关规定，原国家食品药品监督管理局、铁道部、交通部和民航总局共同制定了《麻醉药品和精神药品运输管理办法》。

麻醉药品药用原植物种植企业、麻醉药品和精神药品生产经营企业、麻醉药品储存单位、医疗教学科研单位以及承运单位等通过铁路、航空、道路、水路等运输麻醉药品和精神药品时，都应按照规定办理。

托运、承运和自行运输麻醉药品和精神药品的，应当采取安全保障措施，防止麻醉药品和精神药品在运输过程中被盗、被抢、丢失。

托运或者自行运输麻醉药品和第一类精神药品的单位，应当向所在地设区的市级药品监督管理部门申领《麻醉药品、第一类精神药品运输证明》（简称运输证明）。运输证明有效期为1年（不跨年度）。运输证明应当由专人保管，不得涂改、转让、转借。

因科研或生产特殊需要，单位需派专人携带少量麻醉药品、第一类精神药品的，应当随货携带运输证明（或批准购买的证明文件）、单位介绍信和本人身份证明以备查验。

运输第二类精神药品无需办理运输证明。

托运麻醉药品和精神药品的单位应确定托运经办人，选择相对固定的承运单位。托运经办人在运单货物名称栏内填写“麻醉药品”“第一类精神药品”或“第二类精神药品”字样，运单上应当加盖托运单位公章或运输专用章。收货人只能为单位，不得为个人。

承运单位承运麻醉药品和第一类精神药品时，要查验、收取运输证明副本，并检查货物包装。没有运输证明或者货物包装不符合规定的，承运人不得承运。运输证明副本随货同行以备查验。货物到达后，承运单位应当严格按照规定与收货单位办理交货手续，双方对货物现场验收，确保货物准确交付，同时将运输证明副本递交收货单位。收货单位应在收到货物后1个月内将运输证明副本交还发货单位。

铁路运输麻醉药品和第一类精神药品的，应当使用集装箱或者铁路行李车运输。采用集装箱运输时，应确保箱体完好，施封有效。

道路运输麻醉药品和第一类精神药品的，必须采用封闭式车辆，有专人负责押运，中途不应停车过夜。

水路运输麻醉药品和第一类精神药品时应有专人负责押运。

铁路、民航、道路、水路承运单位承运麻醉药品和精神药品时，应当及时办理运输手续，尽量缩短货物在途时间，并采取安全措施，防止药品被盗、被抢或丢失。运输途中出现包装破损时，要采取相应的保护措施。发生被盗、被抢、丢失的，承运单位应立即报告当地公安机关，并通知收货单位，收货单位应立即报告当地药品监督管理部门。

定点生产企业、全国性批发企业和区域性批发企业之间运输麻醉药品和第一类精神药品时，发货单位应事先向所在地及收货单位所在地省、自治区、直辖市药品监督管理机构报送发运货物信息。

2. 麻醉药品和精神药品的邮寄 为加强麻醉药品和精神药品邮寄管理，确保邮寄安全，根据《麻醉药品和精神药品管理条例》等有关规定，国家食品药品监督管理局和邮政局共同制定了《麻醉药品和精神药品邮寄管理办法》。

省级邮政主管部门应指定符合安全保障条件的邮政营业机构负责收寄麻醉药品和精神药品。指定收寄的邮政营业机构应有保证麻醉药品和精神药品安全邮寄的管理制度；封装设备齐全；没有违反有关禁毒的法律、法规规定的行为。

邮寄麻醉药品和精神药品，寄件单位应事先向所在地设区的市级药品监督管理部门申请办理《麻醉药品、精神药品邮寄证明》(简称邮寄证明)。邮寄证明一证一次有效。寄件人应当在详情单货名栏填写“麻醉药品”或“精神药品”，并加盖寄件单位运输专用章。邮寄物品的收件人必须是单位。

邮政营业机构应当查验收寄的麻醉药品和精神药品、收存邮寄证明并与详情单相关联一并存档，依据邮寄证明办理收寄手续。没有邮寄证明的不得收寄。邮寄证明保存1年备查。

收件单位应确定经办人收取麻醉药品、精神药品邮件。邮件到达时，经办人须到邮政营业机构领取麻醉药品、精神药品；在详情单上签字并加盖收件单位收货专用章；同时出示经办人身份证明。

邮寄过程中发生麻醉药品丢失、损毁、被盗的，邮政营业机构按邮政有关规定赔偿。其中丢失、被盗的，还应报当地公安机关、邮政主管部门和药品监督管理部门。

> **药师考点**
>
> 麻醉药品和精神药品运输和邮寄管理

(六)麻醉药品和精神药品的审批程序和监督管理

1. 麻醉药品和精神药品的审批程序 对麻醉药品药用原植物的种植以及麻醉药品和精神药品的实验研究、生产、经营、使用、储存、运输活动中的各项审批事项，审批部门应当自收到符合要求的申请资料之日起40日内作出是否批准的决定；作出批准决定的，发给许可证明文件或者在相关许可证明文件上加注许可事项；作出不予批准决定的，应当书面说明理由。

确定定点生产企业和定点批发企业，审批部门应当根据布局的要求，通过公平竞争的方式初步确定定点生产企业和定点批发企业，并予公布。其他符合条件的企业可以自公布之日起10日内向审批部门提出异议。审批部门应当自收到异议之日起20日内对异议进行审查，并作出是否调整的决定。

2. 麻醉药品和精神药品的监督管理 全国各级药品监督管理部门根据规定的职责权限，对麻醉药品药用原植物的种植以及麻醉药品和精神药品的实验研究、生产、经营、使用、储存、运输活动进行监督检查。

国家药品监督管理部门负责全国麻醉药品和精神药品的监督管理工作，并会同国家农业主管部门对麻醉药品药用原植物实施监督管理。各省、自治区、直辖市药品监督管理部门负责本行政区域内麻醉药品和精神药品的监督管理工作。

国家公安部门负责对造成麻醉药品药用原植物、麻醉药品和精神药品流入非法渠道的行为进行查处。县级以上地方公安机关负责对本行政区域内造成麻醉药品和精神药品流入非法渠道的行为进行查处。

国务院其他有关主管部门在各自的职责范围内负责与麻醉药品和精神药品有关的管理工作。县级以上地方人民政府其他有关主管部门在各自的职责范围内负责与麻醉药品和精神药品有关的管理工作。

省级以上药品监督管理部门应根据实际情况建立监控信息网络，对定点生产企业、定点批发企业和使用单位的麻醉药品和精神药品生产、进货、销售、库存、使用的数量以及流向实行实时监控，并与同级公安机关做到信息共享。尚未连接监控信息网络的单位，应当每月通过电子信息、传真、书面等方式，将本单位麻醉药品和精神药品生产、进货、销售、库存、使用的数量以及流向，报所在地设区的市级药品监督管理部门和公安机关；医疗机构还应当报所在地设区的市级人民政府卫生主管部门。设区的市级药品监督管理部门应当每3个月向上一级药品监督管理部门报告本地区麻醉药品和精神药品的相关情况。

对已经发生滥用，造成严重社会危害的麻醉药品和精神药品品种，国务院药品监督管理部门应当采取在一定期限内中止生产、经营、使用或者限定其使用范围和用途等措施。对不再作为药品使用的应当撤销其药品批准文号和药品标准，并予以公布。

药品监督管理部门、卫生主管部门发现生产、经营企业和使用单位的麻醉药品和精神药品管理存在安全隐患时，应当责令其立即排除或者限期排除；对有证据证明可能流入非法渠道的，应当及时采取查封、扣押的行政强制措施，在7日内作出行政处理决定，并通报同级公安机关。

药品监督管理部门发现取得印鉴卡的医疗机构未依照规定购买麻醉药品和第一类精神药品时，应当及时通报同级卫生主管部门。卫生主管部门应当立即调查处理。必要时，药品监督管理部门可以责令定点批发企业中止向该医疗机构销售麻醉药品和第一类精神药品。

麻醉药品和精神药品的生产、经营企业和使用单位对过期、损坏的麻醉药品和精神药品应当登记造册，并向所在地县级药品监督管理部门申请销毁。药品监督管理部门应当自接到申请之日起5日内到场监督销毁。医疗机构对存放在本单位的过期、损坏麻醉药品和精神药品，应当向卫生主管部门申请，由卫生主管部门负责监督销毁。

对依法收缴的麻醉药品和精神药品，除经国务院药品监督管理部门或者国务院公安部门批准用于科学研究外，应当依照国家有关规定予以销毁。

发生麻醉药品和精神药品被盗、被抢、丢失或者其他流入非法渠道的情形的，案发单位应当立即采取必要的控制措施，同时报告所在地县级公安机关和药品监督管理部门。医疗机构发生上述情形的，还应当报告其主管部门。

公安机关接到报告、举报，或者有证据证明麻醉药品和精神药品可能流入非法渠道时，应当及时开展调查，并对相关单位采取必要的控制措施。

（七）法律责任

1. 行政管理部门的法律责任 药品监督管理部门、卫生主管部门违反规定，有下列情形之一的，由其上级行政机关或者监察机关责令改正；情节严重的，对直接负责的主管人员和其他直接责任人员依法给予行政处分；构成犯罪的，依法追究刑事责任：

（1）对不符合条件的申请人准予行政许可或者超越法定职权作出准予行政许可决定的；

（2）未到场监督销毁过期、损坏的麻醉药品和精神药品的；

（3）未依法履行监督检查职责，应当发现而未发现违法行为、发现违法行为不及时查处，或者未依照本条例规定的程序实施监督检查的；

（4）违反规定的其他失职、渎职行为。

2. 种植、生产企业、科研教学单位的法律责任　麻醉药品药用原植物种植企业违反规定，有下列情形之一的，由药品监督管理部门责令限期改正，给予警告；逾期不改正的，处5万元以上10万元以下的罚款；情节严重的，取消其种植资格：

（1）未依照麻醉药品药用原植物年度种植计划进行种植的；

（2）未依照规定报告种植情况的；

（3）未依照规定储存麻醉药品的。

定点生产企业违反规定，有下列情形之一的，由药品监督管理部门责令限期改正，给予警告，并没收违法所得和违法销售的药品；逾期不改正的，责令停产，并处5万元以上10万元以下的罚款；情节严重的，取消其定点生产资格：

（1）未按照麻醉药品和精神药品年度生产计划安排生产的；

（2）未依照规定向药品监督管理部门报告生产情况的；

（3）未依照规定储存麻醉药品和精神药品，或者未依照规定建立、保存专用账册的；

（4）未依照规定销售麻醉药品和精神药品的；

（5）未依照规定销毁麻醉药品和精神药品的。

药品生产企业、食品、食品添加剂、化妆品、油漆等非药品生产企业或科研教学单位违反规定，购买麻醉药品和精神药品的，由药品监督管理部门没收违法购买的麻醉药品和精神药品，责令限期改正，给予警告；逾期不改正的，责令停产或者停止相关活动，并处2万元以上5万元以下的罚款。

药品研究单位在普通药品的实验研究和研制过程中，产生规定管制的麻醉药品和精神药品，未依照规定报告的，由药品监督管理部门责令改正，给予警告，没收违法药品；拒不改正的，责令停止实验研究和研制活动。

药物临床试验机构以健康人为麻醉药品和第一类精神药品临床试验的受试对象的，由药品监督管理部门责令停止违法行为，给予警告；情节严重的，取消其药物临床试验机构的资格；构成犯罪的，依法追究刑事责任。对受试对象造成损害的，药物临床试验机构依法承担治疗和赔偿责任。

3. 经营企业的法律责任　定点批发企业违反规定销售麻醉药品和精神药品，或者违反规定经营麻醉药品原料药和第一类精神药品原料药的，由药品监督管理部门责令限期改正，给予警告，并没收违法所得和违法销售的药品；逾期不改正的，责令停业，并处违法销售药品货值金额2倍以上5倍以下的罚款；情节严重的，取消其定点批发资格。

定点批发企业违反规定，有下列情形之一的，由药品监督管理部门责令限期改正，给予警告；逾期不改正的，责令停业，并处2万元以上5万元以下的罚款；情节严重的，取消其定点批发资格：

（1）未依照规定购进麻醉药品和第一类精神药品的；

（2）未保证供药责任区域内的麻醉药品和第一类精神药品的供应的；

（3）未对医疗机构履行送货义务的；

（4）未依照规定报告麻醉药品和精神药品的进货、销售、库存数量以及流向的；

（5）未依照规定储存麻醉药品和精神药品，或者未依照规定建立、保存专用账册的；

（6）未依照规定销毁麻醉药品和精神药品的；

（7）区域性批发企业之间违反规定调剂麻醉药品和第一类精神药品，或者因特殊情况调剂麻醉药品和第一类精神药品后未依照规定备案的。

第二类精神药品零售企业违反规定储存、销售或者销毁第二类精神药品的，由药品监督管理部门责令限期改正，给予警告，并没收违法所得和违法销售的药品；逾期不改正的，责令停业，并处5000元以上2万元以下的罚款；情节严重的，取消其第二类精神药品零售资格。

4. 医疗机构的法律责任 取得印鉴卡的医疗机构违反规定，有下列情形之一的，由设区的市级人民政府卫生主管部门责令限期改正，给予警告；逾期不改正的，处5000元以上1万元以下的罚款；情节严重的，吊销其印鉴卡；对直接负责的主管人员和其他直接责任人员，依法给予降级、撤职、开除的处分：

（1）未依照规定购买、储存麻醉药品和第一类精神药品的；

（2）未依照规定保存麻醉药品和精神药品专用处方，或者未依照规定进行处方专册登记的；

（3）未依照规定报告麻醉药品和精神药品的进货、库存、使用数量的；

（4）紧急借用麻醉药品和第一类精神药品后未备案的；

（5）未依照规定销毁麻醉药品和精神药品的。

具有麻醉药品和第一类精神药品处方资格的执业医师，违反规定开具麻醉药品和第一类精神药品处方，或者未按照临床应用指导原则的要求使用麻醉药品和第一类精神药品的，由其所在医疗机构取消其麻醉药品和第一类精神药品处方资格；造成严重后果的，由原发证部门吊销其执业证书。执业医师未按照临床应用指导原则的要求使用第二类精神药品或者未使用专用处方开具第二类精神药品，造成严重后果的，由原发证部门吊销其执业证书。

未取得麻醉药品和第一类精神药品处方资格的执业医师擅自开具麻醉药品和第一类精神药品处方，由县级以上人民政府卫生主管部门给予警告，暂停其执业活动；造成严重后果的，吊销其执业证书；构成犯罪的，依法追究刑事责任。

处方的调配人、核对人违反规定未对麻醉药品和第一类精神药品处方进行核对，造成严重后果的，由原发证部门吊销其执业证书。

5. 其他有关法律责任 违反规定运输麻醉药品和精神药品的，由药品监督管理部门和运输管理部门依照各自职责，责令改正，给予警告，处2万元以上5万元以下的罚款。

收寄麻醉药品、精神药品的邮政营业机构未依照规定办理邮寄手续的，由邮政主管部门责令改正，给予警告；造成麻醉药品、精神药品邮件丢失的，依照邮政法律、行政法规的规定处理。

提供虚假材料、隐瞒有关情况，或者采取其他欺骗手段取得麻醉药品和精神药品的实验研究、生产、经营、使用资格的，由原审批部门撤销其已取得的资格，5年内不得提出有关麻醉药品和精神药品的申请；情节严重的，处1万元以上3万元以下的罚款，有药品生产许可证、药品经营许可证、医疗机构执业许可证的，依法吊销其许可证明文件。

定点生产企业、定点批发企业和第二类精神药品零售企业生产、销售假劣麻醉药品和精神药品的，由药品监督管理部门取消其定点生产资格、定点批发资格或者第二类精神药品零售资格，并依照药品管理法的有关规定予以处罚。

定点生产企业、定点批发企业和其他单位使用现金进行麻醉药品和精神药品交易的，由药品监督管理部门责令改正，给予警告，没收违法交易的药品，并处5万元以上10万元以下的罚款。

发生麻醉药品和精神药品被盗、被抢、丢失案件的单位，违反规定未采取必要的控制措施或者未依照规定报告的，由药品监督管理部门和卫生主管部门依照各自职责，责令改正，给予警告；情节严重的，处5000元以上1万元以下的罚款；有上级主管部门的，由其上级主管部门对直接负责的主管人员和其他直接责任人员，依法给予降级、撤职的处分。

依法取得麻醉药品药用原植物种植或者麻醉药品和精神药品实验研究、生产、经营、使用、运输等资格的单位，倒卖、转让、出租、出借、涂改其麻醉药品和精神药品许可证明文件的，由原审批部门吊销相应许可证明文件，没收违法所得；情节严重的，处违法所得2倍以上5倍以下的罚款；没有违法所得的，处2万元以上5万元以下的罚款；构成犯罪的，依法追究刑事责任。

违反规定，致使麻醉药品和精神药品流入非法渠道造成危害，构成犯罪的，依法追究刑事责任；尚不构成犯罪的，由县级以上公安机关处5万元以上10万元以下的罚款；有违法所得的，没收违法所得；情节严重的，处违法所得2倍以上5倍以下的罚款；由原发证部门吊销其药品生产、经营和使用许可证明文件。

三、国际麻醉药品、精神药品的管理

国际社会早已取得共识，必须对麻醉药品、精神药品实行法制化管理，并为打击毒品犯罪进行了不懈的努力。国际社会对麻醉药品的管制已有近100年的历史。1909年第一次有关阿片的国际会议“上海万国禁烟毒会议”在我国召开，有13个国家参加。1912年，第一个国际麻醉药品管制条约《海牙禁止鸦片公约》由中、美、日、英、法、德等国签约，主要对“生阿片”、吗啡、海洛因、古柯等严格管理，逐渐禁止“熟阿片”的制造和使用，同时规定了各国在中国租界的禁毒办法。在这之后，又陆续签订了一系列国际公约。见表11-1。

表11-1　麻醉药品、精神药品管制国际公约

时间（年）	地点	公约名称	内容	参加国
1912	海牙	《海牙禁毒鸦片公约》6章25条	①制定法律管制生鸦片 ②禁止生产、贩卖、吸食熟鸦片 ③切实管制吗啡等麻醉药品 ④规定各国在中国租界禁毒办法	中、美、日、英、法、德等
1931	日内瓦	《限制麻醉药品制造、运销》7章34条	确定麻醉药品定义；需要量估计；生产限制等	参加缔约的有54个国家
1961	纽约	《1961年麻醉药品单一公约》51条	确定各种制度，规定，罚则，受管制物质，国际管制机构	缔约国175个国家
1971	纽约	《1971年精神药物公约》	确定受管制物质，管制办法	缔约国169个国家
1972		《1961年麻醉药品单一公约》议定书22条		
1988	维也纳	《联合国禁止非法贩运麻醉药品和精神药物公约》34条	定义，制裁，管辖区，合作，情报	缔约国162个国家
1990	纽约	禁毒特别联大会议通过了《政治宣言》《全球行动纲领》	大会宣布1991～2000年为联合国国际禁毒的十年	150多国家和地区参加

在以上公约中，最重要的是《1961年麻醉药品单一公约》《1971年精神药物公约》和《联合国禁止非法贩运麻醉药品和精神药物公约》。

《1961年麻醉药品单一公约》和《1971年精神药物公约》都贯穿下列基本概念：①麻醉药品与精神药物具有医疗和科学价值，此点必须充分肯定；②滥用这些药物会产生公共卫生、社会和经济问题；③对它们需采取严格管制措施，只限于医疗和科研应用；④需开展国际合作，以便协调有关行动。

1.《1961年麻醉药品单一公约》(Single Convention on Narcotic Drugs，1961)《麻醉药品单一公约》共51条，简化、汇总了以前制定的各项麻醉品管制条约。该公约内容比较广泛，包括受管制物质、国际麻醉药品管制机构及其职责、各种制度和麻醉药品需要量的估计、综合报告、制造及输入的限制、国际贸易的特别规定、运输的特别规定、罚则等。在《1961年麻醉药品单一公约》中受监控药物的清单称作附表(Schedules)，按照药物的滥用倾向和致病作用分别列入Schedules Ⅰ、Ⅱ、Ⅳ，Schedules Ⅲ是已列入表Ⅰ或表Ⅱ药物所生产的制剂。列入4个表中进行管制的麻醉药品有128种。

2.《1971年精神药物公约》(Convention on Psychotropic Substances，1971) 共33条。公约对各国的要求可归纳如下：限制这类药品的可获得性；需要有医生的处方才能拿到药；对其包装和广告宣传应加以控制；建立监督制度和许可证制度；对它们的合理医疗和科研应用应该建立估量和统计制度，限制它们的贸易；各国应向联合国的药品管制机构报送有关资料；要求加强国家管理，向贩运毒品作斗争，采取有效措施减少药物滥用。该公约将被管制的精神药物(计99种)按其医疗价值、有害程度及管制严格程度分别列入表Ⅰ-表Ⅳ。

3.《联合国禁止非法贩运麻醉药品和精神药物公约》 该《公约》共34条。主要内容包括：①规定了“非法贩运”的定义，并规定缔约国应对这些犯罪给予制裁；②缔约国应在一定情况下对上述犯罪确立管辖权；③缔约国应通过没收犯罪收益、引渡、法律协助、执法合作、支援过境国、对特定化学品进行管制，根除非法种植和非法需求等方面的合作，打击贩毒犯罪；④缔约国应向麻委会提供关于在其境内执行《公约》的情报。

知识链接

国际麻醉药品管制机构

(一)联合国麻醉品委员会(UNCND)

联合国麻醉品委员会(United Nations Commission of Narcotic Drugs, UNCND)是联合国经济和社会理事会(ECOSOC)的六个职能委员会之一，根据ECOSOC 1946年2月第9(1)号决议设立。其职权范围是：协助ECOSOC行使监督公约的执行情况；承担麻醉药品和精神药物国际公约所赋予的职能；制定麻醉药品和精神药物的国际管制公约；办理ECOSOC指示的有关麻醉药品的其他事项；就国际管制工作及对现代国际管理机制的变动向ECOSOC提出议案。1985年我国加入公约后，立即于当年被ECOSOC选举为UNCND的委员。

(二)联合国麻醉品司(DND)

联合国麻醉品司(Division of Narcotic Drugs, DND)是UNCND的秘书处，也是ECOSOC的六个职能机构之一，是麻醉品管制专业和技术知识的“中央资料库”(central repository)。DND于1946年在日内瓦创建，1979年9月迁到维也纳国际中心。DND出版的期刊有《麻醉公报》季刊、《情况通讯》双月刊和用各种文字编写的《受国际管制的麻醉药品和精神药物辞典》。

（三）联合国国际麻醉品管制局（INCB）

联合国国际麻醉品管制局（International Narcotic Control Board, INCB）是根据《1961年麻醉品单一公约》的规定而建立的一个独立的半司法机构，起着公约监护人的作用，由ECOSOC选举产生的13名成员组成。INCB的主要职责如下：与各国政府合作，限制麻醉药品种植、生产、制造和使用，使其不超出医疗及科研用途所需数量；确保正当用途所需麻醉药品数量的供应；防止麻醉药品的非法种植、生产、制造和使用。INCB每年发表年度报告，综述当年有关毒品问题的世界形势，并据此辨明或预测危险趋向，提出采取措施的建议。INCB的年度报告具有权威性，深受各国政府的欢迎。INCB出版的报告书有：《世界麻醉品需求估计数》《麻醉药品统计数字》《麻醉药品估计数和统计数比较表》《精神药物统计数字》。

（四）联合国药物滥用管制基金（UNFDAC）

联合国药物滥用管制基金（United Nations Fond for Drug　Abuse Control, UNFDAC）是联合国1971年设立的一个基金机构，其基金主要由各成员国捐助。该基金向有关国家特别是发展中国家提供资助，帮助开展药物滥用管制工作；给一些种植天然麻醉品的国家提供大笔赠款以便实行作物改种计划；举办专业讨论会和讲习班。该基金资助项目一般要根据UNCND、DND、INCB的意见和建议，并考虑受援国和捐款国的意见，有一整套的行政管理程序，对国际麻醉药品的管制起着重要的作用。

第三节　医疗用毒性药品的管理

我国政府十分重视医疗用毒性药品的管理工作，1964年4月原卫生部、商业部、化工部发布了《管理毒性、限制性剧药暂行规定》；1964年12月原卫生部、商业部发布了《管理毒性中药的暂行规定》；1979年6月卫生部、原国家医药管理总局发布了《医疗用毒药、限制性剧药管理规定》。为了进一步加强毒性药品的管理，确保人民用药安全，国务院于1988年12月27日发布了《医疗用毒性药品管理办法》，对毒性药品的定义、生产、供应和使用作了规定。

一、医疗用毒性药品的定义和品种

医疗用毒性药品（以下简称毒性药品）系指毒性剧烈、治疗剂量与中毒剂量相近，使用不当会致人中毒或死亡的药品。

我国卫生部等有关部门将28种中药和11种西药列为毒性药品，具体品种如下：

（一）毒性中药的品种

《医疗用毒性药品管理办法》发布后，1989年5月31日，原卫生部以卫药字（89）第27号文下发了关于贯彻执行《医疗用毒性药品管理办法》的通知，并公布了毒性药品的管理品种，其中毒性中药计28种：砒石（红砒、白砒）、砒霜、水银、生马钱子、生川乌、生草乌、生白附子、生附子、生半夏、生南星、生巴豆、斑蝥、青娘虫、红娘虫、生甘遂、生狼毒、生藤黄、生千金子、生天仙子、闹羊花、雪上一支蒿、红升丹、白降丹、蟾酥、洋金花、红粉、轻粉、雄黄。

1990年5月11日，卫生部药政局以卫药政字（90）第92号文下发了关于《医疗用毒性药品管理办法》的补充规定，该规定第四条明确：毒性中药红粉、红升丹系同物异名。中国药典1985年版以“红粉”收载。以后毒性药品品种表修订时将取消“红升丹”的名称。因此，毒性中药的管理品种应为27种。

（二）毒性西药的品种

1989年5月31日，卫生部以卫药字（89）第27号文下发了关于贯彻执行《医疗用毒性药品管理办法》的通知，并公布了毒性药品的管理品种，其中毒性西药计11种：去乙酰毛花苷丙、阿托品、洋地黄毒苷、氢溴酸后马托品、三氧化二砷、毛果芸香碱、升汞、水杨酸毒扁豆碱、亚砷酸钾、氢溴酸东莨菪碱、士的年。

1999年，国家药品监督管理局将亚砷酸注射液列入医疗用毒性药品管理；2008年，国家食品药品监督管理局将A型肉毒毒素列入医疗用毒性药品管理。至此，毒性西药的品种达13种。

《医疗用毒性药品管理办法》中所列的毒性药品，西药品种系指原料药，中药品种系指原药材和饮片，不含制剂。

知识链接

将A型肉毒毒素及其制剂列入毒性药品管理

为加强对A型肉毒毒素的监督管理，卫生部、国家食品药品监督管理局2008年7月21日联合发布了《关于将A型肉毒毒素列入毒性药品管理的通知》，决定将A型肉毒毒素及其制剂列入毒性药品管理。管理要点为：

1．经批准生产A型肉毒毒素制剂的药品生产企业应严格按照《病原微生物实验室生物安全管理条例》的要求，加强对生产A型肉毒毒素制剂用菌种的保藏管理，未经批准，严禁向任何单位和个人提供菌种。

2．药品生产企业应制定A型肉毒毒素制剂年度生产计划，严格按照年度生产计划和药品GMP要求进行生产，并指定具有生物制品经营资质的药品批发企业作为A型肉毒毒素制剂的经销商。

药品生产企业应当将A型肉毒毒素年度生产计划、生产情况及指定经销商的情况及时报所在地省级食品药品监督管理部门备案，药品生产企业所在地省级食品药品监督管理部门应当将生产企业指定经销商的情况通报相关省（区、市）食品药品监督管理部门。

3．药品批发企业只能将A型肉毒毒素制剂销售给医疗机构，未经指定的药品经营企业不得购销A型肉毒毒素制剂。药品零售企业不得零售A型肉毒毒素制剂。

4．医疗机构要切实加强对A型肉毒毒素制剂的管理。医疗机构应当向经药品生产企业指定的A型肉毒毒素经销商采购A型肉毒毒素制剂；对购进的A型肉毒毒素制剂登记造册、专人管理，按规定储存，做到账物相符；医师应当根据诊疗指南和规范、药品说明书中的适应症、药理作用、用法、用量、禁忌、不良反应和注意事项开具处方，每次处方剂量不得超过两日用量，处方按规定保存。

药师考点

医疗用毒性药品的品种

二、毒性药品的生产

毒性药品年度生产、收购、供应和配制计划，由省、自治区、直辖市药品监督管理部门根据医疗需要制定，下达给指定的毒性药品生产、收购、供应单位，并抄报国家药品监督管理局和国家中医药管理局。生产单位不得擅自改变生产计划自行销售。

药厂必须由医药专业人员负责生产、配制和质量检验，并建立严格的质量管理制度，严防与其他药品混杂。每次配料，必须经2人以上复核无误，并详细记录每次生产所用原料和成品数，经手人要签字备查。所有工具、容器要处理干净，以防污染其他药品。标示量要准确无误，包装容器要有毒药标志。生产毒性药品及其制剂，必须严格执行生产工艺操作规程，在本单位药品检验人员的监督下准确投料，并建立完整的生产记录，保存5年备查。在生产毒性药品过程中产生的废弃物，必须妥善处理，不得污染环境。

凡加工炮制毒性中药，必须按照《中华人民共和国药典》或省、自治区、直辖市药品监督管理部门制定的《炮制规范》的规定进行。药材符合药用要求的，方可用于供应、配方和中成药生产。

三、毒性药品的供应

毒性药品的收购、经营，由各级药品监督管理部门指定的药品经营单位负责；配方用药由国营药店、医疗单位负责，其他任何单位或个人均不得从事毒性药品的收购、经营和配方业务。收购、经营、加工、使用毒性药品的单位必须建立健全保管、验收、领发、核对等制度，严防收假、收错，严禁与其他药品混杂，做到划定仓间或仓位，专柜加锁并由专人保管。

药师考点

（1）毒性药品生产、经营资格管理

（2）毒性药品的生产管理

毒性药品的包装容器上必须印有毒性药品标志。在运输毒性药品的过程中，应当采取有效措施，防止发生事故。

四、毒性药品的使用

医疗单位供应和调配毒性药品，凭医生签名的正式处方；国营药店供应和调配毒性药品，凭盖有医生所在医疗单位公章的正式处方。每次处方剂量不得超过2日极量。调配处方时，必须认真负责，计量准确，按医嘱注明要求，并由配方人员及具有药师以上技术职称的复核人员签名盖章后方可发出。对处方未注明“生用”要求的毒性中药，应当付炮制品。如发现处方有疑问时，须经原处方医生重新审定后再行调配。处方一次有效，取药后处方存2年备查。

医疗用毒性药品的使用量与中毒剂量接近，因此剂量的选择是治疗安全的关键。医生使用时不应超出一次极量或一日极量；药师应严格复核处方，签字盖章后方可发出，对处方中的剂量有疑问时，应及时联系处方医生复核。

药师考点

医疗机构、零售药店供应和调配规定

科研和教学单位所需的毒性药品，必须持本单位的证明信，经单位所在地县以上药品监督管理部门批准后，供应部门方能发售。

群众自配民间单、秘、验方需用毒性中药，购买时要持有本单位或城市街道办事处、乡（镇）人民政府的证明信，供应部门方能发售。每次购用量不得超过2日极量。

五、罚则

对违反本办法的规定，擅自生产、收购、经营毒性药品的单位或者个人，由县以上食品药品监督管理部门没收其全部毒性药品，并处以警告或按非法所得的5～10倍罚款。情节严重、致人伤残或死亡，构成犯罪的，由司法机关依法追究其刑事责任。

当事人对行政处罚不服的，可以在接到处罚通知之日起15日内，向处理机关的上一级机关申请复议。但申请复议期间仍执行原处罚决定，上一级机关应在接到申请之日起10日内做出答复。当事人对答复不服的，可以在接到答复之日起15日内，向人民法院起诉。

第四节　放射性药品的管理

一、概况

中国药典1977年版首次收载了12种放射性药品标准，而现版药典2005年版收载有17种放射性药品标准，其中含锝［^{99m}Tc］放射性药品7种，含碘［^{131}I］、磷［^{32}P］放射性药品各3种，含氙［^{133}Xe］、镓［^{67}Ga］、铬［^{51}Cr］、砣［^{201}TI］等放射性药品各1种。美国药典第15版（USP1955）首次收载了1种放射性药品标准，经过40多年的发展，现收入美国药典第23的放射性药品标准已达46种。英国药典1953年版（BP1953）的1955年增补本首次收载了4种放射性药品标准，现行版（BP1993）收载的放射性药品有32种。

放射性药品随着核技术医学领域的应用及核医学的发展而发展，美国药典23版收载的放射性药品品种多，质量较高，特别是收载了7种正电子发射放射性药品，反映了核医学高新技术的最新成果。中国药典收载的放射性药品品种少，原因是中国放射性药品研究起步晚、基础差，并受到经济条件的制约。但我国目前已研制成功多种含锝［^{99}mTc］放射性药品，并在临床广泛应用。另外，我国开始引进正电子发射断层术（PET）技术，积极开发正电子发射放射性核素的放射性药品。

我国于60年代初期开始研制放射性药品。随着对放射性药品需求的增加，放射性药品先后被各国纳入药政管理轨道，我国于1974年对放射性药品实施监督管理。《中华人民共和国药品管理法》颁布以后，放射性药品被法定为特殊管理的药品。1987年3月起，凡未取得许可证的企业单位，不得生产和销售放射性药品，违者按《中华人民共和国药品管理法》有关规定处理。

1989年1月我国国务院发布了《放射性药品管理办法》，对放射性药品的定义、品种范围、生产、经营、运输、使用等作了规定。

二、放射性药品的定义和分类

（一）定义

放射性药品是指用于临床诊断或者治疗的放射性核素制剂或者其标记药物，包括裂变制品、推照制品、加速器制品、放射性同位素发生器及其配套药盒、放射免疫药盒等。

（二）分类

2010版《中国药典》共收载17种放射性药品标准，按不同分类标准，有不同的分类方法。

1. 按核素分类 含锝［^{99m}Tc］放射性药品7种：高锝［^{99m}Tc］酸钠注射液；锝［^{99m}Tc］亚甲基二膦酸盐注射液；锝［^{99m}Tc］依替菲宁注射液；锝［^{99m}Tc］植酸盐注射液；锝［^{99m}Tc］喷替盐酸注射液；锝［^{99m}Tc］焦磷酸盐注射液；锝［^{99m}Tc］聚合白蛋白注射液。

含碘［^{131}I］放射性药品3种：邻碘［^{131}I］马尿酸钠注射液；碘［^{131}I］化钠口服溶液；碘［^{131}I］化钠胶囊。

含磷［^{32}P］放射性药品3种：胶体磷［^{32}P］酸铬注射液；磷［^{32}P］酸钠盐口服溶液；磷［^{32}P］酸钠盐注射液。

含氙［^{133}Xe］放射性药品1种：氙［^{133}Xe］注射液。

含镓［^{67}Ga］放射性药品1种：枸橼酸镓［^{67}Ga］注射液。

含铬［^{51}Cr］放射性药品1种：铬［^{51}Cr］酸钠注射液。

含砣［^{201}TI］放射性药品1种：氯化亚砣［^{201}TI］注射液。

2. 按医疗用途分类 放射性诊断用药13种：高锝［^{99m}Tc］酸钠注射液；锝［^{99m}Tc］亚甲基二膦酸盐注射液；锝［^{99m}Tc］依替菲宁注射液；锝［^{99m}Tc］植酸盐注射液；锝［^{99m}Tc］喷替盐酸注射液；锝［^{99m}Tc］焦磷酸盐注射液；锝［^{99m}Tc］聚合白蛋白注射液；邻碘［^{131}I］马尿酸钠注射液；碘［^{131}I］化钠胶囊；氙［^{133}Xe］注射液；枸橼酸镓［^{67}Ga］注射液；铬［^{51}Cr］酸钠注射液；氯化亚砣［^{201}TI］注射液。

放射性药4种：碘［^{131}I］化钠口服溶液；胶体磷［^{32}P］酸铬注射液；磷［^{32}P］酸钠口服溶液；磷［^{32}P］酸钠注射液。

三、放射性新药的研制、临床研究和审批

放射性新药是我国首次生产的放射性药品。药品研制单位的放射性新药年度研制计划，应当报送中国核工业集团总公司备案，并报送所在地省、自治区、直辖市的药品监督管理部门，经汇总后，报国家药品监督管理局备案。

放射性新药的研制内容，包括工艺路线、质量标准、临床前药理及临床研究。研制单位在制定新药工艺路线的同时，必须研究该药的理化性质、纯度（包括核素纯度）及检验方法、药理、毒理、动物药代动力学、放射性比活度，剂量、剂型、稳定性等。

研制单位对放射免疫分析药盒必须进行可测限度、范围、特异性、准确度、精密度、稳定性等方法学的研究。

放射性新药的分类，按新药审批办法的规定办理。

放射性药品的国家标准，由药典委员会负责制定和修订，报国家药品监督管理局颁发。

研制单位研制的放射性新药，在进行临床试验或验证前，应当向国家药品监督管理局提出申请，按新药审批办法的规定报送资料及样品，经国家药品监督管理局审批同意后，由国家药品监督管理局指定的医院进行临床研究。临床研究结束后，研制单位向国家药品监督管理局提出申请，经审核批准后取得新药证书。国家药品监督管理局批准时，应当征求国家核工业集团总公司的意见。

放射性新药投入生产，需由生产单位或者取得放射性药品生产许可证的研制单位，凭

新药证书（副本）向国家药品监督管理局提出生产该药的申请，并提供样品，由国家药品监督管理局审核后发给批准文号。

四、放射性药品的生产、经营

国家根据需要，对放射性药品实行合理布局，定点生产。申请开办放射性药品生产、经营的企业，应征得核工业集团总公司的同意后，方可按照有关规定办理筹建手续。

开办放射性药品生产、经营的企业必须具备《药品管理法》规定的条件，符合国家的放射卫生防护基本标准，并履行环境影响报告的审批手续，取得《放射性药品生产企业许可证》《放射性药品经营企业许可证》。两证的有效期均为5年，期满前6个月，放射性药品生产、经营企业应当分别向原发证的药品食品监督管理部门重新提出申请，经国家药品监督管理局批准后，换发新证。无许可证的生产、经营企业，一律不准生产、销售放射性药品。

国家卫生部、中国核工业集团总公司于1995年3月重新修订了《放射性药品生产经营企（事）业单位验收细则》，该细则是对生产经营企（事）业单位进行检查验收、核发和换发《许可证》的依据。

放射性药品生产、经营企业，必须配备与生产、经营放射性药品相适应的专业技术人员，具有安全防护和废气、废物、废水处理等设施，并建立严格的质量管理制度；要具有完整的生产体系和质量保证体系。

放射性药品生产、经营企业，必须向核工业集团总公司报送年度生产、经营计划，并抄报国家药品监督管理局。

放射性药品生产企业生产已有国家标准的放射性药品，必须经国家药品监督管理局征求核工业集团总公司意见后审核批准，并发给批准文号。凡是改变国家药品监督管理局已批准的生产工艺路线和药品标准的，生产单位必须按原报批程序经国家药品监督管理局审准后方能生产。

放射性药品生产、经营企业，必须建立质量检验机构，严格实行生产全过程的质量控制和检验。产品出厂前，须经质量检验。符合国家药品标准的方可出厂，不符合标准的产品一律不准出厂。

经国家药品监督管理局审准的含有短半衰期放射性核素的药品，可以边检验边出厂，但发现质量不符合国家药品标准时，该药品的生产企业应当立即停止生产、销售，并立即通知使用单位停止使用，同时报告国家药品监督管理局和核工业集团总公司。

放射性药品生产、供销业务由核工业集团总公司统一管理。放射性药品生产、经营企业和医疗单位凭省、自治区、直辖市的药品监督管理部门发给的《放射性药品生产企业许可证》《放射性药品经营企业许可证》，医疗单位凭省、自治区、直辖市的药品监督管理部门和公安、环保部门联合发给的《放射性药品使用许可证》，申请办理订货。

放射性药品的检验由中国食品药品检定研究院或者国家药品监督管理局授权的药品检验所承担。

五、放射性药品的进出口和包装、运输

放射性药品的进出口业务，由对外经济贸易部指定的单位，按照国家有关对外经济贸易的规定办理。

进出口放射性药品，应当报送国家药品监督管理局审批同意后，方可办理进出口手续。

进口的放射性药品品种，必须符合我国的药品标准或其他药用要求。进口放射性药品，必须由中国药品生物制品检定所或者国家药品监督管理局授权的药品检验所抽样检查；检验合格的，方准进口。

对于经国家药品监督管理局审核批准的含有短半衰期放射性核素的药品，在保证安全的情况下，可以采取边进口检验，边投入使用的方法。进口检验单位发现药品质量不符合要求时，应当立即通知使用单位停止使用，并报告国家药品监督管理局和核工业集团总公司。

放射性药品的包装必须安全实用，符合放射性药品的包装质量要求，具有与放射性剂量相适应的防护装置，包装必须分内包装和外包装两部分，外包装必须贴有商标、标签、说明书和放射性标志，内包装必须贴有标签。标签必须注明药品品种、放射性比活度、装量。说明书除注明标签必须注明的内容外，还须注明生产单位、批准文号、批号、主要成分、出厂日期、放射性核素半衰期、适应症、用法、用量、禁忌症、有效期和注意事项等。

放射性药品的运输，按国家运输、邮政等部门的有关规定执行。严禁任何单位和个人随身携带放射性药品乘坐公共交通运输工具。

六、放射性药品的使用

设置核医学科、室（同位素室）的医疗单位，必须配备与其医疗任务相适应的并经核医学技术培训的技术人员。非核医学技术人员未经培训，不得从事放射性药品使用工作。

医疗单位使用放射性药品，必须符合国家放射性同位素卫生防护管理的有关规定。所在地省、自治区、直辖市的公安、环保和药品监督管理局，应当根据医疗单位核医疗技术人员的水平、设备条件，核发相应等级的《放射性药品使用许可证》，无许可证的医疗单位不得临床使用放射性药品。《放射性药品使用许可证》的有效期为5年，期满前6个月，医疗单位应向原发证的行政部门重新提出申请，经审核批准后，换发新证。

持有《放射性药品使用许可证》的医疗单位，在研究配制放射性制剂进行临床验证前，应当根据放射性药品的特点，提出该制剂的药理、毒性等资料，由省、自治区、直辖市的药品食品监督管理部门批准，并报送国家药品监督管理局备案。该制剂只限本单位内使用。持有《放射性药品使用许可证》的医疗单位必须负责对使用的放射性药品进行临床质量检验，收集药品不良反应等工作，并定期向所在地食品药品监督管理部门报告，汇总后报国家药品监督管理局。

放射性药品使用后的废物（包括患者排出物），必须按照国家有关规定妥善处置。

知识链接

特殊管理药品的专用标志

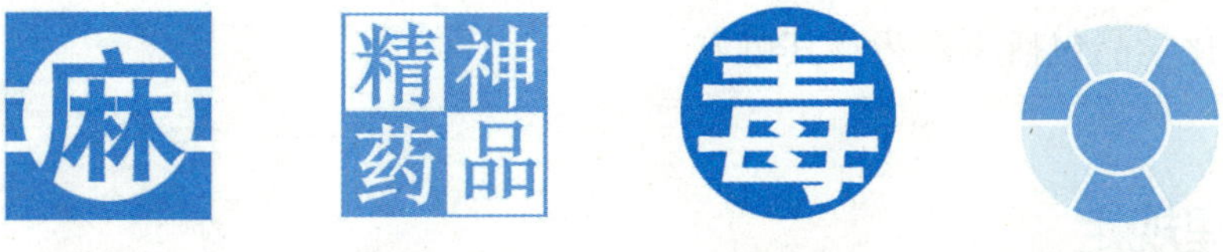

麻醉药品　　精神药品　　毒性药品　　放射性药品

第五节 药品类易制毒化学品的管理

为加强易制毒化学品管理，防止易制毒化学品被用于制造毒品，2005年8月26日国务院公布《易制毒化学品管理条例》(国务院令第445号)，该条例自2005年11月1日起施行。条例明确了国家药品监督管理部门对第一类易制毒化学品中药品类易制毒化学品的监督管理职责，对药品类易制毒化学品实施一定的特殊管理。根据《易制毒化学品管理条例》，原卫生部制定了《药品类易制毒化学品管理办法》(卫生部令第72号)，并于2010年3月18日发布，自2010年5月1日起施行。

一、定义

易制毒化学品是指可用于制造海洛因、甲基苯丙胺(冰毒)、可卡因等麻醉药品和精神药品的物质。

药品类易制毒化学品是指《易制毒化学品管理条例》中所确定的麦角酸、麻黄素等物质。药品类易制毒化学品的品种有麦角酸、麦角胺、麦角新碱及麻黄素、伪麻黄素、消旋麻黄素、去甲麻黄素、甲基麻黄素、麻黄浸膏、麻黄浸膏粉等麻黄素类物质。

> **药师考点**
>
> 药品类易制毒化学品界定

以上品种包括原料药及其单方制剂。

二、品种与分类

易制毒化学品分为三类。第一类是可以用于制毒的主要原料，第二类、第三类是可以用于制毒的化学配剂。药品类易制毒化学品属于第一类易制毒化学品。

易制毒化学品分类和品种是由国务院批准调整，涉及药品类易制毒化学品的，是由国家药品监督管理部门负责及时调整并予公布。

药品类易制毒化学品分为两类，即：麦角酸和麻黄素等物质。药品类易制毒化学品品种目录(2010版)所列物质有：

(1)麦角酸；

(2)麦角胺；

(3)麦角新碱；

(4)麻黄素(麻黄碱)、伪麻黄素、消旋麻黄素、去甲麻黄素、甲基麻黄素、麻黄浸膏、麻黄浸膏粉等麻黄素类物质。

上述所列物质包括可能存在的盐类；药品类易制毒化学品包括原料药及其单方制剂。

> **药师考点**
>
> 药品类易制毒化学品品种与分类

三、管理规定

由于药品类易制毒化学品具有的易制毒特性，国家对药品类易制毒化学品实施一定的特殊管理。对药品类易制毒化学品实行定点生产、定点经营，对药品类易制毒化学品实行购买许可制度。

1. 生产、经营许可　生产、经营药品类易制毒化学品的企业，应当依照有关规定取得药品类易制毒化学品生产、经营许可。未取得生产许可或经营许可的企业不得生产或经营药品类易制毒化学品。

2. 购买许可　国家对药品类易制毒化学品实行购买许可制度。购买药品类易制毒化学品的，应当办理《药品类易制毒化学品购用证明》(以下简称《购用证明》)。《购用证明》由国家药品监督管理局统一印制，有效期为3个月。

《购用证明》申请范围：

(1)经批准使用药品类易制毒化学品用于药品生产的药品生产企业；

(2)使用药品类易制毒化学品的教学、科研单位；

(3)具有药品类易制毒化学品经营资格的药品经营企业；

(4)取得药品类易制毒化学品出口许可的外贸出口企业；

(5)经农业部会同国家药品监督管理局下达兽用盐酸麻黄素注射液生产计划的兽药生产企业。

药品类易制毒化学品生产企业自用药品类易制毒化学品原料药用于药品生产的，也应当按照本办法规定办理《购用证明》。

《购用证明》只能在有效期内一次使用。《购用证明》不得转借、转让。购买药品类易制毒化学品时必须使用《购用证明》原件，不得使用复印件、传真件。

符合以下情形之一的，豁免办理《购用证明》：

(1)医疗机构凭麻醉药品、第一类精神药品购用印鉴卡购买药品类易制毒化学品单方制剂和小包装麻黄素的；

(2)麻醉药品全国性批发企业、区域性批发企业持麻醉药品调拨单购买小包装麻黄素以及单次购买麻黄素片剂6万片以下、注射剂1.5万支以下的；

(3)按规定购买药品类易制毒化学品标准品、对照品的；

(4)药品类易制毒化学品生产企业凭药品类易制毒化学品出口许可自营出口药品类易制毒化学品的。

3. 购销管埋

(1)药品类易制毒化学品生产企业应当将药品类易制毒化学品原料药销售给取得《购用证明》的药品生产企业、药品经营企业和外贸出口企业。

(2)药品类易制毒化学品经营企业应当将药品类易制毒化学品原料药销售给本省、自治区、直辖市行政区域内取得《购用证明》的单位。药品类易制毒化学品经营企业之间不得购销药品类易制毒化学品原料药。

(3)教学科研单位只能凭《购用证明》从麻醉药品全国性批发企业、区域性批发企业和药品类易制毒化学品经营企业购买药品类易制毒化学品。

(4)药品类易制毒化学品生产企业应当将药品类易制毒化学品单方制剂和小包装麻黄素销售给麻醉药品全国性批发企业。麻醉药品全国性批发企业、区域性批发企业应当按照《麻醉药品和精神药品管理条例》第三章规定的渠道销售药品类易制毒化学品单方制剂和小包装麻黄素。麻醉药品区域性批发企业之间不得购销药品类易制毒化学品单方制剂和小包装麻黄素。

麻醉药品区域性批发企业之间因医疗急需等特殊情况需要调剂药品类易制毒化学品单方制剂的，应当在调剂后2日内将调剂情况分别报所在地省、自治区、直辖市食品药品监督管理部门备案。

（5）药品类易制毒化学品禁止使用现金或者实物进行交易。

（6）药品类易制毒化学品生产企业、经营企业销售药品类易制毒化学品，应当逐一建立购买方档案。

购买方为非医疗机构的，档案内容至少包括：

（1）购买方《药品生产许可证》《药品经营许可证》、企业营业执照等资质证明文件复印件；

（2）购买方企业法定代表人、主管药品类易制毒化学品负责人、采购人员姓名及其联系方式；

（3）法定代表人授权委托书原件及采购人员身份证明文件复印件；

（4）《购用证明》或者麻醉药品调拨单原件；

（5）销售记录及核查情况记录。

购买方为医疗机构的，档案应当包括医疗机构麻醉药品、第一类精神药品购用印鉴卡复印件和销售记录。

药品类易制毒化学品生产企业、经营企业销售药品类易制毒化学品时，应当核查采购人员身份证明和相关购买许可证明，无误后方可销售，并保存核查记录。发货应当严格执行出库复核制度，认真核对实物与药品销售出库单是否相符，并确保将药品类易制毒化学品送达购买方《药品生产许可证》或者《药品经营许可证》所载明的地址，或者医疗机构的药库。

在核查、发货、送货过程中发现可疑情况的，应当立即停止销售，并向所在地药品监督管理部门和公安机关报告。

> **药师考点**
>
> 药品类易制毒化学品的购销要求

第六节　其他需要特殊管理的药品

一、兴奋剂管理

2004年1月13日，国务院发布了《反兴奋剂条例》（国务院令第398号），自2004年3月1日起施行。2014年7月29日，《国务院关于修订部分行政法规的决定》（国务院令第653号）对其中个别条款做了修订。

（一）兴奋剂含义及目录

1. 兴奋剂含义　兴奋剂是指兴奋剂目录所列的禁用物质等。兴奋剂目录由国务院体育主管部门会同国务院药品监督管理部门、国务院卫生主管部门、国务院商务主管部门和海关总署制定、调整并公布。

2. 兴奋剂目录　国家体育总局、商务部、卫生计生委、海关总署、国家药品监督管理局于2013年12月30日联合发布2014年兴奋剂目录公告，《2019年兴奋剂目录》自2019年1月1日起施行。

我国《2019年兴奋剂目录》，将兴奋剂品种分为七大类，共计344个品种，具体品种详见2019年兴奋剂目录。该目录中品种类别分布为：

（1）蛋白同化制剂品种85个；

（2）肽类激素品种65个；

（3）麻醉药品品种14个；

（4）刺激剂（含精神药品）品种74个；

（5）药品类易制毒化学品品种3个；

（6）医疗用毒性药品品种1个；

（7）其他品种（β－阻滞剂、利尿剂等）102个。

药师考点

（1）兴奋剂的界定

（2）兴奋剂目录和分类

（3）兴奋剂管理要点

（二）兴奋剂管理

1. 国家对兴奋剂目录所列禁用物质实行严格管理，任何单位和个人不得非法生产、销售、进出口。

2. 生产兴奋剂目录所列蛋白同化制剂、肽类激素（以下简称蛋白同化制剂、肽类激素），应当依照《中华人民共和国药品管理法》（以下简称药品管理法）的规定取得《药品生产许可证》、药品批准文号。

生产企业应当记录蛋白同化制剂、肽类激素的生产、销售和库存情况，并保存记录至超过蛋白同化制剂、肽类激素有效期2年。

药品、食品中含有兴奋剂目录所列禁用物质的，生产企业应当在包装标识或者产品说明书上用中文注明“运动员慎用”字样。

3. 依照药品管理法的规定取得《药品经营许可证》的药品批发企业，具备下列条件，并经省级药品监督管理部门批准，方可经营蛋白同化制剂、肽类激素：

（1）有专门的管理人员；

（2）有专储仓库或者专储药柜；

（3）有专门的验收、检查、保管、销售和出入库登记制度；

（4）法律、行政法规规定的其他条件。

蛋白同化制剂、肽类激素的验收、检查、保管、销售和出入库登记记录应当保存至超过蛋白同化制剂、肽类激素有效期2年。

除胰岛素外，药品零售企业不得经营蛋白同化制剂或者其他肽类激素。

4. 法律责任　违反本条例规定，有下列行为之一的，由县级以上药品监督管理部门按照国务院药品监督管理部门规定的职责分工，没收非法生产、经营的蛋白同化制剂、肽类激素和违法所得，并处违法生产、经营药品货值金额2倍以上5倍以下的罚款；情节严重的，由发证机关吊销《药品生产许可证》《药品经营许可证》；构成犯罪的，依法追究刑事责任：

（1）生产企业擅自生产蛋白同化制剂、肽类激素，或者未按照本条例规定渠道供应蛋白同化制剂、肽类激素的。

（2）药品批发企业擅自经营蛋白同化制剂、肽类激素，或者未按照本条例规定渠道供应蛋白同化制剂、肽类激素的。

（3）药品零售企业擅自经营蛋白同化制剂、肽类激素的。

二、含特殊药品复方制剂的管理

含特殊药品复方制剂包括含麻黄碱类复方制剂、含可待因复方口服溶液、复方地芬诺酯片和复方甘草片。因其所含成分的特性使之具有不同于一般药品的管理风险，如果管理不善导致其从药用渠道流失，则会被滥用或用于提取制毒。为了加强对含特殊药品复方制剂的监管，国家药品监督管理部门连续发布了多个关于加强含特殊药品复方制剂管理的规范性文件。

（一）含特殊药品复方制剂的品种范围

药师考点

含特殊药品复方制剂的品种范围

1. 口服固体制剂每剂量单位

含可待因≤15mg的复方制剂；

含双氢可待因≤10mg的复方制剂；

含羟考酮≤5mg的复方制剂；

2. 含可待因复方口服液体制剂。

3. 含地芬诺酯（苯乙哌啶）复方制剂。

4. 复方甘草片、复方甘草口服溶液。

5. 含麻黄碱类复方制剂。

6. 含曲马多口服复方制剂。

（二）含特殊药品复方制剂的管理规定

1. 具有《药品经营许可证》的企业均可经营含特殊药品复方制剂。药品生产企业和药品批发企业可以将含特殊药品复方制剂销售给药品批发企业、药品零售企业和医疗机构。药品零售企业销售含特殊药品复方制剂时，处方药应当严格执行处方药与非处方药分类管理有关规定，非处方药一次销售不得超过5个最小包装。

2. 药品生产、批发企业经营含特殊药品复方制剂时，应当按照药品GMP、药品GSP的要求建立客户档案，核实并留存购销方资质证明复印件、采购人员（销售人员）法人委托书和身份证明复印件、核实记录等；指定专人负责采购（销售）、出（入）库验收、签订买卖合同等。

药师考点

含特殊药品复方制剂的经营管理

3. 药品生产、批发企业经营含特殊药品复方制剂时必须严格按照规定开具、索要销售票据。药品生产和经营企业应核实购买付款的单位、金额与销售票据载明的单位、金额相一致。

4. 药品生产、批发企业销售含特殊药品复方制剂时，应当严格执行出库复核制度，认真核对实物与销售出库单是否相符，并确保药品送达购买方《药品经营许可证》所载明的仓库地址、药品零售企业注册地址，或者医疗机构的药库。药品送达后，购买方应查验货物，无误后由入库员在随货同行单上签字。随货同行单原件留存，复印件加盖公章后及时返回销售方。

5. 药品生产企业和药品批发企业禁止使用现金进行含特殊药品复方制剂交易。

6. 对含麻黄碱类复方制剂（不包括含麻黄的中成药）、含可待因复方口服溶液、含地芬诺酯复方制剂实施电子监管。自2012年1月1日起，对含麻黄碱类复方制剂、含可待因复方口服溶液、含地芬诺酯复方制剂，未入网及未使用药品电子监管码统一标识的，一律不得销售。

7. 将单位剂量麻黄碱类药物含量大于30mg（不含30mg）的含麻黄碱类复方制剂，列入必须凭处方销售的处方药管理。医疗机构应当严格按照《处方管理办法》开具处方。药品零售企业必须凭执业医师开具的处方销售上述药品。药品零售企业销售含麻黄碱类复方制剂，应当查验购买者的身份证，并对其姓名和身份证号码予以登记。除处方药按处方剂量销售外，一次销售不得超过2个最小包装。

含麻黄碱类复方制剂每个最小包装规格麻黄碱类药物含量口服固体制剂不得超过720mg，口服液体制剂不得超过800mg。

药品零售企业不得开架销售含麻黄碱类复方制剂，应当设置专柜由专人管理、专册登记，登记内容包括药品名称、规格、销售数量、生产企业、生产批号、购买人姓名、身份证号码。

三、疫苗的管理

疫苗作为用于健康人体预防和控制传染性疾病的预防性生物制品，其流通与预防接种的质量安全与维护公众健康密切相关。为了加强对疫苗流通和预防接种的管理，预防、控制传染病的发生、流行，保障人体健康和公共卫生，根据《药品管理法》的规定，2005年3月24日，国务院以第434号令颁布了《疫苗流通和预防接种管理条例》（以下简称《条例》），自2005年6月1日起施行。2019年6月29日，第十三届全国人民代表大会常务委员会第十一次会议通过了《中华人民共和国疫苗管理法》，以中华人民共和国主席第三十号予以公布，自2019年12月1日起施行。

（一）概述

1. 定义及分类　《中华人民共和国疫苗管理法》所称疫苗，是指为预防、控制疾病的发生、流行，用于人体免疫接种的预防性生物制品，包括免疫规划疫苗和非免疫规划疫苗。

免疫规划疫苗，是指居民应当按照政府的规定接种的疫苗，包括国家免疫规划确定的疫苗，省、自治区、直辖市人民政府在执行国家免疫规划时增加的疫苗，以及县级以上人民政府或者其卫生健康主管部门组织的应急接种或者群体性预防接种所使用的疫苗。

非免疫规划疫苗，是指由居民自愿接种的其他疫苗。

2. 国家实行免疫规划制度 居住在中国境内的居民，依法享有接种免疫规划疫苗的权利，履行接种免疫规划疫苗的义务。政府免费向居民提供免疫规划疫苗。

县级以上人民政府及其有关部门应当保障适龄儿童接种免疫规划疫苗。监护人应当依法保证适龄儿童按时接种免疫规划疫苗。

国家对疫苗实行最严格的管理制度，坚持安全第一、风险管理、全程管控、科学监管、社会共治。

3. 国家实行疫苗全程电子追溯制度 国务院药品监督管理部门会同国务院卫生健康主管部门制定统一的疫苗追溯标准和规范，建立全国疫苗电子追溯协同平台，整合疫苗生产、流通和预防接种全过程追溯信息，实现疫苗可追溯。

疫苗上市许可持有人应当建立疫苗电子追溯系统，与全国疫苗电子追溯协同平台相衔接，实现生产、流通和预防接种全过程最小包装单位疫苗可追溯、可核查。

疾病预防控制机构、接种单位应当依法如实记录疫苗流通、预防接种等情况，并按照规定向全国疫苗电子追溯协同平台提供追溯信息。

（二）疫苗生产和批签发

1. 国家对疫苗生产实行严格准入制度 从事疫苗生产活动，应当经省级以上人民政府药品监督管理部门批准，取得药品生产许可证。

从事疫苗生产活动，除符合《中华人民共和国药品管理法》规定的从事药品生产活动的条件外，还应当具备下列条件：①具备适度规模和足够的产能储备；②具有保证生物安全的制度和设施、设备；③符合疾病预防、控制需要。

疫苗上市许可持有人的法定代表人、主要负责人应当具有良好的信用记录，生产管理负责人、质量管理负责人、质量受权人等关键岗位人员应当具有相关专业背景和从业经历。

疫苗应当按照经核准的生产工艺和质量控制标准进行生产和检验，生产全过程应当符合药品生产质量管理规范的要求。

疫苗上市许可持有人应当按照规定对疫苗生产全过程和疫苗质量进行审核、检验。

2. 国家实行疫苗批签发制度 每批疫苗销售前或者进口时，应当经国务院药品监督管理部门指定的批签发机构按照相关技术要求进行审核、检验。符合要求的，发给批签发证明；不符合要求的，发给不予批签发通知书。申请疫苗批签发应当按照规定向批签发机构提供批生产及检验记录摘要等资料和同批号产品等样品。进口疫苗还应当提供原产地证明、批签发证明；在原产地免予批签发的，应当提供免予批签发证明。

不予批签发的疫苗不得销售，并应当由省、自治区、直辖市人民政府药品监督管理部门监督销毁；不予批签发的进口疫苗应当由口岸所在地药品监督管理部门监督销毁或者依法进行其他处理。

（三）疫苗流通

1. 国家免疫规划疫苗由国务院卫生健康主管部门会同国务院财政部门等组织集中招标或者统一谈判，形成并公布中标价格或者成交价格，各省、自治区、直辖市实行统一采购。

2. 国家免疫规划疫苗以外的其他免疫规划疫苗、非免疫规划疫苗由各省、自治区、直辖市通过省级公共资源交易平台组织采购。

3. 省级疾病预防控制机构应当根据国家免疫规划和本行政区域疾病预防、控制需要，制定本行政区域免疫规划疫苗使用计划，并按照国家有关规定向组织采购疫苗的部门报告，同时报省级卫生健康主管部门备案。

疫苗上市许可持有人应当按照采购合同约定，向疾病预防控制机构供应疫苗。疾病预防控制机构应当按照规定向接种单位供应疫苗。

疾病预防控制机构以外的单位和个人不得向接种单位供应疫苗，接种单位不得接收该疫苗。疫苗上市许可持有人应当按照采购合同约定，向疾病预防控制机构或者疾病预防控制机构指定的接种单位配送疫苗。

4. 疫苗上市许可持有人、疾病预防控制机构自行配送疫苗应当具备疫苗冷链储存、运输条件，也可以委托符合条件的疫苗配送单位配送疫苗。

疾病预防控制机构配送非免疫规划疫苗可以收取储存、运输费用。

疾病预防控制机构、接种单位、疫苗上市许可持有人、疫苗配送单位应当遵守疫苗储存、运输管理规范，保证疫苗质量。

疫苗在储存、运输全过程中应当处于规定的温度环境，冷链储存、运输应当符合要求，并定时监测、记录温度。

5. 疫苗上市许可持有人在销售疫苗时，应当提供加盖其印章的批签发证明复印件或者电子文件；销售进口疫苗的，还应当提供加盖其印章的进口药品通关单复印件或者电子文件。

疾病预防控制机构、接种单位在接收或者购进疫苗时，应当索取前款规定的证明文件，并保存至疫苗有效期满后不少于五年备查。

6. 疫苗上市许可持有人应当按照规定，建立真实、准确、完整的销售记录，并保存至疫苗有效期满后不少于五年备查。

疾病预防控制机构、接种单位、疫苗配送单位应当按照规定，建立真实、准确、完整的接收、购进、储存、配送、供应记录，并保存至疫苗有效期满后不少于五年备查。

（四）疫苗上市后管理

疫苗上市许可持有人应当建立健全疫苗全生命周期质量管理体系，制定并实施疫苗上市后风险管理计划，开展疫苗上市后研究，对疫苗的安全性、有效性和质量可控性进行进一步确证。

对批准疫苗注册申请时提出进一步研究要求的疫苗，疫苗上市许可持有人应当在规定期限内完成研究；逾期未完成研究或者不能证明其获益大于风险的，国务院药品监督管理部门应当依法处理，直至注销该疫苗的药品注册证书。

疫苗上市许可持有人应当对疫苗进行质量跟踪分析，持续提升质量控制标准，改进生产工艺，提高生产工艺稳定性。

疫苗上市许可持有人应当根据疫苗上市后研究、预防接种异常反应等情况持续更新说明书、标签，并按照规定申请核准或者备案。

国务院药品监督管理部门应当在其网站上及时公布更新后的疫苗说明书、标签内容。

疫苗上市许可持有人应当建立疫苗质量回顾分析和风险报告制度，每年将疫苗生产流通、上市后研究、风险管理等情况按照规定如实向国务院药品监督管理部门报告。

国务院药品监督管理部门可以根据疾病预防、控制需要和疫苗行业发展情况，组织对疫苗品种开展上市后评价，发现该疫苗品种的产品设计、生产工艺、安全性、有效性或者质量可控性明显劣于预防、控制同种疾病的其他疫苗品种的，应当注销该品种所有疫苗的药品注册证书并废止相应的国家药品标准。

（五）监督管理

药品监督管理部门依法对疫苗研制、生产、储存、运输以及预防接种中的疫苗质量进行监督检查。卫生健康主管部门依法对免疫规划制度的实施、预防接种活动进行监督检查。

药品监督管理部门应当加强对疫苗上市许可持有人的现场检查；必要时，可以对为疫苗研制、生产、流通等活动提供产品或者服务的单位和个人进行延伸检查；有关单位和个人应当予以配合，不得拒绝和隐瞒。

国家建设中央和省级两级职业化、专业化药品检查员队伍，加强对疫苗的监督检查。

省、自治区、直辖市人民政府药品监督管理部门选派检查员入驻疫苗上市许可持有人。检查员负责监督检查药品生产质量管理规范执行情况，收集疫苗质量风险和违法违规线索，向省、自治区、直辖市人民政府药品监督管理部门报告情况并提出建议，对派驻期间的行为负责。

疫苗质量管理存在安全隐患，疫苗上市许可持有人等未及时采取措施消除的，药品监督管理部门可以采取责任约谈、限期整改等措施。

严重违反药品相关质量管理规范的，药品监督管理部门应当责令暂停疫苗生产、销售、配送，立即整改；整改完成后，经药品监督管理部门检查符合要求的，方可恢复生产、销售、配送。

药品监督管理部门应当建立疫苗上市许可持有人及其相关人员信用记录制度，纳入全国信用信息共享平台，按照规定公示其严重失信信息，实施联合惩戒。

国家实行疫苗安全信息统一公布制度。

疫苗安全风险警示信息、重大疫苗安全事故及其调查处理信息和国务院确定需要统一公布的其他疫苗安全信息，由国务院药品监督管理部门会同有关部门公布。全国预防接种异常反应报告情况，由国务院卫生健康主管部门会同国务院药品监督管理部门统一公布。未经授权不得发布上述信息。公布重大疫苗安全信息，应当及时、准确、全面，并按照规定进行科学评估，作出必要的解释说明。

县级以上人民政府药品监督管理部门发现可能误导公众和社会舆论的疫苗安全信息，应当立即会同卫生健康主管部门及其他有关部门、专业机构、相关疫苗上市许可持有人等进行核实、分析，并及时公布结果。

任何单位和个人不得编造、散布虚假疫苗安全信息。

本章小结

- 特殊管理药品的管理
  - 特殊管理药品概述
    - 特殊管理的药品的定义和范围
    - 特殊管理药品的特点
  - 麻醉药品和精神药品的管理
    - 麻醉药品、精神药品的品种范围
    - 麻醉药品药用原植物的种植
    - 麻醉药品和精神药品的实验研究
    - 麻醉药品和精神药品的生产、经营
    - 麻醉药品和精神药品的使用
    - 麻醉药品和精神药品的储存、运输
    - 审批程序和监督管理
    - 法律责任
  - 医疗用毒性药品的管理
    - 医疗用毒性药品的定义和品种
    - 毒性药品的生产、供应、使用管理
    - 罚则
  - 发射性药品的管理
    - 发射性药品的定义、分类
    - 放射性新药研制、临床研究和审批
    - 放射性药品的生产、经营、使用
  - 药品类易制毒化学品的管理
    - 定义
    - 品种与分类
    - 管理规定
  - 其他需要特殊管理的药品
    - 兴奋剂管理
    - 含特殊药品复方制剂的管理
    - 疫苗的管理

思考题

1. 麻醉药品和精神药品的定点生产企业应当具备哪些条件?
2. 简述麻醉药品和精神药品的经营管理要点。
3. 国际麻醉药品管制机构有哪些？其主要职责是什么?
4. 医疗机构对麻醉药品和第一类精神药品的使用有何规定?
5. 简述医疗用毒性药品的管理。
6. 癌症病人三阶梯止痛治疗指导原则是什么?
7. 简述兴奋剂的含义及品种类别。
8. 简述疫苗的定义及分类。

扫码“练一练”

（孟凡莉　贾夏怡）

扫码“学一学”

第十二章　药品知识产权保护

教学目标

本章对药品知识产权保护进行概述，对药品专利保护、商标保护和中药品种保护的基本内容进行阐述，使学生掌握药品知识产权保护的基本知识，为学生在药学相关工作岗位处理药品知识产权问题打下基础。

学习要求

掌握：1．药品知识产权的主要类型
　　　2．药品专利的类型和授予条件
　　　3．药品专利的审查和保护
　　　4．中药品种保护的类型、保护的内容和管理规定

熟悉：1．知识产权的特点和主要法律制度
　　　2．商标的注册和审批，不得作为商标使用和注册的情形
　　　3．中药品种保护指导原则

了解：1．TRIPS协议中与药品有关的规定
　　　2．医药商业秘密保护、原地域产品保护和产地保护的概况

第一节　药品知识产权概述

随着知识经济和经济全球化的发展，知识产权在国家和社会发展中的作用日益突出。医药产业作为全球化程度最高的高科技产业之一，医药知识产权成为医药企业竞争的制高点，医药企业只有不断创新才能保持旺盛的生命力。药品研发具有投入高、周期长、风险大的特点，如果没有知识产权保护，就无法组织起巨大的人力物力投入，也就无法在新药研究中取得突破。实践证明，药品知识产权保护可以有效地推动医药产业创新，促进医药产业由仿制为主向自主创新转变。

一、知识、知识产权、药品知识产权

（一）知识

知识（Knowledge）是人们在认识世界和改造世界过程中所创造的智力成果，是知识产权制度保护的主要对象。知识是无形的，但知识通常需要一定的载体来储存和体现。注意区分知识和知识的载体，知识需要花费很大的人力物力才能创造出来。但一经创造出来，就很容易大量复制，从而使得知识成果得以再现和传播，这一特征谓之知识的可复制性。知识产权保护的对象是无形的知识成果，而不是知识成果的载体。对知识成果载体进行保护的法律制度是该载体所有者依法享有的有形财产所有权。由于知识的无形性和可复制性，使得知识产权的法律保护、侵权认定和国际贸易较有形财产更为复杂。

（二）知识产权

知识产权（Intellectual Property）是人们对无形的智力成果依法享有的权利。现实当中，知识产权保护的对象，除了人们创造的智力成果以外，还包括经营活动中的商标标记方面的权利。具体而言，知识产权包括工业产权（Industrial Property）和著作权（Copyright）两部分。工业产权并不限于工业领域，农业、商业、林业、军事等各种产业领域中具有经济意义的无形财产权都属于工业产权，主要包括：①专利权；②商标和相关商业标记权，包括：厂商名称、服务标记、货源标记、原产地标记等；③商业秘密权。

从字面意义来说，知识产权保护的是智力活动创造成果。著作权和专利权属于典型的知识产权。商号、商标、服务标记和其他标志，属于经营活动中的标记，其中包含了商品生产经营者在经营活动中积累的商品信誉和服务信誉，这种信誉在一定程度上决定企业的市场地位，对企业的经济效益具有重大影响。但这已经不属于严格意义上的智力成果，由于历史及习惯上的原因，也归入知识产权进行保护。

自十八世纪以来，工业化和科学技术的迅速发展，产生了知识产品私有的法律问题，要求法律确认知识产品的私人占有权，使知识产品同物质产品一样，成为自由交换的标的，并最终产生了与传统财产形式相区别的新的财产形式——知识产权。知识产品具有财产价值和商品属性，生产和创造知识财产需要花费人类劳动，需要成本投入，因此，知识财产具有价值和使用价值，是一种不具有物质形态的特殊财富形式。知识产权是知识财产的创造者对其创造的知识财产享有的占有、使用，收益和处分的权利。

（三）药品知识产权

药品知识产权，是药品领域知识成果法律权利的统称，包括药品著作权、药品专利权、药品商标权和药品商业秘密权等。

二、药品知识产权的主要类型

受世界各国社会、经济、文化和科学技术发展的影响，不同国家、地区及国际组织对知识产权的理解和界定范围不尽相同。随着科学技术和社会经济文化的迅速发展，知识产权的内涵在不断丰富和更新。高新技术智力成果的不断出现，逐渐扩展知识产权保护客体的范围，改变着知识产权的构成。医药知识产权的构成可用图12-1表示。

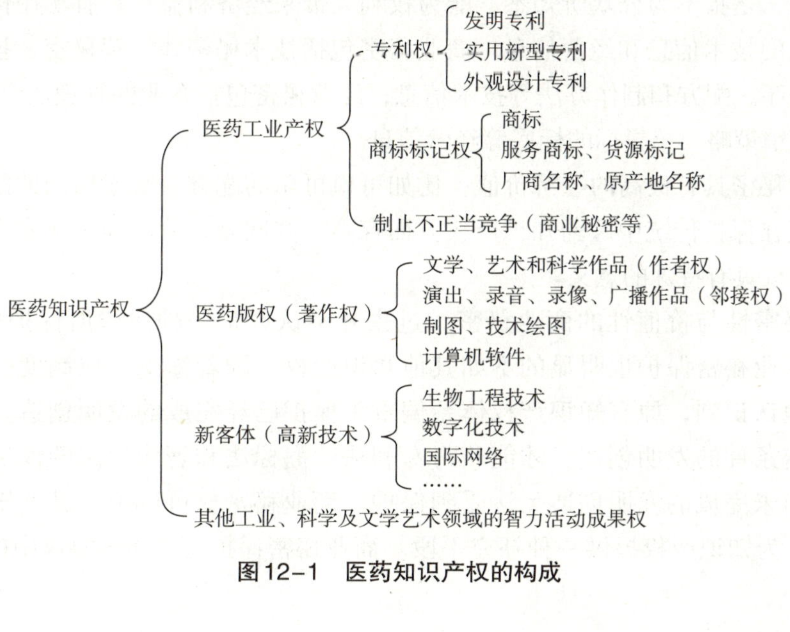

图12-1　医药知识产权的构成

（一）发明创造类

1. **药品专利** 包括依法取得专利权的医药新产品、生产工艺、配方、新剂型、制药装备、医疗器具和新颖的药品包装等。

2. **未申请专利的药品及其他产品** 主要指依据中药品种保护有关规定取得行政保护的药品品种和技术成果。

（二）药品商标类

商标是商品的生产经营者在其商品或服务上使用的，用于区别商品或服务的来源，由文字、图形、字母、数字、三维标志等要素构成的具有显著特征的标志。经国家核准注册的商标为“注册商标”，受法律保护，商标权就是法律赋予商标所有人的一系列专有权利。

与商标相类似，商号（字号、厂商名称）、地理标志、域名、原产地标记、知名商品特有标识（名称、包装、装潢）和企业徽标等商业标记，也具有类似于商标的商业价值。商业标记权是其所有人基于商业标记而拥有的各种法定权益的统称，是知识产权类无形财产权的重要组成部分。

原产地标记指某一特定产品来源于某一特定地域（可以是国家，也可以是地区），而且其特性与该地理环境（包括自然因素和人为因素）密切相关，符合这些基本规定的特定地域即为“原产地”，其产品即为原产地域产品。如我国道地药材等。

（三）药品版权类

药品领域涉及的版权主要是由医药企业或人员创作或提供资金、资料等创作条件或承担责任的医药类百科全书、年鉴、辞书、教材、摄影、录像等作品的著作权和邻接权；以及医药计算机软件或多媒体软件，如药物信息咨询系统，药厂GMP管理系统、《药事管理学》教学课件等。

由于作品的出版发行是著作权人依法享有的最主要的权利，也是作品创作者物质利益和精神利益得以实现的主要方式，所以著作权也称为版权。在我国的法律中，著作权与版权是等同概念，在含义上没有区别，都表示作者基于创作作品而产生的权利。

（四）医药商业秘密

商业秘密，是指不为公众所知悉、能为权利人带来经济利益、具有实用性并经权利人采取保密措施的技术信息和经营信息。商业秘密包括技术秘密和经营秘密，技术秘密包括产品设计、程序、配方和制作方法等技术信息；经营秘密包括企业的管理诀窍、客户名单、货源情报、产销策略、招投标的标底等经营信息。

某些商业秘密具有极高的经济价值，比如可口可乐的配方、云南白药的配方等。由于现代专利制度在保护传统中医药知识产权方面存在一些问题，使得通过秘密方式保护传统中医药知识产权具有特殊的意义。

对具有秘密性与价值性的商业秘密，过去并不认为是一种法律所保护的财产权利，各国立法对商业秘密保护也明显的不如其他知识产权。随着知识产权制度的发展，人们越来越清楚地认识到，原有知识产权体系偏重于保护已经完成的发明创造。只有已经完成并符合一定条件的发明创造，才能获得专利法、商标法和著作权法的保护。处于研究开发阶段或尚未完成的发明创造无法受到保护。商业秘密权可以填补其他知识产权保护留下的空白，为知识产权提供一种补充手段。商业秘密保护是TRIPS协议中的重要条款。

三、药品知识产权的特征

药品知识产权，是公民、法人和其他组织在药品领域创造的智力成果（或商业标记）而依法享有的一种知识产权，具有知识产权的共性特征。

（一）独占性　亦称垄断性或专有性，是指发明创造人对其完成的发明创造，享有占有、使用、收益和处分的权利。非经权利人许可，任何人不得实施和使用受保护的知识成果。知识的无形性决定了知识产权必须通过法律手段来保护。

（二）时间性　知识产权只在法律规定的保护期限内有效。发明专利权的保护期限为二十年，实用新型专利权和外观设计专利权的保护期限为十年，均自申请日起计算。保护期过后，权利权随之消失。

（三）地域性　一个国家或地区所授予的知识产权仅在该国或该地区有效，对其他国家和地区不发生法律效力。如果发明创造人希望其发明创造在多个国家或地区取得保护，就必须依照各个国家的专利法律规定分别申请保护。

四、药品知识产权保护的意义

作为高新科技和信息技术运用最为广泛的领域之一，医药行业不仅是绝大多数国家重要的工业产业支柱，也是无形资产集中的主要领域。因此，世界各国对医药领域的知识产权保护问题都十分重视。医药知识产权保护的意义主要体现在以下几个方面。

1. 促进医药科技创新　新药的研究开发是一项高投入、高风险、费时长、效益大的复杂的系统工程，需要进行新药的设计与筛选、临床前研究、临床研究、生产工艺优化、申报、审批及市场开发等大量、长期的工作。高额投入的回报是新产品所带来的巨大经济利益，但其前提必须是对医药新产品的有效保护，避免其他企业无偿仿制造成的市场和利润的损失。只有通过专利法等法律或行政手段，有效实施知识产权保护，才能提高研究开发者的积极性，促进医药科技创新的不断发展。

2. 推动医药科技产业化发展　由于知识产权的无形性和可复制性特点，医药科技创新必须及时转化为产品，才能创造财富和价值。发达国家往往将其药品销售额的10%~15%用于新药的研究与开发，其目的正是新药研制产业化后的高额利润。医药知识产权保护制度的实施，可以从法律和行政等各方面促使高新技术成果转化为现实生产力，有利于加强科研与生产管理，解决科研与生产相脱离的问题。

3. 促进医药国际交流与贸易　我国作为一个发展中大国，已经加入主要知识产权保护国际公约，知识产权保护的法律体系也基本完善。良好的知识产权保护氛围可以吸引更多的国家和企业在我国进行医药开发的技术投资与科研合作，也有利于我国医药产品与技术走向世界，促进中医药产品的对外出口与贸易。

4. 提高企业竞争意识与能力　中国加入世界贸易组织以后，医药知识产权保护制度得到更加严格的实施，我国长期以来以仿制无自主知识产权药品为主的绝大多数医药企业面临更加严峻的竞争形势。医药企业能否在残酷的国际与国内竞争中立于不败之地，很大程度上取决于是否拥有更多的自主医药知识产权。

5. 保护和发展我国传统中药资源和优势　中药是我国传统文化瑰宝，是祖先留给我们的宝贵科技文化财富，也是一笔丰富的经济财富。中药产业是我国医药经济中的重要组成部分，是独具特色和优势的民族产业，也是最具自主知识产权的朝阳产业和新的经济增长点。我国具有发展中药产业及中药知识产权的资源、政策、人才及文化优势。对于中药产业发展而言，中药知识产权不仅是一种无形资产，而且也是一种重要的经济资源。

五、药品知识产权保护的主要制度

（一）专利制度

专利制度是知识产权保护的基础性重要制度。它是一种利用法律、行政与经济手段保护和鼓励发明创造的管理制度。其基本内容是：根据专利法，对申请专利的发明创造进行审查和批准，授予专利权；同时通过司法、行政和民事途径对确认的专利权予以保护，对侵权行为予以打击。专利法是专利制度的法律基石和核心内容，但是，一个完善的专利制度不仅包括立法体系，还包括相应的专利代理体系、专利文献服务体系、专利管理体系和专利实施体系。

（二）商标制度

所谓商标制度，是指以商标法为核心，对工商业商标进行法律保护和管理的制度。其基本内容包括商标的选择、使用、注册、变更、转让、续展、许可等。

（三）版权（著作权）制度

版权（著作权）制度，是指利用著作权法及其它相关行政规章、国际公约，对著作权进行保护的管理制度。其宗旨在于依法保障版权所有者的合法权益，通过独占权、特许权的授予和对侵权行为的惩处，鼓励和保护人们的创作活动和创作成果。

（四）商业秘密保护制度

法律通过对非法侵害他人商业秘密的行为依法追究法律责任的方式，保护商业秘密权。法律制裁的非法侵害他人商业秘密的行为有以下几种：①盗窃、利诱、胁迫或者其他不正当手段获取他人的商业秘密；②披露、使用或者允许他人使用以非法手段获取的商业秘密；③与商业秘密权利人有业务关系的单位和个人违反合同约定或者违反权利人保守商业秘密的要求，披露、使用或者允许他人使用其所掌握的商业秘密；④商业秘密权利人的职工违反合同约定或者违反权利人保守商业秘密的要求，披露、使用或者允许他人使用其所掌握的商业秘密。第三人明知或者应知前述所列违法行为，获取、使用或者披露他人的商业秘密，也视为侵犯商业秘密。

商业秘密的法律保护，明显弱于著作权和专利权的保护，因商业秘密权利人自己的原因，导致其商业秘密被外界知悉，知悉该商业秘密的人利用该商业秘密，并不构成侵权。因此，商业秘密的泄露，就意味着商业秘密权的丧失。通过商业秘密权保护企业的发明创造具有较大的保密成本和泄密风险。

六、知识产权保护的国际合作

随着世界经济、科技一体化进程的加快，知识产权在国际贸易和文化交往中的地位日益突出，但由于知识产权的法律保护具有“地域性”特点，人们的智力劳动成果很难在本国以外获得保护，因此，通过成立国际知识产权组织和签订国际知识产权条约等方法进行知识产权的国际保护，成为知识产权保护的另一重要途径。

知识产权国际保护制度的建立始自1883年的《保护工业产权巴黎公约》和1886年的《保护文学艺术作品伯尔尼公约》。经过一百余年的发展，知识产权的国际保护制度日趋完善，保护内容趋于合理，知识产权保护的对象和范围进一步扩大，越来越多的国家和国际组织参与知识产权的国际保护。目前对国际社会影响较大的知识产权保护公约和国际组织有以下几个方面。

（一）世界知识产权组织（WIPO）

世界知识产权组织（World-Intellectual-Property-Organization, WIPO），是目前国际社会中处理国际性知识产权问题的唯一管理机构，隶属于联合国，根据1967年7月14日由51个国家在斯德哥尔摩签署的《建立世界知识产权组织公约》成立。WIPO的主要宗旨是通过国与国之间的合作和与其它国际组织的合作，促进全世界对知识产权的保护。WIPO成立后，在知识产权保护的国际合作中发挥了极其重要的作用。

（二）世界贸易组织（WTO）和《与贸易有关的知识产权协定》（TRIPS）

世界贸易组织（World Trade Organization, WTO），于1995年1月1日建立，其前身是1947年建立的《关税与贸易总协定》（GATT）缔约组织。WTO是世界各国、地区间管理贸易政策的国际机构，在商品、服务以及知识产权等的国际贸易、交流与协作方面发挥着经济联合国的作用，是20世纪以来新的世界性多边贸易体制的典型体现。

《与贸易有关的知识产权协定》草案（TRIPS）于1991年在GATT缔约国的乌拉圭回合谈判中获得通过，WTO正式成立后，专门成立知识产权理事会，监督和管理《协定》的实施，使其成为世界知识产权组织以外另一个管辖知识产权的国际组织。TRIPS作为建立世界贸易组织马拉喀什协议的一个部分，从1995年1月1日起生效。TRIPS的目标和宗旨是：减少对国际贸易的扭曲和阻塞，促进对知识产权国际范围内更充分、有效的保护，确保知识产权的实施及程序不会对合法贸易构成壁垒。因此与其他国际公约相比，TRIPS的内容涉及更广，几乎涉及知识产权的各个领域，保护水平更高，并且强化了知识产权的执法程序和保护措施，强化了协议的执行措施和争端解决机制，把履行协议保护产权与贸易制裁紧密结合在一起。

TRIPS协议的签订和实施不仅强化了知识产权与国际贸易的关系，而且使知识产权国际保护体系从以往以世界知识产权组织管理的众多国际公约为核心，转变为以TRIPS协议为核心；另外TRIPS协议还改变了知识产权国际保护与国内保护两种方式的关系，使知识产权的国际保护带有了更多的强制性，将知识产权保护按国内法实施的传统原则让位给优先按国际法实施的新规则。

（三）其他国际公约

1.《保护工业产权巴黎公约》 简称《巴黎公约》，于1983年3月20日在巴黎签订，是保护工业产权最早，也是最主要的国际公约。《巴黎公约》的实质性内容，主要是在国民待遇、优先权待遇、专利和商标的独立性、共同规则、强制许可等方面形成共识。

2.《保护文学艺术作品伯尔尼公约》 简称《伯尔尼公约》，于1886年9月9日在瑞士首都伯尔尼缔结。《伯尔尼公约》的宗旨是尽可能有效、尽可能一致地保护作者对其文学和艺术作品所享有的权利。

3.《世界版权公约》 该公约于1952年9月6日在瑞士日内瓦缔结，由联合国科教文组织管理其日常工作。《世界版权公约》保护的权利主体较《伯尔尼公约》广，包括作者及其他版权所有者，但保护水平较后者低。

4.《商标国际注册马德里协定》 该协定于1891年4月14日在西班牙马德里签订，其主旨是解决商标的国际注册问题，主要内容包括商标国际注册的程序，国际注册的效力，国际注册的有效期，国际注册与国内注册的关系等。

5.《专利合作公约》简称PCT，于1970年6月19日在美国华盛顿签订，1978年1月24日正式生效，是继巴黎公约之后又一个重要的国际性专利公约。PCT的宗旨是简化国际间申请专利的手续，加快信息传播，加强对发明创造的法律保护，促进缔约国的技术进步和经济发展。

七、我国药品知识产权保护体系

知识成果的无形性和复制传播的方便性，使知识成果的创造者很难通过自己的行为保护和实现自己的权利。因此，知识成果要形成知识产权必须依赖知识产权法的确认和保护。在古代有知识成果的创造，却没有知识产权。任何发明创造，一旦被人知晓便成为公共财富，人人都可以无偿使用。知识产权保护制度与现代法律制度的完善密不可分，反映了知识产权的一个重要特点，即知识产权是人类的智力成果，又是依附于法律的，没有法律就没有知识产权。

我国知识产权保护的法律体系包括：①《宪法》中关于知识产权保护的相关规定；②《民法通则》中知识产权保护的规定；③知识产权保护的专门法律法规的规定，包括《专利法》《专利法实施细则》《国防专利条例》《著作权法》《著作权法实施条例》《信息网络传播权保护条例》《著作权集体管理条例》《计算机软件保护条例》《商标法》《商标法实施条例》《知识产权海关保护条例》《特殊标志管理条例》《植物新品种保护条例》《海关关于知识产权保护的实施办法》《药品行政保护条例》《药品行政保护条例实施细则》等等；④散见于其他法律法规中的知识产权保护规定，如《刑法》中关于惩罚知识产权犯罪的规定，《药品注册管理办法》中关于药品注册中涉及的药品知识产权问题的规定，《反不正当竞争法》中关于商业秘密保护的规定等。中国加入世界贸易组织后，我国切实履行各种与知识产权有关的国际条约，药品知识产权保护体系日臻完善。我国药品知识产权保护的主要法律渊源见表12-1。

表12-1　我国药品知识产权保护的主要法律渊源

法律法规名称	制定机关	现行版发布实施时间（年）
中华人民共和国专利法	全国人大常委会	2008
中华人民共和国专利法实施细则	国务院	2010
中华人民共和国商标法	全国人大常委会	2019
中华人民共和国商标法实施条例	国务院	2014
中华人民共和国著作权法	全国人大常委会	2010
中华人民共和国著作权法实施条例	国务院	2013
信息网络传播权保护条例	国务院	2013
计算机软件保护条例	国务院	2013
中华人民共和国植物新品种保护条例	国务院	2013
中华人民共和国反不正当竞争法	全国人大常委会	2017

八、TRIPS协议中与药品有关的内容

根据我国加入世贸组织的承诺，在加入WTO以后，我国将在五个方面保障医药行业的市场开放与公平竞争。其中第一个方面就是加强对知识产权的保护，即严格执行TRIPS中

有关医药知识产权保护的规定。

TRIPS共分为七部分，73条。第一部分是“总则和基本原则”，规定了各成员国义务的性质和范围，对知识产权公约的遵守，国民待遇，最惠国待遇，关于获得或维持保护的多边协定，权利用尽，知识产权保护的目标和原则等。第二部分是“关于知识产权的提供利用、范围和使用的标准”，其中第一节“版权和有关权利”，第二节“商标”，第三节“地理标志”，第四节“工业品外观设计”，第五节“专利”，第六节“集成电路的布图设计”，第七节“未公开的信息的保护”，第八节“协议许可中对反竞争行为的控制”。第三部分是“知识产权的执法”，其中第一节“一般义务”，第二节“民事和行政程序及救济”，第三节“临时措施”，第四节“有关边境措施的特别要求”，第五节“刑事程序”。第四部分是“知识产权的获得和维持及有关当事人之间的程序”。第五部分是“争端的防止和解决”。第六部分“过渡安排”。第七部分“机构安排及最后条款”。其中与医药知识产权有关的内容如下。

（一）TRIPS协议中对知识产权保护总体要求

TRIPS协议规定，知识产权的保护和执行必须有利于技术创新、技术转让和传播、以及技术知识的开发者和使用者的共同利益，并有利于社会经济福利和权利义务的平衡。

（二）国民待遇原则

TRIPS第3、4条规定了非歧视待遇的要求，即给予其他成员国国民的待遇应该不低于其给予本国国民的待遇。就知识产权保护而言，成员国给予某一国家的任何利益、优惠、特权和豁免权，应该立即且无条件地给予其他成员国。

（三）保护公共利益与公共卫生的原则

TRIPS第8条提出了以保护公共利益和公共卫生为前提的特殊规定：成员国在修改本国法律和规定时，为保护公共卫生和营养，以及促进对社会经济和技术发展特别重要的公共利益时，应该采用符合本协定的必要措施。根据这一原则，我国《药品管理法实施条例》第34条规定，国务院药品监督管理部门根据保护公众健康的要求，可以对药品生产企业生产的新药品种设立不超过5年的监测期；在监测期内，不得批准其他企业生产和进口。这一规定可以为我国新药研发企业在不违反TRIPS规定的前提下，争取到2至5年的缓冲时间，以应对国内国际医药知识产权保护和竞争的压力。

（四）对包括药品在内的技术和产品专利保护的范围的规定

TRIPS第27条规定，所有技术领域内的产品和技术发明，具备新颖性、创新性和实用性者，应给予专利保护。专利和专利范围不得因发明地、技术领域和产品是否为进口或在本地制造而有所差异。另外规定，成员国可出于保护公共秩序和道德的需要，禁止某发明的商业利用和授予其专利权。该公共秩序和道德包括保护人类和动物的生命权和健康权。根据这一规定，国外医药专利与国内医药专利在专利申请、优先权和专利范围等方面应一视同仁。

（五）专利权的例外原则

TRIPS第30条规定了专利权的例外原则，即：成员国可以对专利权的例外做出规定。但该例外应该考虑第三方的合法权益，并且不能不合理地与专利开发者相冲突，或不合理地侵害专利权人的合法权益。根据这一原则，国家可采取措施鼓励非专利药上市。我国《药品注册管理办法》第19条规定，对他人已获得中国专利权的药品，申请人可以在该药品专利期届满前2年内提出注册申请。国家药品监督管理部门按照本办法予以审查，符合规定的，在专利期满后核发药品批准文号、《进口药品注册证》或者《医药产品注册证》。在当前全球新药研发投入比例迅速增长，全新药物研发难度加大的形势下，非专利药市场具有极大的发展潜力。我国新药研发创新能力尚有待发展，因此国家鼓励制药企业依据TRIPS协定的这一原则和《药品注册管理办法》的规定，抓紧时机引进和生产专利到期药品，推动医药市场发展。

（六）未披露信息的规定

TRIPS第39条提出了“未披露的信息”的概念，要求成员在依《巴黎公约》为反不正当竞争提供有效保护的过程中，应保护未披露信息和向政府或政府的代理机构提交的数据。TRIPS 第39条第2款规定：①各成员应对属于商业秘密的未披露信息和提交政府或政府机构的数据进行保护。②自然人和法人应采取合理的措施，以防止商业秘密在未经其权利人同意的情况下，以违反诚实商业行为的方式向他人披露，或被他人取得或使用。③各成员应对申请销售使用许可者提交的，需经过巨大努力才能取得且未披露的，含有新型化学物质的药品或农业化学产品的试验数据或其他数据进行保护，以防止不正当的商业使用。各成员应保护这些数据不被披露，即便是为保护公众利益所必需时，也应采取措施以保证这类数据不会被用于不正当的商业目的。

为符合这一要求，我国《药品管理法实施条例》第35条规定，国家对获得生产或者销售含有新型化学成份药品许可的生产者或者销售者提交的自行取得且未披露的试验数据和其他数据实施保护，任何人不得对该未披露的试验数据和其他数据进行不正当的商业利用。自药品生产者或者销售者获得生产、销售新型化学成份药品和许可证明文件之日起6年内，对其他申请人未经已获得许可的申请人同意，使用前款数据申请生产、销售新型化学成份药品许可的，药品监督管理部门不予许可；但是，其他申请人提交自行取得数据的除外。除下列情形外，药品监督管理部门不得披露前款规定的数据：①公共利益需要；②已采取措施确保该类数据不会被不正当地进行商业利用。

第二节　药品专利保护

发明创造不仅是人类重要的精神财富，对于物质财富的创造也具有决定性影响，科学技术是第一生产力，发明创造日益成为推动社会进步和发展的重要推动力量。专利制度通过保护发明创造者的合法权益，鼓励发明创造和推动社会科技进步。同时，完善的专利保护制度也是我国参与经济全球化必须付出的代价和筹码，是我国企业参与国际竞争的必要条件。医药产业作为全球化程度最高的高科技产业之一，专利制度具体特别重要的意义。美国作为世界上建立专利制度最早的国家之一，其药品专利的数量和质量居于世界首位，并对全世界药品的研制和生产发挥重要影响。德国1968年开始对药品给予专利保护，日本1976年开始实施药品专利保护。与这些国家相比，我国药品专利保护起步较晚，1985年开始实施《专利法》，1993年才开始有实质性的药品专利保护。我国专利法经过1992年、2000年和2008年三次修订，专利保护制度体系日趋完善。

一、专利的独占性和公开性

专利制度是知识产权制度的组成部分，具有知识产权制度的三个共同特征，即独占性、时间性、地域性。此外，专利制度还具有自身特有的特征，即公开性。

公开性，是指任何申请专利的技术发明都必须向全社会公开（关系国家安全和其他重大国家利益的保密专利属于例外）。专利的公开性，使全世界的专利技术成为公开信息，可以方便地查阅。专利制度的这一特点促进了世界范围的科学技术交流。

专利的技术内容是公开的，但法律赋予专利权人对其专利技术享有一定期限的独占权，未经专利权人许可，任何人不得实施和使用其专利技术。所以，专利权是公开的垄断，其本质是国家通过专利立法，使发明创造成为专利权人在一定期限内的“私人财产”，国家通过授予专利权人对其专利技术独占性的垄断权，换取专利权人将专利技术公诸于众。

二、药品专利的类型

专利包括发明、实用新型和外观设计三类。发明，是指对产品、方法或者其改进所提出的新的技术方案。实用新型，是指对产品的形状、构造或者其结合所提出的适于实用的新的技术方案。外观设计，是指对产品的形状、图案或者其结合以及色彩与形状、图案的结合所作出的富有美感并适于工业应用的新设计。

（一）药品发明专利

药品领域可授予专利权的发明主要有药物化合物及合成方法发明，药物制剂及制备工艺、配方发明，生化药及生物技术发明，天然药物及提取方法发明等，以及医疗器械和设备发明等。按照一般发明专利的划分，可分为下面两大类。

1. **药品产品发明**　产品发明指人工制造的各种有形物品的发明，是人们通过研究开发出来的关于各种新产品、新材料、新物质等的技术方案。医药产品发明包括：

（1）新物质　包括有一定医疗用途的新化合物；新基因工程产品（生物制品）；用于制造药品的新原料、新辅料、中间体、代谢物和药物前体；新的异构体；新的有效晶型；新分离或提取得到的天然物质。

（2）已知化合物　包括首次发现其有医疗价值，或发现其有第二医疗用途者。

（3）药物组合物　由两种或两种以上物质组成，至少一种是活性成分，组合后具有协同作用或增强疗效作用者，主要是复方制剂和药物新剂型。

（4）微生物及其代谢产物　当其经过分离成为纯培养物，并且具有特定工业用途时，可申请产品发明专利。

（5）制药设备及药物分析仪器、医疗器械等。

2. **药品方法发明**　方法发明包括所有利用自然规律的方法，是人们对制造产品或解决某个技术课题而研究开发出来的操作方法、制造方法及工艺流程等技术方案。方法发明可分为制造方法和操作使用方法两种类型。药品方法发明主要有两类：

（1）药品制备方法、生产工艺　如上述产品的合成、制备、提取、纯化等方法。现实领域中，医药企业和科研机构往往在申请产品专利的同时申请其制备方法的专利，如“一类对血管紧张素Ⅱ受体具有阻滞作用的酰胺类化合物及其制备方法及用途”的专利。

（2）药物新用途

（3）不属于疾病的诊断和治疗方法的其他方法　如物品的消毒方法，在人或动物体外进行的化验方法，非诊断和治疗目的的测定生理参数的方法等。

（二）药品实用新型专利

医药领域中的实用新型专利主要是某些与功能有关的药物剂型、形状、结构的改变，如新的药物剂型；诊断用药的试剂盒与功能有关的形状、结构；某些药品的包装容器的形状、结构；某些医疗器械的新构造等。

（三）药品外观设计专利

主要是药品外观或包装容器外观等，包括有形药品的新造型或其与图案、色彩的搭配与组合；新的盛放容器，如药瓶、药袋、药品瓶盖等；富有美感和特色的说明书、容器等；药品包装盒等。

知识拓展

发明和实用新型的区别和联系

专利法所称发明是指对产品、方法或者其改进所提出的新的技术方案。发明专利权应当具备新颖性、创造性和实用性。包括两大类发明：产品发明和方法发明。

实用新型是指对产品的形状、构造或者其结合所提出的适于实用的新的技术方案。实用新型专利也要求具有新颖性、创造性和实用性，但在创造性上的要求低于发明专利，俗称“小发明”或“小专利”。实用新型专利只能是产品专利，而且必须和有形的产品相结合。没有固定形状的气体、液体、粉状物不可能有实用新型专利。在医药领域，具有独特形状和构造的药品剂型、特定的给药容器器具（如喷雾给药的装置）、某些医疗器械等，都可以申请实用新型专利。

发明和实用新型都是新的实用的技术方案，二者的主要区别在于发明要求的创造性更高一些，实用新型的创造性要求低一些。有些发明创造可能同时适合于发明专利、实用新型专利，具体申请何种专利，由申请人自行决定。

三、专利申请人和专利权人

（一）职务发明和非职务发明

执行本单位的任务或者主要是利用本单位的物质技术条件所完成的发明创造为职务发明创造。职务发明创造申请专利的权利属于该单位；申请被批准后，该单位为专利权人。利用本单位的物质技术条件所完成的发明创造，单位与发明人或者设计人订有合同，对申请专利的权利和专利权的归属作出约定的，从其约定。

非职务发明创造，申请专利的权利属于发明人或者设计人；申请被批准后，该发明人或者设计人为专利权人。对发明人或者设计人的非职务发明创造专利申请，任何单位或者个人不得压制。

（二）合作完成或接受委托完成的发明创造

两个以上单位或者个人合作完成的发明创造、一个单位或者个人接受其他单位或者个人委托所完成的发明创造，除另有协议的以外，申请专利的权利属于完成或者共同完成的单位或者个人；申请被批准后，申请的单位或者个人为专利权人。

（三）同样的发明创造

同样的发明创造只能授予一项专利权。两个以上的申请人分别就同样的发明创造申请专利的，专利权授予最先申请的人。同一申请人同日对同样的发明创造既申请实用新型专利又申请发明专利，先获得的实用新型专利权尚未终止，且申请人声明放弃该实用新型专利权的，可以授予发明专利权。

四、授予专利权的条件和不授予专利权的情形

（一）授予专利权的条件

授予专利权的发明和实用新型应具备新颖性、创造性和实用性。这是TRIPS协定中以及各国专利法公认的授予专利权的必要条件。

1. **新颖性**　是指该发明或者实用新型不属于现有技术，即申请日以前在国内外为公众所知的技术；也没有任何单位或者个人就同样的发明或者实用新型在申请日以前向国务院专利行政部门提出过申请，并记载在申请日以后公布的专利申请文件或者公告的专利文件中。根据我国专利法规定，申请专利的发明创造在申请日以前六个月内，有下列情形之一的，不丧失新颖性：①在中国政府主办或者承认的国际展览会上首次展出的；②国务院有关主管部门或者全国性学术团体组织召开的学术会议或者技术会议上首次发表的；③他人未经申请人同意而泄露其内容的。

2. **创造性**　是指与现有技术相比，该发明具有突出的实质性特点和显著的进步，该实用新型具有实质性特点和进步。

3. **实用性**　是指该发明或者实用新型能够制造或者使用，并且能够产生积极效果。

授予专利权的外观设计，应当满足以下三个条件：①不属于现有设计，即申请日以前在国内外为公众所知的设计；也没有任何单位或者个人就同样的外观设计在申请日以前向国务院专利行政部门提出过申请，并记载在申请日以后公告的专利文件中。②与现有设计或者现有设计特征的组合相比，应当具有明显区别。③不得与他人在申请日以前已经取得的合法权利相冲突。

（二）不授予专利权的情形

对违反法律、社会公德或者妨害公共利益的发明创造，不授予专利权。

对下列各项，不授予专利权：

（1）科学发现　如天然物中未被分离纯化的某种成分，如植物中的生物碱等；

（2）智力活动的规则和方法；

（3）疾病的诊断和治疗方法　主要是指以获得疾病诊断结果或健康状况为直接目标的，以有生命的人体或动物体为对象的诊断和治疗方法，如药物治疗方法、外科手术治疗方法等，以治疗为目的的针灸、推拿、刮痧等等；

（4）动物和植物品种　如转基因动植物等。但动物和植物品种的生产方法可依照《专利法》规定授予专利权；

（5）用原子核变换方法获得的物质。

此外，《专利法》规定，对违反法律、行政法规的规定获取或者利用遗传资源，并依赖该遗传资源完成的发明创造，不授予专利权。“遗传资源”是指具有现实或潜在价值的遗传材料，包括植物、动物、微生物或其他来源的任何含有遗传功能单位的材料，包括动物、

植物、微生物的DNA、基因、基因组、细胞、组织、器官等遗传材料及相关信息。我国是遗传资源大国，为杜绝近年来许多医疗研究团队不经生物资源来源地国家的同意，擅自利用该国生物资源进行医药开发，并申请专利，获得垄断利益，使国家蒙受巨大的经济损失的现象，新专利法特增加上述条款，以保护我国的遗传资源，进一步规范我国生物制药领域、动植物育种、生命科学领域的研究。

五、专利权的主要内容

（一）专利权人的主要权利

1. **人身权** 主要是指发明人或设计人对发明创造所享有的署名权，即在专利文件中写明发明人或设计人姓名的权利。

2. **财产权** 指专利权人通过对专利技术的占有、使用而取得物质利益的权利，具体有下列几种：自己制造、使用和销售专利产品或者使用专利方法的权利；许可他人实施专利并收取专利使用费的权利；将专利赠与或有偿转让的权利；在其专利产品或者该产品的包装上标明专利标记或专利号的权利。

（1）专利实施权 专利权被授予后，只有专利权人以及专利权人授权许可的人可以实施和使用专利技术，其他任何人都不得实施和使用专利技术。

（2）专利许可权 指专利权人许可他人实施其专利技术并收取专利使用费的权利。

（3）专利转让权 专利权可以转让。转让专利权的，应当订立书面合同，并向国务院专利行政部门申请登记和公告，专利权的转让自登记之日起生效。中国单位或者个人向外国人转让专利权的，必须经国务院有关主管部门批准。

（4）专利标记权 专利权人享有在其专利产品或使用专利方法获得的产品上标注专利标记和专利号的权利。

（二）专利权人的义务

1. **按时缴纳年费** 专利权人未按规定交纳年费，导致专利权提前终止。

2. **不得滥用专利权** 专利权人应当在法律所允许的范围内选择利用专利权的方式并适度行使自己的权利。

六、专利权的限制

专利权的限制，包括期限限制和专利实施中的限制。专利实施中的限制包括强制许可、指定许可和专利法中关于不视为侵权的规定。

（一）专利权的期限限制

专利权的期限，又称专利保护期。发明专利权的期限是20年，实用新型专利权和外观设计专利权的保护期限是10年，均自申请日起计算。

（二）强制许可

所谓强制许可，是指专利主管机关不经专利权人的同意，依照法律规定的程序向第三人颁发专利技术强制许可证，授权该第三人实施和利用某项发明专利或实用新型专利。法律设立强制许可的目的是防止专利权人滥用专利权阻碍科学技术的推广应用。具体包括以下三种情形。

1. 不实施时的强制许可　具备实施条件的单位以合理的条件请求发明或者实用新型专利权人许可实施其专利，而未能在合理长的时间内获得这种许可时，国务院专利行政部门根据该单位的申请，可以给予实施该发明专利或者实用新型专利的强制许可。请求国务院专利行政部门给予强制许可的，只有在专利权被授予之日起满3年后才可以申请。

2. 根据公共利益需要的强制许可　在国家出现紧急状态或者非常情况时，或者为了公共利益的目的，国务院专利行政部门可以给予实施发明专利或者实用新型专利的强制许可。

3. 从属专利的强制许可　一项取得专利权的发明或者实用新型比前已经取得专利权的发明或者实用新型具有显著的进步，其实施又有赖于前一发明或者实用新型的实施，国务院专利行政部门根据后一专利权人的申请，可以给予实施前一发明或者新型的强制许可。

（三）指定许可

国有企业事业单位的发明专利，对国家利益或者公共利益具有重大意义的，国务院有关主管部门和省、自治区、直辖市人民政府报经国务院批准，可以决定在批准的范围内推广应用，允许指定的单位实施，由实施单位按照国家规定向专利权人支付使用费。

（四）不视为侵犯专利权的行为

专利权是对该项技术成果的垄断性的独占权，其基本含义是未经专利权人的许可任何人在法定的期限内不得使用该项技术。为了兼顾公共利益和专利权人的利益，专利法规定了四种不视为侵权的情形：①专利权人制造、进口或者经专利权人许可而制造、进口的专利产品或者依照专利方法获得的产品售出后，社会公众销售或使用该产品的；②在专利申请日前已经制造相同产品、使用相同方法或者已经做好制造、使用的必要准备，并且仅在原有范围内继续制造、使用的；③临时通过中国领陆、领水、领空的外国运输工具，依照其所属国同中国签订的协议或者共同参加的国际条约，或者依照互惠原则，为运输工具自身需要而在其装置和设备中使用有关专利的；④专为科学研究和实验而使用有关专利的。

七、专利申请与审批

根据我国《专利法》的规定，国务院专利行政部门负责管理全国的专利工作；统一受理和审查专利申请，依法授予专利权。专利申请与审批是取得专利权的必经程序。

（一）专利申请的原则

1. 书面原则　即办理专利申请手续时，必须采用书面形式。

2. 申请单一性原则　一件发明或者实用新型专利申请应当限于一项发明或者实用新型。属于一个总的发明构思的两项以上的发明或者实用新型，可以作为一件申请提出。一件外观设计专利申请应当限于一项外观设计。同一产品两项以上的相似外观设计，或者用于同一类别并且成套出售或者使用的产品的两项以上外观设计，可以作为一件申请提出。

3. 先申请原则　即两个或两个以上申请人就同样的发明申请专利时，专利权授予最先申请的人。判断申请先后的标准为申请日。我国《专利法》规定，国务院专利行政部门收到专利申请文件之日为申请日。如果申请文件是邮寄的，以寄出的邮戳日为申请日。

4. 优先权原则　申请人自发明或者实用新型在外国第一次提出专利申请之日起十二个月内，或者自外观设计在外国第一次提出专利申请之日起六个月内，又在中国就相同主题提出专利申请的，依照该外国同中国签订的协议或者共同参加的国际条约，或者依照相互承认优先权的原则，可以享有优先权。申请人自发明或者实用新型在中国第一次提出专利申请之日起十二个月内，又向国务院专利行政部门就相同主题提出专利申请的，可以享有优先权。优先权须以书面形式提出。

（二）专利申请需提交的文件

申请发明或者实用新型专利的，应当提交请求书、说明书及其摘要和权利要求书等文件。

1. **请求书** 应当写明发明或者实用新型的名称，发明人的姓名，申请人姓名或者名称、地址，以及其他事项。

2. **说明书** 应当对发明或者实用新型作出清楚、完整的说明，以所属技术领域的技术人员能够实现为准；必要的时候，应当有附图。

3. **摘要** 应当简要说明发明或者实用新型的技术要点。

4. **权利要求书** 应当以说明书为依据，清楚、简要地限定要求专利保护的范围。

申请外观设计专利的，应当提交请求书、该外观设计的图片或者照片以及对该外观设计的简要说明等文件。申请人提交的有关图片或者照片应当清楚地显示要求专利保护的产品的外观设计。

关于当前很多医药专利涉及的国际申请，我国专利法规定，中国单位或者个人将其在国内完成的发明创造向外国申请专利的，应当先向国务院专利行政部门申请专利，委托其指定的专利代理机构办理，并遵守有关保密的规定。

（三）专利审批程序

发明专利实行早期公开、实质审查制度；实用新型和外观设计只进行形式审查。根据《专利法》的规定，国务院专利行政部门负责管理全国的专利工作，统一受理和审查专利申请，依法授予专利权。省、自治区、直辖市人民政府管理专利工作的部门负责本行政区域内的专利管理工作。

1. **发明专利申请的审批程序** 申请→受理→初步审查→自申请日起18个月内，即行公布（可根据申请人的请求早日公布）→自申请日起3年内，根据申请人请求进行实质性审查→经实质审查没有发现驳回理由的，由国务院专利行政部门授予专利权，并予登记和公告。发明专利权自公告之日起生效。

2. **实用新型和外观设计的审批程序** 申请→受理→初步审查→未发现驳回理由的，由国务院专利行政部门授予实用新型专利权或外观设计专利权，并予以登记和公告。专利权自公告之日起生效。

3. **专利复审** 专利申请人对国务院专利行政部门驳回申请的决定不服的，可自收到通知之日起3个月内向专利复审委员会请求复审。专利申请人对复审决定不服的，可自收到通知之日起3个月内向人民法院起诉。

八、药品专利权的保护范围、期限、终止和无效

（一）专利权的保护范围和期限

和其他专利一样，医药发明或者实用新型专利权的保护范围以其权利要求的内容为准，说明书及附图可以用于解释权利要求的内容；外观设计专利权的保护范围以表示在图片或者照片中的该产品的外观设计为准，简要说明可以用于解释图片或者照片所表示的该产品的外观设计。

医药发明专利权的期限为20年，实用新型专利权和外观设计专利权的期限为10年，自

申请之日起计算。

（二）专利权的终止和无效

专利权在期限届满时终止。没有按规定缴纳年费的，或专利权人以书面声明放弃其专利权的，专利局可在期限届满前终止其专利权。

自国务院专利行政部门公告授予专利权之日起，任何单位或个人认为该专利权的授予不符合《专利法》有关规定的，可请求专利复审委员会宣告该专利权无效。专利复审委员会对请求及时审查，作出决定，并公告专利权无效的决定，由国务院专利行政部门登记公告。宣告无效的专利权视为自始即不存在。

知识拓展

专利保护与商业秘密保护

根据国际惯例，企业可以通过两种方式保护自己的独创技术，一是通过技术秘密进行保护，二是通过专利保护使自己的产品在一定时期内独占市场。

但由于医药行业的特殊性，国家对药品成分实行严格的监督管理，药品成分要进入国家药品标准，药品使用者要求药品处方成分的知情权，所以医药领域的许多发明难以依赖商业秘密保护。因此，在医药领域内，药品的专利保护在医药企业知识产权保护中处于核心地位。世界制药业巨头研发的品牌新药销售额屡创新高，其中专利保护功不可没，一种专利药品上市，在保护期以内，一家公司的药品供应全世界使用。所以，许多新药在专利期内的年销售额达到数十亿美元，甚至上百亿美元。

九、专利侵权和违法的处理

根据我国《专利法》，专利权被侵犯，即未经专利权人许可而实施其专利，可采取三种方式依法获得保护，分别是协商、司法救济和行政救济，权利人可以自由选择救济方式。协商即由当事人经过协商解决专利权的民事权利纠纷。行政救济即请求管理专利工作的部门处理。管理专利工作的部门具有专利行政处罚权、专利行政确认权和专利行政裁决权，也可应当事人的请求，就侵犯专利权的赔偿数额进行调解。司法救济是解决专利侵权纠纷的最终救济方式，即专利权人或者利害关系人可以就专利侵权纠纷向人民法院起诉。

假冒专利的，除依法承担民事责任外，由管理专利工作的部门责令改正并予公告，没收违法所得，可以并处违法所得四倍以下的罚款；没有违法所得的，可以处二十万元以下的罚款；构成犯罪的，依法追究刑事责任。

案例分析

伟哥专利纠纷案

1993年起，辉瑞公司在世界100多个国家申请了伟哥治疗阳痿的新用途专利。1994年，辉瑞公司向中国国家知识产权局申请万艾可主要活性成分——“枸橼酸西地那非”治疗男性性功能障碍的用途专利。2000年11月，辉瑞公司在欧洲申请的伟哥应用专利在英国高等法院被驳回。2001年9月，国家知识产权局正式授予万艾可专利。这意味着国内伟哥开发企业的产品一旦上市，将构成对辉瑞应用专利的侵权，如果被控侵权成立，这些企业投入到研究开发中的上亿元费用将付诸东流。

2001年10月，国内13家制药企业和个人联合向中国知识产权局专利复审委员会提出请求，要求宣告美国辉瑞公司在中国获得授权的伟哥新用途专利无效。2004年7月5日，国家专利复审委员会作出第6228号无效宣告请求审查决定书，认为该药品的专利说明书对于权利要求书中技术方案的公开不够充分，不符合《专利法》规定，因此宣告万艾可发明专利无效。

2004年9月28日，辉瑞就万艾可专利正式向北京市中级人民法院提诉，请求法院撤销国家知识产权局专利复审委员会作出的第6228号无效宣告，责令被告重新作出审查决定，维持专利有效，同时将国内12家药企及1个自然人列为“第三人”。2006年6月2日，北京市第二中级人民法院对万艾可案作出一审裁决，认为专利复审委员会认定事实有误，应予纠正，美国辉瑞制药公司胜诉。作为第三人的国内12家制药企业不服判决，向北京市高级法院提出上诉。2007年10月28日，北京市高级法院终审判决“伟哥”专利有效。

讨论：

1．试分析本案例中，国内13家制药企业和个人、知识产权局专利复审委员会、北京市中级人民法院就伟哥专利问题提出的诉讼请求、复审决定、审判决定所依据的《专利法》中的规定分别是什么？

2．我国制药企业在新药研发、生产过程中，可以从这一案例吸取哪些经验教训？

第三节　药品商标保护

商标权是知识产权的重要组成部分。由商标带来的“品牌”效应，使商标成为企业的重要财富。在市场经济社会中，商标的功能是多方面的。对商标所有权人而言，商标具有表彰商品来源、广告宣传的作用，同时也是企业无形财产的重要组成部分。对于消费者，商标具有区别商品、标示商品质量的功能。监督管理部门可以通过注册商标及其转让、许可的管理，监督商品质量，稳定和巩固经济发展。另外，通过商标在国外的注册，可加强我国商品在国际市场上的竞争能力，促进我国商品对外贸易的发展。

对于药品来说，商标是区别不同药品生产企业产品质量的标记，是药品是否合法经营的依据，是药品质量的法律保证。药品作为特殊商品，消费者无法靠自己的能力辨别质量的优劣，只能通过对产品的信任度决定使用哪一种产品。同类产品最有效的区别方式就在于不同生产企业的商标，名牌产品因其质量好、疗效确切，受到消费者的喜爱。我国药品商标制度十多年的实施，形成了许多在海内外享有一定声誉的名、优商标，成为我国医药企业宝贵的无形资产。因此，药品的商标注册对于企业创名牌、争效益、保证药品质量、提高竞争力，都有着重要的意义。

一、商标的概念和分类

（一）商标的概念

商标是指生产者、经营者为使自己的商品或服务与他人的商品或服务相区别，而使用在商品及其包装上或服务标记上的由文字、图形、字母、数字、三维标志和颜色组合，以及上述要素的组合所构成的一种可视性标志。我国《商标法》规定，任何能够将自然人、法人或者其他组织的商品与他人的商品区别开的可视性标志，包括文字、图形、字母、数字、三维标志和颜色组合，以及上述要素的组合，均可以作为商标申请注册。

（二）商标的分类

商标的分类方法很多，如按商标结构分类，可分为文字商标、图形商标、字母商标、数字商标、三维标志商标、组合商标等；按商标注册与否，可分为注册商标、未注册商标；按商标使用者分类，可分为商品商标、服务商标、集体商标、证明商标等；按商标享誉程度分类，可分为普通商标、知名商标、著名商标、驰名商标等。

1. **注册商标**　经商标局核准注册的商标为注册商标，包括商品商标、服务商标和集体商标、证明商标。使用注册商标的，应当标明“注册商标”或者注册标记。

2. **商品商标**　用于商品的标记。包括用于商品生产者的产业商标，或称制造商标、生产商标；和用于商品销售者的商业商标，或称销售商标。

3. **服务商标**　用于区别于其它同类服务项目的标志。

4. **集体商标**　指以团体、协会或者其他组织名义注册，供该组织成员在商事活动中使用，以表明使用者在该组织中的成员资格的标志。

5. **证明商标**　指由对某种商品或者服务具有监督能力的组织所控制，而由该组织以外的单位或者个人使用于其商品或者服务，用以证明该商品或者服务的原产地、原料、制造方法、质量或者其他特定品质的标志。如绿色食品标志、纯羊毛标志等。

6. **驰名商标**　在较大地域范围内（如全国或国际）享有较高的声誉并为相关公众所熟知的商标，如“同仁堂”“仲景”“地奥”“三九”等。在我国驰名商标由国家市场监督管理局商标局认可获得。根据我国《商标法》的规定，认定驰名商标应当考虑下列因素：①相关公众对该商标的知晓程度；②该商标使用的持续时间；③该商标的任何宣传工作的持续时间、程度和地理范围；④该商标作为驰名商标受保护的记录；⑤该商标驰名的其他因素。

二、商标的特征

1. **依附性**　商标是用于商品或服务上的标记，依附于商品或服务而存在。

2. **显著性**　商标具有易于区别其它商品或服务的可识别性和独特性，从而便于消费者识别。我国《商标法》规定，申请注册的商标，应当有显著特征，便于识别，并不得与他人在先取得的合法权利相冲突。

3. **独占性**　注册商标所有人对其商标具有专用权，受到法律保护。未经商标权人的许可，任何人不得擅自使用与该注册商标相同或相近的商标。

4. **价值性**　商标代表着商标所有人生产或经营的质量信誉和企业信誉、形象，是一种无形资产。另外，商标的价值可以通过评估确定，可以有偿转让，也体现了其价值。

5. **竞争性**　商标是商品信息的载体，是参与市场竞争的工具。商标的知名度越高，其商品或服务的竞争力就越强。

三、不得作为商标使用或注册的情形

（一）不得作为商标使用的标志

1. 同中华人民共和国的国家名称、国旗、国徽、军旗、勋章相同或者近似的，以及同中央国家机关所在地特定地点的名称或者标志性建筑物的名称、图形相同的；

2. 同外国的国家名称、国旗、国徽、军旗相同或者近似的，但该国政府同意的除外；

3. 同政府间国际组织的名称、旗帜、徽记相同或者近似的，但经该组织同意或者不易误导公众的除外；

4. 与表明实施控制、予以保证的官方标志、检验印记相同或者近似的，但经授权的除外；

5. 同“红十字”“红新月”的名称、标志相同或者近似的；

6. 带有民族歧视性的；

7. 夸大宣传并带有欺骗性的；

8. 有害于社会主义道德风尚或者有其他不良影响的；

9. 县级以上行政区域的地名或者公众知晓的外国地名，不得作为商标。但是，地名具有其他含义或者作为集体商标、证明商标组成部分的除外；已经注册的使用地名的商标继续有效。

（二）不得作为商标注册的标志

1. 仅有本商品的通用名称、图形、型号的；

2. 仅仅直接表示商品的质量、主要原料、功能、用途、重量、数量及其他特点的；

3. 缺乏显著特征的。

四、商标的注册与管理

（一）商标注册管理机构

国务院市场监督管理部门商标局主管全国商标注册和管理的工作。国务院市场监督管理部门设立商标评审委员会，负责处理商标争议事宜。

（二）商标注册申请人

自然人、法人或者其他组织对其生产、制造、加工、拣选或者经销的商品，需要取得商标专用权的，应当向商标局申请商品商标注册。自然人、法人或者其他组织对其提供的服务项目，需要取得商标专用权的，应当向商标局申请服务商标注册。

两个以上的自然人、法人或者其他组织可以共同向商标局申请注册同一商标，共同享有和行使该商标专用权。

外国人或者外国企业在中国申请商标注册的，应当按其所属国和中华人民共和国签订的协议或者共同参加的国际条约办理，或者按对等原则办理。外国人或者外国企业在中国申请商标注册和办理其他商标事宜的，应当委托国家认可的具有商标代理资格的组织代理。

（三）商标注册的申请要求

国家规定必须使用注册商标的商品，必须申请商标注册，未经核准注册的，不得在市场销售。申请商标注册的，应当按规定的商品分类表填报使用商标的商品类别和商品名称。商标注册申请人在不同类别的商品上申请注册同一商标的，应当按商品分类表提出注册申请。注册商标需要在同一类的其他商品上使用的，应当另行提出注册申请。注册商标需要改变其标志的，应当重新提出注册申请。注册商标需要变更注册人的名义、地址或者其他注册事项的，应当提出变更申请。申请商标注册不得损害他人现有的在先权利，也不得以不正当手段抢先注册他人已经使用并有一定影响的商标。为申请商标注册所申报的事项和所提供的材料应当真实、准确、完整。

（四）商标注册的优先权原则

商标注册申请人自其商标在外国第一次提出商标注册申请之日起六个月内，又在中国就相同商品以同一商标提出商标注册申请的，依照该外国同中国签订的协议或者共同参加的国际条约，或者按照相互承认优先权的原则，可以享有优先权。商标在中国政府主办的或者承认的国际展览会展出的商品上首次使用的，自该商品展出之日起六个月内，该商标的注册申请人可以享有优先权。

（五）商标注册审批流程

商标注册申请有以下主要环节：一是先行查询；二是形式审查；三是实质审查；四是审定公告。商标注册具体流程见图12-2。对已经注册的商标有争议的，可以自该商标经核准注册之日起五年内，向商标评审委员会申请裁定。

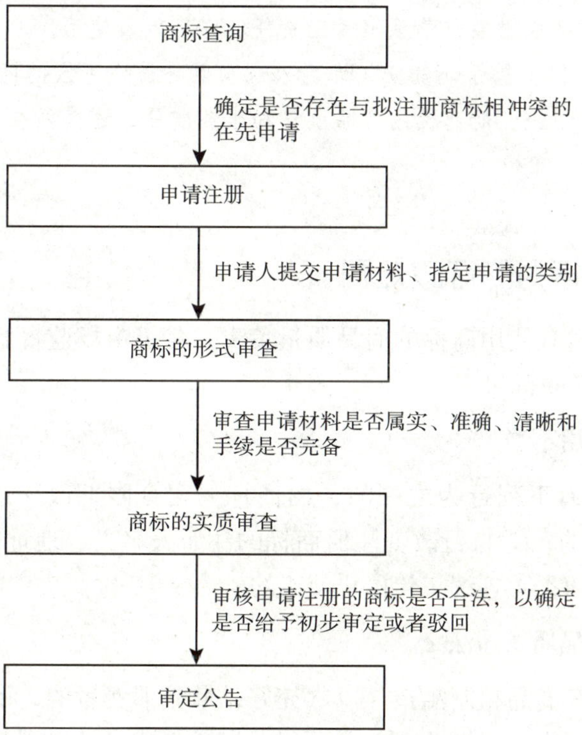

图12-2　商标注册流程图

五、注册商标的有效期、续展、转让和许可使用

（一）注册商标的有效期和续展

注册商标的有效期为十年，自核准注册之日起计算。注册商标有效期满，需要继续使用的，应当在期满前六个月内申请续展注册；在此期间未能提出申请的，可以给予六个月的宽展期。宽展期满仍未提出申请的，注销其注册商标。每次续展注册的有效期为十年。续展注册经核准后，予以公告。

（二）注册商标的转让

转让注册商标的，转让人和受让人应当签订转让协议，并共同向商标局提出申请。受让人应当保证使用该注册商标的商品质量。转让注册商标经核准后，予以公告。受让人自公告之日起享有商标专用权。

（三）注册商标的许可使用

商标注册人可以通过签订商标使用许可合同，许可他人使用其注册商标。许可人应当监督被许可人使用其注册商标的商品质量。被许可人应当保证使用该注册商标的商品质量。经许可使用他人注册商标的，必须在使用该注册商标的商品上标明被许可人的名称和商品产地。商标使用许可合同应当报商标局备案。

相关链接

使用注册商标商品的质量保证责任

商标使用人应当对商品或服务的质量承担保证责任。转让注册商标的，受让人应当对使用该注册商标的商品或服务质量承担保证责任。许可他人使用注册商标的，商标所有人和商标使用人共同承担质量保证责任。许可人应当监督被许可人的商品质量和服务质量，被许可人应当保证使用该注册商标的商品质量和服务质量，还必须在商品上标明被许可人的名称和商品产地。

六、商标违法行为的行政处罚

商标使用人应当对其使用商标的商品质量负责。各级市场监督管理部门应当通过商标管理，制止欺骗消费者的行为。

（一）注册商标使用不当

使用注册商标，有下列行为之一的，由商标局责令限期改正或者撤销其注册商标：①自行改变注册商标的；②自行改变注册商标的注册人名义、地址或者其他注册事项的；③自行转让注册商标的；④连续三年停止使用的。

（二）注册商标商品质量违法

使用注册商标，其商品粗制滥造，以次充好，欺骗消费者的，由各级工商行政管理部门分别依据不同情况，责令限期改正，并可以予以通报或者处以罚款，或者由商标局撤销其注册商标。

（三）必须使用注册商标的商品未经核准注册在市场销售

国家规定必须使用注册商标的商品，必须申请商标注册，未经核准注册的不得在市场销售的，由地方工商行政管理部门责令限期申请注册，可以并处罚款。

（四）使用未注册商标且有其他违法行为

使用未注册商标，有下列行为之一的，由地方工商行政管理部门予以制止，限期改正，并可以予以通报或者处以罚款：①冒充注册商标的；②违反第十条规定，即使用不得作为商标使用的标记的；③粗制滥造，以次充好，欺骗消费者的。

知识链接

药品监管法规中与商标有关的管理规定

药品管理法	第29条	列入国家药品标准的药品名称为药品通用名称。已经作为药品通用名称的，该名称不得作为药品商标使用
药品说明书和标签管理规定	第27条	药品说明书和标签中禁止使用未经注册的商标以及其他未经国家食品药品监督管理局批准的药品名称 药品标签使用注册商标的，应当印刷在药品标签的边角，含文字的，其字体以单字面积计不得大于通用名称所用字体的四分之一
药品广告审查发布标准	第5条	处方药名称与该药品的商标、生产企业字号相同的，不得使用该商标、企业字号在医学、药学专业刊物以外的媒介变相发布广告 不得以处方药名称或者以处方药名称注册的商标以及企业字号为各种活动冠名
	第7条	药品广告中必须标明药品的通用名称、忠告语、药品广告批准文号、药品生产批准文号；以非处方药商品名称为各种活动冠名的，可以只发布药品商品名称 药品广告中不得以产品注册商标代替药品名称进行宣传，但经批准作为药品商品名称使用的文字型注册商标除外
关于进一步规范药品名称管理的通知	国食药监注〔2006〕99号	四、药品广告宣传中不得单独使用商品名称，也不得使用未经批准作为商品名称使用的文字型商标
关于在药品广告中规范使用药品名称的通知	国药监市〔2006〕216号	一、药品商品名称不得单独进行广告宣传。在文字广告以及电视广告的画面中，使用药品商品名称的，必须同时出现药品通用名称 二、药品广告中不得使用未经注册的商标；不得以产品注册商标代替药品名称进行宣传（经批准的作为药品商品名称使用的文字型注册商标除外）。在药品广告中宣传注册商标的，必须同时使用药品通用名称 三、在文字广告以及电视广告的画面中，药品商品名称的字体以单字面积计，不得大于药品通用名称所用字体的1/2，药品通用名称的字体和颜色必须清晰可辨；产品文字型注册商标的字体以单字面积计不得大于通用名称所用字体的1/4

七、注册商标专用权的法律保护

（一）注册商标侵权的界定

注册商标的专用权，以核准注册的商标和核定使用的商品为限。有下列行为之一的，均属侵犯注册商标权的行为：①未经注册商标所有人的许可，在同一种商品或类似商品上使用与其注册商标相同或近似商标的；②销售侵犯注册商标专用权的商品的；③伪造、擅自制造他人注册商标标识或销售伪造、擅自制造的注册商标标识的；④未经商标注册人同意，更换其注册商标并将该更换商标的商品又投入市场的；⑤给他人的注册商标专用权造成其他损害的。

（二）商标侵权纠纷处理方式及救济途径

我国《商标法》规定的对于商标侵权行为所引起纠纷的处理方式与专利法相似，有三种救济途径：由当事人协商解决，请求工商行政管理部门处理，和向人民法院起诉，其中司法救济为最终途径。

工商行政管理部门处理时，认定侵权行为成立的，责令立即停止侵权行为，没收、销毁侵权商品和专门用于制造侵权商品、伪造注册商标标识的工具，并可处以罚款。进行处理的工商行政管理部门也可根据当事人的请求，可以就侵犯商标专用权的赔偿数额进行调解。调解不成的，或对处理不服的，当事人可以依照《中华人民共和国民事诉讼法》向人民法院起诉。

（三）商标侵权行为的法律责任

对侵犯注册商标专用权的行为，工商行政管理部门有权依法查处；涉嫌犯罪的，应当及时移送司法机关依法处理。下列几种侵犯商标专用权的行为，构成犯罪的，除赔偿被侵权人的损失外，依法追究刑事责任：①未经商标注册人许可，在同一种商品上使用与其注册商标相同的商标；②伪造、擅自制造他人注册商标标识或者销售伪造、擅自制造的注册商标标识；③销售明知是假冒注册商标的商品。

案例分析

“地奥”商标侵权案

1995年成都地奥制药集团有限公司经注册获得“地奥文字及图形”组合商标（第696254号）和“地奥”文字商标（第1038551号）的注册商标专用权，并于1999年12月被国家工商总局商标局认定为驰名商标，为该企业在国内外都创造了较高的品牌价值。2005年，地奥制药集团发现昆明大庄园复混肥有限公司在其生产的复混肥包装上使用和销售与原告两驰名商标相同和相近似的商标“地奥DA”及图形组合商标。成都地奥遂向成都市中级人民法院提起诉讼，请求判决被告昆明大庄园复混肥有限公司立即停止侵权，赔偿经济损失50万元（含合理开支6.3万余元）。2006年5月29日，成都市中级人民法院对该案进行宣判，认为被告构成侵权，应承担相应的民事侵权责任，支付原告方为制止侵权的合理开支。判决被告自判决生效之日起立即停止使用与原告成都地奥制药集团有限公司所有的中国驰名商标相近似的商标标识的行为，赔偿原告经济损失15万元，并承担合理开支2.2万余元。

讨论：

1．请分析成都地奥制药集团有限公司“地奥”作为药品驰名商标，对昆明大庄园复混肥有限公司的复混肥的商标有约束力吗？为什么？

2．法院审查认为被告构成侵权的主要法律依据是什么？

第四节　中药品种保护

一、中药品种保护实施的背景和意义

中药是我国传统医药学的重要组成部分，是祖国医药文化的宝贵遗产。我国有关部门对中药的研究、利用和发展一直十分重视。1985年《药品管理法》和《新药审批办法》实施以前，经我国各级卫生行政部门审批的中成药品种共约8800多个，从31种剂型。针对其中普遍存在同名异方、同方异名、药证不符、处方不合理等问题，1986年开始，原卫生部组织专家进行审评、筛选、整顿，确定了4000多种组方合理、质量稳定、临床疗效确切的中药品种，中药新品种的研究开发也逐年递增。但是，由于国家对中药品种缺少必要的保护措施，中药品种的仿制生产和审批具有较大随意性和盲目性，导致许多新、名优产品常常被仿制，在一定程度上影响了产品的质量，并且严重挫伤企业和科研单位研究开发新产品的积极性。另一方面，由于中药品种自身的一些特性，以及传统制剂工艺等专有技术的沿袭，中药品种的质量标准普遍较低，检测项目不完善，手段落后；相当数量的中药品种科技含量较低，对其的认识和评价还停留在传统中医药理论分析和临床经验判断上。为解决上述中药品种生产和科研中存在的实际问题，维护和促进中药事业的发展，巩固中成药品种整顿的成果，1989年，原卫生部开始着手研究起草有关中药保护的管理办法。1990年原卫生部下发文件对中成药移植品种管理给予行政干预，随后起草了《中药保密、保护品种管理办法》。在此基础上，1991年国务院责成法制局牵头，由原卫生部、国家中医药管理局参加，组成了《中药品种保护条例》起草小组。1992年10月14日，国务院第106号令发布了《中药品种保护条例》，并于1993年1月1日起实施。2018年国务院对该条例进行了修订，以适应药品监督管理体制的变化。

《中药品种保护条例》是我国建国以来制定的第一部有关中药品种保护的行政法规。该条例的颁实施，标志着我国对中药的研制生产、管理工作走上了法制化的轨道；对保护中药名优产品、保护中药研制生产的知识产权，提高中药质量和信誉，推动中药制药企业的科技进步，开发临床安全有效的中药新药和促进中药走向国际医药市场具有重要的意义。

二、中药品种保护的适用范围和监督管理部门

（一）中药品种保护的适用范围

《中药品种保护条例》适用于中国境内生产制造的中药品种，包括中成药、天然药物的提取物及其制剂和中药人工制品。申请保护的中药品种，必须是国家药品标准收载的品种。申请专利的中药品种，依照专利法的规定办理，不适用中药品种保护。凡存在专利等知识产权纠纷的品种，应解决纠纷以后再办理保护事宜。

（二）监督管理部门

根据《条例》规定，国家药品监督管理局负责全国中药品种保护的审批和监督管理工作，国家中药品种保护审评委员会是中药品种保护专业技术审查机构和咨询机构。国家中医药管理局协同管理全国中药品种的保护工作。2018年有关政府机构的职责作了调整，现中药品种保护审评的工作划归国家市场监督管理总局食品审评中心负责。

三、中药保护品种等级的划分

（一）一级保护

符合下列条件之一的中药品种，可以申请一级保护：

（1）对特定疾病有特殊疗效的 即对某一疾病在治疗效果上能取得重大突破性进展。例如，对常见病、多发病等疾病有特殊疗效；对既往无有效治疗方法的疾病能取得明显疗效；或者对改善重大疑难疾病、危急重症或罕见疾病的终点结局（病死率、致残率等）取得重大进展。

（2）相当于国家一级保护野生药材物种的人工制成品 指列为国家一级保护物种药材的人工制成品；或目前虽属于二级保护物种，但其野生资源已处于濒危状态物种药材的人工制成品。

（3）用于预防和治疗特殊疾病中的特殊疾病的指严重危害人民群众身体健康和正常社

会生活经济秩序的重大疑难疾病、危急重症、烈性传染病和罕见病。如恶性肿瘤、终末期肾病、脑卒中、急性心肌梗塞、艾滋病、传染性非典型肺炎、人禽流感、苯酮尿症、地中海贫血等疾病。用于预防和治疗重大疑难疾病、危急重症、烈性传染病的中药品种，其疗效应明显优于现有治疗方法。

（二）二级保护

符合下列条件之一的中药品种，可以申请二级保护：

（1）符合上述一级保护的品种或者已经解除一级保护的品种；

（2）对特定疾病有显著疗效的 能突出中医辨证用药理法特色，具有显著临床应用优势，或对主治的疾病、证候或症状的疗效优于同类品种。

（3）从天然药物中提取的有效物质及特殊制剂 指从中药、天然药物中提取的有效成分、有效部位制成的制剂，且具有临床应用优势。

四、中药保护品种保护的期限和保护措施

（一）保护期限

中药一级保护品种的保护期限分别为30年、20年、10年；中药二级保护品种的保护期限为7年。

（二）保护措施

（1）除临床用药紧张的中药保护品种另有规定外，被批准保护的中药品种在保护期内仅限于已获得《中药保护品种证书》的企业生产。

（2）对已批准保护的中药品种　如果在批准前是由多家企业生产的，其中未申请《中药保护品种证书》的企业应当自公告发布之日起6个月内向国家药品监督管理部门申报，按规定提交完整的资料，经指定的药品检验机构对申报品种进行质量检验，达到国家药品标准的，经国家药品监督管理部门审批后，补发批准文件和《中药保护品种证书》。未达到国家药品标准的，国家药品监督管理部门依照药品管理的法律、行政法规的规定，撤销该中药品种的批准文号。

（3）擅自仿制中药保护品种的，以生产假药论处；伪造《中药保护品种证书》及有关证明文件进行生产、销售的，由药品监督管理部门依《中药品种保护条例》和《药品管理法》的有关规定，给予没收、罚款等行政处罚；构成犯罪的，由司法机关依法追究刑事责任。

五、中药保护品种保护的管理规定

（一）中药一级保护品种的管理规定

（1）中药一级保护品种的该品种的处方组成、工艺制法在保护期内由获得《中药保护品种证书》的生产企业和有关的药品监督管理部门、单位和个人负责保密，不得公开。负有保密责任的有关部门、企业和单位应按照国家有关规定，建立必要的保密制度。

（2）向国外转让中药一级保护品种的处方组成、工艺制法，应当按照国家有关保密的规定办理。

（3）因特殊情况需要延长保护期的，由生产企业在该品种保护期满前6个月，依照中药

品种保护的申请办理程序申报。由国家药品监督管理部门确定延长的保护期限，不得超过第一次批准的保护期限。

（二）中药二级保护品种的管理规定

中药二级保护品种在保护期满后可以延长保护期限，时间为7年，由生产企业在该品种保护期满前6个月依据条例规定的程序申报。

（三）中药保护品种生产企业的义务

（1）生产中药保护品种的企业及有关主管部门应重视生产条件的改进，提高品种的质量。

（2）中药保护品种在保护期内向国外申请注册时，必须经过国家药品监督管理部门批准同意，否则不得办理。

六、中药品种保护的申请和审批

（1）中药生产企业向所在地省级药品监督管理部门提出申请，经初审签署意见后，报国家药品监督管理部门。在特殊情况下，中药生产企业也可以直接向国家药品监督管理部门提出申请。

（2）国家药品监督管理部门委托国家中药品种保护审评委员会进行审评。

（3）国家药品监督管理部门根据审评结论，决定对申请的中药品种是否给予保护。经批准保护的中药品种，由国家食品药品监督管理总局发给《中药保护品种证书》，并在指定的专业媒介上予以公告。

七、中药品种保护指导原则

为加强中药品种保护管理工作，突出中医药特色，鼓励创新，促进提高，保护先进，保证中药品种保护工作的科学性、公正性和规范性，2009年2月，根据《中药品种保护条例》有关规定，原国家食品药品监督管理局制定发布了《中药品种保护指导原则》。《指导原则》中对中药品种一级和二级保护的具体情况、初次保护、同品种保护、延展保护期等作了定义，分别强调以下原则。

（一）初次保护

初次保护申请，是指首次提出的中药品种保护申请；其他同一品种生产企业在该品种保护公告前提出的保护申请，按初次保护申请管理。申报品种由多家企业生产的，应由原研企业提出首次申报；若质量标准不能有效控制产品质量的，应提高并统一质量标准。申报品种一般应完成监测期、注册批件及其他法律法规要求的研究工作。申报资料应能说明申报品种的可保性，并能客观全面地反映中药品种生产工艺、质量研究、安全性评价、临床应用等方面的情况。申报品种必须是执行国家正式药品标准的品种，药品标准应能有效地控制药品质量，注射剂标准中必须建立指纹图谱和安全性检查项目，且应有近三年企业质量检验情况汇总表及省级药品检验机构的检验报告，以说明质量标准的执行情况。

单味药制剂的主要药效成分应清楚，并应有相应的专属性质量控制方法。改变剂型的品种应有试验资料证明其先进性和合理性；对传统中成药进行重大工艺改进的品种，与原品种及同类品种比较必须在服用剂量、制剂稳定性、质量标准可控性、有效性或安全性等方面具有明显优势；还应具有显著临床应用优势，或对主治疾病、证候或症状的疗效优于同类品种。申报中药注射剂品种保护的，其各项技术要求不得低于现行中药注射剂的注册要求，并有不良反应检索报告。中药、天然药物和化学药品组成的复方制剂应有中药、天然药物、化学药品间药效、毒理相互影响的比较性研究和临床试验资料，以证实其组方合理性。

原料应有法定标准，多基原药材应明确其基原，主要药味应明确产地，有相对稳定的供货渠道，并有相关证明性材料；注射剂原料药必须固定基原和产地，提供相应的保障措施。以中药饮片投料的应提供炮制方法及标准，直接购买中药饮片的，还应明确生产企业及供货渠道。工艺研究资料应能说明现行生产工艺的合理性，并提供工艺过程中各个环节所采取的质量保障措施。

申请企业应提出在保护期内对品种改进提高计划及实施的详细步骤。如进一步完善生产过程控制，提高完善质量标准，加强基础和临床研究，完善药品说明书等。

（二）同品种保护

同品种，是指药品名称、剂型、处方都相同的品种。同品种保护申请，是指初次保护申请品种公告后，其他同品种生产企业按规定提出的保护申请。已受理同品种申请的品种，由国家中药品种保护审评委员会组织有关专家及相关单位人员进行同品种质量考核。同品种质量考核包括现场检查、抽样和检验三方面的内容。

（三）延长保护期

延长保护期申请，是指中药保护品种生产企业在该品种保护期届满前按规定提出延长保护期的申请。申请延长保护的品种应能证明其对主治的疾病、证候或症状较同类品种有显著临床疗效优势。延长保护期的品种在临床、药理毒理、药学等方面应较保护前有明显改进与提高，如生产用药材和饮片基原明确、产地固定，工艺参数明确，过程控制严格，质量标准可控完善，主治范围确切，药品说明书完善等。对有效成分和有效部位制成的制剂，其量效关系、作用机理和体内代谢过程应基本清楚。申请企业应提出在延长保护期内对品种改进提高的详细计划及实施方案。

第五节　药品知识产权的其他保护方式

一、药品商业秘密保护

（一）商业秘密的定义

根据《反不正当竞争法》，商业秘密为不为公众所知悉、能为权利人带来经济利益、具有实用性并经权利人采取保密措施的技术信息和经营信息。包括设计、程序、产品配方、制作工艺、制作方法、管理诀窍、客户名单、货源情报、产销策略、招标投标中的标底及标书内容等信息。在TRIPS协议第7节中，把商业秘密的范围规定为一切符合条件的“未披露的信息”。

（二）商业秘密保护的法律规定

关于商业秘密的保护，我国目前尚没有完善的法律适用体系。《反不正当竞争法》第9条规定了有关商业秘密的内容：经营者不得采用下列手段侵犯商业秘密：①以盗窃、贿赂、欺诈、胁迫、电子侵入或者其他不正当手段获取权利人的商业秘密；②披露、使用或者允许他人使用以前项手段获取的权利人的商业秘密；③违反保密义务或者违反权利人有关保守商业秘密的要求，披露、使用或者允许他人使用其所掌握的商业秘密；④教唆、引诱、帮助他人违反保密义务或者违反权利人有关保守商业秘密的要求，获取、披露、使用或者允许他人使用权利人的商业秘密。经营者以外的其他自然人、法人和非法人组织实施前款所列违法行为的，视为侵犯商业秘密。

第三人明知或者应知商业秘密权利人的员工、前员工或者其他单位、个人实施本条第一款所列违法行为，仍获取、披露、使用或者允许他人使用该商业秘密的，视为侵犯商业秘密。

（三）我国中药的商业秘密保护

中药是我国独特的传统医药，在我国医药领域中，中药的商业秘密保护已有数千年历史。我国拥有丰富的中药材资源，还包括数千年来积累的大量疗效显著的中药复方，商业秘密的保护贯穿于从原植物的采摘、原药材的炮制加工，到成药的配方、特殊的制备工艺等各个环节，对保护中药的知识产权起到了非常重要的作用。

我国中药商业秘密保护主要包括三个方面：一是技术秘密，即凭经验和技能产生的，在实践中尤其是中药生产工艺中适用的技术情报、数据和知识。二是中药经营秘密。主要是指具有秘密性质的、与经营密切相关的情报和信息，如市场调研报告、发展计划、经营策略、对外业务合同、购销渠道和客户名单、财务管理秘密、人事组织秘密等。三是管理秘密。指在农工商各个领域、各个环节中有效运作的专门管理技术，包括管理模式、管理方法、管理步骤等。后两者商业秘密保护的主要实施重点在于企业，企业应对自身的技术秘密和其他商业秘密有充分的了解,并分别设置相应的保护措施，形成严密的制度。

中药技术秘密是中药商业秘密的重要组成部分，其中包括中药的制造技术、生产工艺流程、特定配方、有关设备和材料的制作工艺的专门知识、经验等信息。早在1990年我国颁布的《中医药行业国家秘密及其密级具体范围的规定》中，将未公开的中医药行业发展规划、计划及有关统计资料、中医药重大科技成果、发明创造、技术革新中的关键技术、药物配方、在国际市场上具有一定竞争优势的中药和传统的中成药的生产工艺技术、关键技术和药物配方、解放后尚未公开出版发行的具有重要学术价值的中医药古籍文献、野生药材资源的蕴藏量及有关资料、未公布的中医药产品价格改革及调整方案、具有重要经济价值的药用动植物饲养、栽培及防治病虫害的关键技术等列为中医药行业的国家秘密范畴，并将密级具体分为绝密级、机密级和秘密级事项。其中绝密事项包括两种：一是“列为国家重点保护的中药制剂”，是指由原卫生部确定的中成药，如云南白药、雷允上六神丸等。二是“稀有贵细中药材人工制成品”，指传统公认的贵、稀、少的天然中药材人工制成品，如人工麝香、培植牛黄等。

1993年，原卫生部药政管理局在《关于中药新药质量标准发布事由》（卫药政发〔1993〕第137号）中提出：“由于中医药的特殊性，如果新药‘处方’和‘制法’全部公开，可能会出现互相模仿，处方大同小异等现象，造成新药研制工作的低水平重复，影响临床确切用药，也势必对中药新药的发展和审批管理工作不利。而且质量标准中这两项内容对检验结果影响不大。鉴此，我局同意药典会意见，在颁布中药新药质量标准（包括试行和转正标准）时，对其‘处方’和‘制法’可根据具体情况，有些品种采取部分公开的格式。但对研制、生产单位及其所在地卫生厅（局）、药检所须发送质量标准的全部内容。”从而在一定程度上对中药处方的技术秘密给予了保护。另外，我国《中药品种保护条例》中也规定，中药一级保护品种的处方组成、工艺制法，在保护期限内由获得《中药保护品种证书》的生产企业和有关的药品生产经营主管部门、卫生行政部门及有关单位和个人负责保密，不得公开。

通过中药商业秘密保护措施，可以维护权利所有人的合法权益，保障正常的市场秩序，鼓励创新，保证中药产业的稳步健康发展。然而，随着近年中药现代化和国际化的发展，如何在中药处方技术秘密保护需要和中药处方的定量化和质量可控性需要之间把握平衡，尚是中药生产企业研发、生产以及中药商业秘密保护立法过程需要解决的难题。

二、原产地域产品保护与原产地标记

原产地域产品保护制度，又称为原产地名称权保护制度或地理标志保护制度，是20世纪以来世界上多数国家为有效保护本国的特色产品而采取的重要制度体系，也是世界贸易组织的TRIPS协议中所认可的通行保护规则。在TRIPS协议第3章第22～24条中，将地理标志作为一种独立的知识产权作了专门的规定。在我国医药领域，与原产地产品保护相关的，主要是各种地道药材及与地理来源相关联的中药动、植物产品。

（一）原产地域产品保护

原产地域产品，是指利用产自特定地域的原材料，按照传统工艺在特定地域内生产的，质量、特色或者声誉在本质上取决于原产地域地理特征，并依照本规定经审核批准以原产地域进行命名的产品”。原产地是指产品的生长地、出生地、出土地或生产、加工、制造地，或者说是产品的籍贯，这种产品被赋予的名称，就是原产地名称。原产地域产品经国家质量监督检验检疫部门审核批准后，即可以原产地名称进行命名，经注册登记后，生产者可以在其产品上使用原产地域产品专用标志，如茅台酒、龙井茶、镇江香醋等。近年来，一些有鲜明地方特色的中药产品，如云南中药材文山三七、河南中药材“卢氏连翘”、四川中成药古蔺肝苏等，先后被授予“原产地域保护”标志。

（二）原产地标记

原产地标记包括原产国标记和地理标志。原产地标记是原产地工作不可分割的组成部分。原产国标记是指用于指示一项产品或服务来源于某个国家或地区的标识、标签、标示、文字、图案以及与产地有关的各种证书等。地理标志是指一个国家、地区或特定地方的地理名称，用于指示一项产品来源于该地，且该产品的质量特征完全或主要取决于该地的地理环境、自然条件、人文背景等因素。

原产地标记的使用范围一般包括：①标有“中国制造／生产”等字样的产品；②名、特产品和传统的手工艺品；③申请原产地认证标记的产品；④涉及安全、卫生、环境保护及反欺诈行为的货物；⑤涉及原产地标记的服务贸易和政府采购的商品；⑥根据国家规定须标明来源地的产品。由于原产地在一定程度上代表着商品的质量和信誉，是消费者识别和选择商品的重要信息，因此，在国际贸易中，多数国家对进口货物都要求标明其原产地，否则不得进入市场，有些国家甚至要征收额外的标记税。按照WTO的多边贸易规则，如果某产品在本国未获得原产地保护，则其他国家也不承担保护的义务。

我国原产地中药资源丰富，浙贝母、川芎、宁夏枸杞、云南三七、东北野山参、北柴胡、辽藁本等“道地药材”是长期以来公众对其优良品质的认同，是我国中药材的一种品牌和重要的无形资产。原产地标记保护作为我国中药产品知识产权的一种重要手段，正逐渐为我国医药领域专业人员认识并被充分利用，发挥其保护医药无形资产的重要作用。

本章小结

- 药品知识产权保护
  - 医药知识产权概述
    - 知识产权的概念、范围和特征
    - 医药知识产权保护的种类
    - 我国医药知识产权保护的主要制度
    - TRIPS协定中有关药品的规定
  - 药品专利保护
    - 医药专利的类型
    - 专利申请人和专利权人
    - 授予医药专利权的条件和不授予的情形
    - 医药专利权的申请和审批
    - 专利权人的权利和义务
    - 专利侵权和违法的处理
  - 药品商标保护
    - 商标的概念和分类
    - 不得作为商标使用或注册的情形
    - 商标的注册与审批
    - 注册商标的有效期、转让和许可
    - 商标使用的管理和违法处罚
    - 注册商标专用权的保护和商标侵权的法律责任
  - 中药品种保护
    - 中药品种保护的范围、监督管理部门
    - 中药保护品种等级的划分
    - 中药品种保护申请和审批
    - 中药保护品种的保护与管理
    - 中药品种保护指导原则
  - 医药知识产权保护的其他方式
    - 医药商业秘密
    - 原产地域产品保护
    - 原产地标记

思考题

1．商标权的时间性特征同专利权有什么不同？

2．疾病的诊疗方法不授予专利权，但诊疗疾病的药品、医疗器械可以授予专利权，理解各自的范围界限。

3．请比较药品知识产权保护的各种方式之间的异同。

4．作为一种新的中药制剂的主要开发人员，你可以采取哪些措施保护你的知识产权，并利用其得到最大的经济和社会效益？

5．医药专利的主要类型有哪些？授予专利的原则是什么？

6．简述专利申请的原则，专利申请和审批的程序。

7．简述中药保护品种的等级划分。

8．对于一个医药生产或经营企业而言，如何能够充分发挥知识产权作为竞争力要素的作用？

扫码“练一练”

（于培明）

扫码“学一学”

第十三章　国外药事管理体制和法规

教学目标

通过本章学习，使学生了解美国、加拿大、英国、澳大利亚、日本和世界卫生组织的药事管理法规和体制。

学习要求

掌握：各相关国家和世界卫生组织药品管理的职能

熟悉：各相关国家和世界卫生组织药品监督管理机构的框架

了解：各国家和世界卫生组织药品管理的法律法规

第一节　美国药品监督管理体制和法规

美国是联邦制、分权制国家，其药品监督管理工作的组织方式、管理制度和管理方法，以及联邦政府和地方政府对药品监督管理的职责权力的划分等，有其鲜明的特点。

一、联邦政府的药品监督管理机构

美国联邦政府由15个部和多达70个独立办事机构组成。其中卫生和社会服务部（Department of Health and Human Services, DHHS）成立于1953年，负责全国的医疗、公共健康、食品药品监管等社会服务。2018年财政年度经费超过650亿美元，是联邦政府支出最大的部门之一。DHHS下属的食品和药品管理局（Food and Drug Administration, FDA）主管食品、药品、医疗器械等监督管理。2018年美国FDA雇员达17 803人，财政经费为54亿美元。其中约30亿来自政府拨款（出自纳税人），另外24亿美元来自行政服务收费。据统计，美国FDA监管的产品每年的市场价值达25万亿美元，相当于美国消费者购买的每美元的商品中，价值达20美分的产品是由FDA负责监管的。FDA的组织机构见图13-1。

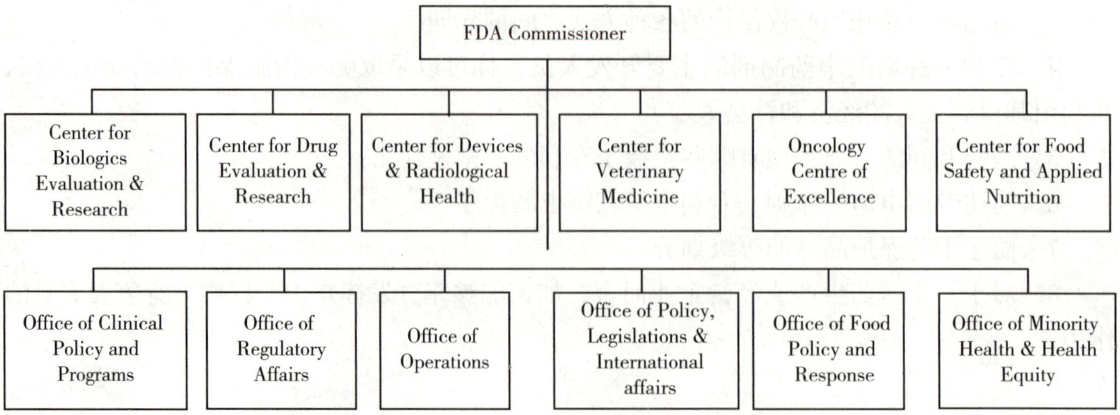

图13-1　FDA的组织机构（May 2019）

相关知识

FDA's Mission

FDA is responsible for protecting the public health by ensuring the safety, efficacy, and security of human and veterinary drugs, biological products, and medical devices; and by ensuring the safety of our nation's food supply, cosmetics, and products that emit radiation.

FDA also has responsibility for regulating the manufacturing, marketing, and distribution of tobacco products to protect the public health and to reduce tobacco use by minors.

FDA is responsible for advancing the public health by helping to speed innovations that make m+edical products more effective, safer, and more affordable and by helping the public get the accurate, science-based information they need to use medical products and foods to maintain and improve their health.

FDA also plays a significant role in the Nation's counterterrorism capability. FDA fulfills this responsibility by ensuring the security of the food supply and by fostering development of medical products to respond to deliberate and naturally emerging public health threats.

二、美国各州政府的药事管理职能

美国各州根据州卫生管理法规及各州的《药房法》确定州卫生局药品管理机构及职责，选举产生州《药房法》的执法机构“药房委员会”（Board of Pharmacy）。州卫生局既是州政府的职能机构，又是业务单位，不是纯粹的行政机关。各州药房委员会与州卫生局的关系，由州法律决定，不完全相同。州药房委员会、州卫生局药品监督管理机构与联邦政府的DHHS、FDA之间无上下级关系，而是协作关系。

州药房委员会和州卫生局药品监督管理机构主要职责是：依法管理药房；受理药房开业执照、药师执照、实习药师注册申请，给符合注册条件者颁发执照或注册证书；对违反州《药房法》及相关法规的行为进行调查、起诉；为吊销药师执照等相关证照主持听证会；协助该州各执法机构，强制执行药品、控制物质和药房业务的各项法律法规；对辖区所有药房依法进行监督检查，可依法没收、查处假劣药、违标药，以及违反控制物质法律的产品。

三、美国药典会

美国药典会为独立机构，负责制订药品标准。根据《食品药品和化妆品法》规定，FDA有权对药品质量标准、检验方法载入药典的条文等进行评价、审核，必要时通知美国药典会修订。

由美国药典会编纂的国家药品标准《美国药典》（USP）于1820年开始出版，《国家药方集》（National Formulary，NF）于1888年开始出版。1906年实施的《纯净食品和药品法》规定药品的质量、含量和纯度必须符合《美国药典》和《国家药方集》的标准。

四、美国的药事管理法规

美国是现代药事管理最完善的国家之一，其药品管理法律法规和管理制度对世界的影响极大。美国最早的药品管理法规是于1902年发布的《生物制品控制法》(Biologics Control Act)。为了防止假冒伪劣的药品和食品以保护消费者的利益和健康，美国立法机构于1906年发布实施《纯净食品和药品法》(Pure Food and Drugs Act)。由于1937年发生的磺胺酏剂毒性事件造成107人中毒死亡，1938年修改出台了《联邦食品、药品和化妆品法》(Federal Food, Drug and Cosmetic Act)。修改之后的法律要求生产厂家必须提供安全性证据方可上市销售药品，同时授权FDA可以对生产厂家进行现场检查。1951年的Durham-Humphrey修正案规定将药品分为处方药和非处方药。1962年欧洲和其他国家发生"反应停"事件以后，通过《Kefauver-Harris修正案》，进一步要求生产厂家提供药品有效性的证据。为了保证药品质量，美国率先于1963年制订了《药品生产质量管理规范》(GMP)。1970年发布《药品滥用预防和管理法》。1984年《Hatch-Waxman Act》(也称为"药品价格竞争和专利期限恢复法")规定了原研药的专利期，同时也为仿制药的开发开辟了途径。为此，该法案被称为仿制药的开路之作。其他重要的相关法律还包括1987年的《处方药销售法》、1992年的《处方药审评收费法》、1997年的《FDA现代化法》和2007年的《FDA现代化修改法》、2012年的《食品和药品管理安全和创新法》等。这些新的法案都强调FDA对新药和新医疗器械的审评职能和对临床试验的监管职能,并授权FDA可以对相应的服务收取费用，以及设立对特殊产品的快速审评通道等等。目前，美国共有200多项法律保护公共卫生和消费者的利益。

知识拓展

美国《联邦食品、药品和化妆品法》简介

美国国会于1938年通过的《联邦食品、药品和化妆品法》(Federal Food, Drug and Cosmetic Act, 简称为FFDCA, FDCA或FD&C)全称为《禁止跨州商业交易掺假和冒牌的食品、药品、医疗器械和化妆品法》，该法授权美国FDA监管食品、药品、医疗器械和化妆品的安全性，取代了1906年的《纯净食品和药品法》。最初由纽约州参议员克普兰于1937年提议，罗斯福总统于1938年6月25日签署生效。自从1938年开始实施以来，经历了多次不断的修改，现行的《食品、药品和化妆品法》(2018年3月修订)共分10章，整体框架如下：

第Ⅰ章　简短标题(Short Title)

第Ⅱ章　有关用语的定义(Definitions)

第Ⅲ章　禁止的行为和处罚(Prohibited Acts and Penalties)

第Ⅳ章　食品(Food)

第Ⅴ章　药品和器械(Drugs and Devices)

第Ⅵ章　化妆品(Cosmetics)

第Ⅶ章　总的权力(General Authority)

第Ⅷ章　进口和出口(Imports and Exports)

第Ⅸ章　烟草产品(Tobacco Products)

第Ⅹ章　杂项(Miscellaneous)

其中与药品的监督管理相关的主要内容包括以下：①只有安全、有效和标签正确的药物方

可进入州际贸易；②药物生产加工者应在FDA注册登记；③药物的生产、加工、包装和储存必须符合FDA发布的《cGMP》规定；④处方药物只能根据处方调配给个人，由医生或其他有处方权者直接开给个人；⑤非处方药(OTC)必须贴有规定的标签，以便消费者按标签安全使用；⑥药物处方只有经医生或其他有处方权者批准认可，方可重配；⑦调配发出的药物如果违法了本法案的标签要求，则为冒牌药物；⑧含有污物、腐败物和分解物的药品，以及在不卫生条件下包装和保存的药品，认定为掺假药；⑨FDA对制造和加工药物的工厂、仓库有检查权和监督权，FDA对某些药房行使有限的监督权。

第二节　加拿大药品监督管理体制和法规

加拿大位于北美洲，国土面积为998万平方公里，2019年全国人口约3700万。加拿大属于经济发达国家，2018年国民生产总值约18万亿美元（世界第10位），人均约4万8千美元（世界第15位）。加拿大于1867年7月1日建国，全国分为10个省3个区，首都设于渥太华市。加拿大为联邦议会制国家，根据加拿大宪法的规定联邦（即中央）政府负责国防、外交、环境保护和食品药品安全等事务，省区级政府负责医疗、教育和社会服务等。

一、联邦政府的药品监督管理机构

加拿大联邦政府设立卫生部（Health Canada）负责药品和其他健康产品监督管理工作。卫生部下设健康产品和食品局（Health Products and Food Branch，HPFB）负责药品、生物制品、医疗器械、天然健康产品（包括传统药物）的安全有效和质量监督管理，以及食品添加剂的评价工作。HPFB在2018财政年度的经费为1亿5千万加元（约合人民币7.5亿元），现有公务员1943名,组织机构见图13-2。

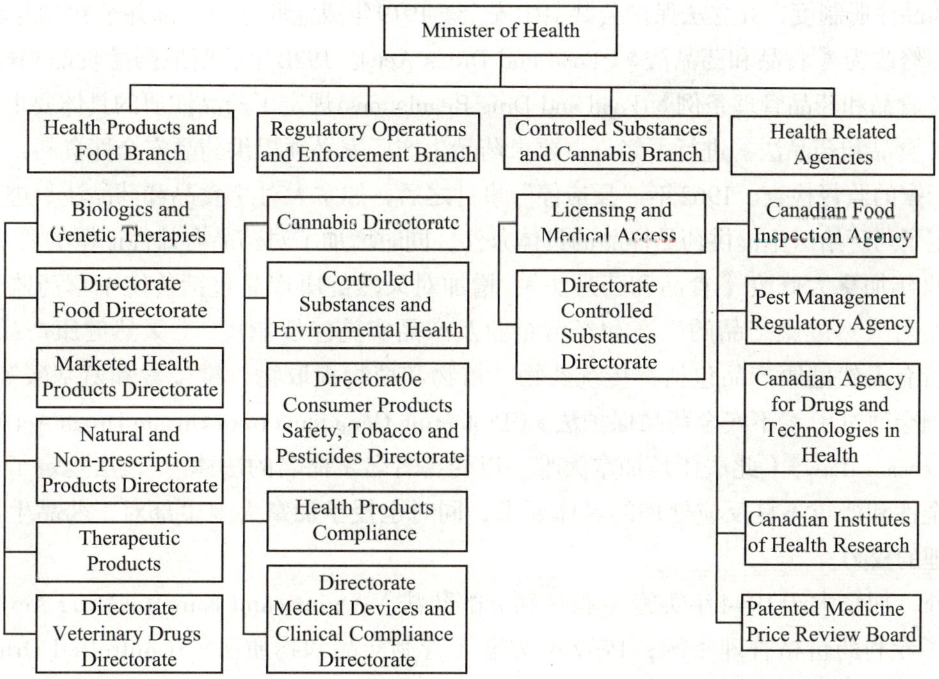

图13-2　Health Canada 的组织机构（2019）

相关知识

The Mandate of HPFB

The mandate of HPFB is to manage the health-related risks and benefits of health products and food by:

· minimizing health risk factors to Canadians while maximizing the safety provided by the regulatory system for health products and food;

· providing information to Canadians so they can make healthy, informed decisions about their health.

二、加拿大省区政府的药事管理职能

在加拿大，省区政府负责本辖区内药剂师、药房及其他从业人员的管理。每个省区均有相关专业机构负责药剂师和药房的监督管理，包括制定行为标准、道德准则和职业教育等要求，并负责发放从业执照和药房执照。药剂师的作用在各个省有很多区别，例如在阿尔伯他省，药剂师可以有处方权。

三、加拿大的药事管理法规

为了管制掺假的食品、饮料和药品，加拿大于1875年在《内部事务收费法》中规定生产销售食品、饮料和药品需要执照并交付费用，内务部在1876年任命了四名化验员对市场上销售的产品进行抽样分析。1884年通过了《伪劣品法》(Adulteration Act)规定药品必须符合一定的标准。加拿大于1909年制定了《药品专利法》(Proprietary or Patent Medicine Act)开始实行药品注册制度，并立法保护公共卫生安全。1919年成立联邦卫生部并于1920年将《伪劣品法》修改为《食品和药品法》(Food and Drugs Act)。1920年后期根据《食品和药品法》制订的《食品和药品管理条例》(Food and Drug Regulations)规定了药品注册的具体要求。1953年对原《食品和药品法》进行了修订，要求药品生产厂家必须提供药品安全性资料，并且规定了对厂家的监督检查。1962年“反应停”事件之后，加拿大对《食品和药品法》进一步修订，规定了药厂给医生提供药品样品的具体条件，同时增加了对药品有效性证据的要求。

2004年加拿大修改《食品和药品法》，增加对天然健康产品包括传统中草药监管的条例，开始对天然健康产品的生产和经营企业及产品实施注册制度。《天然健康产品条例》适用于所有天然健康产品包括：传统药物、植物和植物提取物、维生素和氨基酸等产品。2014年国会通过了《不安全药品保护法》(Protecting Canadians from Unsafe Drugs Act)，也称为《Vanessa's Law》(此法律是加拿大唯一以受害者名字命名的法律)。该法规定了上市后药品安全性和严重不良反应处理的具体要求，同时也授予加拿大卫生部对于药品生命周期监督管理的权力。

此外，加拿大于1944年实施《鸦片和麻醉药法》(Opium and Narcotic Drug Act)；1987年通过了专利药价格管理条例；1997年实施《管制药品和物质法》(Controlled Drugs and Substances Act)。2018年6月加拿大通过了《大麻法》(Cannabis Act)，于同年10月生效。使加拿大成为乌拉圭之后，世界上第二个大麻合法化的国家。

知识拓展

加拿大《食品和药品法》和《食品和药品条例》简介

加拿大的《食品和药品法》(Food and Drug Act, 简称为F&DA)于1920年由联邦议会通过，取代了1884年的《伪劣品法》。加拿大现行的《食品和药品法》分为2个部分37节，第一部分为法律管辖的范围，第二部分为实施和执行。基本内容如下：

第一部分

第1节　简短标题

第2节　解释和适用范围

第3节　广告的限制

第4–7节　食品

第8–15节　药品

第16–18节　化妆品

第19–21节　医疗器械

第二部分　实施和执行

第22–27节　检查、查封和没收：监督员和监督员的权力，及非法进口产品的处理

第28节　分析检验

第29节　卫生部长的权力

第30节　政府可以依照本法制订《食品药品管理条例》

第31–36节　违法和处罚

第37节　产品的出口

根据《食品和药品法》而制订的《食品药品管理条例》分为7个部分：总则；食品；药品；维生素、微量元素和氨基酸；人工甜味剂；特殊管制药品；以及限制使用的药品。《医疗器械管理条例》和《天然健康产品管理条例》分别于1998年和2004年相继通过并实施。

《食品药品管理条例》第三部分是关于药品的相关规定，此部分共有9条，具体为：

第一条　定义和一般要求，例如：标签的规定、药品注册号码、不良反应报告，等等

第二条　生产管理规范

第三条　放射性药品

第四条　生物制品

第五条　药品临床试验

第六条　加拿大标准药物

第七条　特殊仿制的专利药(包括治疗艾滋病、疟疾、肺结核等疾病)出口

第八条　新药审批的要求和程序

第九条　非处方药物

第三节　英国药品监督管理体制和法规

英国全称为大不列颠及北爱尔兰联合王国(United Kingdom of Great Britain and Northern

Ireland），主要由大不列颠岛、部分爱尔兰岛组成，是一个君主立宪议会制国家，人口约6510万。英国是世界的第一个工业化国家，在19世纪和20世纪初为世界第一强国，GDP现为世界第五大经济体。英国于1973年加入欧洲联盟，2016年全民脱欧公投，离欧派51.9%险胜（选民投票率72.2%）。英国卫生和社会保障部（Department of Health & Social Care）的药物和医疗产品管理局（Medicines and Healthcare Products Regulatory Agency, MHRA）负责管理药品和医疗器械的安全性、有效性和产品质量。

一、英国政府的药品监督管理机构

英国卫生和社会保障部是内阁25个部级机构之一，下设28个部属机构，其中药物和医疗产品管理局（MHRA）是两个最重要的行政机构之一。MHRA于2003年由药品管理局和医疗器械管理局合并而成。2013年国家生物制品标准和检验院并入MHRA（图13-3）。MHRA现有员工2000余人。药品监督管理经费依靠行政收费，医疗器械的监管由卫生部行政经费支出。MHRA的工作职能主要包括以下方面：

(1) 审查和批准药品的上市销售；

(2) 药品和医疗器械上市后不良反应的报告、分析和调查；

(3) 监督医疗器械评审机构，确保医疗器械生产厂商遵守相关法规；

(4) 进行药品抽样检查，确保药品产品质量；查处未经批准的无证产品；

(5) 调查并起诉互联网销售的伪劣药品；

(6) 管理药品和医疗器材的临床试验；

(7) 监督保证药品和医疗器械法律法规的有效执行；

(8) 推广药品和医疗器械的安全使用。

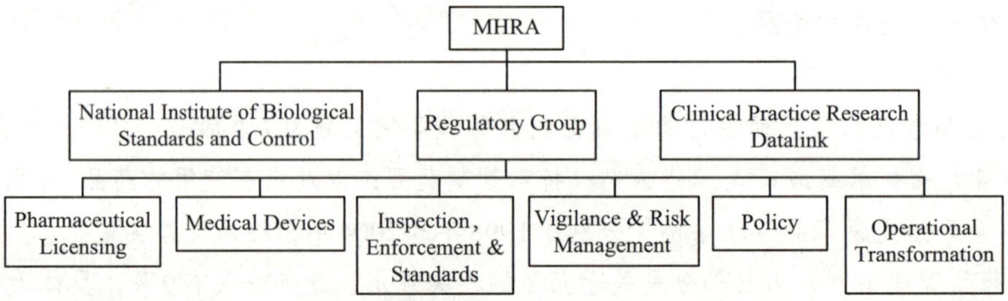

图13-3 英国MHRA的组织机构（2019）

相关知识

MHRA's Mission

The mission of MHRA is to enhance and improve the health of millions of people every day through the effective regulation of medicines and medical devices, underpinned by science and research.

二、英国的药事管理法规

英国的药事管理法规可以追溯到1540年亨利八世时代，是英国历史上最早的法律之一。该法律授权药品质量监督员可以检查药房，如果发现所售药品是假冒伪劣商品有害人体健康，监督员可以要求将这些产品焚烧或以其他方式销毁 (Penn RG. The State Control of Medicines: The First 3000 Years. Br. J. Clin. Pharmac. 1979; 8:293-305)。英国近代的《食品和药品法》(Food and Drugs Act)于1875年分布。英格兰的第一部药典《伦敦药典》(London Pharmacopoeia)在1618年以拉丁文出版。尽管该药典以伦敦城市名称命名，但在全英格兰范围通用。《伦敦药典》于1851年出版第10版。根据1858年《药品法》(Medicines Act)而成立的医学理事会负责出版延续至今的《不列颠药典》(British Pharmacopoeia)取代了当时在英格兰出版的《伦敦药典》、苏格兰的《爱丁堡药典》和爱尔兰的《都伯林药典》。

英国药剂师的法定地位在1852年的第一部《药房法》(Pharmacy Act)开始界定，开始实施注册药剂师制度。

与其他西方国家一样，英国对于药品的安全性和有效性的审查和注册制度，同样也是在1956年开始发生的"反应停"事件之后实施的。1968年颁布的《药品法》(Medicines Act)开始规定药品上市前需要经过批准，要求药品的生产、进口、销售和临床试验均需要得到卫生部门的批准。

知识拓展

英国《药品法》简介

英国现行的《药品法》(Medicines Act 1968)是在"反应停事件"之后由英国议会通过的，涵盖人用药和兽药的生产和供应。该法对药品的分类包括处方药(prescription only medicines, POM)、药房药(pharmacy medicines, P)和普通药(general sales list, GSL)。英国1968年《药品法》分为8个部分136节。基本内容如下：

第一部分　管辖(Administration)

第1-5节　负责执法的大臣、委员会的设立等等

第二部分　药品有关的许可和证书(Licences and Certificates Relating to Medicinal Products)

第6-17节　发证机构、生产和批发以及豁免

第18-24节　许可证的申请、发证和拒绝的因素、申诉、有效期和更新

第25-30节　许可证持证人的权力、许可证的吊销和变更

第31-42节　药物临床试验和动物试验

第43-50节　许可证的其他事项，包括违反规定的处理、产品出口证书

第三部分　药品销售有关的条款(Further Provisions relating to Dealing with Medicinal Products)

第51-66节　不同类别药品(GSL, P and POM)的销售，牙医的豁免，植物药的豁免

第67-68节　违法条款

第四部分　药房(Pharmacies)

第69-73节　药品零售企业的要求，如药剂师个人所有药房和合伙人经营企业

第74-79节　药房的注册

第80-84节　药房不符合注册的条件，取消注册的理由和程序，违法条款

第五部分　药品的包装和鉴别(Containers, Packages and Identification of Medicinal Products)

第85-90节　药品标签，包装材料，自动售货机的要求

第91节　违法条款

第六部分　药品的促销(Promotion of Sales of Medicinal Products)

第92-94节　虚假广告

第95节　药品广告的管理权限

第96节　针对医疗从业者的广告

第97节　发证机构对药品广告的权力

第七部分　英国药典和其他出版物(British Pharmacopoeia and Other Publications)

第98-103节　英国药典、药典版次更新、其他出版物和参考物

第八部分　杂项和补充条款(Miscellaneous and Supplementary Provisions)

第104-110节　关于2012年《药品管理条例》的实施，以及在英格兰、威尔士、苏格兰和北爱尔兰的实施

第111-120节　现场检查、取样、查封、样品分析、监督员的保护

第121-127节　违法和起诉

第128-131节　财务、实施条例、药品的定义、批发和零售的定义

第132-136节　法律解释、关于北爱尔兰的特殊条款、法律修订和执行

第四节　澳大利亚药品监督管理体制和法规

澳大利亚是一个联邦议会制国家，2019年人口约2500万，国土面积为762万平方公里，行政区划分为6个省10个区，首都在堪培拉。2018年国民生产总值约15万亿美元(世界第13位)，人均约5万9千美元(世界第10位)。澳大利亚卫生部(Department of Health)下设的治疗产品管理局(Therapeutic Goods Administration，TGA)负责管理药品和医疗器械的安全性、有效性和产品质量，但是不负责兽药和化妆品的管理。

一、联邦政府的药品监督管理机构

根据1989年通过的《治疗产品法》，澳大利亚卫生部于1990年在原治疗产品处(Therapeutics Division)的基础上，组建了治疗产品管理局，设立3个部门(图13-4)，现有公务员约750名，主要由医学、药学、毒理学等专业技术人员组成。TGA年度经费约1亿3千万澳元(约合人民币6亿元)，全部来自行政收费。

除了TGA之外，澳大利亚中央政府设立卫生从业人员管理署(Australian Health Practitioner Regulation Agency, AHPRA)负责包括药剂师在内的14个医药卫生专业技术人员的职业认证和注册，同时代表政府负责调查对从业人员不妥行为的投诉。该管理署在各州和行政区设有办事机构。药剂师注册的具体经办单位是澳大利亚药学委员会(Pharmacy Board of Australia，PBA), PBA负责制定药剂师和实习药剂师的注册标准、行为准则和指南；决定对不良行为的处罚；以及对药学教育机构的认证。此外还有一个机构为澳大利亚药学理事会(Australian Pharmacy Council，APC), 其职能是受PBA的委托，起草药学专业的职业评价标准、药学教育机构的认证标准；代表PBA具体负责药剂师注册笔试，以及国外药剂师在澳大利亚注册的评估。

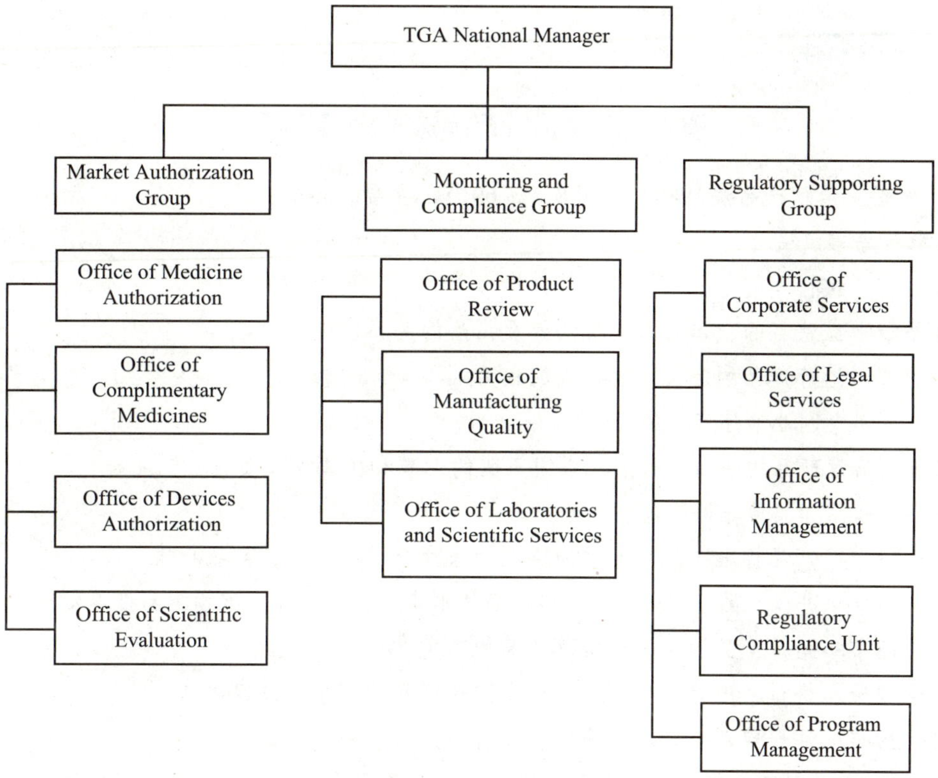

图13-4　澳大利亚 TGA 的组织机构（2019）

二、澳大利亚各州政府的药事管理职能

澳大利亚对医院药房和药店的管理属于各州政府的职权范围，各州根据地方法律设立药房和药店管理机构，负责对医院药房和药店进行注册，以及制订开设药房和药店的要求和规则。在2010年之前，药剂师的注册也是由各州管理。此外，各州和区卫生局设立药品和毒物管理处，负责该行政区的药品和毒物的监督管理包括供应和储存，调查处理违反药品和毒物管理法规的行为。

三、澳大利亚的药事管理法规

澳大利亚最早的药品管理法规可以追溯到1915年，对1908年《隔离法》（Quarantine Act）的修订，授权政府行政部门可以对疫苗和血清的预防和治疗作用予以管理。根据这项修改，澳大利亚政府于1915年建立了“疫苗、血清和抗毒素制备所”。1937年国会通过了《治疗物质法》（Therapeutic Substances Act），但是因为第二次世界大战爆发，药品监督管理不再是政府工作的重点，这项法律并没有发布实施。直到1953年11月，澳大利亚国会才正式通过第一部药品监督管理的法律。由于受“反应停事件”的影响，1966年修改后的《治疗产品法》（Therapeutic Goods Act）增加了对产品安全性和有效性的要求。澳大利亚卫生部于1974年设立治疗产品处（Therapeutics Division）负责对新药的安全性、有效性和产品质量进行评价。1999年，《治疗产品法》增加了替代医药的管理规定，其中包括对植物药和传统医药产品的使用等。

知识拓展

澳大利亚《治疗产品法1989》简介

澳大利亚《治疗产品法1989》分为8章，69节，主要内容有：

第1章　序言

第1-3节　执行和解释、顺势疗法制剂标准

第4-6节　立法目的、本法与其他法律及州法的关系

第7-8节　治疗产品的定义，执法人的权力

第2章　澳大利亚治疗产品的注册

第9节　治疗产品的注册和取消、虚假声明的刑事和民事法律责任

第3章　药品和其他非医疗器械的治疗产品

第10-13节　产品标准：产品标准的决定、医疗器械的标准、部级标准

第14-15节　进口、供应和出口不合格产品的刑事和民事责任；生物制品批签发豁免的条件

第16-18节　治疗产品的注册；紧急情况的豁免

第19-22节　进口、出口、生产和供应未注册产品的刑事和民事责任

第23-29节　注册申请、要求、费用、评价、期限、吊销注册

第30节　产品召回、产品短缺报告、停产报告、不合格产品的刑事和民事处罚

第31节　卫生部长要求提供资料和信息的权力，拒绝提供信息及提供虚假信息的责任

第32节　生物制品的定义、分类，进口、出口、生产和销售生物制品的犯罪行为

第33-40节　治疗产品的生产申请和获得生产许可，吊销生产许可，许可证转让

第4章　医疗器械

第41节　医疗器械的定义、分类、要求、管理程序、标准、合格证书签发和吊销、法律责任

第5章　广告、假冒治疗产品和产品滥用

第42节　治疗产品广告的基本要求、限制、广告的申请和批准，假冒产品的法律责任

第6章　法律的实施

第43-44节　罚款和费用

第45-51节　现场检查、没收

第52节　药品分类、有毒产品的标准

第7章　杂项

第53-57节　自动撤回申请时申请资料的保存；公司违法时主管人员的个人责任

第58节　产品出口证书

第59节　收费

第60-61节　决定的审查，信息公开，民事行为的豁免

第63节　《治疗产品管理条例》（治疗产品法实施办法）

第8章　废除和临时条款

第66-67节　需要注册产品的临时安排，仅供出口产品的临时条款

第68-69节　产品标准的更新

第五节　日本药品监督管理体制和法规

日本是以天皇为象征的议院内阁制国家，国家行政管理权力集中于内阁。地方政府分为都道府县（相当于我国的省级行政区划），以及市町村级（相当我国县级）。地方政府兼具中央政府的委派功能。中央和地方的关系总的来说是“三分自治，七分集权”。

根据日本《药事法》规定，药品和药事监督管理层次分为中央级、都道府县级和市町村级。权力集中于中央政府厚生劳动省（Ministry of Health, Labour and Welfare）。

一、中央政府的药品监督管理机构

日本的中央政府设厚生劳动省（Ministry of Health, Labour and Welfare）负责医疗卫生和社会保障。厚生劳动省共有11个业务局和3个研究院，以及地方派出机构。厚生劳动省所属的药品和食品安全局(Pharmaceutical and Food Safety Bureau)负责药品监督管理工作（见图13-5）。

根据2002年日本国会通过的《药品医疗器械综合机构法》，厚生劳动省于2004年整合组建了药品和医疗器械技术审评机构（PMDA）。其职能主要包括对药品和医疗器械的有效性、安全性和质量进行技术审评，对因为药品不良反应所造成的伤害进行补偿救助，以及收集分析和提供药品上市后发生的不良反应和安全信息。

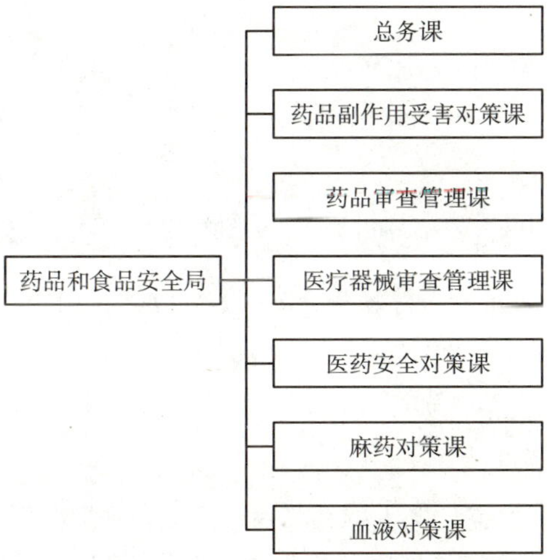

图13-5　日本厚生劳动省药品和食品安全局的组织机构(2019)

知识拓展

PMDA’s Mission

PMDA’s mission is to help improve public health in Japan by providing swift relief to people who have suffered health damage caused by adverse drug reaction or infections from biological products, offering guidance and conducting reviews on the quality, efficacy and safety of drugs and medical devices through a system that integrates the entire process from pre-clinical research to approval, and by collecting, analysing and providing post-market safety information.

二、日本的药事管理法规

在日本，由国会批准通过的称法律，由政府内阁批准通过的称政令或法令；由厚生劳动省大臣即卫生部部长批准发布的称为告示或省令。日本主要的药事管理法规包括《药品医疗器械法》《药师法》《药品医疗器械综合机构法》《有毒有害物质控制法》《麻醉药品控制法》《鸦片法》《大麻控制法》《兴奋剂控制法》和《血液制品稳定供应法》等。

日本的药事法规起源于19世纪，最早的法规为1847年的《医务工作条例》，对医师调配药品作了规定。其后1889年的《医药条例》(Regulations on Handling and Sales of Medicine)对药品的制备和销售有了进一步的规范；1925年单独制订了《药剂师法》；1943年演变为《药事法》；其后在1948、1960、1979年修改中加入了对新药审查，临床试验方案的备案，和临床实验的要求等等；1983年又增加了对国外生产的药品进口审查和批准的要求；1993年的修订包括鼓励罕见病药物的研发和优先审评此类药物申请的内容。进入21世纪以来，日本的药事法规继续不断修订，2002年加入生物技术产品的安全和药品上市后的检测；2006年修改了非处方药的销售体制并加强了非法药物的控制；2013年加入了对医疗器械的监管；2014年的修改将《药事法》更名为《药品和医疗器械质量、有效和安全保障法》(Law for Ensuring Quality, Efficacy, and Safety of Drugs and Medical Devices)。

知识拓展

日本2014年修订的《药品和医疗器械质量、有效和安全保障法》简介

新修订的法律简称为《药品和医疗器械法》，分为17章，91节，主要内容有：

第1章　总则(第1-2节)

第2章　地方药事委员会(第3节)

第3章　药房(第4-11节)

第4章　药品、类药品(有治疗作用的化妆品)和化妆品生产和销售企业(第12-23节)

第5章　医疗器械、体外诊断试剂生产和销售企业(第23.2-23.19节)

第6章　细胞和组织类产品生产和销售企业(第23.20-23.42节)

第7章　药品、医疗器械、细胞和组织类产品零售企业(第24-40节)

第8章　药品标准和证书(第41-43节)

第9章　药品流通(第44-65节)

第10章　药品广告(第66-68节)

第11章　药品安全(第68节)

第12章　生物制品的特殊要求(第68节)

第13章　监管(第69-76节)

第14章　特殊物质的流通(第76-77节)

第15章　罕见病用药品、医疗器械、细胞和组织类产品(第77节)

第16章　其他事项(第78-83.5节)

第17章　处罚(第83.5-91节)

其中与药品管理相关的主要内容包括：①任何申请药品生产和销售的企业必须指定一位负责销售、产品质量（Good Quality Practice，GQP）和市场安全监测（Good Vigilance Practice，GVP）的负责人，该负责人必须是药剂师；②药品生产企业许可证有效期为5年；③日本国外药品和化妆品生产企业必须获得厚生大臣的许可才可以将产品出口到日本；④从2005年4月开始，药品原料主卷制度（Drug Master File, MF）取代以往的原料批准制度。主卷的注册可以包括活性原料、中间体、添加剂等等；国外的药品原料厂家申请主卷注册需要在日本指定联系人；⑤自2014年11月开始，医疗器械和体外诊断试剂生产企业也必须获得生产许可才可以出口产品到日本。

第六节　世界卫生组织

世界卫生组织（World Health Organization，WHO）是联合国关于公共卫生的专门机构，成立于1948年4月7日（世界卫生日）。总部设在瑞士日内瓦，设有6个区域办事处，目前共有193个会员国。

相关知识

The Establishment of WHO

During the United Nations Conference on International Organization in 1945, Dr. Szeming Sze (施思明) of China, conferred with Dr. de Paula Souza of Brazil and Dr. Carl Ewang of Norway on creating an international health organization under the auspices of the new United Nations. The constitution of the World Health Organization was signed by all 51 countries of the United Nations, and by 10 other countries, on July 22, 1946. The use of the word “world”, rather than “international” emphasized the truly global nature of what the organization was seeking to achieve. It became the first specialized agency of the United Nations to which every member subscribed.

一、世界卫生组织的组织机构

世界卫生组织的最高决策机构是每年五月份召开的年度世界卫生大会，大会选举产生执行委员会（由34名委员组成）和秘书处。世界卫生组织秘书处总干事是该组织的最高行政领导，由执委会提名，世界卫生大会选举产生，任期5年。WHO秘书处的组织机构见图13-6。

此外，根据工作需要，WHO设有很多相关的永久和临时的专业咨询委员会，其中与药品、生物制品和血液制品相关的委员会包括：药物评价，药物成瘾和酒精中毒，生物制品标准化，血液制品，国际药典和药物制剂，传统医学等专家委员会。WHO在世界80个会员国设有800多所合作中心，中国的WHO合作中心目前有60个，居WHO西太平洋地区国家之首。

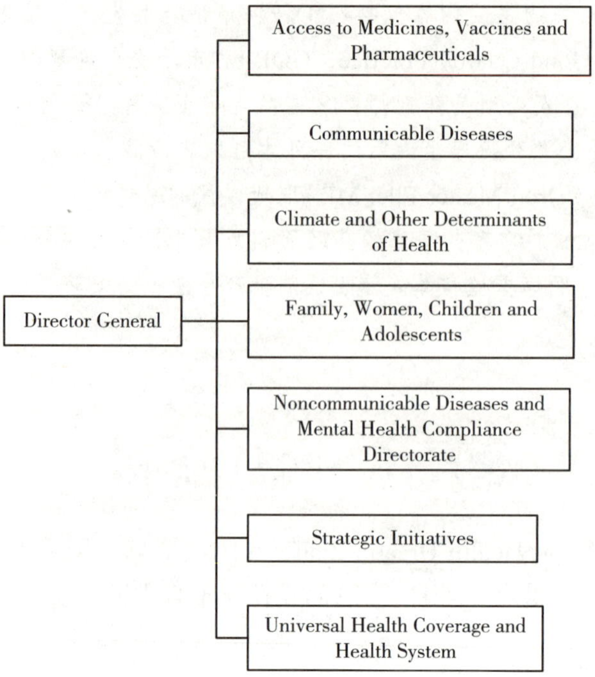

图13-6　WHO的组织机构（2019）

二、世界卫生组织药品管理相关的工作

世界卫生组织的组织法第二条规定，WHO有责任“发展、建议并推行食品、药物和生物制品等产品的国际标准”。基于这项要求WHO开展以下工作：

1. 协调对药品注册的技术要求　WHO在1960~1970年编制了关于新药临床评价所应遵守的原则，及关于临床前（包括致畸性、致癌性、致诱变性和生物有效性）的《技术报告丛书》。

2. 制定药物政策和药物管理规划　自1977年开始协助各成员国采取行动，选择推荐合理使用基本药物政策。目前超过160个国家建立了基本药物目录，超过90个国家将基本药物的概念引入医学和药学教育的课程。

3. 药品质量控制　编辑出版国际药典（1951，1967，1979，2006年版，自2015年开始，每年修订，但只有在线版）；始于1950年，主持规定药品的统一国际命名（INN）以避免药品商品名称的混乱，至今超过7000个INN以五种语言发表。

4. 药品资格预认证　为了应对艾滋病的流行，在2001年，世界卫生组织开始了药物资格预认证工作。其主要目的是为了帮助联合国相关机构为低收入国家采购合格的抗病毒药物。目前，这项工作不仅涵盖很多不同治疗领域的制剂产品，还包括不少原料药。联合国艾滋病规划署（UNAIDS）、联合国儿童基金会（UNICEF）、联合国人口基金会（UNFPA）和世界银行（World Bank）等机构共同认为这项工作是世界卫生组织对人类健康事业的一大贡献。

5. 合理用药和药品不良反应监测　自从20世纪60年代开始，WHO与瑞典政府合作在国际范围内汇集、核对和分析在各国由医生报道的所有可疑的不良反应，出版季刊《药物情报》，通报药品上市后的不良反应情报。目前有90多个国家参与。

6. 生物制品　制定国际标准和控制质量，通过其合作中心向会员国提供抗生素、抗原、抗体、血液制品、内分泌制剂的标准品，支持改进现有疫苗和研制新的疫苗。

7. 药品质量管理规范（GMP） 1968年开始制订世界卫生组织《药品质量管理规范》；1991年增加生物制品（包括疫苗，血液制品，抗体，细胞和组织治疗以及生化药物）质量管理内容。超过100个国家将世界卫生组织的GMP作为其药品管理的法律依据，更多的国家根据世界卫生组织的GMP制定其本国家的GMP。世界卫生组织的GMP是药品合格证书和联合国疫苗采购资格的主要依据。

8. 推广使用传统药物 2002年开始实施世界卫生组织的《传统医药战略》，积极应对近年来许多国家日益广泛应用植物药的趋势，以及由此而产生的对植物药安全性、有效性和质量的监督和保障的需求。世界卫生组织为此在非洲、美洲、欧洲和东南亚积极推广植物药物监督管理，包括技术评价标准和注册要求。

知识拓展

The Eligibility of WHO Prequalification

The prequalification process of a finished pharmaceutical product (FPP) or active pharmaceutical ingredient (API) is its inclusion in an invitation to manufacturers to submit an Expression of Interest (EOI) for product evaluation. EOIs are issued by WHO, by therapeutic area, following consultation with WHO disease programmes and/or clinical specialists. Current EOIs include FPPs for treating HIV/AIDS, TB, malaria, neglected tropical diseases, diarrhoea, influenza or for reproductive health, and APIs used in the production of these FPPs.

Generally, every product contained in an EOI is already included in the WHO Model List of Essential Medicines or the WHO Model List of Essential Medicines for Children, and/or in WHO treatment or other relevant guidelines. Exceptions may occur during, for example, a public health emergency when a product not yet included in the WHO Model List of Essential Medicines and/or in WHO treatment guidelines is nevertheless deemed vital for meeting treatment needs and invited for evaluation.

二、世界卫生组织传统药物和植物药监管相关的工作

基于传统医药在非洲、亚洲和拉丁美洲很多国家医疗保健体系的重要作用，以及在澳大利亚、北美洲和欧洲越来越多的认识和应用，世界卫生组织针对传统医药政策、安全性、有效性和产品质量等多项挑战发布了《世界卫生组织传统医药战略2002-2005》，并且在日内瓦总部建立了专门的办事机构。该战略建议各成员国对传统药物的生产和销售实行注册和许可制度，对植物药的使用进行安全检测，以及制订产品的安全性、有效性和质量的国家标准和评价准则及方法。

根据《传统医药战略》，部分成员国开始了监管方面的合作，2005年11月在加拿大首都渥太华举行了国际植物药监管机构协作组第一次会议，有16个国家的代表与会，一致同意成立国际植物药监管协作组（International Regulatory Cooperation for Herbal Medicines, IRCH）。2006年10月WHO植物药监管协作组在北京举行第二次会议。11个成员国和4个观

察员国家的代表参加。至2019年，IRCH已经有来自世界五大洲的34个成员国。

本章小结

- 国外药事管理体制和
  - 美国药品管理体制和法规
    - 联邦政府药品监督管理机构
    - 州政府药事管理职能
    - 美国药典会
    - 美国药事管理法规
  - 加拿大药品管理体制和法规
    - 联邦政府药品监督管理机构
    - 省级政府药事管理职能
    - 加拿大药事管理法规
  - 英国药品管理体制和法规
    - 英国药品监督管理机构
    - 英国药事管理法规
  - 澳大利亚药品管理体制和法规
    - 联邦政府药品监督管理机构
    - 州政府药事管理职能
    - 澳大利亚药事管理法规
  - 日本药品管理体制和法规
    - 中央政府药品监督管理机构
    - 日本的药事管理法规
  - 世界卫生组织药品管理相关的机构和工作
    - 世界卫生组织的组织机构
    - 世界卫生组织药品管理相关的工作
    - 传统药和植物药管理相关的工作

思考题

1. 美国FDA主要工作职能有哪些？
2. 简述加拿大HPFB主要工作职能。
3. 简述 英国MHRA主要工作职能。
4. 简述澳大利亚TGA主要工作职能。
5. 日本PMDA的工作职能有哪些？
6. 简述世界卫生组织与药品管理相关的工作。

扫码“练一练”

（李体茂）

参考文献

[1] 国家食品药品监督管理总局执业药师资格认证中心组织编写．国家执业药师资格考试应试指南 药事管理与法规．北京：中国医药科技出版社，2019.
[2] 杨世民．药事管理学．5版．北京：中国医药科技出版社，2015.
[3] 杨世民．药事管理学．6版．北京：人民卫生出版社，2016.
[4] 杨世民．中国药事法规．2版．北京：化学工业出版社，2007.
[5] 杨世民．中国药事管理学科发展30年．北京：中国医药科技出版社，2014
[6] 陈永法．国际药事法规．北京：中国医药科技出版社，2011.
[7] 彭司勋．中国药学年鉴（2017）．北京：中国医药科技出版社，2018.
[8] 国家食品药品监督管理总局官网：http://www.nmpa.gov.cn/.
[9] Alfonso. R. Gennaro. Remington’s Pharmaceutical Sciences，19th edition. Easton: Mack Publishing Company, 1995.
[10] Glennsonnedecker. Kermersand Urdang’s Historyof Pharmacy. 4the dition. Philadelphis: J.B..ippintcott Company, 1976.
[11] 厉李，李野，杨悦．美国执业药师短缺状况初探．中国药房，2007，18(1)：17–18.
[12] 国家药监局，人力资源社会保障部．执业药师职业资格制度规定，2019年3月5日.
[13] 国务院．国家药品安全“十三五”规划.2017年2月14日.
[14] 中国药师协会．协会简介．http://www.clponline.cn/page.do?method=pageContent&classid=1p–1.
[15] 卫生部．卫生部临床药师培训基地管理办法（试行）．2012年12月1日.
[16] 卫生部．卫生部科教司关于实施医院药师规范化培训大纲的通知．1999年11月10日.
[17] 卫生部，国家食品药品监督管理局，国家中医药管理局．医疗机构从业人员行为规范．2012年6月26日.
[18] ESCP. The Need or Clinical Pharmacy. 2000.
[19] ACCP. The Definition of Clinical Pharmacy 2005
[20] 蒲剑，胡明，魏德模．建设我国药学职业道德规范的思考．中国药事，2003，17(1)：54–56.
[21] FIP statement of professional standards–codes of ethics for pharmacists．Approved by FIP Council in New Orleans in September 2004.
[22] 任经天，吴晔等．国内外药品召回制度比较研究．中国药物警戒，2006，3(3)：154.
[23] 王岩、邹杨．法学概论．大连：东北财经大学出版社，2008.
[24] 崔湲．完善我国国家医药储备制度研究．经济研究参考，2014，2621（61）：36–41.
[25] 国家药品监督管理局，2018年度药品监管统计年报．http://www.nmpa.gov.cn.
[26] U.S. Food and Drug Administration, Legislation, http://www.fda.gov/Regulatory Information/Legislation/default.html.
[27] 杨世民．中国执业药师资格制度20年．北京：中国医药科技出版社，2015.
[28] Penn RG.The State Control of Medicines:The Firt 3000 Years.Br.J.Clin. Pharmac.1979.8:293–305.

附录　英汉词汇对照

A

a date of expiration	有效期
a system of post-marketing surveillance and risk assessment programs	药品上市后监管与风险评估项目系统
a technological process	工艺规程
ABC classification	ABC分类法
abirritant	缓和药
absorbefacient	吸收剂
abstention	戒毒
accelerated approval	加速通过
active substance	活性成分
adaptability	适应性
addiction	成瘾性
adjuvant treatment	辅助治疗
administering medicine	发药
administration	管理
administrative penalty	行政处罚
administrative sanctions	行政处分
adulterated medicines	假药
adulteration	掺杂
advanced principles of pharmaceutical law	药事法规原理
adverse drug reactions	药品不良反应
adverse event	不良事件
advertisement of drugs	药品广告
advertising	广告
Advisory Committee on Investigational Drugs	研究型新药咨询委员会
advisory conference	顾问性会议
allergy	过敏反应
alter the approves items	变更许可内容
American Association of College of Pharmacy，AACP	美国药学院协会
American Medical Association, AMA	美国医学会
American Pharmaceutical Association，APA	美国药学会
American Society of Hospital Pharmacists, ASHP	美国医院药剂师协会
amphetamine	苯丙胺
analytical instruments	检验仪器
ancillary therapeutic products	辅助治疗产品
anesthetics	麻醉药品
antagonism	拮抗作用
antianxiety drugs	抗焦虑药
antibiotics	抗生素

application	申请
appraisal of achievements in scientific research	科研成果鉴定
approval number	批准文号
approval of a new drug production	新药生产审批
assessment	考核
assistant pharmacist	药剂士(助理药师)
audit	稽查
authorization	授权
automated drug review	自动化药品评审
avoid insects	防虫
avoid mouse	防鼠

B

barbiturates	巴比妥类
batch number	批号
batch process	批生产工艺
batch records	批记录
behavioral science	行为科学
beneficial result principle	效益原理
bioavailability	生物利用度
biochemical drugs	生化药物
bioequivalence trial	生物等效性试验
biotechnology drugs	生物工程药物
blinding/masking	设盲
blood products	血液制品
Board of Pharmacy	药房理事会
bogus drugs	假药
brand name	商品名称
British Pharmacopoeia Commission，BPC	英国药典委员会
Bureau of Narcotic and Dangerous Drugs，BNDD	毒品和危险品药品局
business license	营业执照

C

cannabinoids	大麻酚
cannabis	大麻
care of drugs in storage	药库药品保管
case record form	病历记录表
Center for Biologics Evaluation and Research，CEER	生物制品评价研究中心
Center for Drug Evaluation and Research，CDER	药品审评和研究中心
Center for Drugs and Biologics	医药品生物制剂中心
Center for Food Safety and Applied Nutrition, CFSAN	食品安全和应用营养学中心
Centers for Disease Control and Prevention，CDC	疾病控制与预防中心
Centers for Medicine and Medicaid Services, CMS	美国医疗保险和医疗救助中心
Central Pharmaceutical Affairs Council，CPAC	中央药事委员会(日本)
cerivastatin	拜斯停
certificate system	许可证制度

certification	认证
Certification Scheme in the Quality of Pharmaceutical Moving in International Commerce	国际贸易药品质量签证体制
certified pharmacy technician	注册药房技术员
chain pharmacies	连锁药房
chemical synthetic drugs	化学合成药物
chief pharmacist	主任药师
China Association Of Pharmaceutical Education，CAPE	中国医药教育协会
Chinese Pharmaceutical Yearbook	中国药学年鉴
China Pharmacist	中国药师
China Pharmacy	中国药房
Chinese crude drug	中药材
Chinese Pharmaceutical Affairs	中国药事
Chinese Pharmaceutical Association，CPA	中国药学会
Chinese Pharmaceutical Journal	中国药学杂志
Chinese Traditional Products	中草药制剂
chlorpromazine	氯丙嗪
cipher prescription	协定处方
Civil Service Act	《公务员法案》
classification	分类
clinical drugs monitoring	临床药物监测
clinical pharmacist	临床药师
clinical pharmacokinetics	临床药物动力学
clinical pharmacy	临床药学
clinical study	临床研究
clinical trial	临床试验
clinical verification	临床验证
cocaine	可卡因
code of ethics	道德准则
code of statutes	法规
codeine	可待因
Collaborating Centre for International Drug Monitoring	国际药物监测合作中心
commercial law	商业法
commercially available packs	商业包装
commingling	混入
Commission on Narcotic Drugs，CND	麻醉药品委员会
Committee for Proprietary Medicinal Products，CPMP	专利药品委员会
Committee for Proprietary Products ,GPMP	专利药品评审委员会
Committee of Drug Evaluation	药品审评委员会
Committee on the Safety of Medicinal Products for Human Use	人用药品安全委员会
commodity	商品
communication	人际沟通，信息交流学
community pharmacy	社会药房
compliance	依从性
composition	成分
compound preparation	复方制剂
Comprehensive Drug Abuse Prevention and Control Act	《全面药品滥用预防和控制法案》

Compulsory recall	强制召回
consultant pharmacist	咨询药师
consultation	咨询
Consumer Price Index, CPI	消费者价格指数
container	容器
contraindications	禁忌症
control	对照
control group	对照组
Control of Clinical Trails Act	《临床试验管理法》
control-experiment	对照实验
controlled documents	受控文件
controlling	控制
copyright	著作权
cost-benefit analysis	成本–效益分析法
cost-effectiveness analysis	成本–效果分析法
cost-minimum analysis	最小成本分析法
cost-utility analysis	成本–效用分析法
Council on Competitiveness	竞争委员会
criminal responsibility	刑事责任
cross tolerance	交叉耐受性
cross-contamination	交叉污染
cure	治愈
cure rate	治愈率
Current Good Manufacturing Practice，CGMP	现行药品生产质量管理规范

D

dampproof	防潮
date of manufacture	生产日期
decision-making theory	决策理论法
declared material	申报材料
defined daily dose	限定剂量
Denmark（Danish Medicines Agency）	丹麦药物署
department of pharmaceutics	药剂研究室
department of pharmacy	医院药学部(药剂科)
department of pharmacy administration	药事管理学系(教研室)
description	性状
designer drugs	策划药
developments principle	动态原理
diagnostic drugs	诊断药品
dihydroetorphine	二氢埃托啡
directives	指令
disease	疾病
disease-prevention	预防
disinfectant	消毒药剂
dispensary	药房
dispenser	配药人员
dispensing of pharmaceutical preparations	配制制剂

dissolution rate	溶出速度
distributive centre	配送中心
Division of Drug Risk Evaluation，DDRE	药品风险评价部
Division of Narcotic Drugs，DND	联合国麻醉品司
dosage and administration	剂量和用法
dosage form	剂型
drug addiction	药品成瘾性
drug administration	药政(品)管理
drug antagonism	药物拮抗作用
drug certification	药品认证
drug companies	制药公司
drug control medical units	医疗单位的药剂管理
drug delivery system	药物剂型的给药系统
drug dependence	药品依赖性
drug dispensing certificate	药品制剂许可证
drug distribution	药品流通
Drug Enforcement Administration，DEA	美国麻醉药物强制管理局
drug evaluation	药物评价
drug evaluation in community	药物的社会评价
Drug Export License	出口药品准许证
drug for exterior use	外用药
drug handler certificate	药品经营许可证
drug handling enterprises	药品经营企业
Drug Import Note	进口药品通关单
drug induced disease	药源性疾病
drug information activity	药学信息活动
drug information center	药物信息中心
drug information service	药物信息服务
drug inspectors	药品监督员
drug interactions	药物相互作用
drug lag	药品评审滞后
drug license	药品注册
drug management method	药物管理办法
drug manufacturer certificate	药品生产许可证
drug manufacturing enterprises	药品生产企业
drug name	药品名称
drug pick up	药品出库
drug poisoning	药物中毒
Drug Price Competition and Patent- Term Restoration Act (Waxman-Hatch Act)	《药品价格竞争和专利期限恢复法案》（韦克曼斯–哈奇法案）
drug quality standard	药品质量标准
drug specificities	药品特殊性
drug standard	药品标准
drug supervise	药品管理
drug supervision and administration	药品监督管理
drug supply and marketing	药品流通
Drug Supply Certificate	药品经营许可证
drug toxicity	药物毒性

drug use control/management	用药管理（药物利用控制）
drug utilization evaluation	药物利用评价
drug utilization index	药物利用指数
drug utilization study	药物利用研究
druggist	药剂师
drugs abuse	药物滥用
drugs under special control	特殊管理的药品
drugstore	药房(药店)
Ducham – Humphrey Amendment	《杜拉姆 – 汉弗雷修正案》

E

economic calculation	经济核算
economic management	经济管理
economics	经济学
efficacy	有效性
electuary	冲剂
emergency prescription	紧急处方
energy level principle	能级原理
enterprise	企业
entirety decomposition synthesize principle	整分合原理
epidemics	传染病
epidemiology	流行病学
equipment	设备
essential component	主要成分
essential drugs	国家基本药物
Ethics Committee	伦理委员会
EU Medicines Directive	欧盟药品法令
EU Tradition Herbal Products Directive	欧盟传统药品法令
European Agency for the Evaluation of Medicinal Products, EMEA	欧洲药品局
European Medicines Evaluation Agency，EMEA	欧洲药品审评局
examine	审查
examine and approve	审批
examine and verify	审核
excipient	辅料
excretion	排泄
expiration / expiry date	失效日期
export license	出口准许证
exportation	出口
ex-post-facto research	事后回顾研究
extensive metabolizer	快代谢型
General sale medicines，GSM	普通零售药
genuine Chinese crude drug	地道药材
GMP inspecting to the spot	GMP现场检查

F

factory building	厂房

Factory Inspection Amendment	《工厂视察修正案》
Fair Packaging and Labeling Act	《正确包装和标签法案》
Federal Act	《联邦法》
Federal Anti-Tampering Act	《联邦防篡改包装法案》
Federal Food, Drug, and Cosmetic Act, FDCA	《联邦食品、药品和化妆品法案》
Federal Register	联邦注册处
Federation International Pharmaceutical, FIP	国际药学联合会
feedback principle	反馈原理
fentanyl	芬太尼
fill out on application	填写申请表
final report	总结报告
financial management	财务管理
fine impose	罚款
follow-up education in pharmacy	药学继续教育
follow-up reports	跟进报告
Food and Drug Administration Modernization Act	《FDA现代化法案》
Food and Drug Administration, FDA	美国食品及药物管理局
France Health Products Safety Agency	法国健康品安全管理局
functions of management	管理的职能

G

general products	普通制剂
general provisions	总则
Generic Drug Enforcement Act	《通用名药品执法法案》
generic drugs	仿制药品
generic name	通用名称
Germany Federal Institute for Drugs and Medical Devices，BfarM	德国联邦药物与医疗器械所
Good Agricultural Practice，GAP	中药材生产质量管理规范
Good Clinical Practice，GCP	药品临床试验管理规范
Good Laboratory Practice，GLP	药品非临床研究质量管理规范
Good Manufacturing Practice, GMP	药品生产质量管理规范
Good Pharmacovigilance Pracitces of the Spanish Pharmacovigilance System	西班牙药物警戒体系药物警戒规范
Good Supplying Practice，GSP	药品经营质量管理规范
Government Accountability Office	政府责任办公室
Guidelines for Good Pharmacy Practice，GPP	优良药房工作规范

H

hallucinogens	致幻剂
handling of drugs	药品经营
Harrison Narcotic Act	《哈里森毒品法案》
Hawthorne experience	霍桑实验
head of pharmacy	药房主任
health for all by the year 2000	2000年人人享有卫生保健
healthcare	保健

herbal drugs	草药
heroin	海洛因
history of pharmacy	药学史
homeopathic pharmacopoeia	《顺势疗法药典》
homogeneous material	均一性物料
hospital drug management	医院药品管理
hospital information system，HIS	医院管理信息系统
hospital pharmaceutical administration	医院药事管理
hospital pharmacy	医院药学，医院药房
hospital pharmacy affairs	医院药事
hospital pharmacy management	医院药房管理
Human and Health Service	美国人类健康服务部
hygienic environment	卫生环境

I

import license	进口准许证
importation	进口
in a cool and dry place	置阴凉干燥处
incompatibility	配伍禁忌
independent community pharmacy	独立药房
indications	适应症
Individual Case Safety Reports, ICSR	个案安全报告
individual difference/variation	个体差异
industrial property	工业产权
inferior medicines	劣药
information retrieval	情报检索
informed consent form	知情同意书
infusion fluid	输液
insecticide	杀虫剂
institutes for drug control	药品检验所
institutional pharmacy	医疗机构药房
insulin	胰岛素
Insulin Amendment	《胰岛素修正案》
International Conference on Harmonisation，ICH	人用药品注册技术国际协调会
International Federation of Pharmaceutical Manufactures Association，IFPMA	国际制药联合会
International Narcotics Control Board	国际麻醉品管制局
International Nonproprietary Names for Pharmaceutical Substance，INN	国际非专利药名
International Pharmacopoeia	国际药典
International Standard Organization	国际标准化组织
intervention	干预
investigation	调查
investigational drugs	研究用药物
Investigational New Drug，IND	研究性新药
investigator	调查者
investigator’s brochure	研究者手册

Irish Medicines Board，IMB	爱尔兰药品管理局
irreversibility	不可逆性
irreversible reaction	不可逆反应

J

Japan Pharmaceutical Association	日本药学会
Japan Pharmacists Education Center	日本药师教育中心

K

Kefauver – Harris Drug Amendments	《科夫沃 – 哈里斯药品修正案》

L

label	标签
label of the drugs	药品标签
Law on Licensed Doctors of the People's Republic of China	《中华人民共和国执业医师法》
leadership style	领导方式
legal aspects of drug development，production and marketing	药品研制、生产和营销的法规
legal obligations / responsibility	法律责任
legal person	法人
licensed pharmacist	执业药师
lysergic acid diethylamide	麦角酰二乙胺

M

macroeconomics	宏观经济学
management	管理，管理学
management activity	管理活动
management by objectives	目标管理
management by participation	参与管理
management category	管理范畴
management ends	管理目的
management engineering	管理工程
management function	管理职能
management means	管理手段
management object	管理对象
management psychology	管理心理学
management science	管理科学
management system	管理系统
management tier	管理层次
manufacturing date	出厂日期
marketing	市场营销学
marketing authorization	上市许可
marketing authorization holder，MAH	药品上市许可持有人

Martindale's Extra Pharmacopoeia	《马丁代尔大药典》
Maslow's hierarchy of needs	马斯洛需要层次理论
Maximum Tolerate Dose，MTD	最大耐受量
medical apparatus	医疗器械
Medical Dictionary for Regulatory Activities, MedDRA	《监管活动医学辞典》
medical practitioner	临床实践医生
Medical representative, MR	医药代表
medical toxic drugs	医疗用毒性药品
medical treatment	医疗
medicament	药剂
Medicinal Products Ordinance	药品条例
medicine commerce	医药商业
Medicines Control Agency，MCA	药品控制机构
Memoranda of Understanding, MOUS	谅解备忘录
metabolism	代谢
methadone	美沙酮
methamphetamine	甲基苯丙胺
methods of giving medicine	给药方法
minimal bactericidal concentration	最低杀菌浓度
minimal inhibitory concentration	最低抑菌浓度
misbranded drug	冒牌药物
misuse	误用
model product	典型产品
Modern Chinese medicine preparations	现代中药制剂
modern drugs	现代药
modernization of management	管理现代化
monitor	监视员
moral standards	道德规范
morphine	吗啡
motivation	激励
motive power principle	动力原则
multicenter trail	多中心试验
multiple exposures	多重用药
mutual recognition	互认程序

N

name	命名
narcotic drugs	麻醉药品
national essential medicines	国家基本药物
National Committee on the Assessment of the Protected Traditional Chinese Medicinal Products P.R.C.，NPTMP	国家中药品种保护审评委员会
National Drug Policy，NDP	国家药物政策
National Library of medicine	国家医学图书馆
national treatment	国民待遇原则
neuropharmacology	神经药理学
new biological preparation	新生物制品

new chemical entity, NCE	新化学实体
New Drug Application，NDA	新药申请
new drugs	新药
non-compliance	不依从性
nonprescription drugs	非处方药
non-proprietary drug	非专利商品药物

O

Oath of a Pharmacist	药师誓言
objective evidence	客观证据
observation period	（新药）监测期
Office of Medical Policy，OMP	医药政策办公室
Office of Pharmcoepidemiology and Statistical Sciences，OPSS	药品流行病学与统计学办公室
Office of the Commissioner，OC	局长办公室
official name	法定名称
operation management theory	经营–管理理论
opium	鸦片
organization structure	组织结构
organization, organizing	组织
original records	原始记录
Orphan Drug Act	《孤儿药品法案》
orphan drugs	罕见病用药物
outpatient	门诊病人
outward design patent	外观设计专利
over dosage	药物过量
over the counter drugs, OTC	非处方药
overuse	过量使用

P

package insert	说明书
packaged for sale	销售包装
packaging material	包装材料
packing	包装
parallel track	平行审评
part-time business for drug	兼营药品
patient medication record	药历 (病人用药记录)
patients oriented	以病人为中心
pellet principle	弹性原理
penal code	刑法
Penicillin Amendment	《盘尼西林修正案》
Periodic Adverse Experience Submission	定期不良事件申报
pethidine	哌替定（度冷丁）
pharmaceutical affairs organization	药事组织
pharmaceutical care	药学保健（药学服务）
pharmaceutical economics	药物经济学

pharmaceutical factory / committee	药厂
Pharmaceutical Management Committee	药事管理委员会
pharmaceutical marketing	药物市场营销学
pharmaceutical quality management	药品质量管理
pharmaceutical service	药局
pharmaceutical technicians	药学技术人员
pharmaceutical work	药剂工作
pharmacist	药师
pharmacist assistant	药师助理
pharmacodynamics	药效学
pharmacoeconomics	药物经济学
pharmacoepidemiology	药物流行病学
pharmacognosy	生药学
pharmacokinetics	药代动力学
pharmacological study	药理研究
pharmacological test	药理试验
pharmacopoeia	药典
Pharmacopoeia Committee	药典委员会
Pharmacopoeia of the People's Republic of China	《中华人民共和国药典》
pharmacotherapeutics	药物治疗学
pharmacotherapy	药物疗法
pharmacovigilance	药物警戒
pharmacy administration	药事管理学
Pharmacy Administration Committee	药事管理委员会
pharmacy and its environment	药学与周围环境
pharmacy and therapeutic committee	药学与治疗委员会
pharmacy education	药学教育
pharmacy information	药学信息
pharmacy intern	实习药师
pharmacy jurisprudence	药事法学
pharmacy law	药事法规
pharmacy management	药房管理
pharmacy organization	药学组织
pharmacy practice	药学实践
pharmacy technician	药房技术员
pharmainfornet	药学信息网
pharmakinetics	药物动力学
physical dependence	身体依赖性
Plan、Do、Check、Action	戴明循环（计划、执行、检查、处理过程）
planning	计划
poisons pharmaceuticals	毒性药品
poor metabolizer	慢代谢型
poppy shell	罂粟壳
Post Marketing Surveillance，PMS	售后跟踪调查
practice of pharmacy	药房业务
precaution	注意事项
preparation room	制剂室
prepared slices of Chinese crude drugs	中药饮片

prescribed by a doctor	医师处方
prescribed daily doses	处方日剂量
prescription	药方(处方)
prescription drug	处方药
Prescription Drug Marketing Act	《处方药销售法案》
preventive maintenance	预防性维修保养
primary health care	初级卫生保健
principles of management	管理学原理
priority	优先权
process of management	管理的过程
processing procedures	炮制规范
produce drug	药品生产
production of narcotic drugs	麻醉药品生产
production operation of management	生产操作管理
products oriented	以物为中心
professional ethics	职业道德
professional qualification	专业资格
program of computer	计算机程序
proprietary drug	专利商品药物
protect from light	避光
protection of new drugs	新药保护
protocol	试验方案
provisions on review and evaluation of generic drugs	仿制药品审批办法
provisions on review and evaluation of new biological products	新生物制品审批办法
provisions on review and evaluation of new drugs	新药审批办法
psychic dependence	精神依赖性
psychological dependence	心理依赖性
psychotomimetics	拟精神病药物
psychotropic substances	精神药品
Public Health Security and Bioterrorism Preparedness and Response Act	《公共健康安全和生物恐怖主义对应法案》
Public Health Services Act	《公众保健法》
public pharmacy	公共药学
purchasing drug	药品采购
put drugs in storage	药品入库

Q

qualitative studies	定性研究
quality assurance	质量保证
quality control	质量控制
quality improvement	质量改进
quality management	质量管理
quality of life	生命质量
quality of life analysis	生命质量分析
quantitative studies	定量研究

R

radioactive pharmaceuticals	放射性药品
radioactively labeled substance	放射性标记物
radioactivity	放射性
randomization	随机化
randomized controlled trail	随机对照试验
Rapid Alert System，RAS	应急系统
rare events	罕有事件
rational use of drugs	合理用药
raw material	原料
recommendations and opinions	建议与意见
reference	参考文献
Reference Member State	相关成员国
reference service	咨询服务
refrigerated storage	冷冻贮存
refrigeration	冷藏
regional ADR centers	地区性药物不良反应中心
Regional Field Office	地区办公室
registered assistant pharmacist	注册助理药师
licensed pharmacist	注册药师
registered trademark	注册商标
registration	注册
regulations	条例
regulations on new drugs protection and technical transfer	新药保护和技术转让的规定
regulatory authority	监管机构
repackagers	药物分装厂
research in pharmacy administration	药事管理研究
research method	科研方法学
resistance	耐药性
retail pharmacy	零售药店
Reye's Syndrome	雷氏综合征
route of administration	给药途径
routine order	常规医嘱

S

safety	安全性
safety evaluation	安全性评价
sale forecasting	销售预测
sale of drugs	销售药品
satellite pharmacy	卫星药房
Science Citation Index，SCI	科学引文索引
scientific research program	科学研究计划
seal principle	封闭原理
sedativehypnotics	镇静催眠药
seize	没收
self-medication	自我药疗

separation pharmacy from medicine	医药分业
sera and vaccines	血清疫苗
serious adverse event	严重不良事件
shake before taken	服用前摇匀
side effects	副作用
social and administrative pharmacy	社会和管理药学
social and behavioral pharmacy	社会行为药学
social medicine	社会医学
social pharmacy	社会药学
social psychology	社会心理学
sociology	社会学
soft science	软科学
special column	专论
special / specific	特殊性
specification	规范
Spontaneous Reporting System，SPS	志愿报告监测体系
spot-check	抽查
stability	稳定性
Standard Operating Procedure，SOP	标准操作程序
standardization of drugs	药品标准化
State Drug Administration，SDA	国家药品监督管理局
State Food and Drug Administration，SFDA	国家食品药品监督管理局
statistics	统计学
sterile products	灭菌制剂
stopper tightly	密封
storage life	贮存期限
storeroom	药品仓库
studies of drug utilization	药物利用研究
substitute	代用品(代用药)
suitability	适应性
summation	相加作用
supervise and inspect	监督检查
supervision and management of drugs	药品监督管理
supervision of drugs	药品监督
Supplemental NDA	新药申请书（补充申请）
supplementary provisions	附则
supply for export	出口包装
Suspected Adverse Reaction, SAR	可疑不良反应
Sweden（Medical Products Agency）	瑞典药物署
synergism	协同作用
synthetic	合成
system for drug reserve	药品储备制度
systems principle	系统原理

T

tetrahyocannabinol	四氢大麻酚
Thalidomide Event	反应停事件

The Bribery，Graft，and Conflicts of Interest Act	《贿赂、贪污和利益冲突法案》
the Dai nationality medicines	傣医药
the discipline of pharmacy administration	药事管理学科
The Drug Administration Law	药品管理法
The Drug Administration Law of the People's of Republic of China	《中华人民共和国药品管理法》
the hemp	大麻
The Medal State Pharmacy Act and Model Regulation of the National Association of Boards	《标准州药房法》
The National Association of Boards of Pharmacy，NABP	美国国家药事管理委员会协会
The Pharmacist Code of Genoa	《热那亚药事法（意大利）》
the resources of natural crude drugs	野生药材资源
The Royal Pharmaceutical of Society of Great Britain，RPSGB	英国皇家药学会
the science of law	法学
the site of a factory	厂址
The State Council	国务院
the Uigur nationality medicines	维吾尔药
the unit dose system of medication distribution	单位剂量调配系统
therapeutical drug monitoring	治疗药物监测
Tibetan medicines	藏药
tolerance	耐受性
total parenteral nutrition	全静脉营养
total quality control	全面质量管理
toxicity of traditional Chinese drugs	毒性中药
toxicological test	毒理试验
toxicology	毒理学
trade mark of drugs	药品商标
traditional Chinese medicine preparations	中成药
traditional drugs	传统药
traditional management	传统管理
traditional Mongolian medicines	蒙药
trizolam	三唑仑

U

U.S. health care system	美国医疗系统
United Kingdom Medicines and Healthcare Products Regulatory Agency	英国药物和保健产品监管署
United Nations Commission of Narcotic Drugs，UNCND	联合国麻醉品委员会
United Nations Fund for Drug Abuse Control	联合国药物滥用管制基金
unlicensed personnel	无执照人员
urgent communication of a significant risk	重大风险紧急通知
use in elderly patient	老年患者用药
useful life	有效期
utility models patent	实用新型专利

V

vaccine adverse event reporting system	疫苗不良事件报告体系
validation	确认(验证)
validity date	有效期
verification	验证
veterinary medicinal products	兽药
Veterinary Products Committee，VPC	兽药委员会
vial	药瓶
vice chief pharmacist	副主任药师
Voluntary recall	主动召回

W

wait for examine	待验
warning	警告、告诫
Wheeler – Lea Act	《韦勒–李法案》
wholesaler	批发商
withdrawal syndrome	戒断症状
World Health Organization，WHO	世界卫生组织
World Intellectual Property Organization，WIPO	世界知识产权组织
World Trade Organization，WTO	世界贸易组织

Y

yellow card system	黄色卡片制度